中华皮肤医药学丛书

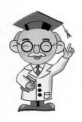

ZHONGHUA GUJIN PIKE MINGFANG SIBAISHOU

中华古今皮科名方四百首

主编 马振友　周冬梅　李元文

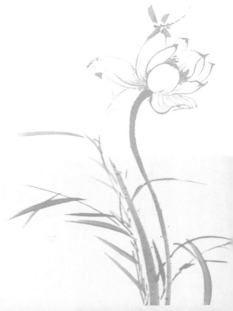

河南科学技术出版社
·郑州·

内容提要

中华医药，源远流长，孕育了张仲景、葛洪、孙思邈、李时珍等医药大家，历代名医典籍记载了数不胜数的经典名方。本书收录古今中医皮科名方400首，包括古代内用和外用名方、近现代内用和外用验方，详细介绍方剂来源、药物剂量、功效药理、制法用法、主治病证。本书融古今名医名方于一体，按中医药基础理论、ICD-11原则编写，在方剂应用上充分体现辨证施治、同病异治、异病同治的中医药特色。方剂和中药饮片按中医药功效分类。本书适合中西医皮肤科及相关学科医师、药师和医学生阅读，普通大众也可参考。

图书在版编目（CIP）数据

中华古今皮科名方四百首/马振友，周冬梅，李元文主编. —郑州：河南科学技术出版社，2022.8

ISBN 978-7-5725-0559-1

Ⅰ. ①中… Ⅱ. ①马… ②周… ③李… Ⅲ. ①皮肤病－验方－汇编 Ⅳ. ①R289.57

中国版本图书馆 CIP 数据核字（2021）第 188134 号

出版发行：河南科学技术出版社
北京名医世纪文化传媒有限公司
地址：北京市丰台区万丰路 316 号万开基地 B 座 115 室　　邮编：100161
电话：010-63863186　010-63863168
策划编辑：赵东升
文字编辑：王明惠　刘从明
责任审读：周晓洲
责任校对：龚利霞
封面设计：吴朝洪
版式设计：崔刚工作室
责任印制：程晋荣
印　　刷：河南瑞之光印刷股份有限公司
经　　销：全国新华书店、医学书店、网店
开　　本：720 mm×1020 mm　1/16　　印张：31.75　　字数：600 千字
版　　次：2022 年 8 月第 1 版　　2022 年 8 月第 1 次印刷
定　　价：138.00 元

如发现印、装质量问题，影响阅读，请与出版社联系并调换

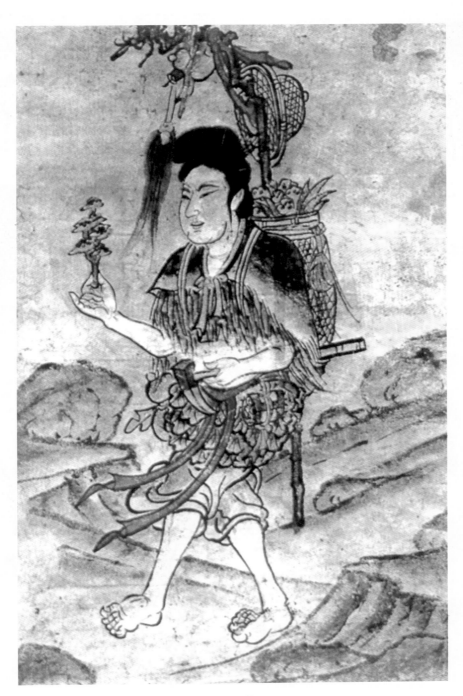

神农采药图

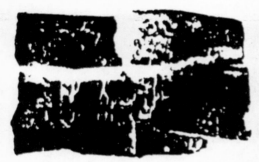
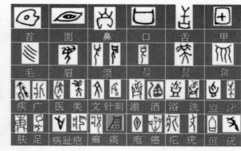

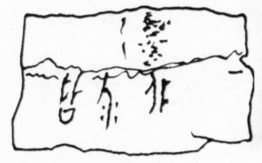
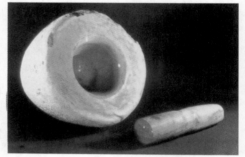

甲骨文,彗介(疥)疒(病)　　　　甲骨文,商玉臼、玉杵

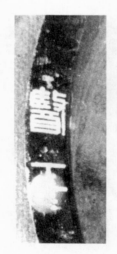
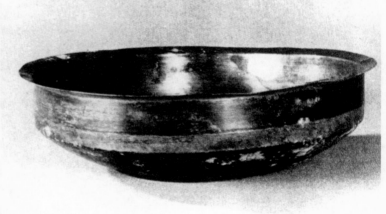

西汉医工铜盆
1968 年河北满城中山靖王刘胜墓出土

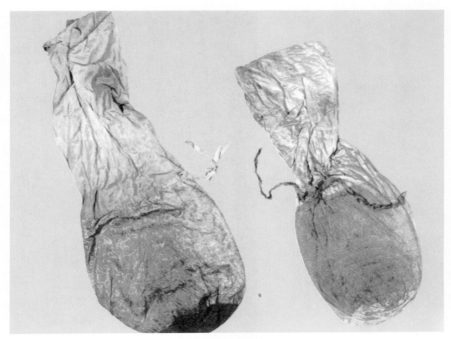

西汉香囊

1972 年湖南长沙马王堆出土。丝质，左为信期绣香囊，右为香色罗香囊。当时妇女随身佩带，取其芳香之气，或曰有避疫作用。

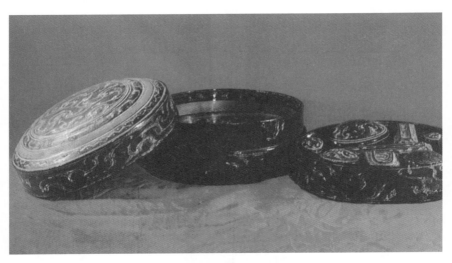

西汉双层九子漆奁

1972 年湖南长沙马王堆出土。奁内置九个小盒，分别放胭脂、梳篦、假发、粉扑等物，制作精巧。系墓主人轪侯利苍夫人的梳妆盒。

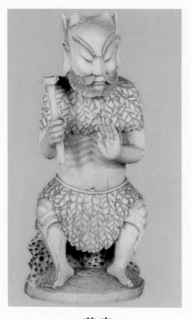

黄帝

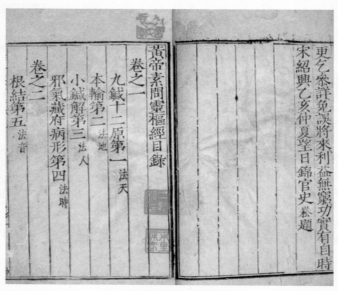

形之疾病莫知其情留淫日深著於骨髓心私慮之

黄帝問曰天覆地載萬物悉備莫貴於人人以天地
之氣生四時之法成 君王眾庶盡欲全形

實命全形論篇第二十五 新校正云按全元起
本在第六卷名判禁

太陰陽明論　　　　　陽明脉解

離合真邪論　　　　　通評虛實論

實命全形論　　　　　八正神明論

啓玄子次注林億孫奇高保衡等奉　敕校正孫兆重改誤

黄帝内經素問

黄帝素問靈樞經目錄

卷之一

　九鍼十二原第一 法天
　本輸第二 法地
　小鍼解第三 法人
　邪氣藏府病形第四 法時

卷之二

　根結第五 法者

更乞參詳免誤將來利益無窮功實有自時
宋紹興乙亥仲夏望日錦官史松題

黄帝内經靈樞經

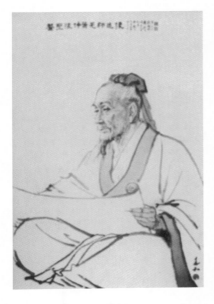

张仲景

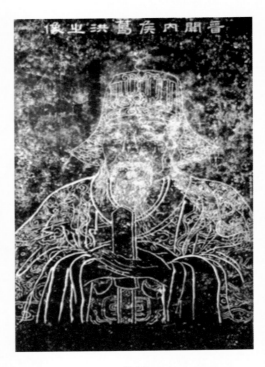

葛洪

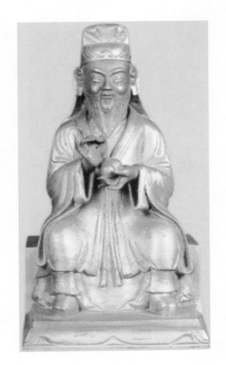

孙思邈

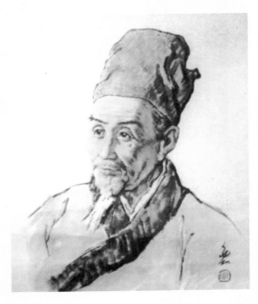

李时珍

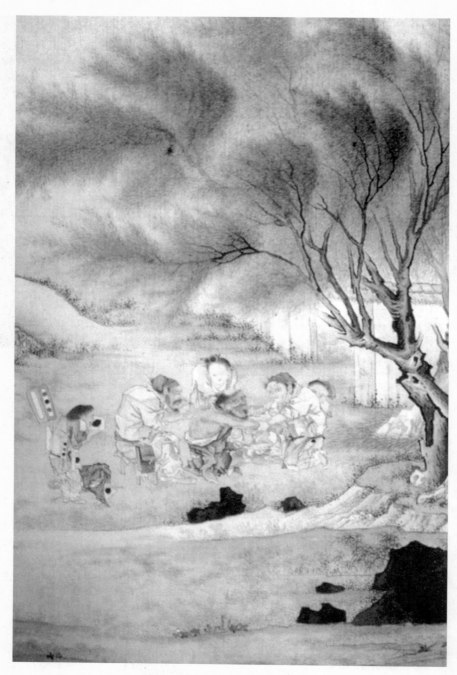

宋代民间医生手术治疗疮疡图

（原画为宋·李唐绘，吴官本摹宋本）。

中医人体阴阳五行图

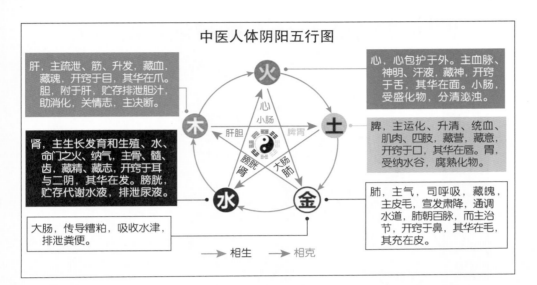

肝，主疏泄、筋、升发、藏血、藏魂，开窍于目，其华在爪。胆，附于肝，贮存排泄胆汁，助消化，关情志，主决断。

心，心包护于外。主血脉、神明、汗液、藏神，开窍于舌，其华在面。小肠，受盛化物，分清泌浊。

肾，主生长发育和生殖、水、命门之火、纳气，主骨、髓、齿，藏精、藏志，开窍于耳与二阴，其华在发。膀胱，贮存代谢水液，排泄尿液。

脾，主运化、升清、统血、肌肉、四肢，藏营、藏意，开窍于口，其华在唇。胃，受纳水谷，腐熟化物。

大肠，传导糟粕，吸收水津，排泄粪便。

肺，主气，司呼吸，藏魄，主皮毛，宣发肃降，通调水道，肺朝百脉，而主治节，开窍于鼻，其华在毛，其充在皮。

→ 相生　→ 相克

五行	木	火	土	金	水		五行	木	火	土	金	水北冬夜半藏
人体	五脏	肝	心	脾	肺	肾	自然界	方位	东	南	中	西	
	六腑	胆	小肠	胃	大肠	膀胱		季节	春	夏	长夏	秋	冬
	三焦	下焦	上焦	中焦	上焦	下焦		时间	平旦	日中	日西	合夜	夜半
	五官	目	舌	口	鼻	耳		五化	生	长	化	收	藏
	五体	筋甲	脉血	肉	皮毛	骨牙		六气	风	暑温热火	湿	燥	寒
	五华	爪	面	唇	毛	发	中药	四气	温	热	平	凉	寒
	五液	泪	汗	涎	涕	唾		五味	酸涩	苦	甘淡	辛	咸
	五音	角	徵	宫	商	羽		五色	青	赤	黄	白	黑
	七情	怒	喜	思	悲忧	恐惊		五嗅	臊膻	焦燕	香	腥	腐臭
	五志	魂	神	意	魄	志		五谷	麦	黍	稷	稻麻	豆菽
	五脉	弦	洪	缓	浮	沉		五畜	鸡	羊	牛	马	猪
	五德	仁	义	信	礼	智	食物	五菜	韭	薤白	冬葵菜	葱	藿豆叶栗
	五禁	辛	咸	酸	苦	甘		五果	李	杏	枣	桃	

注：1. 风寒暑湿燥火在自然界称六气，在人体称为致病六淫；
　　2. 六腑最初包括三焦，清·吴鞠通将三焦从六腑中分出定位；
　　3. 五禁，辛味中药和食物脏腑有病禁食或少食，源于《黄帝内经素问·五脏生成篇第十》；
　　4. 五菜五果性能可从五行颜色区分，人食用对人体脏腑有补益功效；
　　5. 五谷中黍为黄黏米，稷为小米、糯米，豆为黑豆，小米养胃、黑豆补肾。

作者：马振友

ICD-11中医病证八纲辨证论治图表

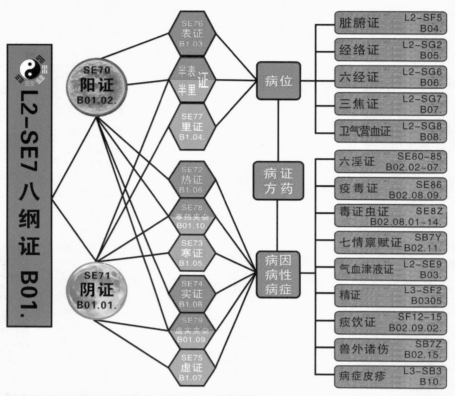

L2-SE7 八纲证 B01.

SE70 阳证 B01.02.
SE71 阴证 B01.01.

SE76 表证 B1.03
半表半里证
SE77 里证 B1.04.
SE72 热证 B1.06.
SE78 寒热夹杂 B01.10.
SE73 寒证 B1.05.
SE74 实证 B1.08.
SE79 虚实夹杂 B01.09.
SE75 虚证 B1.07.

病位
病证方药
病因病性病症

脏腑证 L2-SF5 B04.
经络证 L2-SG2 B05.
六经证 L2-SG6 B06.
三焦证 L2-SG7 B07.
卫气营血证 L2-SG8 B08.

六淫证 SE80-85 B02.02~07.
疫毒证 SE86 B02.08.09.
毒证虫证 SE8Z B02.08.01~14.
七情禀赋证 SB7Y B02.11.
气血津液证 L2-SE9 B03.
精证 L3-SF2 B0305
痰饮证 SF12-15 B02.09.02
兽外诸伤 SB7Z B02.15.
病症皮疹 L3-SB3 B10.

分期	化热期	红斑期	入营期	伤阴期
八纲辨证	表实证	里热证	里实证	里虚证
脏腑辨证	肺	肺、胃、肠	心包、胃、肝	肝、肾
卫气营血辨证	卫或卫>气	气、气血	气>营、营	血
主要证候	发热、大片红斑丘疹、风团	红斑、瘀斑	低热，神昏谵语，出血	痉、厥、大量脱屑
典型病种	急性荨麻疹（瘾疹）	猩红热样药疹（中药毒）	系统性红斑狼疮（红蝴蝶疮）	剥脱性皮炎（红浊疮）
治则治法	宣肺清气	解毒退斑	清营护阴	救阴、平肝息风
代表方	银翘散	化斑汤	清营汤	羚羊钩藤饮

作者：马振友　周冬梅　徐宜厚

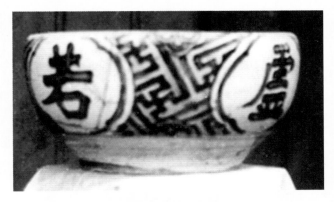

明代陈实功研钵

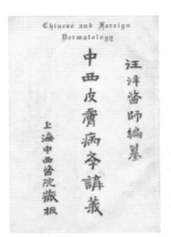 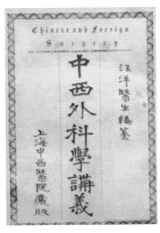

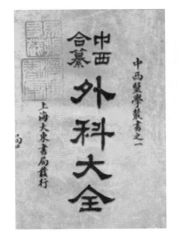 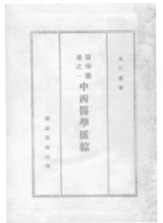 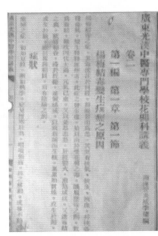

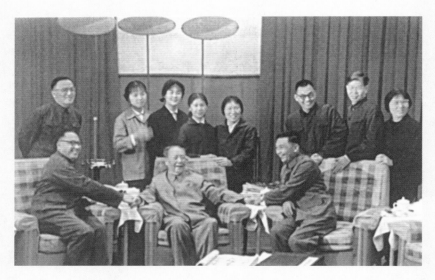

1975 年 4 月，毛主席与医疗组成员合影　后排右三为国家皮科名老中医袁兆庄

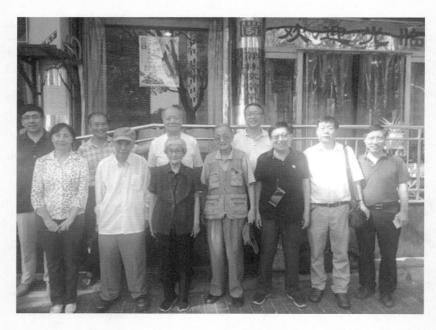

2019 年 9 月国内外皮肤病专家聚会启动编辑《中华古今皮科名方四百首》
前排（从左至右）：王萍、方大定、钱文燕、袁兆庄、马振友、刘从明、赵东升
后排（从左至右）：李永明、胡仲清、庄逢康、贾力

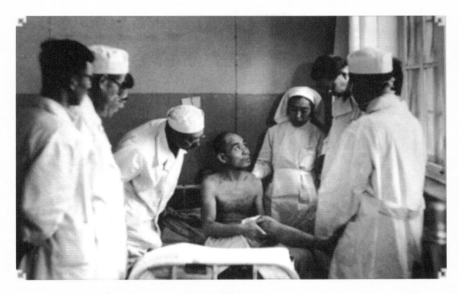

1958 年赵炳南先生在中央皮肤性病研究所参加中西医大查房
左起：吴绍熙、李全城、曹松年、赵炳南、张惠壅、李洪迥、方大定皮科医师

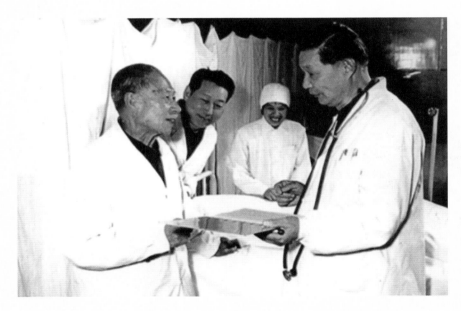

中西医大师共商医案　左起：赵炳南、张志礼、张惠壅、李洪迥

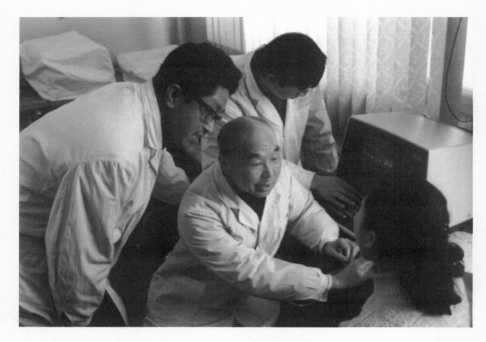

朱仁康先生带教李林研究生诊疗患者，进行数字皮科研究

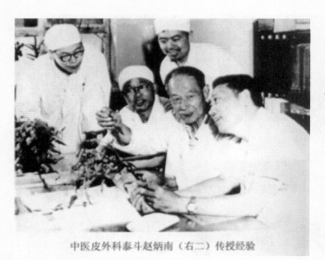

中医皮外科泰斗赵炳南（右二）传授经验

赵炳南先生指导弟子使用鲜药
左起：陈凯、孙在原、邓丙戌、赵炳南、张志礼

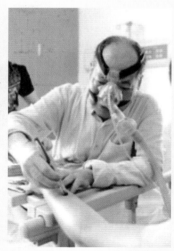

皮科老中医欧阳恒病逝前诊疗患者，用脉诊仪切脉诊病

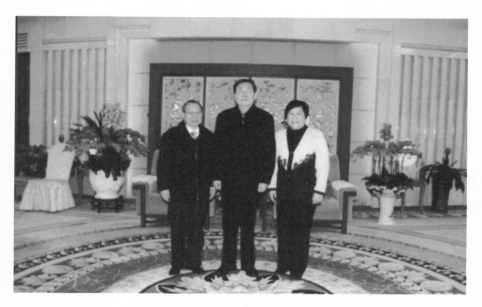

朱镕基总理接见禤国维国医大师

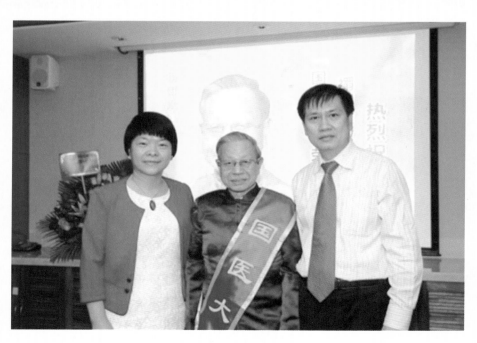

禤国维国医大师与弟子陈达灿、卢传坚教授合影

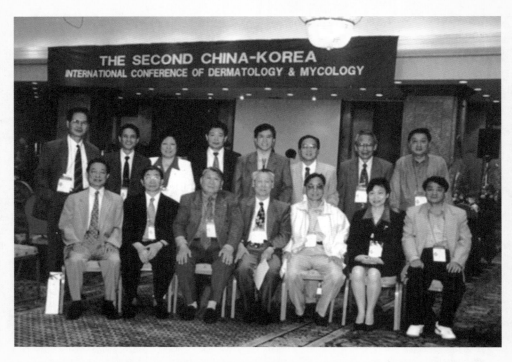

第二届中韩皮肤病学和真菌学国际学术会议合影
前排左起:廖万清、林熙然、秦万章、张志礼、袁兆庄、方丽、张定国

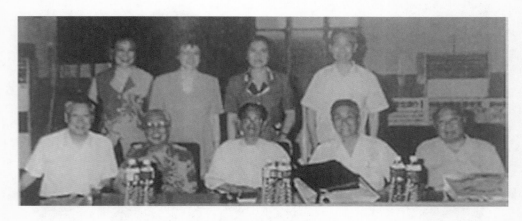

国家中医药管理局领导与中医专家合影
后排左起:闫伟、佘靖、王莒生、丁瑞
前排左起:张志礼、关幼波、王玉章、王为兰、贺普仁

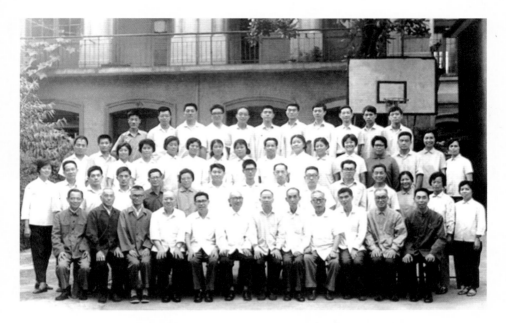

1980 年全国高等医药院校中医外科皮科医资班合影

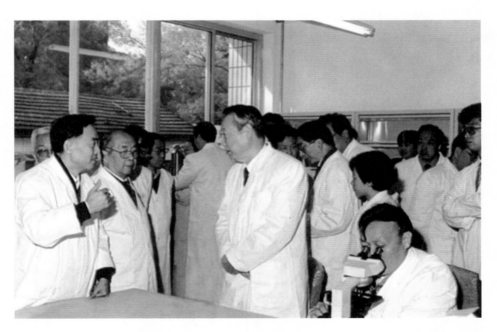

1996 年全国皮科名医在天津义诊　左至右:边天羽、刘辅仁、张志礼、陈学荣

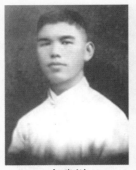
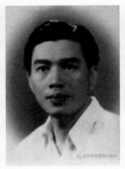
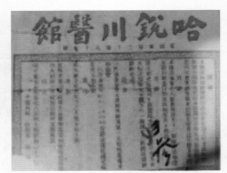

哈瑞川　　　　　　　　哈玉民　　　　　　民国时期哈氏中医外科医院

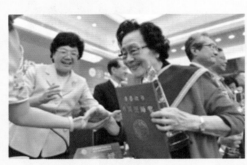
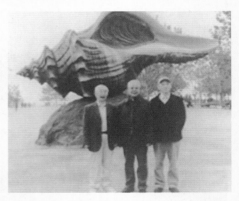

全国政协副主席李斌向全国名中医陈彤云颁奖　　中医皮科三名医徐宜厚、王玉玺、艾儒棣

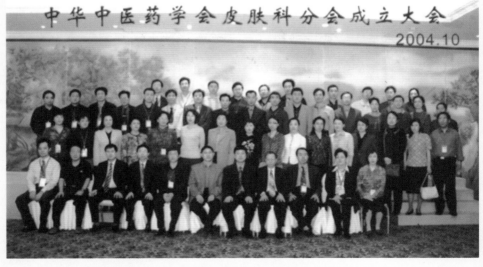

中华中医药学会皮肤科分会成立大会

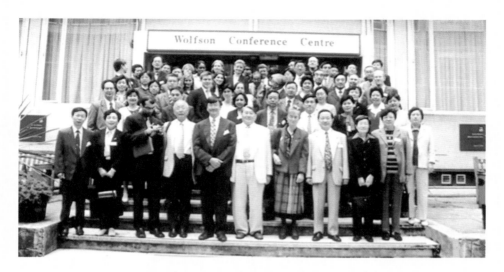

第一届中英皮肤病学术会议，2002 年 7 月在伦敦召开

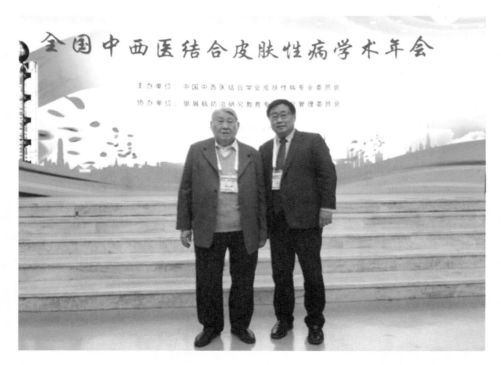

秦万章教授与弟子李斌教授

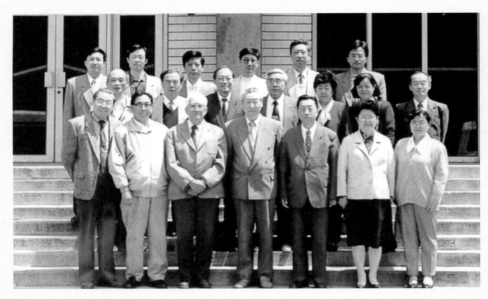

美容化妆品评审会
前排左起：蔡瑞康、袁兆庄、王光超、张志礼、曹仁烈

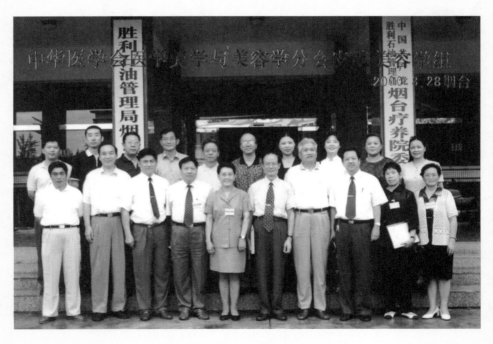

皮肤美容学组合影

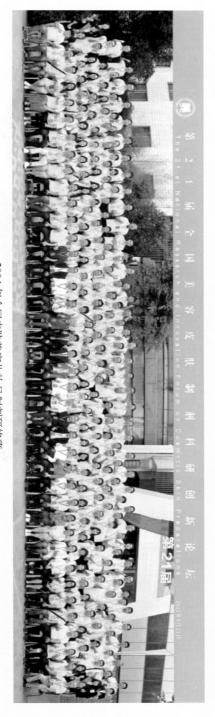

2004 年全国皮肤美容化妆品制剂研修班

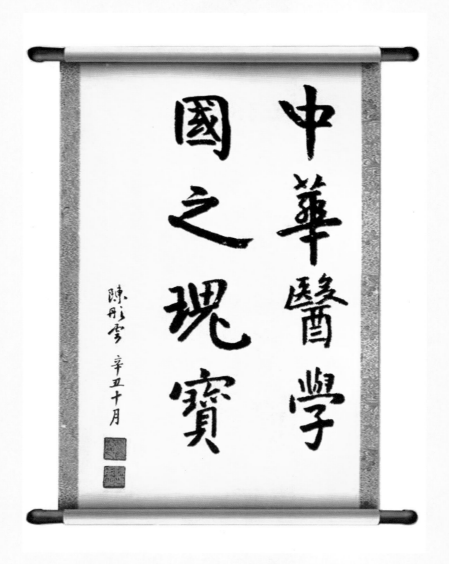

国医大师陈彤云期颐题辞

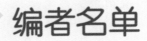

编者名单

顾　　问	陈彤云	禤国维	秦万章	刘清泉
主　　审	赵　辨	徐宜厚	王玉玺	艾儒棣
主　　编	马振友	周冬梅	李元文	

副 主 编（以姓氏笔画为序）

| 孙占学 | 陈达灿 | 李　斌 | 李永明 | 李维凤 |
| 杨　达 | 杨志波 | 肖　敏 | 胡奇飞 | |

编　　委（以姓氏笔画为序）

王　萍	王　超	王胜强	王淑会	卢勇田
田杏娟	田淑娥	冯净贤	冯宗珠	皮先明
刘汉义	刘红霞	李　军	李　欣	李　韬
李红毅	李雨璇	李海建	肖　茜	肖月园
孙寿梅	宋盼霞	陈　星	张　芃	张　苍
张超峰	欧阳晓勇	秦　剑	袁　凯	党艳莉
黄　青	周　军	韩海成	程秋生	程胜前
舒昆仑	曾宪玉	靖连新	蔡志强	瞿　幸

古代经典名方作者（按名医出生先后顺序排列）

张仲景	葛　洪	刘涓子	龚庆宣	陶弘景
孙思邈	王　焘	王怀隐	沈　括	苏　轼
陈师文	赵　佶	钱　乙	刘完素	陈　言
杨　倓	张从正	李东垣	陈自明	严用和
杨士瀛	许国祯	罗天益	齐德之	杨清叟
赵宜真	朱　橚	戴元礼	朱震亨	薛　己
汪　机	徐春圃	楼　英	窦汉卿	窦梦麟
胡文焕	王肯堂	李时珍	龚廷贤	冯时可
申拱辰	陈实功	张景岳	孙志宏	洪　基

吴有性　高秉钧　喻昌　　祁坤　　汪昂
傅山　　陈士铎　张璐　　秦昌遇　蒋廷锡
年希尧　程国彭　王维德　吴谦　　刘裕铎
谢玉琼　顾世澄　柴得华　俞根初　吴瑭
王清任　许克昌　毕法　　时世瑞　郑宏纲
恬素氏　鲍相璈　王士雄　徐大椿　吴尚先
马培之　凌奂　　醉亭　　余霖　　易凤翥
钱雅乐

现代验方作者 （按姓氏笔画顺序排列）

丁甘仁　丁德恩　干祖望　马绍尧　马振友
王萍　　王玉玺　王远红　王宗仁　王莒生
乌日娜　文琢之　方一汉　方大定　邓丙戌
邓铁涛　艾儒棣　卢勇田　白彦萍　白郡符
仝小林　冯宪章　皮先明　边天羽　朱钵
朱仁康　朱良春　庄国康　刘巧　　刘辉
刘红霞　刘复兴　刘爱民　刘辅仁　闫小宁
江海燕　孙浩　　孙占学　花日　　杜锡贤
李可　　李林　　李斌　　李元文　李玉奇
李秀敏　李格尔布　杨达　杨志波　杨素清
肖定远　吴绍熙　何清湖　余无言　宋兆友
张毅　　张士舜　张玉环　张志礼　张志明
张作舟　张学军　张锡纯　张赞臣　陆德铭
阿西热江·斯迪克　　陈达灿　陈彤云　陈学荣
苑嬲　　范瑞强　欧阳恒　金起凤　周仲瑛
周鸣岐　郑茂荣　房芝萱　赵辨　　赵纯修
赵尚华　赵炳南　段逸群　祝柏芳　秦万章
袁兆庄　夏少农　夏应魁　顾伯华　徐汉卿
徐宜厚　徐楚江　奚九一　涂彩霞　曹毅
董廷瑶　韩世荣　喻文球　鲁贤昌　靖连新
管汾　　禤国维　魏跃钢　瞿幸　　颜德馨

学术秘书　马毳毳　田明　王松岩
主编手机　13379033002（微信）

顾问简介

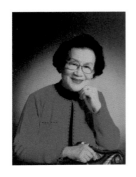

陈彤云　　1921 年出身于北京中医世家,北京中医医院主任医师,期颐之年仍出诊带教。历任中国中医学会第二届理事会副理事长,中华中医药学会顾问委员会副主任委员。第四届国医大师,第三、四、六批全国老中医药专家学术经验继承指导老师,师从哈锐川、赵炳南先生。1950 年建立北京中医学会,将自家诊所无偿提供给学会办公;1951 年创办北京中医进修学校,任教务长;1956 年与哈玉民(副校长)创办北京中医学院,任教务长。2010 年获建国家中医药管理局全国老中医专家陈彤云传承工作室,传承创新,获国家发明专利 1 项。出版《中国现代百名中医临床家丛书·陈彤云》等专著十余部,曾荣获中国最美女医师、中华中医药成就奖、中国医师奖国家级殊荣。

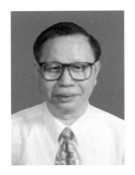

禤国维　　1937 年生于广东佛山。1963 年毕业于广州中医学院。第二届国医大师,广州中医药大学首席教授、主任医师、博士生导师、博士后指导老师。曾任广东省中医院副院长兼皮肤科主任;全国名老中医,国务院特殊津贴专家。创建世界中医药联合会皮肤科专业委员会,首任会长,现为名誉会长。主编《皮肤性病中医治疗全书》《中西医结合治疗皮肤病性病》等著作 13 部,先后荣获首届中医药传承特别贡献奖、"和谐中国"十佳健康卫士等称号,荣获建国 70 周年"全国中医药杰出贡献奖"。

秦万章　1931年生于江苏高邮。1957年毕业于上海第一医学院，1964年毕业于国家卫生部西医学习中医研究班。1957—1981年在上海华山医院工作，1981年至今在上海中山医院工作。历任上海中山医院皮肤科主任、教授、终身教授、名誉院长，国务院特殊津贴专家。中华医学会皮肤性病专业委员会创会人之一，历任第三、四届主任委员。《中国中西医结合皮肤性病学杂志》主编，《皮肤科时讯》总主编，主编《中西医结合皮肤病研究》《银屑病学》等专著十余部，先后赴美、英、法、日十余个国家讲学、访问、交流，将中医皮科推进到国际。

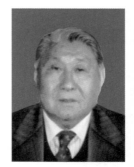

刘清泉　1965年生，毕业于河南中医学院，博士生导师、主任医师、中医急诊内科专家。现任北京中医医院院长，2020年1月21日临危受命奔赴湖北武汉抗击新冠肺炎，任中央指导组专家、国家中医医疗救治专家组副组长，实施中医新冠肺炎诊疗全覆盖，取得影响国际的成就。曾任东直门中医医院急诊科主任，在中医诊治SARS中取得很大成就。在中医急诊领域作出了突出贡献。2020年8月，获第12届"中国医师奖"。

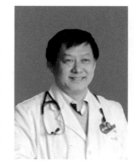

主审简介

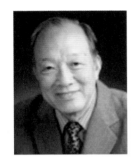

赵辨　1931年生于江苏镇江。南京医科大学第一附属医院教授、主任医师、硕士生导师，国务院特殊津贴专家（1992），1954年毕业于江苏医学院。历任中华医学会皮肤性病学分会常委（1983—2002）；卫生部性病专家咨询委员会第二届委员；卫生部科学技术进步奖评审委员会第四、五届委员。1979年创建《临床皮肤科杂志》，任主编至2002年。主编大型参考书《临床皮肤病学》（1981、1988、2001），第三版2002年获第十三届中国图书奖；主编《中国临床皮肤病学》（2010、2017），熔中医、西医皮肤病与性传播感染，皮肤美容，皮肤外科临床于一炉，字142印张，图1721幅，病1930种。全国麻风防治2002年获马海德基金奖，2006年获中国医师协会第三届"中国医师奖"、中国皮肤科医师协会"杰出贡献奖"。

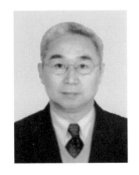

徐宜厚　1940年生于湖北黄陂。1963年毕业于武汉中医学院，师从武汉名医单苍桂和北京赵炳南先生，20世纪70年代供职于武汉第一医院，后任职武汉市中医院皮肤科主任、主任医师，全国名老中医，国务院特殊津贴专家。兼任世界中医药联合会皮肤科分会、中华中医药学会皮肤性病专业委员会顾问等。出版《皮肤病中医诊疗学》《中医皮肤病学》，先后被译成英文、日文出版，将一生经验汇编成《徐宜厚皮肤病文集》，共编辑27部皮肤科著作，全部手写而成。1996年后应邀到新加坡、马来西亚、英国等国讲学和参加国际学术会议。

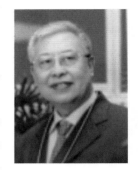

王玉玺　1943年生于黑龙江嫩江,黑龙江中医学院首届硕士生。黑龙江中医药大学教授、主任医师,第四届全国名中医、博士生导师,第三、四、五批全国名老中医。兼任中华中医药学会外科疮疡专业委员会副主任委员,中国中医药学会外科委员会常务理事,中华中医药学会和世界中医药联合会、中国中西医结合学会皮肤科分会顾问,国家新药评审专家等职。主编《实用中医外科方剂大辞典》等专著七部。从医56年,中医功底扎实、辨证精细准确、用药灵活,疗效显著,善于用毒类药和虫类药物,是国内少有的只用中医中药治疗顽固性疑难病的中医师。培养中医硕士、博士研究生和中医学徒继承人百余名,遍布全国各地。

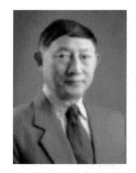

艾儒棣　1944年生于重庆永川。1970年毕业于成都中医学院,师从文琢之、罗禹田、陈源生、张觉人,得其真传。成都中医药大学教授、博士生导师,第四届全国名中医。中保专家,全国首届中医药高等院校教学名师,全国名老中医,四川省卫计委首席专家,四川省名师、十大名中医,川派外科第四代掌门,卫生部第四届药品审评委员会委员,先后任中华中医药学会外科皮肤科分会副会长、顾问。培养硕士生、博士生、入室弟子百余名,曾四次应邀赴美国及中国香港、中国台湾等地讲学。共出版各类专著、教材20余部,主编国家出版工程《中华大典·医学分典·外科总部》等,传承创新濒临失传的炼丹术。多次获四川省科技奖。

主编简介

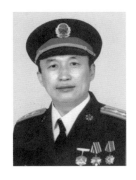

马振友　1950 年生于黑龙江兰西。马振友皮肤病研究所所长、主任医师。振友中西皮科医院院长、陕西马振友药业有限公司董事长、安国振友中医皮肤医院院长。1977 年毕业于第二军医大学。任世界中联皮肤科和一技之长分会常务理事、中华中医药学会皮肤科专业委员会理事、全国名词委《皮肤病学名词》编写委员会副秘书长和《中医皮肤病学名词》顾问。从事中国皮肤科史学、名词、药学、皮肤美容化妆品、白桦树汁研究与教学等工作。2002 年以来举办 21 次全国皮肤美容化妆品制剂研修班及网上教学，国内外学员达万人，线上学员20 多万。主编《中国皮肤科学史》《国际皮肤病分类与名称》《皮肤美容化妆品制剂手册》等 20 余部著作。

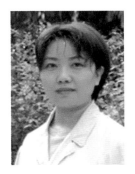

周冬梅　1971 年出生。北京中医医院皮肤科主任。医学博士、主任医师、教授。第四批国家级名老中医继承人。现任中华中医药学会皮肤科分会副主任委员、北京市赵炳南皮肤病医疗研究中心副主任、中国中西医结合学会皮肤性病专业委员会副主任委员、中国民族医药学会皮肤科分会副会长。师从张志礼、陈彤云、陈美、王莒生，曾在北京大学第一医院进修，擅长中西医结合诊疗皮肤病，2016 年获北京三八红旗奖章荣誉称号，入选北京市百千万人才工程。

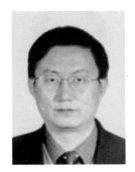

李元文　1962 年生。主任医师、教授、博士生导师。现任北京中医药大学东方医院副院长、北京中医药大学皮肤病研究所所长、国务院特殊津贴专家、首都名中医。创建中国中药协会皮肤病药物研究专业委员会，首任主任委员。任中华中医药学会皮肤科分会副会长、英国伦敦中医师注册学会委员。对疑难皮肤病诊疗有精深研究，率先在皮肤科使用和研究中药配方颗粒，主编《实用配方颗粒临床调剂外治学》等专著十余部。先后应邀赴英国、泰国及中国台湾行医、讲学。荣膺全国预防与控制艾滋病、性病先进个人等奖项。

孙占学　1973年生于内蒙古。医学博士,主任医师,副教授,硕士研究生导师,首都优秀青年医生,十佳基层员工。现任北京中医药大学第三附属医院皮肤性病科主任。师从首都国医名师李曰庆教授、李元文教授。参与创建中国中药协会皮肤病药物研究专业委员会,任副主任委员兼秘书长及银屑病学组组长,中华中医药学会皮肤科分会委员,北京市科委和卫健委科研项目评审专家,北京市健康科普专家。主持与参与国家及北京市等各级课题31项,主编《实用配方颗粒临床调剂外治学》,参编15部,发表论文68篇。

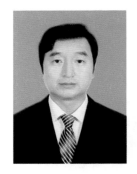

陈达灿　1962年生于广东。教授,主任医师,博士生导师。国务院特殊津贴专家,岐黄学者,全国名老中医,广东省名中医。现任广东省中医院院长、中华中医药学会副会长、世中联皮肤科专业委员会会长、中华中医药学会皮肤科分会副主任委员。提出的"培土清心法"治疗特应性皮炎的理论被写入多部全国高等院校教材,主持多项国家及省部级课题,发表学术论文170余篇,主编《中西医结合皮肤性病学》教材等专著18部。荣获全国五一劳动奖章、全国优秀科技工作者及全国优秀院长等称号。

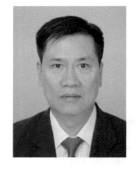

李斌　1966年生于安徽蚌埠。医学博士,二级教授,主任医师,博士生导师。上海市皮肤病医院/同济大学附属皮肤病医院院长,上海市中医药大学皮肤病研究所所长,国家重点研发计划首席科学家,国务院特殊津贴专家。国家区域中医皮肤病诊疗中心负责人、国家中医药管理局中西结合皮肤病重点学科,以第一/通讯作者发表论文200余篇,目前兼任中国中西医结合学会皮肤性病专业委员会候任主任委员,全国中医药行业高等教育"十三五"规划教材《中西医结合皮肤性病学》第一主编、《中国中西医结合皮肤性病杂志》副主编。荣获第十届中国医师奖、第四届"白求恩式好医生"等殊荣。

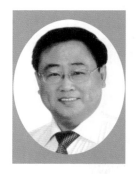

副主编简介

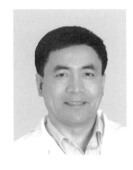

李永明　1960 年生于辽宁。毕业于辽宁中医学院，于美国伊利诺伊大学获免疫学博士学位，具有美国中医、西医、皮肤病理医师执照，为国际知名学者。美国中医药针灸学会主席，美国职业针灸安全联盟主席。现于新泽西州行医，从事皮肤病理诊断、针灸临床和中医诊疗皮肤病。编辑《美国针灸手册》《美国针灸热传奇》。在《新英格兰》和《中国中医学报》连续发表文章，曾获四项美国医药专利和多项科研基金，为美国针灸推广、立法和全球针灸传播、中美医学交流作出重大贡献。兼职美国卫生研究院基金评委并获 NIH Merit 奖，获 2017 世界针联首届天圣铜人奖。

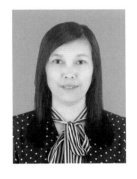

李维凤　1966 年生。西安交通大学药学院教授，博士。主要从事药物新剂型和天然药物活性成分筛选研究工作。中国颗粒学会生物颗粒专业委员会委员，陕西省药学会理事，陕西省药学会药剂专业委员会副主任委员，陕西省老年学和老年医学学会药学专业委员会副主任委员。主持和参加多项国家及省部级课题，获得陕西省教育厅自然科学一等奖 1 项及国家发明专利 11 项，主编和参编著作 20 多部，其中第一作者或通讯作者论文 80 余篇，被 SCI 收录 58 篇，1 篇为高被引论文。

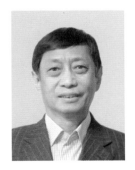

杨达　1956 年生于云南。医学博士。1982 年云南中医学院毕业，毕业后留校从事黄帝内经、中医外科皮肤病专业教学，1993 年赴日本埼玉医科大学留学，从事中日医学文化交流，开发了中成药、中药健康食品、中药化妆品及宠物健康食品，共 30 余个品种投放日本市场。现任世界中医药学会联合会常务理事、皮肤病专业委员会理事、中医临床思维专业委员会副会长，云南中医药大学客座教授，日本一般财团法人比较统合医疗学会学术顾问。编著日文版《简明皮肤疾病的中医治疗》《特应性皮炎》《美容专科》《宠物基础中医学》。

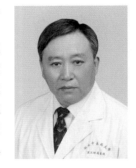

杨志波　1956年生于湖南津市。主任医师、二级教授、博士生导师。现任湖南中医药大学第二附属医院皮肤科主任，系国家中医药管理局中医皮肤病重点专科和学科带头人。现任中华中医药学会皮肤科分会主任委员、世界中医药联合会皮肤科分会副会长、中华中医药学会理事及外科专业委员会副主任委员、中国中西医结合学会疡科专业委员会副主任委员等职务，为国家新药评审专家。主编高校"十三五"规划教材《中医皮肤性病学》等著作18部，总主编《当代中医皮肤科临床家丛书》28册、《皮肤病中医特色适宜技术操作规范丛书》17册。

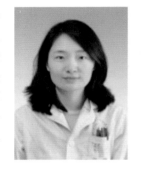

肖敏　1983年生。成都中医药大学附属医院中医外科博士，皮肤科副主任、副主任医师，师从艾儒棣教授，国家中医药管理局全国名老中医艾儒棣工作室负责人，第六批全国老中医药专家学术继承工作继承人，中国整形美容协会中医美容分会常务理事、色素病专委会主任委员，中华中医药学会皮肤科分会委员，四川省医学会皮肤病专委会常务委员，近五年参加科研课题24项（负责人5项），参编《中华大典·外科总部》等著作六部。获四川省科技进步奖三等奖。

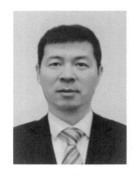

胡奇飞　国药集团江阴天江药业有限公司副总经理。曾任中国中药控股有限公司营销中心副总经理，国药集团贵州同济堂药业京津大区经理、全国销售总监。就任公司副总经理后，在推动中药配方颗粒的生产、临床与试验研究、市场推广方面做出了重大贡献；公司申报的"中药配方颗粒关键技术研究与产业化"项目荣获"国家科学技术进步二等奖"，申请并获得发明专利20项。

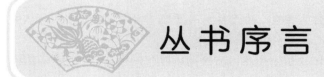

丛书序言

贯彻实施中医药法　发展中华皮肤医药学

　　中华皮肤医药学,系在中华民族医药学发展进程中,逐步形成的通过药物和其他医疗手段防治皮肤病、维护大众皮肤健康美容的一门学科。

　　《中华皮肤医药学丛书》由世界华人皮肤科医师协会策划,组织国内外华人知名专家共同编撰。陈洪铎院士、廖万清院士、禤国维国医大师联袂担任总编审。先期推出《新编中西皮肤药物手册》《中西皮肤外用制剂手册》,今后将计划陆续出版《中华古今皮科名方四百首》《中国皮科学史图鉴》等百种专著,逐步形成一支编辑、发行皮肤医药图书一体化的专业团队,旨在贯彻实施《中华人民共和中医药法》,继承和发展中华皮肤医学和皮肤药学,推动皮肤内外用制剂研发、医疗机构备案外用药、医美制剂与化妆品及古今名方传承创新。

　　综观丛书,主要体现十大特点。

　　一、世界华人著名专家的编辑团队　参加本书编审的有国际皮肤科学会联盟常务理事陈洪铎、张学军,理事胡俊弘。由中华医学会、中国医师协会、中国中西医结合学会、中华中医药学会、世界中医药研究会皮科分会等有关中医、西医、中西医结合皮肤科学术团体的主任委员组成编委会,汇集国内外华人皮科和药学一流专家,通力协作,形成强大国际编辑团队。

　　二、共同编辑《ICD-11 皮肤病证分类与代码》　2019 年 5 月 25 日 WHO 将传统医学(中医学)正式纳入《国际疾病分类第十一次修订本(ICD-11)》,从此中医学病证成为国际医学通用语言,中医皮肤病证亦在其中,编辑《ICD-11 皮肤病证分类与代码》成为华人皮科医师不可推卸的历史使命和责任。

　　三、门类齐全的皮肤医药学图书　编辑出版不同类型、不同规模的中医、西医、中西医结合皮肤医药学图书,如大到翻译国际巨著《鲁克皮肤病学》,小到群众喜闻乐见的科普图书,适应各级、各类人员阅读使用。

　　四、传承古代经典名方为重点　在人类发展的进程中,皮肤药物疗法,成为医学的嚆矢,产生了药学始祖神农,医药学家张仲景、葛洪、孙思邈、李时珍等,留下了浩如烟海的古代经典名方,将传承、发掘古代经典名方列为国策,丛书所精选古代皮肤经典名方,为国内外皮肤科医师、药师提供了极有价值的参考资料。

五、皮肤中西医药融合为特点　中西医药并重是本丛书的特点之一,丛书集中药、化学药于一体,可作为皮科临床规范工具书。

六、医学美容护肤品化妆品为亮点　皮科随着时代的前进,由皮肤病治疗发展到融皮肤保健、皮肤美容为一体,丛书与时俱进,将治疗、美容药物纳入其中。马振友主办全国皮肤美容化妆品制剂研修班21期及网上教学,搭起皮科、医学美容、化妆品融合发展的平台,国内外皮肤、药学、美容化妆品上万人参加线下培训,线上学员20多万,促进了各科的融合和发展,教学相长,共同提高,如何黎、郑捷、张学军和杨森、乌日娜教授,张宝元工程师,研制上市护肤品、民族药,为大众皮肤保健、美容做出重要贡献。培训班将定期办下去,丛书可作为教材使用。

七、培养医药并重的皮科医师　中国古代医药一体,医师既懂医,又懂药,尤其外科、皮科医师更为精到,如近代汪洋、恽铁樵、顾鸣盛等,现代中医皮科专家赵炳南、朱仁康、顾伯华、刘辅仁、边天羽、禤国维、张志礼、秦万章、陈彤云、袁兆庄、欧阳恒、陈学荣等名医,人人会辨证施治、临方调配,我们应乘《中华人民共和国中医药法》实施的东风,回归中国医学传统,传承创新古代经典名方,皮科机构普及研发备案中药制剂,发展中药配方颗粒制剂、白桦树汁美容化妆品,普遍建立中药临方调配室,人人掌握临方调配技术。

八、规范正确使用皮肤用药　以 ICD-11 收录的皮肤药品、《中华人民共和国药典》和《ICD-11》中的皮肤药物为基础用药,同时收录国内外新特药,与时俱进,使用者有章可循,有法可依,有新药可用。

九、传承发展中医特色适宜技术　中医皮科特色疗法、适宜技术具有简、便、验、廉等特点,应努力发掘、传承、创新、发展。

十、英文版《中国皮肤科学史》　由国内外华人皮科专家共同编写,让中华皮科走向世界,把历史悠久的中国皮科史介绍给国际皮科学界。

2018年成立了世界华人皮肤科医师协会,廖万清院士任会长,陈洪铎院士任名誉会长,由国际著名华人皮科专家组成,将传承、发展皮肤医药学作为重点工作之一,立足全国,放眼世界,以史为鉴,开创未来,落实毛主席"中国医药学是一个伟大的宝库,应当努力发掘,加以提高"的批示,实施习主席"推进中医药现代化,推动中医药走向世界"的发展战略,创造具有中国特色的中华皮肤医药学。

中国工程院院士　　第二届国医大师

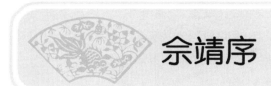

佘靖序

中医经典名方，是中医药精华所在，如能广泛推广，将惠及亿万民众。今见马振友、周冬梅、李元文医师主编的《中华古今皮科名方四百首》出版，甚为欣慰。综观全书，认为有以下优长：

一是古代经典名方守正创新。该书收载古代内外用经典名方二百首，均发掘于百部古代典籍的原文，百名方剂作者，均为古代著名医家。以病证辨证论治选方，同时又标明现代剂量，每方按现代科学记载中医功效和治则、西医药理、辨证[症]加减化裁，实用性强。

二是近现代经验方"含金量"充足。该书收载近现代经验方二百首，均由近现代国医大师、全国名中医、全国名老中医、博士生导师和少量西学中皮科专家供方。供方者学术地位高，经验丰富，将经验方毫无保留地献给学界同仁。编委亦均为正高职称和中医博士及博士后，其编辑选方可谓品质高端。

三是引导中国与国际中医皮科发展方向。该书前卫性地使用 ICD-11 代码。ICD-11 是 WHO 最新修订公布的版本，首次纳入传统医学病证，这标志着由张伯礼院士主持编辑的 ICD-11 第 26 章的中医分类代码，进入了 WHO 国际标准，并得到主流医学认可，特别是随着未来数字皮科的发展，中国医师更应提高名词规范意识。国家卫生健康委员会和全国中医药管理委员会第一次修订 GB/T 16751.1-1997，成为国家中医病证分类与代码，于 2022 年 1 月 1 日执行，先行实施 ICD-11 传统医学病证分类与代码。该书运用 ICD-11 的标注中西医病名对照 200 多条，不仅起到示范作用，还具有加速扩大中医国粹在全国全球皮科影响力的作用。

四是为贯彻《中华人民共和国中医药法》做了甚为重要的一件事。《中华人民共和国中医药法》的颁布，解除了许多束缚中医药发展的不合理限制。例如，古代经典名方可不经审批直接配制，医疗机构对于中药制剂配制采取备案制即可，医师药可自行临方调配中药制剂等。此时我们亟待一部标准的、严谨的、专家级的中医经典药方，方能严格规范地运用好国家新政策。如今，马振友、周冬梅、李元文三位主编，在丰富学识、经验的基础上，经过反复推敲、去粗取精，遴选编辑出这部高质量的《中华古今皮科名方四百首》，让医疗机构和皮科医师在临床应用中有法可依、有典可考、有据可查，可谓与国家新政的利好政策相辅相成，对恢复中医皮科传统、发展壮大中医药事业做了一件大好事。

　　该书的学术意义不仅在于中医临床，还在于中西医结合新医学。中西医结合具有的优势，是中国对人类医学的一大贡献。现有研究成果的临床价值、理论价值还有限，还有许多远远超出我们已知的价值有待发现，这就需要更多的人像马振友、周冬梅、李元文三位主编那样，做大量的、艰苦细致的工作，达到源于西医、高于西医，源于中医、高于中医的境界。希望经过全体皮科学人的共同努力，早日建成统一的新医学、新药学之新皮科学。

国家中医药管理局原局长　　余　靖
世界中医药联合会首任会长

2021 年 7 月 1 日

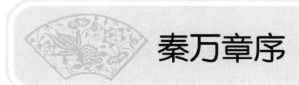

秦万章序

集全国皮科学界专家编辑的《中华古今皮科名方四百首》即将问世,感到十分欣慰,这是对中华民族古今医家经验精辟总结,编者以《古代经典名方中药目录(第一批)》《中医医院皮肤科建设与管理指南(试行)》,中医药学名词审定委员会审定的《中医药学名词》为指导规范,从古医籍中选用百首内用方,百首外用方,都录自古医籍原文,并对名方中的名医、名著进行介绍,对每首名方辨证[症]论治,守正创新,传承发扬。

精选近现代中医学家,皮外科大家赵炳南、朱仁康、顾伯华,国医大师禤国维、干祖望、陈彤云,岐黄学者、全国名老中医、国务院特殊津贴专家、博士生导师刘辅仁、边天羽、张志礼、秦万章、袁兆庄、庄国康、陈学荣、欧阳恒、徐宜厚、王玉玺、艾儒棣、刘红霞、陈达灿、卢传坚、杨志波、李斌等数十位全国著名专家经验方二百首,将他们经验方奉献给国内外皮科学界。

中医皮科源于疡医、外科,经几代人努力,从中医外科分出,成为独立的中医皮科,并走进世界,成为中国医学和国际皮科的重要组成部分,被纳入 ICD-11 中,第26 章专设皮肤黏膜病类,中国中西医结合学会皮肤性病专业委员会、中华中医药学会皮肤科分会、世中联皮肤科专家委员会等学术团体做出艰辛努力,取得了丰硕成果。早在 20 世纪 80 年代罗鼎辉远赴英国开设皮科,此后庄国康、李林、袁兆庄、陈凯、李元文、李永明、林达、周双印等数百位中医皮科专家赴英、美、日及新加坡等国开设中医皮科上千家,在英国、日本、俄罗斯等国召开数次中医皮肤科学术会议,培养当地中医皮科医师;出版英、日文中医皮科专著,特别是徐宜厚的专著被译成英、日文《中医皮肤病学》,禤国维、李林、李元文出版英文皮科专著;秦万章、徐宜厚、艾儒棣等赴美、英、日讲学,在中国为外籍培养皮科医师、硕士、博士。中医皮科西传,在国际上扩大了影响力,为中医药进入国际做出了重要贡献。

在中国进行皮科临床、基础、药物研究,取得了很大成绩,开发生产国药雷公藤等产品、院制剂、进行临方调配,当地门诊量最大的都是中医、中西医结合皮科单位,如北京中医医院、广安门医院、广东省中医院、上海岳阳医院、重庆市中医院、新疆维吾尔自治区中医医院、武汉市第一医院、沈阳市第七医院、杭州市第三医院、天津市长征医院等单位,成为全国重点学科、专科,充分体现中医药的卓越疗效。

中医皮科特点在于临床效果,内外用方剂的使用。本书的出版恰逢其时,发掘的古今四百首名方验方,会对国内外中医皮科发展起到良好作用,希望皮科同仁学以致用,进行辨证论治,并进行皮科史学、文化建设,不断加强中华民族医药认同感、自信心,加强皮科中医药现代化,主导国际皮科名词、代码基础理论建设。

中国中西医结合学会皮肤性病专业委员会第三届主任委员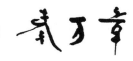

2021 年 7 月 1 日

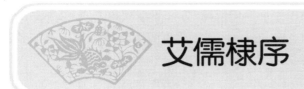

艾儒棣序

昔神农尝百草之滋味，以救万民之疾苦，始有《神农本草经》；后有张仲景撰《伤寒杂病论》、葛洪撰《肘后备急方》、孙思邈撰《千金方》、宋《太平圣惠方》等医药经方，以传承数千年，造福亿万民众。数千年来中华民族享受中医药保健、治疗而战胜各种疾病及瘟疫，使中华民族屹立于世界民族之林，这是中医药对中华民族的杰出贡献，我们一定要传承好这一宝贵的历史遗产，使中华民族的文化瑰宝继续为中华民族的繁衍昌盛及世界人民的健康做出应有的贡献。

古之良方千千万，都是古代医家与疾病斗争的宝贵经验，如何完整继承和活学活用是传承的关键。我们的原则是：继承不泥古，发扬不离宗。正如明代著名医家李中梓指出："病无常形，医无常方，药无常品。用古方治今病，犹如折旧料而建新房，不经匠人之手，可得用乎？"这一段话给我们指出了正确使用经方的原则，我们必须要正确认识和辨证施治来使用经方，通过我们对疾病的认识分析，然后活学活用经方治疗现代疾病，可以事半而功倍，这次治疗新冠肺炎的成果证实了经方的强大生命力！这才是真正让古方焕发了青春！

中医皮科历史悠久，早在周代的《周礼·天官冢宰篇》中指出：医官分四种，疾医、疡医、食医、兽医。而疡医的职责是：疡医掌肿疡、溃疡、金疡、折疡之祝药……邦之有疾者，有疕疡者造焉，则令医分而治之。由此可见，皮肤疾病是古代就存在了，并且有专科医生，归属中医外科的范畴，这是很了不起的，随着时代的发展，皮科从外科学中分出专列皮肤科学，2013年全国名词委《中医药学名词》，外科学、皮肤科学并列，2019年全国名词委成立中医皮肤病名词审定委员会，ICD-11第26章传统医学病证，下设皮肤黏膜病系，设病证，中医皮肤病得到WHO的正式承认，2021年1月1日执行GB/T 16751.1—1997的2020中医病证分类与代码修订版，虽然WHO和国家标准已把中医皮科从中医外科中分出独立成科，然而作为国家学科分类GB/T 13745—2009中医皮科学仍历属36010121中医外科学。斗转星移，与时俱进，待下次国家学科分类时，中医皮科学欲成为独立学科，还需要皮科同仁付出积极努力，做出影响中国和世界的成绩，方能争取国家立项，达到目标。现存的中医外科、皮科古代专著有四、五百种，不乏宝贵的经验和良方，是我们应当十分珍惜和传承的。

由皮科专家马君、周君、李君合力编著的《中华古今皮科名方四百首》一书即将出版，本书出版是全国皮科界的大事，是中医药院校学生、皮科临床医生案头的常备参考书和工具书。

本书由全国中医、中西医结合皮肤科专家通力合作编辑而成，书中精选了二百首皮科古方，二百首近代皮科专家的经验方。既有内服方，也有外用方；既有古方，也有今方。古方中选择了数千年来外科、皮科经验中的最精华的方剂，有许多的经验良方是古代秘而不传的。今天遇上了中医药发展的春天，是最好的传承时机。全国中医、中西医皮科专家，同心协力编撰了这本独具特色方剂专著，且每方均有剂量，便于临床应用，意在传承宝贵的中医药精华，让古方在今天焕发出强大的生命力和学术青春，为中国和世界人民的健康保健、治疗贡献力量！

古人云：一医治病救人有限，著书传授经验则可救天下之人，其功孰大孰小，不言而喻。寥寥数语，以弁书端，是为序。

成都中医药大学临床医学院　全国名中医　艾儒棣

于芙蓉城西郊浣花溪畔

辛丑年三月初五

徐宜厚序

马振友、周冬梅、李元文三位教授主编《中华古今皮科名方四百首》一书，在即将面世的前夕，马振友教授索序于我。编纂皮肤古今名方，是一项关系到临床的基础工程。我欣然应令撰写。

方剂又名医方，最早见于《隋书·经籍志》："医方者，所以除疾疚保性命之术者也。"又，剂古作齐，指调剂。《汉书·艺文志》曰："调百药齐和之所宜。"由此可见，方剂是治的体现，是根据配伍原则总结临床经验，以若干药物配伍组成的方药。古代医家为了便于阅读和记忆，出版过大量的方歌手册。其中著名的有汪昂的《汤头歌诀》，张秉成的《成方便读》，陈修园的《长沙方歌括》《时方歌括》等。中华人民共和国成立后，对古代方书和民间验方、秘方进行了大量的发掘和整理，取得了长足的进步。

本书古代经典名方多数有歌诀，便于记诵。

为了诸位同仁和读者对方剂的诸多内涵有深入的了解，愿将我业医 50 余年的心得体会作为切入点，陈述之。

一、解毒方剂的框架　方剂的框架归纳为三大类：一是君、臣、佐、使，起源于《神农本草经》，不过，儒学色彩偏重；二是李东垣提出的主药、辅药、助药、引经药，颇合临床实践；三是张简斋提倡的升、降、开、合。20 世纪 30 年代在医学界流传"北施南张"（北指施今墨，南指张简斋）。张老根据《素问·六微旨大论》"出入废则神机灭，升降息则气立孤危"，悟出组方必须符合升降开合，这样避免了组方中出现的"壅""涩""滞""瘀""呆"的弊端。

二、熟谙药物的特殊用途　古人谓，用药如用兵，用医如用将。善用兵者，徒有车之功，善用药者，姜有桂之效。因此，我在《用药心得十讲》一书中十分重视药物的特殊用途，诸如紫草凉血圣药，连翘疮家要药，三七止血圣药，玄胡索治一身上下疼痛，水蛭逐瘀血良药，桃仁血闭专药等。所有这些均是前人临床经验的结晶。

三、分辨药用部位 李时珍在《本草纲目》中对药用部分概分为根、茎、花、苗、叶、皮、核、节、肌、泪、膏等。一般而言药之枝者达四肢；为皮者达皮肤；质之轻者，上入心肺；重者下入肝肾；中空者发表；内实者攻里，如此等等，皆顺自然之力，用方者不可不知，更不可不辨。

四、剂量多少隐藏玄机 古往今来的医家，十分重视药物剂量的轻重，并视为不传之秘。《医学源流论》说："时医误阅古方，增重分量，此风日炽，即使对病，元气不胜药力，亦必有害。"由此说明四个问题：一是患者体质强弱；二是药性刚柔；三是地分南北；四是制剂效果悬殊。

本书所有名方和验方均有剂量，为一大特点，将不传之秘公之于众，便于应用。

五、煎法与服法 徐灵胎说："煎药之法，最宜深讲。"药之效不效，全在于此。归纳而言：一是药有丸、有散、有饮，丸剂性缓，散剂次之，饮剂取效甚速；二是煎烹有缓急次第，大凡味厚而力难出，须先煎，味薄而力易竭，不过数十沸即止。三是服法，《伤寒杂病论》告知服药之法，宜热、宜温、宜凉、宜冷、宜缓、宜急、宜多、宜少、宜早、宜晚、宜饱、宜饥等。更有宜汤不宜散，宜散不宜丸，宜膏不宜丸，其轻重、大小、上下、表里，治法有当，此皆一定之至理，深思其意，必有所感。

总之，凡善读懂方剂学者，必须从临床实践出发，综合研究各家学派，彼此相互渗透，水乳交融，方能达到举一反三的良工水平。拙见如斯，使人知其用心之所存志。

武汉市中医院　　　徐宜厚

时年八十又二

辛丑年　仲春

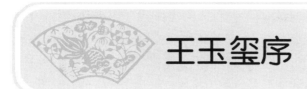

王玉玺序

经典名方，1911年前古代方，简称名方，历经千年而不衰；经验方，简称验方，效方也，多出自近现代名医之手，为近现代名方。古今名方与验方疗效确实，应用广泛，组方合理，每首方都凝聚着作者的智慧和心血，蕴藏着作者多年的经验，体现作者独特的学术思想和用药特色，为历代医家所推崇。

中医大家余瀛鳌先生说："目前中医界正面临一个继承、弘扬与拓展、创新的历史时期，今后对临床疾病的治疗上的突破与提高，方剂是重要的学术基础之一，也是取之不尽，用之不竭的源泉。"初学者每多学习、搜集、验证名方和验方，作为临床入门的敲门砖。一个医师水平的高低与其掌握和运用的名方验方的多少具有直接的关系。

疗效是中医学术赖以生存和发展的基础，总结古今名老中医学术经验，传承其治疗的方药是提高临床疗效促进中医学术发展最基础的工作之一。本书编者马振友、周冬梅、李文元教授皆为当世皮科之才俊，具真知卓识，以传承祖国医学文化，振兴中医为己任，收录古今名方和验方四百首，使诸多良方得以传承，可谓成于今日，功在千秋。

余毕业于20世纪60年代的西医院校，本是纯粹的西医，在临床中经常遇到诊断明确，而西药治疗乏术、乏效的病例，一直困扰着我，常有力不从心之感，后经系统学习中医，则思维、眼界大开，真正体会到中医学是一个伟大的宝库，具有数千年的治疗方法和经验，认识到中医学不同于西医的独特辨证思维。从此在临床治疗中使用中医药方，疗效大增，在几十年的临床中得心应手，只用中药，不伍用任何西药，仅凭辨证论治，用名方和验方来发挥，验证祖传的精华，让学者亲历中医中药可以治疗皮肤病的神奇疗效，让中医治疗皮肤病证的绝技不被湮灭。

岳美中先生曾说过："余谓中医治病，必须辨证论治与专方专药相结合，对于有确实疗效的专病专方，必须引起高度重视。"

病证千变万化，病有合病、并病之变，证亦有主证、兼证、变证之变，有初、中、后期之别，人有阴阳虚实体质之异，地有南北高低之分，日有冬夏温凉之别，方有主次兼夹之势。用方选方，存乎一心，统一方而治多病证，则难取效。故临证用药的关键在于方药是否针对病证。名方尽管珍贵，仍不可机械照搬，对号入座，须因人、因地、因势制宜，辨证加减化裁，才能取得预期的疗效。

黑龙江中医药大学教授　王玉玺

辛丑年季春　于勤求斋

前　言

　　皮科学（Dermatology），简称皮肤学，全称皮肤科学，又称皮肤性病学，曾称皮肤病与性病学、皮肤病学，是研究和防治皮肤黏膜或皮肤黏膜-内脏病变的病证、性传播病证与皮肤美容等专业基础和临床的学科。从远古痈疽、疮疡、诸伤处置的医学萌芽与皮科嚆矢，历经商代疥病、周代疡医、宋代外科、晚清民国皮肤花柳病学、现代皮肤性病学五个时代，堪称五座里程碑，逐渐形成了中医、西医和中西医皮科学体系，是中国医学与国际皮科学的重要组成部分。

　　皮科学历经中西医汇通、整合、结合、融合，中西皮科，熔二合一，将成为统一的新皮科学。

　　世间万物、学科分类首为定名，故而"皮科学"正名为第一要务和基础。

　　中国甲骨文首创"肤"，金文首创"皮"，《黄帝内经》合为"皮肤"。皮肤，人和动物体表被覆组织。由表皮和真皮构成，直接与外界环境直接接触的部分，置于皮下组织上，与腔口黏膜互相移行。广义的皮肤由表皮、真皮、皮下组织和血管、淋巴管、神经及毛发构成，有保护、感觉、分泌、排泄、吸收、代谢、免疫、调节体温、辅助呼吸和美学美容十大功能，堪称人体的第十大系统。

　　1873年嘉约翰、林湘东著《皮肤新编》、1897年聂会东、尚宝臣著《皮肤证治》。就学科分类而论，《中华人民共和国学科分类与代码》（GB/T 13745-2009）定为"皮肤病学（国家分类代码32047）"，取代 GB/T 13745-1992"皮肤病与性病学（国家分类代码100206）"，均为皮科学进程中的名词。

　　按全国科学技术名词审定委员会规定：全称、简称是与正名等效使用的名词；又称为非推荐名，只在一定范围内使用；俗称为非学术用语；曾称为被淘汰原旧名。因此，皮科学、皮肤科学、皮肤学可涵盖皮肤病学、性病学、皮肤美容等，且包含中医、西医、中西医结合皮科学，WHO的ICD将皮肤疾病证专列，与内、外科同级，故而"皮科学"为正名，学科分类、临床分科、疾病分类、医疗机构，可定皮科学、皮科、皮科病证、皮肤医院，回溯、传承、展望、轮回、科学、简约、规范，体现毛泽东主席指引建立统一的新医学、新药学的发展方向，因此本书为《中华古今皮科名方四百首》，建议下次国家学科分类正名为皮科学，全称皮肤科学，简称皮肤学。

　　ICD-11版2018年6月18日由WHO发布，2019年5月25日在瑞士日内瓦召开的第 72 届世界卫生大会审议通过，将于 2022 年 1 月 1 日正式生效，由各成员投入应用。ICD-11 纳入第 26 章传统医学病证，下设 L3-SB3 皮肤黏膜系统病类，也就是中医皮肤病证，因此中医皮科学不仅是我国中医和皮科学的重要组成部分，同时也是国际皮科学的重要组成部分，更是中医皮科学走向世界的里程碑。

2017 年《中华人民共和国中医药法》正式实施，藉此中医发展东风，国内外专家共同编辑《中华古今皮科名方四百首》。

本书融古今中西皮科学于一体，按 ICD-11 原则编写，在方剂应用上做到中医辨证施治，同病异治，异病同治，充分体现中医特色；方剂和中药饮片按中药功效分类，外用药方按剂型分类，内用方药有利于辨证论治，外用方药有利于调配。

中医药学历史悠久，从《五十二病方》至 1911 年前古医籍 12240 部，所创造的方剂浩如烟海，难以计数，是中华民族的宝贵文化遗产。

中医药是防治皮肤病证、性传播病证、皮肤美容的重要疗法，辨证施治，古时医药结合，产生葛洪、张仲景、孙思邈、李时珍等医药大家，所治的皮肤病证种类繁多，各朝各代均有名医和名著记载多种皮科病证及经典名方，本书从中精选 200 首，力图起到抛砖引玉作用，另撰写第九章"古代名医名著名词名方"，扼要介绍中医皮科文献成就，以提示同仁进一步学习之用。

传承创新，继往开来，从近现代老中医药专家、国医大师、全国名中医、岐黄学者、全国老中医药专家学术经验继承工作指导老师（全国名老中医）、博士生导师、国务院特殊津贴专家、西学中专家中精选经验方 200 首。

我国中医皮科学迎来了天时地利人和的发展机遇，进入发展皮科学的第六时代，走进国际皮科之际，编辑本书的宗旨是全面落实毛主席 1958 年提出的"中国医药学是一个伟大的宝库，应当努力发掘，加以提高"的战略，坚持习主席 2015 年提出的"深入发掘中医药宝库中的精华，推进中医药现代化，推动中医药走向世界，切实把中医药这一祖先留给我们的宝贵财富继承好、发展好、利用好"的指导方针，我们将为中医皮科学传承发展，形成国际皮科学而努力奋斗，以史为鉴，开创未来，为两个一百年献礼，共同铸造中国皮科发展的第六座里程碑——皮科学。

马振友　周冬梅　李元文
2021 年 7 月 1 日

目　录

第一章　中国皮科医药学发展简史

　　·············· （1）

　第一节　中医皮科医药发展简史

　　·············· （1）

　第二节　皮科中医药学古医籍 ········· （3）

　第三节　近代皮科医药学的成就 ······ （4）

　第四节　现代皮科制剂的成就 ······· （5）

　第五节　皮科制剂展望 ············· （8）

第二章　皮科病证方药辨证论治 ······· （11）

　第一节　中医皮科学基础理论 ······· （11）

　　一、中医的基础理论 ············· （11）

　　二、中医病机、证、症、病 ······· （14）

　　三、皮科疾病 ··············· （15）

　　四、中医皮科病与证 ············· （15）

　　五、中西病名关系 ············· （15）

　第二节　医门八法 ············· （16）

　　一、汗法 ··············· （16）

　　二、和法 ··············· （16）

　　三、下法 ··············· （17）

　　四、消法 ··············· （17）

　　五、吐法 ··············· （17）

　　六、清法 ··············· （17）

　　七、温法 ··············· （17）

　　八、补法 ··············· （17）

　第三节　方 ··············· （18）

　　一、方剂分类 ············· （18）

　　二、剂型 ··············· （18）

　　三、方剂组成与变化 ········· （19）

　　四、煎服法 ············· （20）

　　五、古今用药度量衡的应用 ····· （21）

　第四节　中药 ··············· （22）

　　一、中药定义 ············· （22）

　　二、中药基础理论 ··········· （22）

　　三、中药分类 ············· （25）

　　四、中药的配伍禁忌 ········· （25）

　　五、中药毒性 ············· （26）

　第五节　病证方药辨证论治一体化

　　··············· （26）

　　一、中西医并重诊病 ········· （26）

　　二、中西医结合辨证 ········· （27）

　　三、病证方药相统一 ········· （32）

　　四、中医数学辨证论治 ······· （35）

　　五、数字医学辨证论治 ······· （36）

　第六节　病证方药辨证论治临床应

　　　　用 ············· （36）

　　一、辨证论治分类 ··········· （36）

　　二、辨证论治和示例 ········· （37）

第三章　古代皮科内用名方 ··········· （41）

　第一节　治疮疡方 ············· （42）

　　一、消散疮疡方 ············· （42）

　　　名001　仙方活命饮（薛己） ······ （42）

1

名002　五味消毒饮（刘裕
　　　　铎）·············（43）
名003　四妙勇安汤（鲍相
　　　　璈）·············（44）
名004　普济消毒饮（李杲）·····（45）
名005　阳和汤（王维德）·····（46）
名006　黄连解毒汤（王焘）·····（47）
名007　温清饮（龚廷贤）·····（47）
二、托里透脓方·············（48）
名008　托里消毒散（陈实功）
　　　　·················（48）
名009　薏苡附子败酱散
　　　　（张仲景）·······（49）

第二节　解表方·············（50）
一、辛温解表方·············（50）
名010　麻黄汤（张仲景）·····（50）
名011　桂枝汤（张仲景）·····（51）
二、辛凉解表方·············（52）
名012　桑菊饮（吴鞠通）·····（52）
名013　银翘散（吴瑭）·····（53）
名014　麻黄杏仁甘草石膏汤
　　　　（张仲景）·······（54）
三、扶正解表方·············（55）
名015　荆防败毒散
　　　　（刘裕铎）·······（55）
名016　麻黄细辛附子汤
　　　　（张仲景）·······（56）

第三节　泻下方·············（57）
寒下方·················（57）
名017　大承气汤（张仲景）·····（57）

第四节　和解方·············（59）
一、和解少阳方·············（59）
名018　小柴胡汤（张仲景）·····（59）
二、调和肝脾方·············（60）
名019　四逆散（张仲景）·····（61）
名020　逍遥散（陈师文）·····（61）

名021　痛泻要方
　　　　（朱震亨）·······（62）
三、调和肠胃方·············（63）
名022　半夏泻心汤
　　　　（张仲景）·······（63）
名023　甘草泻心汤
　　　　（张仲景）·······（64）

第五节　清热方·············（65）
一、清气分热方·············（65）
名024　白虎汤（张仲景）·····（66）
名025　化斑汤（吴瑭）·····（66）
名026　竹叶石膏汤
　　　　（张仲景）·······（67）
二、清营凉血方·············（68）
名027　清营汤（吴瑭）·····（68）
名028　犀角地黄汤
　　　　（孙思邈）·······（69）
名029　凉血四物汤
　　　　（吴谦）·········（70）
三、气血两清方·············（71）
名030　清瘟败毒饮（余霖）·····（71）
四、清脏腑热方·············（72）
名031　化斑解毒汤
　　　　（刘裕铎）·······（72）
名032　龙胆泻肝汤
　　　　（李东垣）·······（72）
名033　导赤散（钱乙）·····（73）
名034　泻白散（钱乙）·····（74）
名035　清胃散（李东垣）·····（75）
名036　枇杷清肺饮
　　　　（刘裕铎）·······（75）
名037　辛夷清肺饮
　　　　（陈实功）·······（76）
五、清虚热方·············（77）
名038　清骨散（王肯堂）·····（77）
名039　当归六黄汤

（李东垣）……………（77）

名040　青蒿鳖甲汤（吴瑭）……（78）

第六节　祛暑方 ………………（79）

祛暑利湿方 ……………………（79）

名041　清暑汤（王维德）……（79）

第七节　温里方 ………………（80）

一、温中散寒方 ………………（81）

名042　附子理中汤（丸）

（陈自明）……………（81）

名043　小建中汤（张仲景）……（82）

名044　附子汤（张仲景）……（83）

二、回阳救逆方 ………………（84）

名045　四逆汤（张仲景）……（84）

三、温经散寒方 ………………（85）

名046　黄芪桂枝五物汤

（张仲景）……………（85）

名047　当归四逆汤

（张仲景）……………（85）

第八节　表里双解方 …………（86）

解表攻里方 ……………………（87）

名048　防风通圣散

（刘完素）……………（87）

第九节　补益方 ………………（88）

一、补气方 ……………………（89）

名049　四君子汤（陈师文）……（89）

名050　玉屏风散（朱震亨）……（90）

名051　参苓白术散

（陈师文）……………（91）

名052　补中益气汤

（李东垣）……………（92）

二、补血方 ……………………（93）

名053　四物汤（陈师文）……（93）

名054　归脾汤（严用和）……（94）

名055　神应养真丹（陈言）……（95）

名056　养血润肤饮

（许克昌）……………（95）

三、气血双补方 ………………（96）

名057　八珍汤（薛己）………（96）

四、补阴方 ……………………（97）

名058　六味地黄丸（钱乙）……（97）

名059　益胃汤（吴瑭）………（98）

名060　一贯煎（钱雅乐）……（99）

五、补阳方 ……………………（99）

名061　肾气丸（张仲景）……（100）

六、阴阳并补方 ………………（100）

名062　地黄饮子（刘完素）……（101）

名063　七宝美髯丹

（李时珍）……………（102）

第十节　固涩方 ………………（103）

固表止汗方 ……………………（103）

名064　牡蛎散（陈师文）……（103）

第十一节　安神方 ……………（104）

滋养安神方 ……………………（105）

名065　酸枣仁汤（张仲景）……（105）

名066　天王补心丹

（薛立斋）……………（106）

第十二节　理气方 ……………（107）

行气方 …………………………（107）

名067　柴胡疏肝散

（王肯堂）……………（107）

名068　金铃子散（刘完素）……（108）

名069　半夏厚朴汤

（张仲景）……………（109）

第十三节　理血方 ……………（109）

一、活血化瘀方 ………………（110）

名070　桃红四物汤

（柴得华）……………（110）

名071　活血散瘀汤

（陈实功）……………（111）

名072　温经汤（陈自明）……（112）

名073　血府逐瘀汤

（王清任）……………（112）

名074　通窍活血汤

　　　（王清任）………（113）

二、止血方 …………………（114）

名075　槐花散（许叔微）……（115）

第十四节　祛风方 …………（115）

一、疏散外风方 ……………（116）

名076　川芎茶调散

　　　（陈师文）………（116）

名077　消风散（陈实功）……（117）

名078　秦艽丸（吴谦）……（118）

名079　当归饮子（严用和）…（118）

名080　四物消风饮（吴谦）…（119）

名081　疏风清热饮

　　　（刘裕铎）………（120）

二、平息内风方 ……………（120）

名082　羚角钩藤汤

　　　（俞根初）………（121）

第十五节　治燥方 …………（121）

一、轻宣外燥方 ……………（122）

名083　清燥救肺汤（喻昌）…（122）

二、滋阴润燥方 ……………（123）

名084　增液汤（吴鞠通）……（123）

名085　麦门冬汤（张仲景）…（124）

名086　养阴清肺汤

　　　（郑宏纲）………（124）

第十六节　祛湿方 …………（125）

一、燥湿和胃方 ……………（126）

名087　平胃散（陈师文）……（126）

名088　除湿胃苓汤

　　　（刘裕铎）………（127）

二、清热祛湿方 ……………（128）

名089　茵陈蒿汤（张仲景）…（128）

名090　八正散（陈师文）……（129）

名091　三仁汤（吴鞠通）……（130）

名092　甘露消毒丹

　　　（王士雄）………（130）

三、利水渗湿方 ……………（131）

名093　猪苓汤（张仲景）……（132）

名094　五苓散（张仲景）……（132）

四、温化寒湿方 ……………（133）

名095　真武汤（张仲景）……（133）

五、祛湿化浊方 ……………（134）

名096　萆薢渗湿汤

　　　（高秉钧）………（134）

六、祛风胜湿方 ……………（135）

名097　独活寄生汤

　　　（孙思邈）………（135）

第十七节　祛痰方 …………（136）

燥湿化痰方 ………………（137）

名098　二陈汤（陈师文）……（137）

名099　厚朴麻黄汤

　　　（张仲景）………（138）

第十八节　消食方 …………（139）

健脾消食方 ………………（139）

名100　健脾丸（王肯堂）……（139）

第四章　古代皮科外用名方 ………（141）

第一节　汤剂 ………………（141）

名101　猪蹄汤Ⅰ（刘涓子）…（142）

名102　猪蹄汤Ⅱ（孙思邈）…（142）

名103　溻痒汤（陈实功）……（143）

名104　苦参汤（高秉钧）……（143）

名105　蛇床子汤（刘裕铎）…（144）

名106　海艾汤（陈实功）……（144）

名107　干葛洗剂（顾世澄）…（145）

名108　洗诸疮药方（祁坤）…（145）

名109　洗浴大黄汤

　　　（王怀隐）………（145）

名110　治湿热疮洗汤

　　　（孙思邈）………（146）

名111　洗风汤（杨俊）………（146）

名112　洗澡方（胡文焕）……（146）

名 113 延年洗面药(王焘) … （147）

名 114 皇后洗面药

（许国祯） …………… （147）

名 115 御前洗面药

（许国祯） …………… （148）

第二节 醋剂…………………… （148）

名 116 必效染白发方

（王焘） …………… （148）

名 117 密陀僧散(刘裕铎) …（149）

第三节 酒(酊)剂…………… （149）

名 118 百部酒(醉亭) ……（150）

名 119 癣酒方(王维德) ……（150）

第四节 油剂………………… （151）

名 120 药油(祁坤) ………（151）

名 121 润肌膏(油)

（陈实功） …………… （151）

第五节 散剂……………… （153）

名 122 二黄散(顾世澄) ……（153）

名 123 八宝丹(顾世澄) ……（153）

名 124 三妙散(刘裕铎) ……（154）

名 125 治恶疮方(葛洪) ……（155）

名 126 四虎散(陈实功) ……（155）

名 127 阳毒内消散

（徐大椿） …………… （156）

名 128 阴毒内消散

（徐大椿） …………… （156）

名 129 洪宝丹(杨清叟) ……（157）

名 130 粉霜神丹(窦汉卿) …（157）

名 131 蛇床子散(陈实功) ……（158）

名 132 鹅黄散(陈实功) ……（158）

名 133 箍药(汪机) …………（159）

名 134 拔毒散(齐德之) ……（159）

名 135 二味拔毒散

（陈实功） …………… （160）

名 136 二妙散(朱震亨) ……（160）

名 137 青蛤散(刘裕铎) ……（161）

名 138 颠倒散(顾世澄) …… （161）

名 139 定痛生肌散

（杨士瀛） …………… （162）

名 140 轻乳生肌散

（刘裕铎） …………… （162）

名 141 珍珠散(刘裕铎) ……（163）

名 142 月白珍珠散(吴谦) … （163）

名 143 石珍散(陈实功) ……（164）

名 144 天疮散(马文植) ……（164）

名 145 胡粉散(陈实功) ……（164）

名 146 六星丹(陈士铎) ……（165）

名 147 八白散(龚廷贤) ……（165）

名 148 玉容散(刘裕铎) ……（166）

名 149 五香散(陈实功) ……（166）

名 150 玉盘散(顾世澄) ……（167）

名 151 玉容西施散

（徐春圃） …………… （167）

名 152 莹肌如玉散

（王肯堂） …………… （168）

名 153 四神散(王肯堂) ……（168）

名 154 玉肌散(祁坤) ………（168）

名 155 牡蛎散(徐春圃) ……（169）

第六节 软膏剂……………… （170）

名 156 生地黄膏(刘涓子) ……（170）

名 157 野葛膏(刘涓子) ……（171）

名 158 将军铁箍膏(朱橚) ……（171）

名 159 黄连膏(吴谦) ………（172）

名 160 百部膏(顾世澄) ……（173）

名 161 不龟手膏(祁坤) ……（173）

名 162 摩风黄芪膏(杨倓) ……（174）

名 163 乌蛇膏(王怀隐) ……（174）

名 164 硫黄膏(王肯堂) ……（175）

名 165 摩风膏(吴谦) ………（175）

名 166 胡桃涂方(王怀隐) …（175）

名 167 生肌凤雏膏

（徐大椿） …………… （176）

名168　生肌玉红膏
　　　（陈实功）………（176）
名169　猪蹄膏Ⅲ（朱橚）……（177）
名170　回阳玉龙膏
　　　（陈实功）………（177）
名171　冲和膏（陈实功）……（178）
名172　狼毒膏（陈实功）……（179）
名173　藜芦膏（孙思邈）……（180）
名174　附子膏（王焘）……（181）
名175　木兰皮膏（刘涓子）……（181）
名176　面脂（孙思邈）……（182）
名177　丹参膏（葛洪）……（182）
名178　樟脑膏（申拱辰）……（183）
名179　水晶膏（刘裕铎）……（183）
名180　延年松叶膏（王焘）…（184）
名181　近效韦慈氏方
　　　（王焘）………（185）
名182　三圣膏（许国祯）……（185）
名183　肥油膏（吴谦）……（185）
第七节　糊剂………（186）
名184　令人面悦泽方
　　　（孙思邈）………（186）
名185　顽癣必效方
　　　（陈实功）………（187）
第八节　烟熏剂………（187）
名186　烟熏剂（吴谦）……（188）
第九节　膏药………（188）
名187　加味太乙膏
　　　（陈实功）………（188）
名188　骐驎竭膏（王怀隐）…（189）
名189　蜂房膏（王怀隐）……（190）
名190　阳和解凝膏
　　　（王维德）………（190）
名191　琥珀膏（刘裕铎）……（191）
第十节　丹剂………（191）
名192　白降丹（刘裕铎）……（192）

名193　红升丹（刘裕铎）……（192）
第十一节　锭剂………（193）
名194　肥皂方（龚廷贤）……（193）
名195　玉容肥皂（顾世澄）……（194）
名196　七白膏（王怀隐）……（194）
第十二节　其他剂型………（196）
名197　美肤组方（许国祯）…（196）
名198　夹纸膏（许克昌）……（196）
名199　清凉膏（刘裕铎）……（197）
名200　定年方（王怀隐）……（197）
第五章　近现代皮科内用验方………（199）
第一节　治疮疡方………（199）
验001　疗疮方（丁甘仁）……（199）
验002　脱疽温阳汤
　　　（金起凤）………（200）
验003　热毒炽盛证银屑病
　　　方（张学军）………（200）
验004　消毒饮（杜锡贤）……（201）
验005　加味七星剑
　　　（祝柏芳）………（201）
验006　消渴并发痈疽疗肿
　　　方（仝小林）………（201）
第二节　解表方………（202）
辛凉解表方………（202）
验007　血热证银屑病方
　　　（张学军）………（202）
验008　清热凉血方
　　　（管汾）………（202）
验009　凉血消风汤
　　　（张志明）………（203）
验010　加减消风散
　　　（喻文球）………（203）
验011　湿疹方（郑茂荣）……（204）
验012　复方茯苓汤
　　　（涂彩霞）………（204）
验013　解毒消斑汤

（肖定远）……（205）

　　验014　五叶汤（白彦萍）……（205）

　　验015　桂龙消玉汤
　　　　　　（喻文球）……（205）

　　验016　麻防犀角地黄汤
　　　　　　（刘爱民）……（206）

第三节　泻下方……（207）

　　验017　痈疗百效丸
　　　　　　（余无言）……（207）

　　验018　蚕沙九黄汤
　　　　　　（徐宜厚）……（207）

第四节　和解方……（207）

　　验019　新冠病毒感染伴皮肤
　　　　　　病方（方一汉）……（207）

　　验020　加味麻黄附子细辛
　　　　　　汤（刘爱民）……（208）

第五节　清热方……（209）

　一、清热凉血方　……（209）

　　验021　湿疮方（丁甘仁）……（209）

　　验022　天疱疮方
　　　　　　（张赞臣）……（209）

　　验023　荆防凉血五根汤
　　　　　　（张志礼）……（209）

　　验024　凉血消风汤
　　　　　　（边天羽）……（210）

　　验025　酒渣鼻方
　　　　　　（陈彤云）……（210）

　　验026　枇杷清肺解毒饮
　　　　　　（李林）……（210）

　　验027　紫癜一号方
　　　　　　（杨志波）……（211）

　　验028　清淋合剂
　　　　　　（朱良春）……（211）

　　验029　痤疮方（陆德铭）……（211）

　　验030　生地凉血汤
　　　　　　（周仲瑛）……（212）

　二、清热利湿方　……（213）

　　验031　龙蚤清渗汤
　　　　　　（金起凤）……（213）

　　验032　祛毒除湿汤
　　　　　　（赵辨）……（213）

　　验033　紫癜二号方
　　　　　　（杨志波）……（213）

　　验034　白鲜皮饮
　　　　　　（赵纯修）……（214）

　三、清热燥湿方　……（214）

　　验035　激素皮炎汤
　　　　　　（庄国康）……（214）

第六节　润燥方……（215）

　一、养血润燥方　……（215）

　　验036　消银方（夏应魁）……（215）

　二、生津润燥方　……（215）

　　验037　血燥证银屑病方
　　　　　　（张学军）……（215）

　　验038　毛发红糠疹方
　　　　　　（顾伯华）……（215）

第七节　祛暑方……（216）

　　验039　清暑解毒汤
　　　　　　（顾伯华）……（216）

　　验040　银花汤（刘红霞）……（216）

第八节　温里方……（216）

　　验041　阳和通脉汤
　　　　　　（赵尚华）……（216）

　　验042　丹栀消风汤
　　　　　　（韩世荣）……（217）

　　验043　温阳化气方
　　　　　　（张毅）……（217）

第九节　和解方……（218）

　　验044　七虫三黄汤
　　　　　　（肖定远）……（218）

　　验045　四物消风散
　　　　　　（刘巧）……（218）

第十节　理气方……（218）

　　验046　带状疱疹止痛方

（方大定）…………（218）

  验047 芪桂止痛方

    （杨素清）…………（219）

第十一节 祛风方…………（219）

  验048 风湿痹阻证银屑

    病方（张学军）………（219）

  验049 蛇蚣败毒饮

    （王玉玺）…………（220）

  验050 灭风汤（王玉玺）……（220）

  验051 搜风除湿汤

    （赵炳南）…………（220）

  验052 荆防苍朴汤

    （瞿幸）…………（221）

第十二节 祛湿方…………（221）

  验053 八生汤（张志礼）……（221）

  验054 祛湿生发汤

    （魏跃钢）…………（222）

  验055 健脾渗湿方

    （禤国维）…………（222）

  验056 三豆饮（刘复兴）……（222）

  验057 阴蚀煎剂

    （吴绍熙）…………（223）

  验058 白塞病治方

    （陈学荣）…………（223）

  验059 健脾消脂汤

    （李元文）…………（224）

第十三节 理血方…………（225）

 一、活血化瘀方…………（225）

  验060 血瘀证银屑病方

    （张学军）…………（225）

  验061 三藤方（秦万章）……（225）

  验062 活血方（秦万章）……（225）

  验063 硬皮病方（苑勰）……（225）

  验064 硬皮病汤（朱钵）……（226）

  验065 解毒活血方

    （袁兆庄）…………（226）

  验066 活血化瘀方

    （张玉环）…………（227）

  验067 活血止痛汤

    （李元文）…………（227）

  验068 乌蛇荣皮汤

    （李可）…………（227）

  验069 治硬皮病方

    （邓铁涛）…………（228）

  验070 活血除湿方

    （曹毅）…………（229）

 二、疏肝解郁方…………（229）

  验071 颜玉饮（刘复兴）……（229）

  验072 清肝饮（皮先明）……（229）

  验073 疏肝活血汤

    （边天羽）…………（230）

  验074 脉痹汤（奚九一）……（230）

  验075 消银汤（马绍尧）……（230）

  验076 皮肤淀粉样变病方

    （冯宪章）…………（231）

  验077 紫藤化瘀汤

    （瞿幸）…………（231）

第十四节 消食方…………（232）

  验078 消疳润燥汤

    （李玉奇）…………（232）

  验079 加味桂枝汤

    （董廷瑶）…………（232）

  验080 培土清心方

    （陈达灿）…………（233）

第十五节 祛痰方…………（233）

  验081 加味二陈汤

    （何清湖）…………（233）

  验082 化痰软坚散结方

    （朱良春）…………（233）

  验083 消结节方

    （张士舜）…………（234）

第十六节 固涩方…………（234）

  验084 益肾固血汤

（王宗仁）……（234）

第十七节　安神方……（235）

验085　加味柴胡龙骨加牡

蛎汤（颜德馨）……（235）

第十八节　补益方……（235）

一、补气方……（235）

验086　内托生肌散

（张锡纯）……（235）

验087　健脾活血汤

（边天羽）……（235）

验088　生发效验方

（江海燕）……（236）

验089　紫铜消白方

（欧阳恒）……（236）

二、补血方……（237）

验090　鱼鳞汤（周鸣岐）……（237）

三、气血双补方……（237）

验091　治脱发方

（邓铁涛）……（237）

验092　加味益气凉血汤

（夏少农）……（238）

四、补阴方……（238）

验093　益阴丸（李秀敏）……（238）

五、补阳方……（238）

验094　白癜风方

（王莒生）……（238）

验095　光疗方（段逸群）……（239）

六、阴阳并补方……（239）

验096　白癜风治验方

（江海燕）……（239）

第十九节　民族医药方……（240）

验097　洋菝葜根蜜膏（阿西

热江·斯迪克）……（240）

验098　复方艾力勒思亚散（阿

西热江·斯迪克）……（240）

验099　加味钦汤方

（李格尔布）……（241）

验100　加味盂根沃斯18方

（李格尔布）……（241）

第六章　近现代皮科外用验方……（243）

第一节　洗剂……（243）

验101　伸筋草洗液

（赵炳南）……（243）

验102　鸦胆子液

（朱仁康）……（244）

验103　六味洗方

（徐汉卿）……（244）

验104　侧柏洗剂

（张志礼）……（244）

验105　白苦洗剂

（张志礼）……（245）

验106　三子洗剂

（张志礼）……（245）

验107　消炎止痒外洗方

（禤国维）……（245）

验108　零陵香秀发汤

（徐宜厚）……（245）

验109　掌跖脉疱病方

（王玉玺）……（246）

验110　消炎止痛汤

（艾儒棣）……（246）

验111　湿疹外洗方

（李林）……（246）

验112　酒渣鼻洗方

（邓丙戌）……（247）

验113　干燥角化病外治方

（李斌）……（247）

验114　消炎止痛方

（刘复兴）……（247）

验115　颜玉饮外用方

（刘复兴）……（248）

验116　解毒止痒方

（刘红霞）……（248）

验117 活血化瘀方
　　　（刘红霞）………（248）
验118 藿黄散洗方
　　　（喻文球）………（248）
验119 艾大洗剂（刘巧）……（249）
验120 百花洗剂（刘巧）……（249）
验121 黑豆方（杜锡贤）……（249）
验122 带状疱疹洗方
　　　（李元文）………（249）
验123 消痤方（孙浩）………（250）
验124 脱疽洗方
　　　（金起凤）………（250）
验125 脉痹洗方
　　　（奚九一）………（250）
验126 止痒洗方
　　　（王玉玺）………（250）
验127 清热止痒洗剂
　　　（杨达）…………（251）
验128 润肤止痒洗剂
　　　（杨达）…………（251）
验129 艾矾洗方
　　　（祝柏芳）………（251）
验130 洗头生发方
　　　（李玉奇）………（251）
验131 银屑病洗方
　　　（闫小宁）………（251）
验132 五味甘露………（252）
第二节 醋剂 …………（252）
验133 复方二矾醋剂
　　　（欧阳恒）………（252）
验134 中药足浴疡汤
　　　（李斌）…………（253）
第三节 酊（酒）剂 ……（253）
验135 酒渣酒剂
　　　（干祖望）………（253）
验136 土槿皮酊（赵炳南，
　　　吴绍熙）………（253）

验137 苦参酒（朱仁康）……（254）
验138 苦蛇酊（金起凤）……（254）
验139 酒渣酊（陈彤云）……（254）
验140 紫铜水白酊
　　　（欧阳恒）………（254）
验141 复方阿纳其根酊（阿西
　　　热江·斯迪克）……（255）
第四节 油剂 …………（255）
验142 祛湿药油（丁德恩，
　　　赵炳南）………（255）
验143 化坚油（赵炳南）……（255）
验144 复方甘草油膏
　　　（王萍）…………（256）
验145 皲裂油（杨素清）……（256）
第五节 散剂 …………（256）
验146 皮黏散（文琭之）……（256）
验147 疥药散（文琭之）……（257）
验148 祛湿散（朱仁康）……（257）
验149 斩疣丹（朱钵）………（257）
验150 七白散（白彦萍）……（258）
验151 软皮热敷散
　　　（韩世荣）………（258）
验152 甲字提毒粉
　　　（房芝萱）………（258）
验153 溃疡粉（房芝萱）……（259）
验154 止痛生肌散
　　　（房芝萱）………（259）
验155 黑退消（何清湖）……（259）
验156 三黄散（李元文）……（260）
验157 加味颠倒散
　　　（文琭之）………（260）
验158 消风导赤散
　　　（范瑞强）………（260）
验159 养颜祛斑方
　　　（庄国康）………（261）
验160 蛇串疮方

（马振友）⋯⋯⋯⋯（261）

验161　加减消风玉容散

　　　（刘辉）⋯⋯⋯⋯（261）

验162　祛斑散（欧阳恒）⋯⋯（262）

第六节　软膏剂⋯⋯⋯⋯⋯⋯（262）

验163　湿毒膏（朱仁康）⋯（262）

验164　玉黄膏（朱仁康）⋯（262）

验165　新五玉膏

　　　（朱仁康）⋯⋯⋯⋯（262）

验166　清吹口散油膏

　　　（顾伯华）⋯⋯⋯⋯（263）

验167　黑豆馏油软膏

　　　（刘辅仁）⋯⋯⋯⋯（263）

验168　黄芩膏（管汾）⋯⋯（263）

验169　天麻膏（金起凤）⋯（264）

验170　白热斯软膏（阿西热

　　　江·斯迪克）⋯⋯⋯（264）

验171　复方土茯苓软膏（阿西

　　　热江·斯迪克）⋯⋯（264）

验172　生肌玉黄膏

　　　（鲁贤昌）⋯⋯⋯⋯（264）

验173　五虎膏（宋兆友）⋯（265）

验174　酒渣鼻软膏

　　　（艾儒棣）⋯⋯⋯⋯（265）

验175　狼莨五甘软膏

　　　（马振友）⋯⋯⋯⋯（266）

验176　四白拔毒膏

　　　（王远红）⋯⋯⋯⋯（266）

验177　大散膏（肖定远）⋯（267）

验178　臁疮膏（李可）⋯⋯（267）

验179　青石止痒软膏

　　　（李元文）⋯⋯⋯⋯（267）

验180　二白膏（李元文）⋯（268）

第七节　糊剂⋯⋯⋯⋯⋯⋯⋯（268）

验181　湿疹糊（张作舟）⋯（268）

验182　复方紫草油糊

（卢勇田）⋯⋯⋯⋯（268）

第八节　乳膏剂⋯⋯⋯⋯⋯⋯（269）

验183　白桦汁通用乳膏

　　　基质（马振友）⋯⋯（269）

验184　复方苦黄乳膏

　　　（马振友）⋯⋯⋯⋯（271）

验185　祛疤霜（曹毅）⋯⋯（271）

第九节　烟熏剂⋯⋯⋯⋯⋯⋯（272）

验186　癣症熏药

　　　（赵炳南）⋯⋯⋯⋯（272）

验187　回阳熏药

　　　（赵炳南）⋯⋯⋯⋯（272）

验188　子油熏药

　　　（赵炳南）⋯⋯⋯⋯（272）

第十节　膏药⋯⋯⋯⋯⋯⋯⋯（273）

验189　拔膏棍（赵炳南）⋯（273）

验190　黑布药膏

　　　（赵炳南）⋯⋯⋯⋯（273）

验191　白鲫鱼膏药

　　　（徐楚江）⋯⋯⋯⋯（274）

验192　白氏解毒膏

　　　（白郡符）⋯⋯⋯⋯（275）

第十一节　丹剂⋯⋯⋯⋯⋯⋯（275）

验193　白降丹（艾儒棣）⋯（275）

第十二节　其他剂型⋯⋯⋯⋯（276）

验194　驱疫香囊

　　　（李秀敏）⋯⋯⋯⋯（276）

验195　香柏香波

　　　（李元文）⋯⋯⋯⋯（277）

验196　痤疮面膜方

　　　（方一汉）⋯⋯⋯⋯（277）

验197　归元散贴

　　　（韩世荣）⋯⋯⋯⋯（277）

验198　熏蒸方（宋兆友）⋯（277）

验199　美白祛斑皂

　　　（靖连新）⋯⋯⋯⋯（278）

验200　通络止痛方

（孙占学）…………（278）

第七章 中药配方颗粒 …………（280）

第一节 中药配方颗粒发展历程与
展望 ……………………（280）

一、定义 ……………………（280）

二、国内发展概况 …………（280）

三、中国台湾、香港地区发展概
况 …………………………（282）

四、日本中药配方颗粒概况 ……（283）

五、皮肤中药配方颗粒发展历程及
展望 …………………………（283）

第二节 中药配方颗粒剂的调配 …（285）

一、适用范围 ………………（285）

二、药物辅料 ………………（285）

三、调配技术 ………………（285）

四、注意事项 ………………（287）

**第八章 皮科常用中药饮片与配方
颗粒** …………………………（288）

第一节 内用药 ………………（289）

一、解表药 …………………（289）

二、清热药 …………………（293）

三、泻下药 …………………（305）

四、祛风湿药 ………………（308）

五、芳香化湿药 ……………（313）

六、利水渗湿药 ……………（315）

七、温里药 …………………（320）

八、理气药 …………………（322）

九、消食药 …………………（325）

十、止血药 …………………（327）

十一、活血化瘀药 …………（332）

十二、化痰止咳平喘药 ……（337）

十三、止咳平喘药 …………（341）

十四、安神药 ………………（343）

十五、平抑肝阳药 …………（345）

十六、补益药 ………………（347）

十七、固涩药 ………………（357）

第二节 外用药 ………………（361）

一、攻毒杀虫药 ……………（361）

二、生肌敛疮药 ……………（364）

三、解毒祛腐药 ……………（366）

四、润燥化斑药 ……………（367）

五、杀虫止痒药 ……………（369）

六、止痒透皮药 ……………（371）

七、芳香辟秽药 ……………（372）

第九章 古代名医名著名词名方……（373）

**第十章 ICD中西皮科病证分类与代
码** …………………………（398）

第一节 ICD中医皮科病分类与代
码 …………………………（398）

第二节 ICD-11中医皮科病证分类
与代码 ……………………（420）

附录A 古代名医名著名方一览表 …（427）

附录B 近现代名医皮科验方 ……（433）

附录C 方剂索引 …………………（437）

附录D 中药索引 …………………（442）

参考文献 …………………………（449）

第一章　中国皮科医药学发展简史

第一节　中医皮肤医药发展简史

皮，源于金文，由表皮和真皮构成；肤，源于甲骨文，同皮，《黄帝内经》又专指皮下组织；《黄帝内经》始用皮肤名词，从此皮、肤、皮肤三名词通用之。体表被覆组织。药，治病草也，先以植物药为主治病，又全面扩展到五药"草木虫石谷也"。远古时代由于人类处于恶劣的风霜雪雨自然环境中，常被野兽毒虫所伤，极易发生皮肤创伤与疾患。古人只能用肉眼看到发生在皮肤的疾病，在生产力水平极其低下的远古，人们会自然的就地取材，使用植物花粉、汁液、矿粉、动物脂膏、体液等缓解皮肤患处疼痛、瘙痒，处理外伤，因此认识皮肤病和使用皮肤外用药是最原始的医药学。可以说对疮疡的处理为医学的萌芽，是先于内（疾医）、妇、儿科等的原始医学，是外皮科的嚆矢。

古人应用药物防治疾病的方法口耳相传，集中到部落首领伏羲、神农，《淮南子·修务训》曰："神农乃始教民尝百草之滋味，识水泉之甘苦……当此之时，一日而遇七十毒，由是医方兴焉。"于公元前100年成书《神农本草经》，载药365种。神农成为中国人文医药学始祖。

公元前16世纪—公元前10世纪的殷商甲骨文，是世界上唯一留存至今的象形文字，其中有甲骨残片（彗）（介）（疒）。"彗介疒"盖指扫除疥疒（皮肤病）之意。1976年在河南安阳殷墟妇好墓出土专用精美的壶、盂、勺、盘、盆等洗浴器具，这是最早的洗浴疗法。妇好墓同时出土玉臼、玉杵，臼孔壁有朱红色，鉴定为朱砂残迹。杵为棕色，圆柱形，有使用痕迹。朱砂为炼丹原料，是用于疮疡肿毒的要药，可见当时外用治疗疮疡已有一定的经验，必定有内、外用药物。

《中华古今注》曰："三代（夏商周）以铅为粉。"《博物志》记载"纣烧铅锡作粉"，故至少从商代起，以铅为粉是可信的，《妆台记》记载："周文王……敷之铅粉。"敷铅粉以增白。此物为最早的化妆品，至周时，设"妇容"的专科职员，为王室贵妇化妆。

《周官》医师聚毒药以共医事。周始设疡医，掌肿疡、溃疡、金疡之祝、药、

1

剂、杀之剂,凡疗疡以五毒攻之,以五气养之,以五药疗之,以五味节之。内服外用药治疗皮肤病,开启以丹剂治疗皮肤病的先河。

1972年长沙马王堆汉墓出土《五十二病方》,据医史专家考证,约成书于公元前500年,这是中国目前发现最早的医药学著作,共记载52种病,283方。其中叙述了白处(白癜风)、疣等25种外科皮肤病,介绍烤灸、热敷等外用疗法,外用剂型有汤剂、散剂等几十种剂型,有令人"面泽"等专方,有以猪脂做成的软膏方40种。

周、秦、汉时期,香熏、护肤、美容、美发技术手段进一步提高,对人们居室环境卫生和个人卫生已特别讲究,面部美容更为普遍,宫中男性普施粉脂,民间亦普遍施用。1972年在甘肃武威出土《治百病方》木简和木牍,记载治疗痈疽和麻风的内外用药方。史书有明确记载王莽染发须之事,可以肯定当时染发技术是很成熟的。东汉张仲景撰成《金匮要略》,内用汤剂传至当今,为医家所称道,日本以此开发成现代成药。外用药记载有散剂、酒剂、膏剂、洗剂、浴剂、熏剂、坐剂、敷剂及阴道栓剂等外用剂型。治疗浸淫疮,黄连粉主之,外用青黛散或黄连粉、三石散外敷;蛇床子粉、苦参汤治疗阴部及黏膜部位疾患等,至今沿用不衰。

晋·葛洪撰《抱朴子》,设"治面疱、䵟黯、发秃、身臭方"美容专篇,集中记述了治面疱、发秃、身臭面陋方的方药。《肘后备急方》收载:"治痈疽妒乳诸毒、癌疮癣疥漆疮诸恶疮方、治面疱发秃身臭心悟鄙丑方、治卒中溪毒方"等,葛洪是炼丹专家,开启了世界化学合成药的先例。

晋《刘涓子鬼遗方》系第一部外科皮肤科专著,介绍痈疽、发背、诸疮、疔癣、渣疮诸方,外用膏药方79张,分别称为"薄""贴""膏"。

唐代是中国最强盛朝代,称为盛唐,在皮肤美容方面有辉煌的创造,积累了丰富的经验,为封建时代美容鼎盛时期。唐朝医疗机构尚药局编制有合脂匠两人,正八品下。口脂匠相当于现化妆品高级工程师,职责为制定化妆品配方,研制化妆品,专为宫廷制造美容化妆品,可见技术之专。调配的香粉、脂膏、唇膏、胭脂等,皇帝作为礼物赏赐臣下,用于美容养颜、护肤,预防皮肤、口唇冻裂和化妆,足见唐代对皮肤美容重视达到无以复加的程度。民间普遍制造美容护肤品,皮肤美容化妆不仅为王公贵族的专利,还普遍惠及民众。

特别值得一提的是,唐代孙思邈为医药学家,世称药王,是集医学、皮肤病、美容、麻风、药学第一大家。所著的《备急千金要方》《千金翼方》载方6000多首,其中专载大量皮肤病方、美容方,在皮肤美容方面,继承和发展了唐以前皮肤美容成就,并进行总结、创新、发扬光大,仅小儿皮肤病外用方就有99首。

王焘752年撰《外台秘要》,凡40卷,1104门,载方6800余首,先论后方,汇集初唐以前医学著作,详注出处。列述100余种皮肤病,有各种内外治法,制成粉剂、膏剂、油膏剂、涂敷剂,古代美容化妆品。全书美容方剂62门

430首。从孙思邈到王焘所提供的化妆品处方，使用了一千多年，即使在科技高度发展的现代也不失为美容佳品，留下的宝贵遗产值得开发和研究。

宋朝是我国科技高度发展的朝代，设立"尚药局"，朝廷命医官编纂了大型方书《太平圣惠方》，载方16 834首；《圣济总录》《太平惠民和剂局方》，记述200多种皮肤病，每种皮肤病设药方十余种，将内外用药规范化。《太平圣惠方》中载有并增补许多新的美容方药，总共980余首，其中有增白美容的面膜剂。

宋·伍起予1207年撰《外科新书》，已佚，陈自明（良甫）于1263年著《外科精要》，从此将疡科改称外科。

元代许国祯撰写的《御药院方》，为宫廷方书，集宋、金、元三代的宫廷秘方千余首，其中载有180余首美容方。

明代外科得到进一步发展，涌现数十位著名的医学家，撰写了大量皮肤外科、药学著作，中医外科发展至清代形成正宗派、全生派、心得派。正宗派以明代陈实功《外科正宗》学术思想为代表。临证以脏腑、经络、气血为辨证纲领、治疗上内外并重，内治以消、托、补为主，外治重视刀针、药蚀等法。

全生派以清代王洪绪《外科证治全生集》学术思想为代表。创立了阴阳为主的外科辨证论治法则，重视疮疡阴阳辨证，治疗上"以消为贵，以托为畏"，以温通为法则，反对滥用刀针，主张"阳和通腠，温补气血"治疗阴证。自创的阳和汤、犀黄丸、醒消丸、小金丹及阳和解凝膏等方剂，至今仍在广泛应用。

心得派以清代高秉钧《疡科心得集》学术思想为代表。强调温病与外疡发病机制及治疗原则的一致性，将三焦辨证与外科审证求因相结合，把走黄、内陷与热入营血的治疗结合起来，应用犀角地黄汤、紫雪丹、至宝丹治疗沿用至今。

明太祖第五子周定王朱橚主持编撰的《普济方》，为中国方书之最，达61 739余首。李时珍撰《本草纲目》，载药1892种，附图1109幅，附方11 096首，治疗皮肤病的药物480余种，医方约1100首，600多种病证，病名有100种，内服外治法等30余种。记载了大量皮肤美容外用制剂。

清代吴谦、刘裕铎御医奉诏编纂的《医宗金鉴·外科心法要诀》，集前朝医学之大成，皮肤用药经历代使用，多基本完善，遴选之精华，为清廷医学教科书，称为金鉴派。为外科皮肤科专书，更进一步将皮肤用药规范化，总论部分44首，各论部分98首，单方验方60首。为中医外科皮肤科临床必读经典，考试必备教材。

第二节　皮科中医药学古医籍

中医药学历史悠久，1911年前古医籍上万种，多达12 124部，是中华民族的宝贵文化遗产。其中本草440种，涉及皮肤药学有《神农本草经》《本草纲目》《炮炙大法》等。方书800余种，涉及皮肤药学有《五十二病方》《肘后备急方《千金方》《外台秘要方》《太平圣惠方》《圣济总录》《御药院方》《普济方》等。其中《普济方》168 卷，载方 61 739 首。

皮肤药学以疡科外科为主，疡科外科现存 238 种，佚失 73 种。重要的有《刘涓子鬼遗方》《卫济宝书》《外科精要》《外科精义》《仙传外科集验方》《外科集验方》《外科心法》《外科发挥》《外科理例》《外科精要》《疮疡经验全书》《外科枢要》《疡医证治准绳》《外科启玄》《外科正宗》《外科大成》《洞天奥旨》《外科证治全生集》《医宗金鉴·外科心法要诀》《疡医大全》《徐评外科正宗》《疡科心得集》《外科证治全书》《外科传薪集》等。

医门八法乃汉·张仲景开启于《伤寒论》，清·程国彭付诸实践，完善理论，刊行后广为流传。为我国第一种外治法专书，集各种书籍笔记 490 多种，列方 1500 余首。吴师机 1864 年所撰《理瀹骈文》，为膏药专著，以外治法治疗疮疡病、皮肤病。

电子图书《中华医典》，收书 1156 部，四亿字，可任意检索，使用方便。

以上古医籍多以病统方，先列外科皮肤疾病，然后列方，药专列，如《五十二病方》《肘后备急方》《千金方》《外台秘要》《外科正宗》。

自古至宋，外用膏剂自《五十二病方》始以动物脂肪为基质，如猪膏、羊脂、熊脂、鹅脂、马脂等，从元代开始改以植物油为主，多用麻油、桐油、蜂蜡、醋、酒、水做成软膏。

葛洪发明植物油加铅丹做成膏药，内外兼用，至吴师机的《理瀹骈文》得以完善。

第三节 近代皮科医药学的成就

近代中医外科有一定发展，较著名的中医外科名医有吴尚先、马培之、余景和、高思敬、张山雷，对配制外用制剂均有丰富的经验。

吴尚先以擅用膏药见长，1864 年撰成《理瀹骈文》，载外用药方千首。为中国第一部外治专书，以膏药为主。

20 世纪 30 年代北京的外科名家有三大派，即太医局房星桥及其子房少桥、房幼桥；丁德恩及其弟子哈锐川、赵炳南等；段馥亭及门人段凤舞、赵永昌等。上海著名的疡医有章治康、夏墨农、顾筱岩三家。川派名医释灵溪大师及其弟子文琢之等。各地外科及皮肤科医师自成学派，各怀绝技，都擅长配制外用制剂，深得患者的信赖。

西医传入中国后，中国传统中医在艰难环境下生存、发展，同时与西医结合，主张中医科学化，西医中国化，做了开辟创建之功，成为中西汇通派。皮肤外科代表人物为张山雷、丁福保、汪洋、恽铁樵、顾鸣盛、朱仁康等，著作等身，办医兴学。

张山雷 1917 年著《疡科纲要》，书中所载锌氧油膏、铅丹油膏、水杨酸油膏，既用西药锌粉、水杨酸及凡士林等，亦用中药铅丹、梅冰之属。碘酊、苯酚等西药均收载入书，将西药性质按中医理论进行归类，西药中医化，用于临床，屡验效。张氏中西医汇通，中西药并用，在百年前实行，令人叹服，其思维方式至今仍值得学习。

汪洋、恽铁樵分别开办中医函授学校，弟子遍及全国，推广中西医药汇通。汪洋 1920—1926 年间编纂 26 种中西医学教材，其中《中西皮肤病学讲义》《中西外科讲义》《实验处方学》《西法制药大全》《临床医药实验讲义》系统地介绍了皮肤科外用制剂百余种，中西药并用，将中药饮片按西药功能分类，做到中西医药汇通。顾鸣盛编纂《中西合纂外科全书》，1918—1936 年共出版 18 版，是外科皮肤科专著，每种疾病包括中国（中药）处方、外国（西药）处方。

美国传教医师嘉约翰（John Glasgow Kerr）与林应祥、尹端模 1872 年辑译中国第一部西医花柳病教材——《花柳指迷》，书中记载用淡汞水、盐水、石炭酸水、硼酸水、汞黄膏、白药膏、汞红膏、铅霜、金鸡纳（奎宁）霜、银丹、黄连铁酒、鸦片、水银外用药治疗花柳病。

嘉约翰与东莞林湘东 1873 年辑译中国第一部皮肤学教材——《皮肤新编》，每种皮肤病分别介绍外用疗法，书末载方 40 种，有取自中医中药的熟石灰、硫黄、硼砂、蜂蜡、猪油、杏仁油、三仙丹、密陀僧、鸡蛋黄等，用蜂蜡、猪油、杏仁油作软膏基质。

清晚期开启皮肤花柳科，逐渐发展至中医、西医皮肤花柳科，并中西汇通。

第四节　现代皮科制剂的成就

1949 年中国进入现代社会，翻开医学历史的新篇章，对古籍进行整理校刊，南京中医药大学主编的《中医方剂大辞典》载方 99 584 首，汇集古今方剂学研究的成就。

中医外科皮肤科医师都是以古代经典名方为基本用药，或以此化裁成新方。出版中医皮肤病图书 200 多种，中医外科、皮肤科经验集 100 多种，中医皮肤病药学、方剂 100 多种，赵炳南、朱仁康、顾伯华等现代外科皮肤科专家，国医大师禤国维，国医大师陈彤云，全国老中医药专家学术经验继承工作指导老师张志礼、庄国康、边天羽、袁兆庄、徐宜厚、王玉玺、艾儒棣等都在传承古代经典名方。赵炳南 102 种常用制剂有 32 种为古代经典名方，院外用制剂选自 16 种经典名方调配而成，尤为推崇《医宗金鉴·外科心法要诀》，因此成为近百年中国外科皮科名医。

王玉玺历时十年，搜集 800 种古代经典医学图书及当今赵炳南、朱仁康等名医文献，期刊，从中梳理、整理，发掘中医瑰宝，1993 年主编《实用中医外科方剂大辞典》，从数万方中遴选内外用方剂 6000 余首，实用性强，得到干祖望、余瀛鳌高度评价。

艾儒棣 2015 年主编的《中华大典·医药卫生典·医学分典·外科总部》，《中华大典》是 1990 年国家立项的重点古籍整理项目之一,《外科总部》汇集古医籍记载的 102 种外科皮肤科疾病,精选内治、外治原书古方。以皮肤科疾病居多,因此谓之古医籍外科皮科集大成之作。全面反映了我国古代有关外科、皮肤疮疡类病证的辨治理论和方法。

邓丙戌历时十年,查阅数百种中医外科、皮肤科及药学古医籍,于 2005 年出版《皮肤病中医外治学》,2016 年出版《皮肤病中医外治方剂学》,集古今中医皮肤病外治理法方药及外用制剂配制技法于一体,集皮肤病中医外用治法之大成,遴选古代经典名方 102 首;2015 年陈可冀、李春生主编《中医美容笺谱精选》,分类介绍面部、五官、养生美容,须发、体型健美,护肤助美,辟秽香身等主笺。

20 世纪 50—70 年代医疗机构以自配药为主,皮肤科使用的外用药多为医疗机构制剂室生产的医疗机构制剂,个别患者外用药由皮科医师和药师在调配室配制,每位皮科医师都会调配外用药,成为必须掌握的基本技术。“文革”时期由于大搞中西医结合、备战、下乡,为配制外用药大开绿灯,促进了外用制剂的开发、生产、研究,是外用制剂的黄金时期,几乎所有皮科机构都有制剂室、调配室,据估计配制的外用制剂可能要达到万余种。后来国家中医药管理局皮肤病重点学科和专科,教育部确定的皮肤病重点学科,卫生部确定的皮肤病重点专科,都是以此时自配为基础发展起来的,当时这些单位自配药种类繁多,得到患者的信赖,门诊量在当

地都处于前列,成为所在医疗机构的重点科室。其中表现突出的国家中医药管理局确定的局域中医皮肤科诊疗中心建设单位:中国中医科学院广安门医院,首都医科大学附属北京中医医院,沈阳市中西医结合医院,广东省中医院,重庆市中医院,上海中医药大学附属岳阳中西医结合医院,武汉市中西医结合医院,新疆维吾尔自治区中医医院。此外,还有天津市长征医院、杭州市第三人民医院等单位。西医院单位有中国医学科学院皮肤病医院、复旦大学华山医院、西安交通大学第二附属医院、第四军医大学西京皮肤医院、空军总医院等。发展良好的省市重点皮肤病学科和专科也是受益于外用药,如上海市皮肤病医院、大连市皮肤病医院、广东省皮肤病医院、陕西省中医医院、成都市第二人民医院等。

20 世纪 90 年代后国家对医疗机构制剂进行整顿,制剂室达标,富有远见的医院投资进行重点建设,制剂室通过了国家验证、审批,以上提到的医疗机构都有合格的制剂室或调配室,品种延续得以保留。绝大多数医疗机构制剂室取消、医疗机构品种取消,只能单一用市场皮肤病外用药,限制了皮科发展和实际业务收入,更可悲的是国家药物政策导致皮科医师靠开回扣药生存成为常态,丧失了以调配外用药防治皮肤病的传统技术,败坏了医德,使医疗费用不断升高,患者难以承受,极大地损害了患者利益。

随着《中华人民共和国中医药法》2017 年 7 月 1 日正式实施,国家政策

上支持中药外用制剂的研发、调配：①古代经典名方,对古代经典名方的生产国家制定特殊政策,国药准字中药不需要进行临床实验即可生产;②中药外用制剂采用备案制度,皮科机构备案即可生产中药外用制剂;③临方调配中药外用制剂,药品监督管理部门允许、支持中医皮肤科机构建立临方调配室,《中医医院皮肤科建设与管理指南(试行)》(征求意见稿)明确规定中医院皮科设立外用中药调配室是必建科室,皮科医师自行调配中药外用制剂,回归中医的传统,有利于传承发展中药外用制剂,我国中药外用制剂将迎来历史上发展的辉煌时期。

伴随我国科技发展进步、国力的强盛、人民生活水平的提高、皮肤疾病谱的改变,外用制剂也发生了日新月异的变化,主要表现在:①挖掘中医宝贵文化遗产,对传统内用、外用制剂进行总结,禤国维、艾儒棣、喻文球、韩世荣和少数民间中医传承中医炼丹等濒临失传技术,邓丙戌筛选古代外用制剂、传承赵炳南外用制剂、鲜药应用技术;②国家名老中医的经验公开得以传承,如北京中医医院著《赵炳南临床经验集》,传授黑布膏药、熏药疗法等,朱仁康著《朱仁康临床经验集》,二位大师外用制剂经验得以传向全国;③美容外用制剂成为皮科制剂的重要组成部分,外用制剂既往是以治疗感染性、过敏性等皮肤病为主,现在以皮肤保健、护肤、美容占主导地位,皮科医师推荐、指导患者使用,医学专家与药学、化妆品专家共同研制开发医学护肤品,如何黎教授

的薇诺娜系列、郑捷教授的玉泽系列、乌日娜教授的三子系列,基质化妆品化,传统以猪油等为基质的软膏逐渐以现代科技进行改造,如马油、奶油等得到应用,做成清洁、舒适、美观的基质,如乳剂、洗发香波等,患者易于接受;④新型化学原料药的普及,如糖皮质激素、抗生素、维 A 酸、生物制品应用于外用制剂中,中药原料采用纳米技术、超低温萃取技术制成,从而使配制的外用制剂疗效显著;⑤中西药结合,外用制剂中西药并用,特点是美容保健品得到高速发展;⑥剂型增加、更新、多样化,如传统的剂型制剂减少,多改用乳膏剂、凝胶剂、膜剂、气雾剂、贴剂等剂型;⑦制剂设备现代化,如使用超声乳化、胶体磨、均质乳化机、真空乳化机等,提高了药品质量;⑧特殊用途化妆品研究深入,生产规模扩大,成为皮肤病治疗补充产品;⑨外用中药制剂技术走向国际,中医皮科专家在国外开诊,所在行医的国家允许皮科医师调配外用中药制剂。

宋兆友 2000 年编著《皮肤病中药外用制剂》,2005 年补充再版,2016 年又再次补充修改;张作舟 2000 年编著《皮肤病中医外治法及外用药的配制》,2011 年再版,总结了他一生的外用制剂经验。

中西医结合皮肤病外用制剂专著:西安医学院附属一、二医院皮肤科、药剂科编著的《皮肤病方剂药物手册》(1971、1981),邓云山负责编辑,系统总结刘蔚同、刘辅仁、徐汉卿等教授在皮肤病外用制剂方面数十年所取得的经

验。"文革"中配制皮肤病外用制剂百余种，成为西安交通大学第二附属医院一大特色，刘辅仁研制的复方黑豆馏油软膏开发成非处方药。

《皮肤病方剂药物手册》首次将中药、化学药熔于一炉，开创了中西药结合的先例，对我国皮肤病外用制剂产生深远影响，得到杨国亮、胡传揆等教授高度赞赏，并在中国香港地区出版。马振友 2004 年、2015 年主编的《皮肤美容化妆品制剂手册》，2019 年出版的《新编中西皮肤药物手册》《中西皮肤外用制剂手册》，将中药、化学药、化妆品集于一体，促进了中西药结合、皮肤美容外用制剂与化妆品结合。

其他与皮肤美容外用制剂有关的专著：中医皮肤病方剂学著作 100 多种及所有中医皮肤病著作，均含皮肤病内用、外用药物疗法。

第五节　皮科制剂展望

第一，努力挖掘，中医皮科内用、外用制剂将得到传承创新。我国中医外科皮科是历史悠久的专科，古代医家既精通医学，又精通药学，两者相辅相成，外科医家将配制内、外用制剂作为基本技术和技能，如葛洪、孙思邈、李时珍、陈实功、薛己、王洪绪、顾世澄等都是医药兼备的医药学家。近代和 20 世纪 80 年代前中医皮科医师也是自行配制皮科内、外用制剂用于临床，取得了丰富的经验。我国曾经长期按管理西药的办法管理中药制剂的配制，政策法规全部取消调配中药制剂 30 多年，限制了对传统医药的传承、发展，长此以往，传统医药将自然灭绝。我国根据需要在政策上有所调整，2010 年 8 月 24 日，卫生部、国家中医药管理局和国家食品药品监督管理局下发"关于加强医疗机构中药制剂管理的意见"，允许：①中药加工成细粉，临用时加水、酒、醋、蜜、麻油等中药传统基质调配、外用，在医疗机构内由医务人员调配使用；②鲜药榨汁，建议扩大范围，对古代专家各种行之有效的外用制剂允许调配。2017 年 7 月 1 日《中华人民共和国中医药法》正式实施，特别强调传承古代经典名方，迎来外用制剂的春天。中医外科皮肤科外用制剂有浩如烟海的方剂，对防治皮肤病起到积极的历史作用，现有名方有待进一步传承、开发，结合现代科技进行研究，首先应进行筛选，进行科学验证，收载古代皮科内用和外用经典名方各 100 首，提供给皮肤科同仁研究、开发、验证。对丹剂、膏药的调配、临床应用，应加大研究力度，造福于患者。对我国医药文化遗产亦应加以保护、研制、开发、传承、创新。

第二，国家应调整放宽皮肤美容制剂法规。西医皮科医师在近代根据皮肤病患者病情开方用药，多为分量处方，个体用药，所有单位都有调配室，医师精通外用药调配，取得很好疗效。西方国家医院制剂多不需要注册审批，或按照相关指南配制，或报医院伦理委员会即可。多实施《产品责任法》，由于产品缺陷给人造成的生命、身体、财产造成的伤害情况，产品的生产部门具有赔偿伤害的责任。医院药房（或注册药房）承担三项工作：①依医师处方即付商品药；②根据需要临方调配，如将商品药胶囊倾出或片剂粉碎配成糖浆方便小儿使用，或配成溶液供皮科外用；③用商品原料根据临床需要配成制剂，如肠溶液、冲洗液、麻醉剂等。

20世纪80年代前所有皮肤科单位都有制剂室或调配室，20世纪90年代始多数取消了制剂室和调配室，大多数使用市场外用成药，即使有制剂室的单位审批外用制剂也非常严格，基本无新的中药制剂被批准，原有的医疗机构严重违背市场价值规律，不予调价或调价很低，单位已无利润可图，生产量逐渐减少，多数医疗机构停止生产，加之药品的回扣，诱使皮科医师开高价市场药，政策和人为地推高皮科外用药的价格。国家正式生产皮科外用制剂不能完全满足临床需要，医疗机构又无法配制临床特别需要的外用制剂，治疗效果大打折扣，本身可用简单设备即可配制的外用制剂，如炉甘石洗剂、水杨酸酊等，因单位无生产资格，只有使用高价正式生产的外用药，失去了皮科的优良传统特色，造成医疗单位、医师、患者三方不满。西药的简单外用制剂可在院调配室调配，各单位允许建立外用制剂调配室，适当放宽审批医疗机构外用制剂标准，调高备案制药剂价格。

第三，相关学科与时俱进，将共同开发皮肤美容制剂。目前各科互相渗

透，虽然分科越来越细，但各科又互相融合，如皮科与美容科，创造了皮肤美容科，分属皮科或美容科，外用药有皮科用药、美容科用药，还有特殊用途化妆品，外用制剂既有中药成分、又有化学药成分，共同治疗一种疾病。中药外用制剂虽然效果肯定，但古代、近代受科技条件制约，质地、颜色、气味不适用于现代人使用，有待改进，按毛主席"努力发掘，加以提高"的批示、习主席"中医药现代化"的指示贯彻落实。综上所述，要提高外用药质量，需要中医、西医、药学、化学、机械工程学、化妆品学等相关学科大力协作、共同攻关，调配成效果良好、质地优良、气味清新、颜色赏心悦目的外用制剂。

第四，所有中医、中西医结合皮科机构均建立中药临方调配室，成为单位的标准配置。

第五，所有医疗机构研发备案中药制剂，备案中药制剂成为院内主要制剂，服务广大患者。

第六，中西医药结合，中西医并重，中西药并用。中西医结合是我国基本医疗卫生工作方针，推进中医药现代化是习主席重要指示，早在1950年，章次公治愈林伯渠久呃，周恩来总理在病案讨论会上就提出："中医好，西医好，中西医结合更好！"目前我国与此相去甚远，甚至背道而驰，禁止中药与化学药结合，妨碍我国医药的发展，此政策违背国家卫生工作方针，应予纠正。

第七，中药配方颗粒将成为中药皮肤外用制剂临方调配的主流。中药配方颗粒为新型制剂，适应当今医疗市场

的需求,配制方便、简单,医疗机构、家庭卫生保健都可使用,在国际中医药市场占主流地位,我国也将投入巨额资金进行研制生产,中药配方颗粒外用制剂在中药制剂临方调配方面将会高速发展,占有重要地位。

第八,每位皮科医师掌握中药制剂调配。皮肤美容制剂、化妆品相关专业人才知识结构应得到优化。皮科制剂行之有效,有些皮肤病仅用外用制剂即可治愈。外用药的调配,使用技法,关乎疗效。皮科教师、医师基本对调配中药外用制剂处于生疏、甚至荒废状态,有必要重新学习,皮科各级人员,调配外用药制剂医学生、药学人员、美容师、皮科医师应熟悉其基本理论,在教科书中学习,并加强外用制剂配制的技能训练、实际操作,并不断地进行继续医学教育,学习掌握新知识、新技术。

第二章　皮科病证方药辨证论治

中医皮肤病的病机为方药治疗的前提和依据,方药为治疗病证的手段和工具,一定的病证、病机对应相应的方药。

理、法、方、药是中医学关于诊断与治疗操作规范的四大要素。辨证论治是理法方药运用于临床的过程,是中医学的基本特色。传统医学(即中医)病证分类得到 WHO 的认可,纳入 ICD-11 第 26 章中。

理:是指根据中医学理论对病证、病机作出的准确结论。

法:指针对病变机理所确定的相应的治则治法。

方:是根据病证、病机、治则治法选择最恰当的代表方剂或其他治疗措施。

药:指对方剂中药物君、臣、佐、使的配伍及其剂量的最佳选择,以及对病症的靶向治疗。

因此对病证、病机方药做出扼要介绍,并提出辨证治疗的法则。

第一节　中医皮科学基础理论

中医、西医是两种不同的医学体系,自近代西医东渐,经中西医汇通、结合、整合、融合,共同为人民医疗保健服务,西医东渐,中国引入西医学,成为主流,同时中医西传,特别是 WHO 纳入传统医学,即中医学,得到国际医学认可,180 多个国家以中医药治病,中西医药共同为人类医疗健康服务。

一、中医的基础理论

中医药蕴含着深邃的哲学智慧,取象天地万物、比类人形体,将人体看成是气、形、神的统一体,于宇宙天地假合以成形,头像天,足像地,五脏六腑像五行六极,八节九窍像八风九星,十二经像十二时,二十四俞像二十四气,三百六十五骨节像三百六十五日;推之眼目像日月,寒热像阴阳,血脉像水泉,毛发像草木,齿骨像金石。推导其核心和基础理论为阴阳五行、天人相应(合一),以木、火、土、金、水五行为中轴,相生相克。

人体有五脏、六腑,脏与腑相表里,脏属阴,腑属阳;脏为里,腑为表;阴主内,阳主表。

五脏为心、肝、脾、肺、肾（见图 2-1），处于体内，与外不相通，属阴。

六腑为胆、小肠、胃、大肠、膀胱、三焦，通过腔口，通于体外，属阳。

三焦，分上、中、下焦，既是体腔的划分概念，也是作为六腑的功能概念。

另有奇恒之腑，包括脑、髓、骨、脉、胆、胞宫六个脏器，这些脏器形态多中空似腑（府），功能又多能贮藏精气而似脏。还有五官、经络等。

皮，见于金文��、��和石鼓文��，表示用手剥皮，原系指动物之皮，《说文》："剥取兽革者谓之皮"，《五十二病方》始用之于人，与外界环境直接接触，与皮下组织连接，《史记·扁鹊列传》曰："割皮解肌。"

皮由表皮和真皮构成，药王孙思邈首次用表皮名词，曰："表皮作隐疹疮方。"古字称皵、腠，聂会东 1897 年用之于《皮肤证治》教材中，皵为表皮，腠为真皮。表皮由外胚层分化而来，真皮由中胚层分化而来，成人皮厚度 0.5～4.0mm。

肤，甲骨文始创名词用之，繁体字膚，上为虍字，下为胃字，虍（读音 hǔ），象形字，会意义，"像虎而刳其肉其皮之形"（《通志·六书略》），老虎吃肉到胃中取象比类谓之膚。古代用于祭祀或供食用的肉类，肉体表面上的皮，《礼记》"麇肤，鱼醢"，郑玄注："肤，切肉也。"最初有臚、膚两种写法。《说文解字》："臚，皮也，从肉，盧声。"后臚与膚分开，人则专用膚（肤）字，《灵枢·水胀》记载黄帝问于岐伯曰："肤胀何以候之？岐伯答曰：肤胀者，寒气客于皮肤之间。鏊鏊然不坚，腹大，身尽肿，皮厚，按其腹窅而不起，腹色不变，此其候也。"皮肤用"之间"词，肤胀，而不是皮胀，是寒气客于皮肤之间，显然皮与肤是有区别的，人瘦主要为皮下脂肪缩小，即肤缩小，从"之间"名词与产生的症状分析，可见皮与肤为不同组织，肤即指皮下组织。皮下组织是位于皮肤深部的疏松结缔组织，包裹机体全身，并含有血管、淋巴管和神经等。

皮肤，《黄帝内经》曰"皮肤疡溃"，始用皮肤名词，至此，皮、肤、皮肤三名词通用之，嘉约翰 1873 年撰中国乃至亚洲第一部皮肤教材《皮肤新编》，教材专著中首用"皮肤"。中医五体为皮、肉、筋、骨、脉，皮为第一位，占成人体重 14％～16％，总面积 1.5m²。

《黄帝内经》专设"皮部论篇第五十六"，曰"凡十二经络者，皮之部也。……皮者脉之部也，邪客于皮则腠理开……故皮者有分部，不与而生大病也。"

皮、经、脉三位一体。

十二经又称十二经脉或十二正经。为手三阳经、手三阴经、足三阳经、足三阴经，为经络系统的主体（见表 2-3 经位引经药）。

皮部，十二经脉及其所属在体表的分区，经气布散之所在，具有保卫机体、抗御外邪的功能，并能反映十二经脉的病证。

皮部与十二经脉在体表的循行部位一致，胸腹、手足内侧为阴经，头面、手足外侧为阳经，经脉呈线状分布，络脉呈网状分布，经络遍及全身。

中医皮科经络专家李定忠、李秀章从事经络、皮肤病研究60余年，发现经络在皮肤病客观存在的症状和皮疹，并留下影像资料，观察收集循经皮肤病病例315例，循经皮损423例，以中医经络理论和现代科学技术相结合，总结出影响世界的科技成果：①皮损与经走行、位置一致，与中医经典理论一致；②通过感传研究证实经络的"环形闭合电路"；③经络实质是循经性、趋病性、效应性三位一体的物质、能量、信息流；④经络的调控机制是电磁驱动下的生物共振、信息触发、自组织的智能型程序化调整；⑤发明经络用之皮肤病临床治疗数十万患者，取得良效。其科研方法得到国内外专家的认可和验证，出版《现代中医经络学》《经络现象》（日、英文）六部，是国家立项科研项目，1992年获国家中医药管理局一等奖。*Scientific Reports* 杂志发表美国医学家报道，经络网络遍布人体的致密结缔组织薄层，是互相连接的间质，位于皮肤之下，与内脏相连，并连接在一起，形成由强大柔性蛋白质网支撑的网络，其间充满液体。

皮部与十二经脉与气血津液、脏腑相通，百病之始生，必先客于皮毛，脏腑有病在皮部可见，皮肤病脏腑亦有反应，诊疗脏腑病必先望皮。

1. 肺 位于胸腔之内，膈之上，左右各一，与大肠相表里。在体主皮毛，与皮肤关系最密切。皮肤、汗腺、毛发，为一身之表，肺与皮毛相合为用。汗孔称玄府，又称气门，有辅助呼吸功能。肺气充足，则皮毛致密，毫毛光泽。肺气虚弱，则易于过敏，发生过敏性皮炎、湿疹、荨麻疹等皮肤病；皮毛憔悴不泽，肌腠易受外邪侵袭，怕冷、自汗；肺阴亏损，则易形成皮下肿块、结节。

2. 大肠 位于腹中，其上口通过阑门，与小肠相接，其下端出口为肛门，其主要功能是接纳传导经肠消化吸收的水津，经过燥化，形成粪便。大肠液亏证，头晕口臭、皮肤干燥、多鳞屑、大便秘结。

3. 肝 位于腹腔，横膈之下，右胁之内，与胆相表里。肝胆湿热，可患湿疮；肝郁气滞，皮肤黯褐，患黧黑斑、黄褐斑；肝肾阴虚，颧红盗汗，五心烦热，男子遗精，生鳞屑；肝肾不足，爪甲失荣，指甲干枯脆裂。

4. 胆 属六腑之一，又属奇恒之腑。附于肝，居肝之短叶间，其生理功能是贮存、排泄胆汁，并助肝气之疏泄，病则胁痛、黄疸，往来寒热。

5. 心 居于胸腔之内，膈之上，有心包卫护于外，与小肠相表里。心火上炎，口舌生疮；心阴不足，皮肤瘙痒；心火下移小肠，阴部糜烂，小便短赤，尿痛；心阴虚和心血虚，心悸、心烦、失眠、健忘、低热、盗汗、五心烦热；心火亢盛，心中烦热、口舌糜烂。

6. 小肠 居腹中，上口在幽门处与胃相连，下口与阑门处与大肠相连，其主要生理功能是受盛化物和泌别清浊。小肠实热，则心胸烦闷、小便赤、口舌糜烂。

7. 脾 脾位于腹内，膈之下，属中焦，与胃相表里。脾虚湿阻，水停肌肤，则生疱疹;脾虚蕴湿生痰,则生痰核(皮肤肿瘤);脾胃湿热,则生疱疹、皮肤糜烂;脾气虚弱,则子宫出血、皮下出血。

8. 胃 居腹中,位于中焦,上接贲门,下连幽门。其主要功能是受纳与腐熟水谷。胃热则生痤疮、酒渣鼻;高热后期,导致津液亏损、胃阴不足,则见于红皮病、药疹、红斑狼疮。

9. 肾 位于腰部,脊柱两旁,左右各一,与膀胱相表里。肾气不足,则见于红斑狼疮、硬皮病、皮肌炎等;肾精亏损,可生白发、毛发干枯、脱发。

10. 膀胱 位于下腹前部中央,呈囊状,其主要生理功能是贮存水液,经气化排出尿液。膀胱湿热、尿频、尿急、尿痛、小便淋沥,多见于各种淋证。

皮肤病显现在皮肤黏膜,因与脏腑相关联,特别是疑难重症皮肤病也必须辨证论治,内用调节脏腑方药综合治疗。当代人民生活水平提高,对皮肤美容尤为重视,皮肤有病则防治,普遍、常规皮肤美容则成常态。

中医人体阴阳五行图

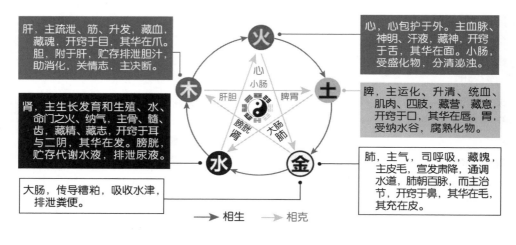

图 2-1　中医人体阴阳五行图

二、中医病机、证、症、病

中医病机,即西医所称病理,系指疾病发生、发展、变化的机理,是人体受邪后所发生的病理变化。病机的理论,在《黄帝内经》中已奠定了基础,病机之名,首见于《素问·至真要大论》的"审查病机,无失气宜"和"谨守病机,各司其属"。"夫百病之生也,皆生于风寒暑湿燥火,以之化之变也",脏腑、经络、肤腠化生致病,导致疾病的发生。

中医学中的"证""症""病"是三个不同的概念,三者又有着密切联系。"证",指疾病发生发展过程中,阶段的病位、病因、病性、病势及机体抗病能力的强弱等本质的概括,为一组之证;"症",全称病症或症状,是指机体表现出的各种异常状态,包括患者异常的各种感觉与医者的感觉器官所感知的各种异常表现。为单个症状,以及舌象、脉象等体征;"病",泛指疾病,是指疾病从发生到结束的全部过程。是中医根据其理论和临床实践所形成的对专指疾病概括性的表述而定病名。ICD-11第26章依据中医基础理论定为"传统医学病证",皮科为"皮肤黏膜系统病类",常见的中医皮肤病有三四百种,每种病则可表现不同的"证",以白疕(银屑病)为例,分为血热证、血瘀证、血燥证、热毒炽盛证、湿热蕴结证、风湿痹阻证六种。"证"则为各系统病共用,每种证可包括不同的病,每种病有主证,依据主证选方,随着疾病的进展和变化,产生兼证、变证、类证、坏证,随证加减化裁用药,这是与西医的本质区别,因此ICD-11第26章将传统医学(中医)分为病与证两部分。西医则为症状,中医也产生个别症状,总体为辨证论治,证与症兼顾,先辨证择用主方药,又延续辨证[症]用药、靶向用药。

三、皮科疾病

西医疾病名词由WHO确定,即疾病和有关健康的国际分类(ICD),ICD-11版2018年6月18日发布,共收录了55 000种代码,将于2022年1月1日正式生效,由各成员国投入应用。西医依病因、解剖(病位)、病理、症状进行分类,皮肤病多数分在第十四章皮肤疾病中,与其他章有关的皮肤病,分在其他章中。皮肤疾病名词常用的约有2000余种,细分则达5000种,ICD分类与代码留下无尽的拓展空间,特点是一病一码,便于统计分析。目前是ICD-10和ICD-11处于交替时段,ICD-11细分名词代码尚在编辑确定中。2021年1月1日执行中医病证分类与代码(GB/T 16751-1997)修订版。

四、中医皮科病与证

(一)中医皮肤病

ICD-11第26章皮肤黏膜系统病类,现仅有19种病及代码,还设预留代码位置,可无限地科学分类。拉开了确立中医皮肤病名词和代码的开端,从古文献及现代中医文献中查询,皮肤病名词可达数千个,能独立成为中医皮肤病名词的可达三四百个,将会逐渐完善。本书录用中医皮肤病名181条。

(二)中医的证

涉及皮肤病常用的一二级的证约百个,基本可包括皮科常见的证。皮科和其他各科的证详见第十章ICD中西皮肤病证分类与代码第二节ICD-11中西皮肤病证分类。

(三)病与证的关系

一种病包括数种证,一种证包括各种病。所有的证不仅皮肤病产生,其他科病同样也可产生同一种证,换言之,证可见于各科病。暂时未确定的病,也可论立证,以证进行辨证论治。

五、中西病名关系

西医和中医属于两种不同的医学体系,在历史上形成不同的皮肤病名

词,两者进行比较,有如下特点:

(一)同病同名

如梅毒、麻风、疖、痈、脓疱疮、风疹、麻疹、丹毒、雀斑、鸡眼、疥疮、嵌甲、酒渣鼻、水痘、天花、白癜风、腋臭、褥疮等,即为同病同名。

(二)同名异病

在中西医皮肤病之间,亦有少数病名相同,但内容不同。如中医牛皮癣(摄领疮)专指发生于颈部的状如牛领之皮为特征的疾病,实际为西医的神经性皮炎(慢性单纯性苔藓)。中国近、现代西医、中医的牛皮癣或干癣,现正名为银屑病,中医皮科现称白疕,中国台湾、日本仍称干癣。

(三)异名同病

中西医融合首先是疾病名词的融合,力求统一或相对照,目前有数百种西医皮肤病用中医、中西医结合治疗,

西医皮肤病名词有相对应的中医皮肤病名词,如蛇串疮相当于西医带状疱疹等,异名同病现象普遍存在。

(四)一病多名

中医与西医都有这种情况,在中医方面一种中医皮肤病名词相当于西医一类(多种)皮肤病名词。如中医的天疱疮包括西医的各型天疱疮、类天疱疮、大疱性类天疱疮。在西医方面一种西医皮肤病包括多种中医病名词,在西医则认为是同一疾病的不同部位,或不同发展阶段。如湿疹包括中医的炉头疮、旋耳疮、恋眉疮等。

(五)一病一名

随着现代医学的发展,对疾病认识的深入,数字医学的诞生和进展,西医和中医都规范为一病一名(正名)一代码。是 WHO 的国际规范,必须实行,也必然实行。

第二节 医门八法

此医学大法乃汉·张仲景开启于《伤寒论》,清·程国彭付诸实践,完善理论,名医门八法,刊行后广为流传。《医学心悟》曰:"论病之原,以内伤外感四字括之。论病之情,则以寒、热、虚、实、表、里、阴、阳八字统之。论病之方,则又以汗、和、下、消、吐、清、温、补八法尽之。盖一法之中,八法备焉,八法之中,百法备焉。病变随多,而法归于一。"言简意赅,在病原、八纲辨证的基础上,一则确立方、药分类,二则确立治则、治法。

一、汗法

汗法是具有发汗作用的治疗大法。是通过开泄腠理、调畅营卫、宣发肺气等作用,使在表的六淫之邪随汗而解的一类治法。适用于外感表证、疹出不透、疮疡初起、皮疹发生,以及水肿、泄泻、咳嗽而见恶寒发热、头痛身痛等表证。方剂中的解表方,即属于汗法的范畴,药用解表类。

二、和法

和法是具有和解作用的治疗大

法。是通过调和或和解等方法,使半表半里之邪或阴阳、表里、脏腑不协调病证得以解除的一种治法。用于邪在少阳、邪在募原、肝脾不和、肠寒胃热、气血失和、营卫失和、表里同病等。和解方,即属于和法范畴,以和解少阳、调和肝脾、调和寒热、协调气血得以治病。

三、下法

下法又称泻下法,是具有通便作用的治疗大法。是通过荡涤肠胃、通泄大便的治法,使积留在肠胃的有形积滞从大便中排出,适用于皮肤病中有燥屎内结、冷积不化、瘀血内停、宿食不消、结痰停饮、虫积等病证。泻下方即属于下法范畴,药用泻下药。用泻下方,要具体分析,分别用寒下、温下、润下之方,并结合用解表方、补益方等综合治疗。

四、消法

消法是具有消食行气散积作用的治疗大法。是通过祛湿化痰、行气活血、软坚散结等方法,使气、血、湿、痰、毒、虫等所结成的皮肤病证得以消散的一种治法。皮肤病证祛湿方、祛风方、消食方,均属于消法范畴。

五、吐法

吐法又称"涌吐法",具有催吐作用的治疗大法。是通过涌吐的方法,使停留在咽喉、胸膈、胃脘的痰涎、宿食、有毒物质从体内排出的一类治法,用于中风痰壅、宿食壅阻胃脘、毒物尚在胃中、痰涎壅盛之癫狂与喉痹等,属于病情急迫又需吐出之证。药物、食物中毒常用吐法,洗胃即为改良的现代吐法。

六、清法

清法又称"清热法",为具有清解作用的治疗大法。是通过清热、泻火、凉血、解毒等作用,使热邪得以解除的一种治法。适用于热证、火证、热毒证及虚热证皮肤病,又有气分、营分、血分、热壅成毒、脏腑蕴热之分,清热方、祛暑方,外用清热方、攻毒杀虫方,即属于清法范畴,用清热药、祛暑药,常分别用清气分热、清营凉血、清热解毒、气血两清、清脏腑热、清虚热、祛暑、攻毒杀虫之方药。

七、温法

温法又称"祛寒法""温里法",是具有温补作用的治疗大法。是通过发散风寒、温中散寒、温经祛寒等作用,使寒邪得以消散的一种治法。温里方即属于温法范畴,用温里、祛风寒药,常用温中祛寒、回阳救逆、温经散寒、收涩敛疮之方、药。

八、补法

补法为具有补养作用的治疗大法。是通过补益的方法恢复人体正气,以治疗各种虚证的一类治法。内用补益方、外用生肌敛疮方,即属于补法范畴。因皮肤病证中有气虚、血虚、阴虚、阳虚及脏腑虚损之分,辨证分别用补气、补血、补阴、补阳、气血双补、阴阳并补、生肌敛疮之方、药。

第三节　方

方,又称方剂,是在辨病、辨证,确定病机立法的基础上,根据组方原则和结构,选择适宜药物组合而成的药方和制剂。

一、方剂分类

基础方分为经方、时方、经典名方、验方、单方、复方、秘方等。

经方,汉代以前经典医药典籍中记载的方剂,以张仲景《伤寒杂病论》所载方剂为经方。

时方,汉代仲景之后医家所创制的方剂,与经方相对而言。

经典名方,简称名方,1911年前医药典籍中记载、传承至今、效果良好的方剂,本书选用200首主方,主方下为同类辨证论治名方。

验方,临床反复使用而有效的方剂,全称经验方。

单方,多为用单味药或简单的药味组成的方剂。

复方,两味药物以上组成的方剂。古称重方。

秘方,有效而秘不外传的方剂。

方剂的分类是学科发展水平的重要标志之一,随着方剂学科发展不断完善。纵观历代文献,依病证分类为主,还有按病因分类、治法、脏腑分类等。

依病证分类,汉代张仲景《伤寒论》、唐代孙思邈《备急千金要方》、王焘《外台秘要方》、宋代王怀隐《太平圣惠方》、明代朱橚《普济方》和陈实功《外科正宗》、清代吴谦《医宗金鉴》均按病证分类。先列病,再列证,后列方。

依学科分类,分为内、外、妇、儿、皮科方剂。

依治法分类,如《景岳全书》。

依药性分类,如《仙传外科集验方》。

依用法分类,如明代李时珍《本草纲目》、张景岳《景岳全书》,清代汪昂《医方集解》、顾世澄《疡医大全》。

现代方剂按方证、治法综合分类,如《实用中医方药手册》《方剂学》。分为治疮疡方、解表方、清热方、泻下方、和解方、祛暑方、温里方、表里双解方、补益方、固涩方、安神方、开窍方、理气方、理血方、祛风方、治燥方、祛湿方、祛痰止咳平喘方、消食方、驱虫方、涌吐方21大类,各大类下设若干小类。

以笔画或汉语拼音分类或排序,如《中华人民共和国药典》《中医方剂大辞典》《中医外科方剂大辞典》等工具书,优点是便于检索。

皮科根据本专科特点,有所侧重。《中华古今皮科名方四百首》采用综合分类法,未纳入开窍方、驱虫方、涌吐方,共分18类方剂,皮科古称疡医、外科,以痈肿、疮疡病为主,故治疮疡方列为首节。

二、剂型

剂型,在方剂组成后,将原料药加

工制成适合于医疗或预防应用的形式，称为剂型。从古老的汤、丸、散、膏、丹，随着科技的发展进步，传承创新，可达上百种，从给药途径分为内用药、外用药；从剂型形态分为液体、固体、半固体剂型。

（一）液体剂型

汤剂、浓缩煎剂、露剂、洗剂、搽剂、灌肠剂、合剂、酊剂、酒剂、口服液、糖浆剂、注射剂、滴鼻剂、滴眼剂、滴耳剂、水煎剂、酒煎剂、醋剂、油剂等。

汤剂，古称汤液或汤药，又称煎剂。是我国应用最早、最广泛的一种剂型。指将中药饮片或配方颗粒加水等液体原料煎煮或浸泡后去渣取汁，制成液体剂型。供内服或外用。

（二）固体剂型

丸剂（蜜丸、水丸、水蜜丸、糊丸、浓缩丸、蜡丸、微丸）、颗粒剂、中药配方颗粒、丹剂、片剂、泡腾片、线剂、条剂、胶囊剂、硬胶囊剂、软胶囊剂、微囊剂、茶剂、糕剂、栓剂、［烟］熏剂、曲剂、胶剂、锭剂等。

散剂，系指原料药物或与适宜的辅料经粉碎、均匀混合制成的干燥粉末状制剂。供内服或外用，局部用散剂可供皮肤、口腔、咽喉、腔道等处应用，专供治疗、预防和润滑皮肤美容为目的的散剂，亦可称为撒布剂和撒粉，皮肤美容科习惯又称粉剂。

丹剂，有内服和外用两种，为中医独特类型的药物。内服丹每以贵重或药效显著者名曰丹，有丸或散。外用丹剂亦称丹药，是以某些矿物类药经高温烧炼制成的不同结晶形状的制品，多含汞，常用于中医外科皮科，治疗痈疽疮疡窦道及赘生物之类。

（三）半固体剂型

膏剂、流浸膏、煎膏、膏滋剂、软膏剂、膏药、糊剂、乳剂、凝胶、涂膜剂和滴丸等。

膏剂，分外用与内服 2 种。系指原料药物与油脂性或水溶性基质混合制成均匀的半固体外用制剂，又称膏方。内服膏剂分为流浸膏、浸膏、煎膏，外用膏剂分为软膏和硬膏。

膏药，系指饮片、食用植物油与红丹（铅丹）或铅粉（官粉）炼制成膏料，摊涂于裱褙材料上制成的供皮肤贴敷的外用制剂。前者称为黑膏药，后者称为白膏药。

膏药古称薄贴。是中医药所特有外用制剂之一，是祖国医学遗产的重要组成部分。薄是用药物粉末与液体黏合剂调成的软膏，摊于布或纸上，这种黏合剂非油脂性称为薄，油脂性的称为贴。赵炳南创制改良的黑色拔膏，用于治疗慢性肥厚性及结节性皮肤病。

（四）外用制剂

皮肤美容因病在外，多以外用剂型为主，剂型和分类见图 2-2。

三、方剂组成与变化

方剂由药物组成，通过配伍，达到治疗和美容保健作用。

组方原则君臣佐使，最早见于《素问·至真要大论》："主病之谓君，佐君之谓臣，应臣之谓使"，阐明之定位。

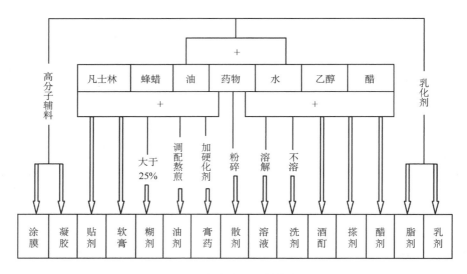

图 2-2　皮肤外用制剂模式图

君药，又称"主药"。方剂中对主证或主要症状起主要治疗作用的药物。是方中不可或缺，且药力居首的药物。

臣药，又称"辅药"。方剂中一是辅助君药治疗主证而加入的药物，二是针对兼病或兼证起治疗作用的药物，其在方中作用小于君药。

佐药，方剂中协助君、臣药以治疗兼证与次要症状，或制约君、臣药的毒性与烈性，或用作反佐的药物的统称。分佐助药、佐制药、反佐药等。

使药，方剂中具有调和诸药作用，或引方中诸药直达病所的药物的统称。分调和药、引经药。

在君药药味不变的情况下，根据病机对臣、佐、使药进行药味加减，以适应病情的需要。

对药量进行增减，使药效增加。

更换剂型，丸转成汤，散转膏，特别是随着现代科技的发展，创造新剂型，使用方便、卫生，群众乐于接受的剂型，膏、散、汤转换成乳膏、乳液、凝胶剂、涂膜等，使用药途径和方法产生质的变化。

四、煎服法

（一）煎药法

煎药用具，选用陶瓷器皿、砂锅、煎药机。

煎药用水，以洁净、新鲜、无杂质为原则，自来水、蒸馏水、井水、纯净水均可。或加酒、醋、白桦汁、酸浆及其他植物汁液。

加液体量，高于饮片 3～5cm，煎 2次或 3次，混合均匀，每次所得为医者规定的量，混合均匀。

煎药火候，分别用武火、文火，视药性而定。

煎药方法，分别用先煎、后下、包煎、单煎、烊化、冲服，中药配方颗粒直接加开水溶化。

（二）服法

病在上焦，宜食后服；病在下焦，宜食前服；补益药和泻下药，宜食前服；对胃肠有刺激的，宜食后服；安神药，宜睡前服；急性病，宜频服；根据情况采用热服、温服、冷服、噙化、顿服、分服等方式。

五、古今用药度量衡的应用

度量衡是长度、容量、权衡的简称，统一始于秦，成为国家法定标准，汉代中药换算成现代量，西汉每两 16.13g，东汉每两 13.92g（王玉玺古今度量衡参照表），每两约相当于 15g。剂量问题是方剂治病的核心，没有特定的"量"，便不能突破特定的"质"，各朝分别有制，古代与现代方剂度量衡不同，换算数值各不相同，汉至唐剂量相同，宋代名医陈言特别强调各朝代度量衡不同，应高度重视、精确计算，主张按汉代二分之一换算，宋明多以二分之一换算，清代徐灵胎按汉代五分之一换算，清代至现代多用五分之一至十分之一换算，现代章太炎主张按汉代十分之一计算，得到多数专家认可，黄煌取两者之间，《药典》和《方剂学》约按五分之一换算。2020 版《中华人民共和国药典》中药饮片 1.5 钱的多数为 5g，3 钱的多数 10g。古方换算基本标准：1 钱＝3g，1.5 钱＝5g，2 钱＝6g，3 钱＝10g，4 钱＝12g，5 钱＝15g。中药配方颗粒与时俱进，每袋标准为 0.5、1、1.5、3、6、10、15、30g（详见表 2-1）。南北方亦有差别，北方相对换算量大，南方相对换算量小。

表 2-1 桂枝汤历代剂量表

作者	著作	朝代	年	桂枝	芍药	甘草	生姜	大枣
张仲景	伤寒论	东汉	196	3 两	3 两	2 两	3 两	12 枚
孙思邈	千金要方	唐	650	3 两	3 两	2 两	3 两	12 枚
王怀隐	太平圣惠方	宋	982	1.5 两	1.5 两	1 两	3 片	3 枚
陈言	三因极一病证方论	宋	1174	1.5 两	1.5 两	1 两		6 枚
严用和	严氏济生方	宋	1253	1 两	1 两	0.5 两	5 片	2 枚
朱橚	普济方	明	1390	1.5 两	1.5 两	1 两		
许浚	东医宝鉴	朝鲜	1613	3 钱	2 钱	1 钱	3 片	2 枚
长泽道寿	医方歌诀	日本	1672	3 钱	3 钱	3 钱		2 枚
陈修园	时方妙用	清	1803	3 钱	3 钱	2 钱	3 钱	4 枚
王清源	医方简义	清	1883	1 钱	1 钱	5 分	3 片	3 枚
曹颖甫	经方实验录	民国	1937	3 钱	3 钱	1.5 钱	3 片	6 枚
二军大	中医基础	中国	1974	2 钱	3 钱	1 钱	3 片	5 枚
王玉玺	中医外科方剂大辞典	中国	1993	15g	15g	10g	15g	12 枚
王义祁	方剂学	中国	2018	9g	9g	6g	9g	3g
药典	药典委员会	中国	2020	10g	10g	3～10g	3～10g	6～15g
配方颗粒	三九	中国	2015	9g	10g	3～6g	3～9g	10g

李可老中医主张按汉代二分之一换算药量,亲自治疗上千名急危重病疑难患者,均得到起死回生奇效,得到邓铁涛的极高评价,还有的中医师用全量,也收到奇效,从中也可看到张仲景经方的神奇疗效,看来药量要依患者病机和医师医术而定,如何传承是值得深思和研究的问题。

根据中华人民共和国国务院的要求,中医处方用量单位一律采用"克(g)"的单位国家标准。

1斤(16两)=0.5kg=500g

1市两=31.25g

1市钱=3.125g

1市分=0.315g

1市厘=0.03125g

换算尾数可舍去,我国北方习用每钱5g,南方习用每钱3g。

方中药量换算应以2020版《中华人民共和国药典》为指导,辨证施治的剂量应依据患者情况和医师经验酌定,尤其是用于治疗危重疑难皮肤病,超药典的规范量和常用量。

第四节 中 药

一、中药定义

中药是指在中医理论指导下应用的药物。包括中药材、中药饮片、中药配方颗粒和中成药,系指药材经过炮制后可直接用于中医临床或制剂生产使用的处方药品。

"藥"者,治病草也,最早、较多数源于植物,故谓之"本草",后发展成植物、动物、矿物三类药。未经炮制,称为中药材,亦称中草药,共达12 000余种,经炮制的为中药饮片,民间使用的为草药。

中药配方颗粒,系由单味中药饮片经提取浓缩制成的、供中医临床配方用的颗粒。是新型的配方用药,明确隶属于中药饮片管理。因使用方便、质量稳定可控,越来越受到全国和全球医药工作者和患者的欢迎,使用范围越来越广泛,为传统中药与现代科技结合的结晶。

二、中药基础理论

(一)中药四气

中药四气最早记载于《神农本草经》,提到"寒、热、温、凉"的概念。四气,又称"四性",其义相同,同时并存,沿用至今。寒、热、温、凉、平等功能为药性的统称。

寒,清热、泻火、解毒、凉血等功能的药性;热,扶阳气、祛寒邪等功能的药性;温,发散表寒、温胃和中、温通气血等功能的药性;凉,清热除蒸等功能的药性;尚有平,即寒、热、温、凉界限不明显,药性平和,作用较平缓,调养脾胃、益气生津等功能的药性。

"寒热温凉,物之性也,可以祛邪御病(《圣济经》)"。一般而论,寒凉具有清热、泻火、解毒功效,温热具有温里、散寒、助阳功效。病证有寒热,药性有温凉,分清疾病的寒热属性,是四气理论运用的基础与前提。可以以寒治热,以热治寒;寒热真假,从者反治;寒热错杂,寒温并用;寒热格拒,反佐为用;四时寒温,择时选药。

(二)中药五味

中药五味起源多与烹调、饮食有关。自《神农本草经》提出了"药有酸、咸、甘、苦、辛味",将其作为药性标注以来,历代本草均遵循之,并在长期的实践中不断补充和发展,逐步完善了中药五味理论。中国近代广济医院院长、医校校长梅藤更撰写西药专著,按中药五味分类,如将苦味西药等同消炎抗菌药。

五味,是指药物及食物酸、苦、甘、辛、咸五种基本滋味。此外,还有淡味和涩味。前人受五味学说影响,将淡附于甘,涩附于酸。尽管五味涉及七个方面的内容,但习惯上仍称五味而不用七味。五味是药物功效的重要标志,不同的药味代表不同的功效。

辛,能散、能行、能润的药味。"散"即发散,主用于表证。"行",一是行气,用于气滞证;二是行血,用于瘀血证。

甘,能补、能缓、能和的药味。"补"即补虚,主用于虚证;"和",一是和中,调和药性;二是调和药味。

酸,能收、能涩的药味,即收敛固涩,主用于体虚多汗,肺虚久咳,久泻肠滑,遗精滑精,遗尿尿频等滑脱证。

苦,能燥、能泄、能坚的药味。"泄"一是清泄,即清热泻火,主用于火热病证;二是降泄,即降逆,主用于肺、胃气逆之证;三是通泄,即泄下通便,主用于大便秘结。"燥"即燥湿,一是温燥,主用于寒湿证;二是寒燥,主用于湿热证。"坚"即坚阴,又称泻火存阴,主用于阴虚火旺证。

咸,能下、能软的药味。"下"即泻下,主用于便秘;"软"即软坚散结,主用于痰核、瘰疬、癥瘕痞等。

淡,能渗、能利的药味,即渗湿利水,主用于渗出、水肿、小便不利等。

涩,能收敛、能涩止、能收托的药味,主用于自汗、盗汗、遗尿滑精、崩带不止等。

辛甘淡属阳,酸苦咸涩属阴。

(三)升降浮沉

是中药作用的四类趋向性。升是上升,升提;降是下降,降逆;浮是发散,上行;沉是泄利,收敛,下行。

(四)中药归经

中药作用归属、趋向于某脏腑、经络或特定部位等的定位、定向理论。起于《内经》,可谓归经理论的先声,倡于金元,张元素正式将归经作为药性主要内容加以论述,确定归经理论基础。

中药性味归经是将人体、自然界、中药、食物融为一体,天人相应(合一),形成中医药五行学说理论(见表2-2)。

(五)引经

引导其他药物作用趋向某经或直达病所,以提高疗效的方法,所用药物为引经药,也就是使药。清·沈金鳌提出引经,即引导其他药物作用趋向某经或直达病所,以提高疗效。药物的经属与病经相对选药,是中医基本理论之一。

直达某经的药物为经位引经药(表2-3),直达病位药物为病位引经药(表2-4)。

表 2-2　中医药五行表

（人体）

五行	木	火	土	金	水
五脏	肝	心	脾	肺	肾
六腑	胆	小肠	胃	大肠	膀胱
三焦	下焦	上焦	中焦	上焦	下焦
五官	目	舌	口	鼻	耳
五体	筋甲	脉血	肉	皮毛	骨牙
五华	爪	面	唇	毛	发
五液	泪	汗	涎	涕	唾
五音	角	徵	宫	商	羽
五志	怒	喜	思	悲忧	恐惊
五神	魂	神	意	魄	志
五脉	弦	洪	缓	浮	沉
五德	仁	义	信	礼	智
五禁	辛	咸	酸	苦	甘

五行	木	火	土	金	水
五方	东	南	中	西	北
五时	春	夏	长夏	秋	冬
	平旦	日中	日西	合夜	夜半
五化	生	长	化	收	藏
五气	风	暑温热火	湿	燥	寒
四气	温	热	平	凉	寒
五味	酸涩	苦	甘淡	辛	咸
五色	青	赤	黄	白	黑
五嗅	臊膻	焦薫	香	腥	腐臭
五谷	麦	黍	稷	稻麻	豆菽
五畜	鸡	羊	牛	马	猪
五菜	韭	薤白	冬葵菜	葱	藿豆叶
五果	李	杏	枣	桃	栗

注:1. 风寒暑湿燥火在自然界称六气,在人体称为致病六淫;

2. 六腑最初包括三焦,清·吴鞠通将三焦从六腑中分出定位;

3. 五禁,辛味中药和食物脏腑有病禁食或少食,源于《黄帝内经素问·五脏生成篇第十》;

4. 五菜五果性能可从五行颜色区分,人食用对人体脏腑有补益功效;

5. 五谷中黍为黄黏米,稷为小米、糯米,豆为黑豆,小米养胃、黑豆补肾。

表 2-3　十二正经证引经药

经	中药	经	中药
手太阴肺经	白芷、升麻、葱白、生姜	手阳明大肠经	葛根、升麻、白芷
足阳明胃经	葛根、升麻、白芷	足太阴脾经	白芍、麻黄、大枣、莲肉
手少阴心经	独活、细辛、灯心草、龙眼肉	手太阳小肠经	羌活、藁本、黄柏
足太阳膀胱经	藁本、羌活、黄柏	足少阴肾经	独活、肉桂、牛膝、盐、酒
手厥阴心包经	柴胡、川芎、青皮	手少阳三焦经	柴胡、川芎、青皮
足少阳胆经	川芎、柴胡、青皮	足厥阴肝经	川芎、柴胡、青皮、乌梅

注:1. 引自徐宜厚 2020 年人民卫生出版社《皮肤病中医诊疗学》32-33 页;

2. ICD-11 代码和中医病证分类与代码见第十章 ICD 中西皮肤病证分类与代码,ICD-11 按原顺序排序,为十二正经,包括手三阳经、手三阴经、足三阳经、足三阴经。

表 2-4　病位引经药

部位	中药	部位	中药	部位	中药	部位	中药	部位	中药
巅顶	羌活	额面	白芷	乳房	蒲公英	腹	香附	下肢	牛膝
头脑	藁本	颈	夏枯草	鼻	辛夷	腰骶	杜仲、独活	睾丸	橘核
鬓	川芎	项背	羌活	胁肋	柴胡、青皮	上肢	桂枝、姜黄		

注：引自徐宜厚 2020 年人民卫生出版社《皮肤病中医诊疗学》32 页。

三、中药分类

分为内用和外用，有些药内、外兼用，与方相对应。总体内用药分为解表药、清热药、泻下药、祛风湿药、化湿药、利水渗湿药、温里药、行气药、消食药、驱虫药、止血药、活血化瘀药、化痰药、止咳平喘药、安神药、平抑肝阳药、息风止痉药、开窍药、补虚药、收涩药、涌吐药 21 类，以内用为主，也可外用。

外用药以中药主要功效分为攻毒杀虫药、生肌收口药、解毒清热药、润燥化斑药、收涩敛疮药、止痒透皮药、芳香辟秽药，多数外用，少数内外兼用（详见第八章）。

四、中药的配伍禁忌

中药配伍基本概括七个方面，即单行、相须、相使、相畏、相杀、相恶和相反，简称为"七情"。七情最早记载于《神农本草经》，但原书对其具体内涵未做说明。后世在此基础上进行了诠释和发挥，使之不断充实，日臻完善。现分述如下：

单行，就是用单味药物治病。

相须，指两种性能功效相类似的药物配合应用，能增强或提高原有药物的治疗作用。

相使，药物配伍时，一种药为主，另一种药为辅，辅药能提高主药疗效。

相畏，一药的毒性或副作用能被另一种药物消减。

相杀，指一种药物能够减轻或消除另一种药物的毒性或副作用。

相恶，指一种药物能使另一种药物的治疗作用降低，甚至丧失。

相反，两种药物合用，能产生或增强毒性反应或副作用的配伍关系。十八反，古代中药文献以歌诀或列表记载的中药相反配伍禁忌。《蜀本草》原有 18 种，后世续有增加，已不限于 18 种。

上述七情中，除单行外，都是阐述药物配伍关系的。具体包括了增效、减毒、减效、增害四个方面。①相须与相使：属于协同增效一类，是临床常用的配伍关系，必须充分地加以利用，以提高临床疗效。②相畏与相杀：属减低毒性或副作用一类，是临床运用毒副作用较强药物时应考虑的配伍关系，以确保用药的安全。③相恶与相反：属减效或增毒一类，属于配伍禁忌的内容，一般应避免配伍使用。这是中药配伍运用的基本准则，迄今仍卓有成效地指导着临床用药实践。

五、中药毒性

毒性为中药的属性之一,系指毒性剧烈,治疗剂量与中毒剂量接近,使用不当会致人中毒或死亡的药物。《周礼·天官》记载:"医师掌医药之政令,聚毒药以供医事。"换言之,凡药皆毒,无毒为食品。后来药分为有毒和无毒,《神农本草经》曰:"大毒治病,十去其六;常毒治病,十去其七;小毒治病,十去其八;无毒治病,十去其九;谷肉果菜,食养尽之,无使过之,伤其正也。"后世本草多将毒性与四气五味并列,纳入诸药项下,使之成为中药性能不可或缺的重要内容。确定毒性分级,有大毒、有毒、小毒三级,坚持无毒药治病理念,是为保证安全,有毒中药掌握适当剂量,炮制减其毒,合理配伍,合理用药,减少不良反应,"十八反""十九畏"所涉及的药对,一般不宜配伍使用。

毒性药具有双重性,一方面可造成对身体的伤害,另一方面也可用毒性药治病,特别是对危急重症疑难病非毒性药难以收到药到病除之效,张亭栋开创用砒霜治疗癌、白血病先例,陈竺团队接续研究,用砒霜(三氧化二砷)传承创新治疗白血病得到国际公认,是仅次于屠呦呦影响世界的科技成果,砒霜(XM3JX9)纳入 ICD-11 中,从中可见 WHO 对中国使用毒性药的重视。毒性药的使用主要是根据病人病机和医师医术而定,是评价医师水平的标准,用毒性药治疗疾病主要在于合理应用,特别是外用毒性药的应用更应发掘、传承、创新,国家应给予政策上的开禁与保障。

第五节　病证方药辩证论治一体化

中医、西医,都是人类在维持生命健康的历程中创造的文明成果,为护佑保障人类健康做出重要贡献。毛泽东主席历来强调中西医结合,1956 年提出:"把中医中药的知识和西医西药的知识结合起来,创造中国统一的新医学新药学。"习近平主席又提出"推进中医药现代化",为我国乃至世界医药学指明了发展方向。

一、中西医并重诊病

清医家喻昌言:"因病立方,随机施药,普度众生。"伟人毛泽东主席在谈中医时说:"医生看病是先诊断,中医叫望、闻、问、切,就是先搞清病情,然后开方。"首先对疾病进行诊断,有了正确的诊断,才能遣方用药,中医诊断疾病,将基础理论和临床实践熔为一炉。望诊为首位,尤其是皮肤病,多数可见原发疹(斑疹、丘疹、斑块、结节、风团、水疱、大水疱、脓疱、囊肿),继发疹(痂、鳞屑、浸渍、糜烂、抓痕、溃疡、皲裂、萎缩、苔藓样变、瘢痕)。闻诊是闻身体、口腔、二便、皮疹气味及听声音。问诊,中医皮科除可常规按病历规范进行问诊之外,重点可参考"十问",即:"一问寒热二问汗,三问饮食四问便,五问头身六胸腹,七聋八渴及睡眠,九问旧病十问因,再兼服药参机变,妇女必问经带产,小儿当问麻疹斑。"皮科还要追问痒、痛、麻症状。中医皮科有别于其他科的特殊性,多数一望可断其病、证,舌疹和切(脉)诊探知气血津液、经络脏腑阴阳、表里、实虚、热寒的病况,更为中医独门绝技。

依照皮肤自觉症状痒、疼、麻木,全身主要症状和皮疹,病史、既往史等进行诊病。

西医以视、触、叩、听、问诊,现代的皮肤病理、检验、皮肤免疫、皮肤影像学(皮肤CT、皮肤镜、皮肤超声)等进行诊断疾病。

中医重视宏观,西医重视微观,两者各有所长,相互补充,取长补短,则更为科学、精确。

就病名词而论,西医有ICD名词和代码,国际通用,仅有的症状也有代码。ICD-11传统医学(中医)病证首次正式纳入,不仅纳入病,还纳入证,这是与西医的本质区别,将逐渐完善,大约需要十多年后ICD-12时方能完成,确定中医病名词、证名分类和代码,是赋予皮科同仁的时代使命。本书第九章"古代名医名著名词名方"收录目前公认的部分皮肤病名词。2014年全国名词委发布《中医药学名词外科学皮肤科学等六科》,皮肤科学收录282条名词,其中病名95条;外科学收录641条,其中包含与皮肤科共用病名词130条;少数皮肤科名词收录在肛肠科、眼科学、耳鼻喉科学中;每条皮肤病名词含一至数条中医证名。按照国家规定,全国名词委公布的名词等同于国家标准名词。

中医和西医病名词相同、相近、相似,电子信息时代,疾病名词要求单一性,西医已有ICD标准,中医也将要执行ICD标准,中医皮肤病名词庞杂,如麻风名词达300多;中医的癣,中医凡将以鳞屑为主病变均称癣,而西医经检验查到真菌方为癣;中医干、湿、虫、砂、脓疥五种,西医查到疥螨方称疥疮;中医历史上的病疮,包括西医的掌跖脓疱病和湿疹,现全国名词委规范为单一的掌跖脓疱病,ICD对于病,每种病均有一种代码,将来中医也要按ICD原则实施。

西医分类比中医科学,西医病名更深刻地反映疾病的病因、病位、病理变化、病程演变阶段和预后等多方面的本质问题,因此中医、中西医结合皮肤病分类多采用西医分类,疾病名词多使用西医疾病名词,中医病历首页即是西医和中医病名并列,标注ICD代码。本书主要用西医皮肤病名词。随着中西医结合开展,以往实行西医诊病,中医辨证的模式,为中西医结合做出重要贡献,但存在局限性,不够全面,中医依病机病证论治,中西医并重诊病更为恰当,中西医皮肤病名词并列,本书列第十章ICD中西皮肤病证分类与代码,这样更有利于中西医融合和发展,符合毛泽东主席、习近平主席指引的发展方向,有利中西医并重,中西药并用。

二、中西医结合辨证

辨证是决定治疗的前提和依据,治则是治疗疾病的具体手段和方法,也是验证辨证是否准确的标准。辨证和论治,是中医诊疗疾病过程中相互联系、不能分割的两个组成部分,是中医治疗学的精华。

(一)中医宏观辨证

病机对应方证进行辨证论治遣方。病机包括八纲、病位、病性、病因、病证、病症（ICD-11各有其代码）。

1. 辨证总纲——八纲辨证 八纲辨证，源于《内经》，发展于《伤寒论》，成熟于明·张景岳的《景岳全书》和清·程钟龄的《医学心悟》，为辨证的总纲。首辨阴阳，阴阳辨证是以阴阳学说为指导，将临床证候归属为阳证、阴证两大类的辨证方法。

1）阴阳辨证

（1）阳证，符合阳的兴奋、躁动、发展、亢进、快速等属性的证候，是对表证、实证、热证的概括。

（2）阴证，符合阴的抑制、衰退、沉静、缓慢等属性的证候，是对里证、虚证、寒证的概括。

2）表里辨证

以表里分类，分析病位内外和病势浅深的辨证方法，说明病位深浅和病情轻重二纲。皮毛、肌肤和浅表的病属表，常见外感热证，病初期，病情轻者；脏腑、血脉、骨髓和体内经络属里，见于久病、重病、内脏损害的病。

3）半表半里辨证

半表半里证的思想起源《伤寒论》，在六经辨证思想下所产生，在第148条有"此为半在里半在外也"。病邪既不在表，又不在里，病邪分争于表里之间之辨证。

4）热寒辨证

以热寒归类，是辨别疾病的性质的纲领，阳盛或阴虚为热证，阳虚或阴盛为寒证。寒分表寒和里寒；热分实热和虚热；还有真寒假热，真热假寒。

5）寒热夹杂辨证

寒证的表现与热证的表现同时互见，或上下寒热交错，或表里寒热交错的证候。

6）虚实辨证

以虚实归类，分析判断病变过程中，致病因素的盛衰与人体抗病能力的强弱，即辨别邪气是否盛实和正气是否虚衰的辨证方法。多用于内伤杂病辨证。实，主要指邪气盛实，气滞血瘀、痰饮水湿凝聚、虫积、食滞为实；虚，主要指正气不足，气血不足为虚，禀赋不足，西医为体质免疫力低下，包括先天或后天不足，或久病伤正，或失血、大汗，或外邪侵袭损伤正气所致。免疫结缔组织病、久病、重病、先天遗传皮肤病、毛发病，从虚实辨证。

7）虚实夹杂辨证

虚实证候同时互见，处于虚实交错状态。

八纲辨证为总纲，下分为病位辨证、病因辨证、病性辨证、病症辨证。

2. 病位辨证 疾病发生的位置，分为脏腑、经络、六经、三焦、卫气营血五种。

1）脏腑辨证。

脏腑辨证肇始于《内经》，发展于唐宋时期。以脏象学说的理论为指导，分析判断疾病所在脏腑。

（1）脏病辨证：肝、心、脾、肺、肾证；

（2）腑病辨证：胆、小肠、胃、大肠、膀胱证；

（3）脏腑兼病辨证：心肺气虚证、心脾两虚证、心肾不交证、肝胃不和证、脾肾阳虚证、肝肾阴虚证等。

2）经络辨证

注：中医病证代码见第十章ICD中西皮肤病证分证与代码。

经络辨证是根据《灵枢·经脉》及《针灸大成》逐渐形成的辨证分支。以经络学说为指导,对病人所反映的病史、症状进行综合分析,以判断病位的辨证方法。经络辨证包括十二正经证、奇经八脉证、十二经别、十五络脉、十二经筋、十二皮部。

3)六经辨证

六经辨证为张仲景开创。以阴阳为总纲,用太阳、阳明、少阳、太阴、少阴、厥阴六种病证作为辨证纲领,从病变部位、证候性质、邪正盛衰、病势的进退缓急等方面,对外感病、内伤杂病进行分析辨证,并用以指导临床治疗的辨证方法,外感热病证多选用六经辨证。三阳病表,三阴病里。三阳病多热证、实证,三阴证多寒证、虚证,偏里。少阳病为半表半里,阳明病证为里实热证。三阳病治疗,当以解表、和解少阳、清里热为则。三阴病为里虚寒证,治疗,当以扶正为先。疾病初起即见三阴病证者,称之为直中;一经病证未罢,又见它经病证者,称并病;二经病证同时出现者,称为合病;六经病证基础上,又有它证表现者,称为兼证;六经病证转变为其他病证者,叫作变证;误治伤正,病情恶化者,称为坏证。

六经辨证最大特点是辨脉证直达病位,辨证同时加治则、方药,如"辨太阳病脉证并治上第五",太阳病证相当于八纲辨证的表寒证,又分为表寒虚证、表寒实证,应用伤寒第一方桂枝汤,治太阳中风,又根据并病、合病、兼证、变证,加减药味,派生桂枝加葛根汤、桂枝加附子汤、桂枝去芍药汤、桂枝去芍药加附子汤、桂枝麻黄各半汤、桂枝二麻黄一汤、桂枝二越婢汤、桂枝去桂加茯苓白术汤八种桂枝汤。

六经辨证可广泛指导皮肤病,尤其是疑难重症皮肤病的治疗。

4)三焦辨证

三焦辨证是外感温热病辨证纲领之一,起于《内经》,清代医家吴鞠通所倡导,将膈之上心肺定位上焦,膈脐之间脾胃定位中焦,腹腔脐以下肝肾定位下焦。以三焦所属部位,将外感温热病,尤其是湿温病的病理变化归纳为上、中、下三焦证候,用以阐明其病变先后、部位深浅、邪正盛衰及传变规律、相应治疗方药,至此,三焦病机学说臻于完善。

5)卫气营血辨证

卫气营血是清代叶天士创立论治外感温热病的辨治方法。既是病位,又是疾病演变的病程。在疾病发展过程中卫分、气分、营分、血分四类不同病理阶段的理论,说明病位深浅、病情轻重和传变规律。热性病、时令病发热、出疹多选用卫气营血辨证。

3. 病因辨证 病因辨证,以中医病因、病机理论为指导,分析推求致病原因及机体反应性的辨证方法。

三因致病学说是宋·陈言关于中医病因分类的学说,六淫为外因,七情为内因,饮食所伤、劳倦过度、外伤、虫兽伤、溺水等为不内外因。

清·程国彭病原概括为"内伤外感致病十九字"(见本章第二节医门八法)。

1)外感[因]辨证

(1)六淫辨证

风、寒、湿、燥、火、暑为六淫,《黄帝

内经》肇始，为首要病因。过敏性皮肤病（以红斑丘疹为主的）从风辨证；低温物理性皮肤病、血管性皮肤病从寒辨证；湿疹等湿性皮肤病（以渗液为主的）从湿辨证，鳞屑角化性皮肤病从燥辨证，感染性皮肤病（细菌、病毒感染）从火（温、热）辨证；夏季皮肤病、光感性皮肤病从暑辨证。

（2）疫疠辨证

疫疠起于《周礼·疾医》，曰："四时皆有疠疾。"王充《论衡》正式成名"疫疠"，曰："饥馑之岁，饿者满道，瘟气疫疠，千户灭门。"指传染性极强的急性传染病，如炭疽、鼠疫、SARS、新冠肺炎，疫毒侵袭，形成疫毒证。疫疠侵犯皮肤多表现皮肤发斑、出血等。新冠肺炎早期有红斑，晚期有褐、黑斑。

（3）未特指的外感辨证

①毒，包括病毒、虫毒、药毒、食毒、淫毒、漆毒、湿毒、热毒、火毒、麻毒、癌毒等，毒蛇咬伤等多从毒辨证。②虫，包括肉眼或微观可见之虫，如蚊、虱、疥虫、蜈蚣、毛虫、细菌、真菌、滴虫、螨虫等寄生虫性皮肤病及剧烈瘙痒性皮肤病皆从虫辨证。

2）内伤［因］辨证

内伤辨证又称内因辨证，即在中医理论指导下，对病人所表现的各种症状、体征等进行综合分析，从而确定疾病当前的性质。

（1）七情，即怒、喜、思、忧、悲、恐、惊，精神类皮肤病从七情辨证。

（2）禀赋辨证

禀赋，即身体素质，简称体质，"正气存内，邪不可干"，与西医免疫力低下

致病同理，先天性皮肤病、免疫性皮肤病从禀赋辨证。

4. 病性辨证　气血津液既是病因，又是疾病产生的性质，两者相互影响，一可从病因辨证，二可从病因中分出为病性，因此称病性辨证。

1）气血津液辨证

源于《内经》，完善于明代。以气血津液辨证学说为指导，对病人所反映的病史、症状进行综合分析，以判断病性的辨证方法。血液、血管性皮肤病多从气血津液辨证。

气血津液既是病因，又是变化的结局，即疾病的性质，也可称病性辨证。

2）痰饮辨证

痰饮又称痰凝，属津液范畴。一为呼吸道分泌的产物，二为病变组织积存的病理产物和致病因素。痰凝，多指无形之痰凝聚肌肤，皮肤病证多见的病理变化，这是单列的原因所在。肝气郁结，脾虚生湿，聚湿为痰。痰气交阻或痰瘀互结，凝聚于皮肉之间，而成痰凝。痰凝可致瘰疬、皮肤结节和肿块、脂瘤、肉瘤、气瘤、粟丘疹、皮样囊肿、黏液囊肿、皮肤恶性肿瘤。

血瘀和痰饮虽属不同病因，但两者互为影响，血瘀可致痰饮，痰饮可生瘀血，两者相合为病，故常相提并论。朱良春认为"怪病多由痰作祟，顽疾必兼痰和瘀"，皮肤肿瘤多从痰饮、血瘀辨证。

3）精证辨证

精是构成人体的基本物质，也是人体各种机构活动的物质基础。来源上分为先天之精和后天之精，功能上分为生殖之精和脏腑之精。先天性皮肤病、

免疫性皮肤病和营养失调性皮肤病从
精证辨证论治。

5. 病、症、皮疹辨病　三因致病学说
之三为不内外因，就是兽伤诸伤，可直接
诊断为病，皮肤病多数可直接确诊，可产
生各种症状，其表现为皮疹，有原发疹、继
发疹两类，因此可从病、症状、皮疹三个方
面进行辨证。

1）不内外因（兽外诸伤）辨证

依陈言三因学说分类，证名称不内

外因辨证；病因具体是以兽伤和外伤为
主，还有饮食所伤、劳倦过度所伤，以及
溺水等多种伤，故全称兽外诸伤辨证；病
因和所患都是杂病，因此简称杂病辨证。

2）病、症、皮疹辨证

皮科有别于其他科，以病、症状、皮
疹为其显著特点，因此对皮肤病，痒、
痛、麻木症状，各种皮疹辨证尤为重要。

以上中医皮科病证辨证论治总结
如图 2-3 所示。

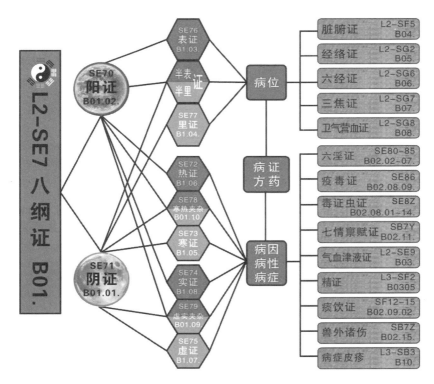

作者：马振友　周冬梅　徐宜厚

图 2-3　ICD-11 中医病证八纲辨证路线图

（二）中西医微观辨证

微观辨证，是辨病和辨证相结合的
一次飞跃和突破，为逐步形成中西医结

合诊断模式奠定了基础。

中医的病和证必有其微观的表现
和物质基础，微观源于西医。在中医学

31

研究中,临床收集辨证素材时,逐渐引进近代或现代科学技术方法,如检验、免疫学检查、影像学检查、病理检查等指标,在微观的层次上认识机体的结构、代谢和功能特点,结合传统的辨证宏观指标,通过临床方药治疗的反复验证,逐步建立辨证的微观指标,进行微观辨证,因此微观辨证为西医和中医所共有。如研究证明,肾阳虚者 24 小时尿 17-羟皮质类固醇普遍低于正常;脾气虚者唾液淀粉酶活性在酸刺激后降低、木糖吸收试验降低;心气虚者心肌图异常,表明有心功能不全;肺气虚者肺通气功能损害等;微循环研究方法在中医临床研究中的应用,表明外周循环异常与中医临床气血辨证有一定的关系,可作为中医辨证的一种客观指标;尤其是皮肤病理检查,是确诊皮肤肿瘤的依据,中医的证在病理也多有改变,美籍华人皮科医师李永明,从事中西医皮肤病临床和皮肤病理研究,已将病证与病理检查做了多年研究,取得多项成果,中医的证在病理上都有不同的病理变化。目前微观辨证在“无证可辨”和证候不太明显,证候复杂的情况下,更显示出优势;可检测药物的疗效,有客观指标,早在 20 世纪 50 年代中央皮肤性病研究所赵炳南老先生用熏药治疗神经性皮炎,黑布药膏治疗瘢痕疙瘩,胡传揆、马海德等西医用西医检验、病理检查方法,检查其微观疗效,其成果在国际学术会议上报道。

三、病证方药相统一

病证方药作为医疗过程中的基本要素,在理论上存在着密切的相关性、连贯性与统一性,在临床中呈现出纷繁复杂的多样性、变化性与灵活性。临床诊疗的目的在于妥善处理它们之间的彼此关系,以求病证方药相统一。开展病证方证等相关内容的探讨,对临床疗效、诊治规律的评判和研究具有理论指导意义。

(一)病证统一

病是对疾病全过程的特点和规律所做的概括,证是对疾病发展过程中某一阶段的本质的反映和病理概括。“证”是存在于“病”中的证,“病”是表现为“证”的病,两者都在于一个统一体中,相互依存,不可分割。

皮肤病常用论治方法有辨证论治、辨病论治、西医辨病与中医辨证结合三种,各有特色。但均存在有把“病”和“证”作为两个独立存在形式来对待的不足,显然与临床客观实际不符,易引发一些令人困惑的弊端。

单纯辨证论治,重视了“证”忽略了“病”,没有在辨病前提下寻找证,由于证是反映“某个阶段”的主要矛盾,强调“证”忽略“病”,往往一叶障目,云里雾里,难于把握疾病全过程的总规律和根本矛盾之所在,对于“同证异病”不能进一步明确的辨析,易造成迷失脱离治疗方向的困惑。

单纯辨病治疗,独立了“病”,忽略了“证”,而“病”都是以“证”的形式表现出来的,只有辨识了证(即了解患者当前阶段的病因、病位、病性、病势、邪正等情况),才能对病的认识和治疗更具体,更灵活,更精准,更具有可操作性。在药物运用上能避免只针对“病”的盲目滥用,把本来只属于针对某病之某一证型的方药,囫囵吞枣,笼统运用贯穿于整个疾病治疗的始终,产生药物对机体长期蓄积的毒副作用。单纯辨病,对于"同病异证"不能很好地区分对待,治疗上缺乏有效的阶段性、针对性、靶向性。

西医辨病与中医辨证相结合,虽分工明确,但各自为政。中医对证的辨识得心应手,充分全面,但对病的诊断命名相对薄弱,往往建立在经验总结基础上,以临床突出的一个或几个症状(体征)来命名。西医虽对疾病的诊断及命名较为精准规范,但对疾病的各个分型、分期的认识远没有中医辨证分型那么突出强调,这样就导致了中医重辨证而识病逊色,西医重识病而对证的认识模糊,各自短板,亦为突出。

为此,为适应临床客观需求,本着病证统一的出发点,在辨证论治、辨病论治基础上提出辨病证论治的观点,即既不是单纯辨证,也不是单纯辨病,又不是西医辨病中医辨证相结合,而是辨病又辨证,辨证又辨病,同步并行,把证放在病中识,把病放到证中治。

(二)病证同辨

病是指导临床辨证的纲领,病的本质规定着证的变动范围及表现特征。只有做到对疾病病名的明确诊断,才能为辨证提供行之有效的方向指导和方法指导,确保辨证方向正确,辨证方法选用适当。

但就在辨识疾病,明确病名的同时,必须同步进行证候的识别。因为"病"由若干个相关联的"证"的特征表

现出来,只有结合辨识存在于"病"中的"证",才能有的放矢,针对性施治。

(三)方证相应论治

方证相应,又称方证相对。方证是指方剂运用的指征和依据,是张仲景在《伤寒论》中提出的概念,药王孙思邈完善为"方证相对论"。

方证指方剂的适应指征,它既涵盖方药,亦涵盖其适应证,方为有证之方,证是有方之证,既有理,又有法,方随证立,证以方名。中医辨证八纲为总纲,下面分属脏腑、经络、六经、三焦、卫气营血、六淫、气血津液等辨证,其核心均着眼于一个"证"字,其最终目的都要落实到与"证"相对应的有效的"方"上,即方证与病机相对。在中医各种辨证论治的理、法、方、药体系中,方证占据着核心主导地位,方证辨证成为诸多辨证之殊途同归,重中之重,堪称辨证的尖端与灵魂。

方证有主证、兼证、变证、类证之分,临床辨证,首抓主证,主证为纲,纲举目张,抓好主证,兼证、变证、类证等就迎刃而解。

主证指反映方证本质的特异性症状和体征,在方证中起决定全局而占主导地位的证候。如太阳病中风的桂枝汤是以汗出,发热,恶风为主证;麻黄汤以无汗,恶寒,身痛为主证;少阳病的小柴胡汤以口苦,喜呕,胸胁苦满为主证;阳明病的白虎人参汤以烦渴喜饮,身热汗出,脉洪大为主证;大承气汤以不大便,腹满疼痛,潮热谵语为主证;太阴病理中汤以吐利,腹痛,食欲不振为主证。

兼证指在主证的前提下出现,附于

主证的兼见之证,它补充了主证证候的不足,如桂枝汤在"发热,汗出,恶风"为主证的前提下,又出现了"喘""项背强几几"的证候,即为桂枝汤兼证。

如果说主证是反映疾病发病过程中一定时期的主要矛盾,兼证则为伴随主证而出现的次要矛盾。认识兼证的意义不仅仅局限于其对主证的补充,更是因为兼证反映了疾病发展变化的机理,可见兼证反映着疾病的多样性复杂性。主证反映疾病的主要病变特征并决定主方的选择,兼证则补充主证并决定主方药物的加减应用,主证选方,兼证变药,方证相应。

例如在对肝气郁滞的主、兼证的认识上,其主证反映在肝气不舒,气机郁滞而出现的情志抑郁,善太息,胸胁少腹胀满疼痛,走窜不定,脉弦等;兼证表现为"肝藏厥气,乘畔入膈"的肝气横逆犯胃之证,临床表现为胃脘胀满,痛连两胁,按之则舒,嗳气频作,食纳减少,大便不畅等,治疗原则当根据主证选用主方,同时顾及兼证变药。临证以四逆散或柴胡疏肝散为主方,疏肝理气,通调气机,同时照顾肝气犯胃这一兼证,进行加减用药。若出现胃脘胀痛加川楝子、延胡索、乳香、没药等;若出现腹胀气滞甚加佛手、木香、青陈皮等;嗳气反酸加左金丸、瓦楞子、乌贼骨等;口多涎沫加吴茱萸、草果、砂仁、半夏等;食少纳差加鸡内金、炒白术、焦三仙等。

变证是指医家误治之后,使原来的主证变为另一种证候,如伤寒论中误发少阳之汗而变生的谵语,误下太阳而变生的下利等都属变证。

变证是疾病进程中由于失治误治而导致的主要矛盾的演化,其特点是与主证存在时间的先后序列,主证在先,变证在后。一般而言,变证发生其病机演变往往由表里,由浅入深,由寒化热,久病及血,五脏病变多以生克顺序传变。以肝气郁滞为例,出现了肝气不舒,气机郁滞的主证后,若失于调治,气郁化火,演变为肝经火旺之证,表现为急躁易怒,口干咽痛,面红目赤,大便干结,舌红苔黄,脉弦数,故治疗原则及方剂选用均应调整。此时不宜再用疏肝理气四逆散、柴胡疏肝散之类,宜用清泄肝火的龙胆泻肝汤、丹栀逍遥散为宜。若仍以柴胡、枳壳、香附为主,则不能针对肝火之征,无力清泄肝胆火旺,疾病无以向愈。

类证指临床表现相类似的方证。如小建中汤与桂枝加芍药汤证,柴胡桂枝汤与柴胡桂枝干姜汤证,麻黄汤与麻黄加术汤证等。也有证相同,而程度不同的如桂枝芍药汤证与桂枝加大黄汤证,苓桂术甘汤证与真武汤证,更有表现酷似而性质完全相反者,如四逆散与四逆汤证,类证需要比较鉴别。

(四)病证[症]与药证[症]对应,辨证[症]用药,靶向用药

药证,用药的指证,与病证对应;药症,症状用药的适应证,与病症对应。因此称病证[症],药证[症]。

疾病发生的症状为病症,单味中药的适应证为药证,中药的四气五味、性味归经决定中药的功效,经现代科技确定中药的药理作用,病症依中药的功效和药理作用进行治疗。西医疾病称症状,主要依中药的药理作用进行治疗,尤其是以病因治疗更为首选,如真菌性皮肤病选用抗真菌作用的中药,病毒性皮肤病选用抗病毒作用的中药,以此类推,依照第八章分别选药。

开展病症药证等相关内容的探讨,对疾病的精准治疗、靶向治疗、临床疗效、诊治规律的评判和研究具有指导意义。

四、中医数学辨证论治

(一)基于集对分析的中医辨证论治

集对分析是一种应用联系数统一处理模糊、随机、中介和信息不完全所致不确定性的系统和方法,可以较好地量化辨证论治过程中的不确定性,建立辨证模型,辅助方药优选。从中医学角度来看,正是这些"不确定性"及针对"不确定性"的辨证论治,才体现了中医的诊疗特色;但如何因人、因时、因地,科学地把握不确定性,恰恰又是中医临床辨证论治的难点。集对分析理论的一大特点是对客观存在的种种不确定性,给予客观承认,并把不确定性关系和确定性关系作为一个"确定不确定系统",进行数学处理,概括为"客观承认、系统描述、定量刻画、计算分析",将联系数的数学期望和患者的实际情况相对应,再反馈到辨证论治的致病因子识别、病因病机判断、治法治则改进、所用药物调整、医学护理完善等环节,如此渐进以提高疗效。

(二)李斌科研团队研究成果

李斌科研团队基于集对分析理论和联系数系统地研究了中医药辨证论治慢性皮肤溃疡等皮肤病的数学建模问题,建立了基于集对分析的辨证论治阴阳平衡方程、六经辨证模型、脏腑辨证模型等数学模型,为实现中医临床辨证论治的数学化与智能化提供新的途径。

在临床应用上,团队率先引入集对分析中不确定性系统理论,引入中医辨证施治研究,建立慢性皮肤难愈性溃疡联系数学模型,提出慢性皮肤溃疡创面的"热""瘀""虚"三大病理因素与若干不确定性因子共同作用致病理论,筛选和量化"清-化-补"三阶段动态序贯诊疗方案治疗慢性皮肤溃疡临床疗效不确定性因子18项,并运用集对分析法对以上不确定性因子对疾病疗效的影响程度进行量化分析,以判断其临床疗效,达到诊疗方案进一步优化的目的,该种方法是对慢性皮肤溃疡中医辨证论治规律的一种创新研究,对研究其他疾病的中医辨证论治规律也有参考意义。

此外,团队运用联系数学集对分析方法评价与优化中医药治疗血热证银屑病,利用现代数理学方法优化辨证论治与诊疗方案,客观评价其临床疗效,为中医药临床"不确定"因素的"确定性"分析找到了新的研究方法,前瞻性 RCT 研究证实集对分析成果组(60)的临床总有效率为 88.14%,传统中医组(60)的临床有效率为 82.75%,西药组的临床有效率为 67.24%,证明了基于集对分析成果的治疗方案能提高临床疗效。

(三)未来展望

提高疗效是患者和医务工作者共同追求的目标。基于临床实际角度,还应继续发展集对分析的人工智能技术,如集对分析不确定性推理技术、同异反模式识别技术、大数据不确定性分析技术、智能决策技术等,上述方法在中西医结合领域有着广阔的应用前景。

五、数字医学辨证论治

数字医学,是信息科学与医学结合的前沿交叉学科。在科学、医学、工业中得到广泛应用,皮科以皮疹(影像)、舌诊、脉诊、病理为医学中的长处,经电子计算机处理,效率和效果比人为强千万倍,影像学得以高速发展,市场上已研发成功脉象仪、数字病理用于诊病,中医四诊仪列

装在空间站中,由地面医生进行四诊合参,保障航天员健康。朱仁康科研团队早已将其经验输入计算机中进行分析,医学工作者将无数的病历、方剂、药品输入计算机中,经计算机高速运算分析,可用于疾病的辨证论治,随着电子技术的发展,科研资金和专家科研的大力投入,随着互联网医学的高速发展,建成全国、全球数字皮科中心,对全国全球患者进行网上会诊,会诊患者可得到中西、中外皮科专家诊断治疗,造福人类,一定会取得世界级成果。

第六节　病证方药辨证论治临床应用

中医药的基础理论为阴阳五行哲学思想,医学法律为《中华人民共和国中医药法》,辨证论治的最高指导原则为 WHO 的 ICD-11 传统医学(中医)病证分类与代码,辨证论治总纲为八纲辨证,通过病位、病因、病性、病证路线分别辨证,外感、内伤、病症皮疹具体辨法,得出病证、病机结论。

首先诊病,采用中西医结合分类,做到中西医融会贯通,即中西医并重诊病,也包括相应的中医疾病分类,中医辨证,病证结合,其次为治则,根据病证、病机遣方,最后是辨证用药,靶向治疗。

一、辨证论治分类

(一)病证同治

先行确诊皮肤病或证型,根据病机和证型遣方,对病症辨证化裁、靶向用药。以辨证之药为处方基础药,因为辨"证"得出的药是针对疾病当前阶段的表现为"证"的药,更能准确反映疾病当

前阶段的病因,病位,病性,病势等真实情况;以辨"病"之药作为处方主药(亦可谓专病专药),加在辨证得出的基础用药当中,辨"病"所得之药为解决贯穿疾病始终根本矛盾的治"病"之药。这样既选用了与"病"相对应的主药,又运用了与"证"相对应的基础用药,做到了药证相符,病证同治。

(二)分证论治

一种病不同病期,有不同证型,选择不同证型论治,为同病异治,如银屑病进行期为血热证,用血热证银屑病方;静止期为血燥证,用血燥证银屑病方;红皮症型,为热毒炽盛证,用热毒炽盛证银屑病方。

(三)方证论治

不同的皮肤病,证型相同,选择同一方治疗,为异病同治,如急性荨麻疹、药疹、毛囊炎、丹毒、神经性皮炎、湿疹及部分其他红斑皮炎类皮肤病和瘙痒性皮肤病,虽然病不同,但是证均属外

感风邪,内有蕴热之表里俱实证,都可通用防风通圣散治疗。

（四）分段论治

不同病期、不同阶段不同病机变化特点分而论治。如麻疹,分期论治,疹前期宜宣发透疹,使疹出毒解;见形期宜解毒透疹;收没期宜养阴清化。

（五）协定方治

经典名方或验方,治某种病,效果可靠,采用固定方,一用于病程较短,病因病机单一者;二用于病程较长,基本病机变化不大者;多数人发病,病因相同,证型一致,制定协定方,普遍服用,古代在疫疬流行时,朝廷或慈善机构大锅煎药,免费发给民众服用,控制了疫情,2020 年新冠肺炎,为寒湿疫,用清肺排毒汤,即为协定方性质的方剂。

（六）中西论治

辨证中以病为主的,如仅皮疹黏膜病变为主的病,或内脏皮肤病早期,如天疱疮、红斑狼疮、重型药疹、漆疮等,以辨病为主,舍证从病,同时辨证,中西药并用,早期用足量糖皮质激素控制病情发展。亚急性、慢性期,以辨证为主,舍病从证,以用中药辨证施治为主。

（七）内外论治

皮科病证主要是发生在皮肤黏膜的疾病,多数仅有皮肤黏膜病变,主要从皮疹病证[症]辨证[症],仅用外用药即可,以病期、病性、药性综合用药,首先用国药准字外用药,其次用单位外用制剂、备案外用制剂。中医皮科长处是临方调配,国家政策大力支持,人人应掌握中药临方调配,传承创新,应用于临床,靶向用药。伴有内脏损害的皮科病证则内外药兼用。

二、辨证论治和示例

中华民族的意象思维在古代得到特别的发展而成熟,形成取象比类,辨证取象比类旅行,旅行目标是达目的地,路线有陆、空、水三种,运载工具有车、飞机、船三类,尽管路线、运载工具不同,最终都可达目的地。辨证的有八纲、病位、病因、病性、病症路线,辨证的方式十余种,同样没有唯一,可有数种分别选用,医师要根据辨证对象,医师自身医术而辨,最终都可达到治病目的。中医辨证内容本身就是十分灵活的,不能固定不变地分析病例,由于历史条件不同,各种辨证方法都有其独特的经验,都是中华民族的优秀医学文化遗产,要传承发扬,不断地学习、实践、总结,吸取诸方面精华,要选择最方便最合适辨术。

（一）外感热病辨证

急性热病辨证,卫气营血、六经、三焦辨证都是以表里为基础,卫气营血和三焦辨证是温病的辨证纲要,六经辨证是伤寒的辨证纲要,将三种辨证结合,用于外感热性病辨证(图 2-4)。

（二）皮肤病证脏腑病性辨证

脏腑辨证是根据八纲的精神,结合脏腑的特点、疾病的规律,从而辨别五脏等的气血阴阳、寒热虚实,用于皮肤病脏腑病性辨证（表 2-5）,里证下分虚实,再下依次为病性、证、病、主要证候、治法、方药。

（三）皮肤病证辨证论治

皮肤病证依据正常辨证外,依据皮

科特点更为重要,采取病、症状、皮疹同辨,具体皮肤病证,可很快明了,如白癜风、黄褐斑、黧黑斑等,诊断易,治疗难,因此要以病辨证,还有一些病诊断难,要通过证候辨证出病或证,辨病和证既是辨法,也是结局。皮肤病证是发生在皮肤黏膜的疾病,增加通过病、症状、皮疹进行辨证。以八纲、脏腑、卫气营血辨证要点,主要证候,典型病种,治法和代表方进行辨证论治(表2-6)。

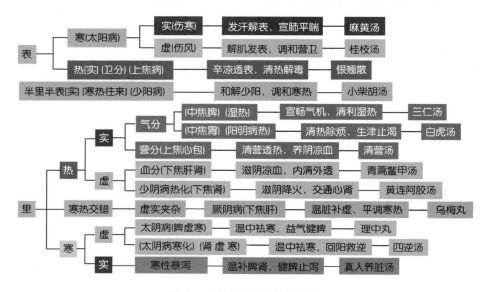

图 2-4　外感热病辨证流程图

表 2-5　皮肤脏腑病性辨证表

虚实	病性	证	病	主要证候	治法	方
虚	偏寒	脾气虚证	湿疹(湿疮)	胃呆纳少,腹胀腹泻	益气健脾	四君子汤
		肺气虚证	荨麻疹(隐疹)	周身乏力,气短懒言	益气补肺	玉屏风散合补肺汤
		脾阳虚证	荨麻疹(白隐疹)	腹中冷痛,四肢不温	温中散寒	附子理中丸
		肾阳虚证	荨麻疹(隐疹)	腰膝酸软,形寒肢冷	温阳补肾	肾气丸
		心血虚证	银屑病(白疕)	心悸气短,形寒肢冷	滋阴养血	养血润肤饮
		肝血虚证	黄褐斑(面尘)	眩晕头痛,失眠目干	补血养肝	四物汤
		脾血虚证	紫癜(葡萄疫)	倦怠无力,皮下出血	补血健脾	归脾汤
		肺阴虚证	瘙痒症(痒风)	午后发热,盗汗颧红	养阴润肺	养阴清肺汤
		胃阴虚证	湿疹(湿疮)	胃呆纳少,咽干低热	益胃生津	益胃汤
		肝阴虚证	干燥综合征(燥毒证)	头胀耳鸣,口燥咽干	滋补肝阴	一贯煎
		肾阴虚证	黄褐斑(面尘)	头晕耳聋,烦热盗汗	滋阴补肾	六味地黄丸

（续　表）

虚实	病性	证	病	主要证候	治法	方
实	实火	心火证	湿疹（湿疮）	心中烦热，口舌糜烂	清心泻火	导赤散
		肝火上炎	带状疱疹（蛇串疮）	面红目赤，烦躁易怒	清肝泻火	龙胆泻肝汤
		胃火炽盛	酒渣鼻（酒渣鼻）	胃脘灼热，发渣长痘	清胃凉血	清胃散
	湿阻	寒湿困脾	湿疹（湿疮）	脘腹胀满，食少欲呕	燥湿运脾	除湿胃苓汤
		痰浊阻肺	湿疹（湿疮）	咳嗽痰黏，气喘胸满	宣肺化痰	二陈汤合三子养亲汤
		痰蕴脾胃	湿疹（湿疮）	脘痞食少，咳嗽痰腻	行气化痰	香砂六君子汤
	痰凝	痰郁于肝	荨麻疹（隐疹）	胸胁隐痛，咳痰不爽	解郁化痰	半夏厚朴汤
		痰动于肾	瘙痒症（痒风）	喘逆气短，咳唾痰沫	补肾化痰	肾气丸
		痰热阻心	带状疱疹（蛇串疮）	心下痞闷，咳痰黄稠	宽胸化痰	小陷胸汤
	气证	气滞	黄褐斑（面尘）	痞闷胀痛，攻窜作痛	理气止痛	柴胡舒肝散
		气逆	荨麻疹（隐疹）	呼吸喘促，头痛眩晕	降逆理气	苏子降气汤
	血证	血瘀	黑变病（黧黑斑）	固定刺痛，痛处拒按	活血化瘀	桃红四物汤
		血热	银屑病（白疕）	斑疹吐衄，烦躁谵语	凉血散血	犀角地黄汤
		血寒	雷诺病（手足逆冷）	冷痛拘急，得温痛减	温经散寒	当归四逆汤

表 2-6　皮肤病证辨证论治表

分期	化热期	红斑期	入营期	伤阴期
八纲辨证	表实证	里热证	里实证	里虚证
脏腑辨证	肺	肺、胃、肠	心包、胃、肝	肝、肾
卫气营血辨证	卫或气	气、气血	气、营	血
主要证候	发热、大片红斑丘疹、风团	红斑、瘀斑	低热，神昏谵语，出血	痉、厥、大量脱屑
典型病种	急性荨麻疹（隐疹）	猩红热样药疹（中药毒）	系统性红斑狼疮（红蝴蝶疮）	剥脱性皮炎（红浊疮）
治则治法	宣肺清气	解毒退斑	清营护阴	救阴，平肝息风
代表方	银翘散	化斑汤	清营汤	羚羊钩藤饮

注：引自徐宜厚 2020 年人民卫生出版社《皮肤病中医诊疗学》29 页整理。

（四）黄褐斑辨证论治示例

病：黄褐斑（面尘）。

证：肝郁气滞证。

理：肝气郁结，疏泄不畅。

法：疏肝理气，祛斑防晒。

方：内用柴胡疏肝散（《景岳全书》），外用七白膏（《太平圣惠方》《御药院方》）。

药：柴胡疏肝散：柴胡、陈皮各 6g，枳壳、白芍、川芎、香附各 5g，炙甘草1.5g。

七白膏：香白芷、白蔹、白术各30g，白茯苓（去皮）10g，白及15g，生白附子10g，细辛（去叶、土）10g。按古代经典名方制作，或用现代科技加白桦汁基质分别做成霜、面膜、凝胶。

【辨证[症]化裁】

1. 若伴月经不调，经期血块腹痛者，可加当归、丹参、乌药各10g，以温经散寒；

2. 若兼嗳气反酸者，可加乌贼骨、旋覆花、代赭石各10g，以降逆止呃；

3. 若胃脘疼痛较剧者，可加延胡索、川楝子各10g，以理气止痛；

4. 若胃有灼热感或口苦内热者，可加黄连3g，黄芩10g，以清热燥湿；

5. 若胁痛甚者，加延胡索10g，佛手片9g，丹参10g，青皮6g，以疏肝止痛；

6. 若气郁化火，胁肋掣痛，急躁易怒，口干而苦，头痛，目赤，舌红，苔黄，脉弦数，加丹皮、栀子、黄芩各10g，龙胆6g，以清热解郁；

7. 若肝气横逆，胃失和降，见胁痛并恶心呕吐者，加旋覆花6g，半夏9g，生姜6g，以舒肝健脾。

第三章　古代皮科内用名方

导　读

　　该章收载古代内用经典名方百首，代号名 001～100，依李冀主编《方剂学》等教材，结合皮科病证特点按功效分为 18 节，每首经典名方包括代号方名、经典名方、方歌、方药剂量、功效药理、主治、辨证[症]化裁、用法、注意事项、方源十项。

　　1. 代号方名　代号名 001～100，古代文献原中文方名、原方作者。

　　2. 经典名方　文献所载该经典名方主要部分，按原文收载，仅加标点。

　　3. 方歌　经典名方原方歌或补充方歌，以便于记诵。

　　4. 方药剂量　系主证选用的方药，经典名方折算成现代剂量，多数方录用李冀《方剂学》和王义祁《方剂学》教材剂量。具体开药时，可参考药典用量，颗粒剂包装，有的 1.5g 改为 2g，4.5g 改为 5g，9g 改为 10g，更适用于现代化用药，具体可查阅本书第八章皮肤常用中药饮片与配方颗粒。

　　5. 功效药理　该方中药的主要作用，研究试验药理作用摘其要点概括描述，主要文献来源为李冀主编《方剂学》和王世民、王永吉主编的《实用中医药手册》。

　　6. 主治　该方主要用于皮肤病证范围，其他科病证也扼要介绍，为节省篇幅，多用西医病名，相对应中医病名请查"ICD 皮肤病证分类与代码"。西医治疗皮肤病，属于病因治疗，中医治疗一为病，二为证，不同皮肤病，加证属、病证方证，辨证施治，异病同治，同病异治。

　　7. 辨证[症]化裁　一方证，依兼证、类证、变证化裁，辨证施治；二病症，依病症或症状和药证，辨证选药，靶向用药。

　　8. 用法　多数为汤剂，按传统煎法水煎 2 次，合一起，分 2～3 次温服，为节省篇幅，各方不另专门叙述，另有不同服法，则专列之。其他特殊用法专门叙述。

　　9. 注意事项　特殊的注明，无特殊的未注。

　　10. 方源　所列经典名方来源：①《古代经典名方中药目录（第一批）》代号 A001～100，本章选用 29 首；②《中医医院皮肤科建设与管理指南（试行）》"中医医院皮肤科常用中药方剂目录"，代号 B001～090，本章选用 75 首，③中医药学名词审定委员会审定《中医药学名词》原标准专著序号，前加"C"，本章选用 62 首，①、②、③共用 97 首，另选温清饮、羚角钩藤汤、健脾丸三首。以上三种文献载方在书末有附录，为检索方便，全部经典名方、验方另有索引。

第一节　治疮疡方

【概念】　以清热解毒药为君配伍组方（中药参见第八章表 8-5 的清热解毒药），具有散结消痈，解毒排脓，生肌敛疮功能，治疗痈疽疮疡的方剂的总称，即治疗感染化脓性皮肤病的治疮疡方剂。

本类方剂属于"八法"中的"消法"。

【病证方证】　急性疮疡一般认为是因热毒或阴寒之邪凝滞，营卫失调，气血郁滞，经络阻塞，肉腐血败而变生疮疡疔毒。

而慢性疮疡大多因虚致病，正气不足，局部脉络虚弱，不耐邪侵，或七情所伤，元气耗损，引发疮疡。

证见皮肤红、肿、热、痛、功能障碍。

治则以消、托、补三法为主。

【主治】　痈、疖、毛囊炎、痱子、丹毒、脓疱疮、传染性湿疹样皮炎、各种继发性皮肤感染性疾病。

【分类】　分为消散疮疡方、托里透脓方、补虚敛疮方三类。

【注意事项】　应用本类方剂治病，首先依据八纲辨证，辨别病证的阴阳、表里、热寒、实虚。

痈疡脓已成，不宜固执内消一法，应促其速溃，不致疮毒内攻。

若毒邪炽盛，则须侧重清热解毒、扶正，以增祛邪之力；若脓成难溃，则应配透脓溃坚之品。

痈疡后期，疮疡虽溃，毒邪未尽时，切勿过早应用补法，以免留邪为寇。

一、消散疮疡方

消散疮疡方，以清热解毒药配伍组方，系治疗疮疡疔毒的疮疡方。

适用于疮疡初起尚未成脓，邪气盛实之证。

代表方仙方活命饮、五味消毒饮、普济消毒饮、四妙勇安汤、阳和汤、温清饮等方。

名 001　仙方活命饮（薛己）

【经典名方】　同名方五首，现选《校注妇人良方》妇人流注方论第五，仙方活命饮。

治一切疮疡，未成者即散，已成者即溃。又止痛消毒之良剂也。

白芷、贝母、防风、赤芍药、当归尾、甘草节、皂角刺（炒）、穿山甲（炙）、天花粉、乳香、没药各一钱，金银花、陈皮各三钱。

上用酒一大碗，煎五、七沸服。

【方歌】

仙方活命金银花，防芷归陈草芍加，

贝母花粉兼乳没，硬坚重用甲皂角。

【方药剂量】　白芷、浙贝母、防风、赤芍药、当归尾、甘草（炙）、皂角刺、天花粉、乳香、没药各 6g，金银花、陈皮各 9g。

天江药业袋装配方颗粒经典协定方：白芷 6g（1 袋），浙贝母 10g（1 袋），防风 10g（2 袋），赤芍 10g（1 袋），生甘草 6g（2 袋），皂角刺 6g（1 袋），炮山甲 6g（2 袋），天花粉 10g（1 袋），没药 6g（1 袋），金银花 20g（2 袋），陈皮 12g（2 袋）。

袁兆庄化裁方：金银花 15g，赤芍 10g，乳香 6g，天花粉、浙贝母各 10g，白芷 6g，陈皮 10g，生地黄 10g，牡丹皮 6g，皂角刺、当归各 10g，甘草 6g。

【功效药理】　清热解毒，散瘀消肿，活血止痛。为"此疡门开手攻毒之第一方也""疮疡之圣药，外科之首方"，是治疗热毒痈肿疮疡之常用方。用于痈疡肿毒初起，红肿热痛，或身热恶寒，苔薄白或黄，脉数有力。

实验研究证明抑制健康大鼠琼脂性足趾肿胀程度，对健康大鼠棉球肉芽肿形成有显著抑制作用，对蛋白胨诱发的家兔体温升高有显著降温作用。

【主治】　多发性毛囊炎、疖、痈等痈疡肿毒初起。实验研究证明用于病灶部位红肿热痛，部分患者可见 WBC 升高及寒战、发热等全身症状，亦常用于蜂窝织炎、化脓性扁桃体炎、乳腺炎、深部脓肿等。

证属热毒壅聚，气滞血瘀。病证方证：身热微寒，皮损红肿热痛，可有毛囊性丘疹、脓疱等，舌苔薄白或黄，脉数有力。

【辨证［症］化裁】

1. 引药达病处。若病在颈部者，可加葛根 10g；面部者，宜重用白芷

10g；耳部者，可加桔梗 10g；下肢者，可加川牛膝 10g；

2. 清热解毒期金银花量可大，同时加连翘 10g，以解周身皮肤之热；

3. 若痛不甚者，可去乳香、没药；

4. 若大便秘结者，可加芒硝 10g，大黄 3g，以泻下通便；

5. 若血热甚者，可加丹皮、丹参各 10g，以凉血清热；

6. 若红肿坚硬甚者，可重用皂角刺，以消肿排脓；

7. 若伴疼痛、瘙痒者，可加苏木 10g，红花 6g，以活血止痛；

8. 若红肿痛剧者，可加紫花地丁、蒲公英各 15g，连翘 10g，黄连 3g，以清热解毒；

9. 若肿块不大不深者，可去皂角刺；

10. 若大渴伤津者，可去白芷、防风、陈皮、黄酒。

【用法】　上用酒一大碗，煎五至七沸，或水煎，或水酒合煎，分 2～3 次温服。

【注意事项】　①用于痈肿未溃之前，已溃者不宜；②服药期间忌食荤腥；③阴证者不宜使用；④脾胃本虚，气血不足者均宜慎用。

【方源】　《校注妇人良方》B071。

名 002　五味消毒饮（刘裕铎）

【经典名方】　夫疗疮者，乃火证也……初起俱宜服蟾酥丸汗之；毒势不尽，憎寒壮热仍作者，宜服五味消毒饮汗之。金银花三钱，野菊花、蒲公英、紫花地丁、紫背天葵子各一钱二分。

43

水二盅,煎八分,加无灰酒半盅,再滚二三沸时,热服。渣,如法再煎服,被盖出汗为度。

【方歌】

五味消毒疗诸疔,银花野菊蒲公英,
紫花地丁天葵子,煎加酒服发汗灵。

【方药剂量】 金银花 30g,野菊花、蒲公英、紫花地丁、紫背天葵子各 12g。

袁兆庄化裁方:金银花 15g,野菊花 10g,蒲公英、紫花地丁各 15g,紫背天葵 10g。

【功效药理】 清热解毒,凉血消肿。

实验研究证明可增加溶血空斑均值、淋转率、巨噬细胞吞噬率和吞噬指数,提高肠道菌群数。

【主治】 痈、疖、毛囊炎、痱子、丹毒、脓疱疮、传染性湿疹样皮炎、各种继发性皮肤感染等病,亦常用于蜂窝织炎、急性乳腺炎、胆囊炎、肺炎、流行性乙型脑炎等。

证属热毒凝聚。病证方证:皮肤局部红肿热痛,疮形如粟,坚硬根深如丁状,或脓疱、渗出、糜烂,皮肤瘙痒,发热或不发热,舌质红,苔薄黄,脉数或滑。适用于阳证疮疡初起之证。

【辨证[症]化裁】

1. 若血热毒甚者,可加丹皮 10g,生地 5g,赤芍、连翘、黄芩各 10g,以清热凉血;

2. 若肿甚者,可加防风 10g,蝉蜕 6g,以散风消肿,透邪外出;

3. 若脓成不溃而根深,或溃后脓不出者,可加皂角刺 6g,以透脓外出;

4. 若兼湿热,瘙痒明显者,可加苦参、白鲜皮、地肤子、乌蛇各 10g,以清热燥湿止痒;

5. 若伴腹胀、纳差者,可加制苍术、陈皮各 6g,藿香、佩兰各 10g,砂仁 3g,炒扁豆 10g,麦芽 15g,以燥湿醒脾;

6. 若心火炽盛者,可加莲子心 3g,栀子心、连翘心各 10g,以清心泻火;

7. 若大便秘结者,可加生大黄 3g,枳壳 6g,以泻下通便。

【用法】 水二盅,煎八分,加黄酒半盅,再滚时沸服。渣,如法再煎服,被盖出汗为度(现代用法:水煎,加一二匙和服,取汗为度)。

【注意事项】 本方煎服加酒,煎后热服,且应"被盖出汗为度"方可收效。

【方源】 《医宗金鉴·外科心法要诀》卷七十二,A096,B067,C07.199。

名 003 四妙勇安汤(鲍相璈)

【经典名方】 此症生手、足各指,或生指头,或生指节、指缝。初生或白色痛极,或如粟米起一黄泡。其皮或如煮熟红枣,黑色不退,久则溃烂,节节脱落,延至手足背腐烂黑陷,痛不可忍……宜用顶大甘草,研极细末,用香麻油调敷……再用金银花、元参各三两,当归二两,甘草一两,水煎服。

【方歌】

四妙勇安用当归,玄参银花甘草随,
清热解毒兼活血,脉管炎症此方魁。

【方药剂量】 金银花、玄参各 90g,当归 60g,甘草 30g。

袁兆庄化裁方:金银花 30g,玄参、当归各 15g,甘草 10g。

【功效药理】 养阴清热,化瘀解毒。

实验研究证明对炎症早期血管通透性增高、渗出和水肿有明显抑制作用。

【主治】 血栓性闭塞性脉管炎、下肢溃疡、结节性红斑、结节性血管炎、变应性皮肤血管炎、过敏性紫癜、结节性多动脉炎等。

证属阴虚毒热血瘀证。病证方证:发热,咽干口渴,舌苔黄白,舌质红,脉滑数。皮损可表现为下肢急性红斑、紫斑、结节、微肿、灼热、疼痛等。

【辨证[症]化裁】

1. 本方可适当加入毛冬青 30g,丹参 10g,以增强清热解毒,活血通络之功;

2. 若重症者,可加大剂量;

3. 若阴虚血热重者,可加大生地、玄参的用量;

4. 若毒热盛者,可加大银花、连翘的用量;

5. 若血瘀疼痛重者,可加大鸡血藤、当归的用量;

6. 若患肢肿胀明显,属湿热者,可加防己 10g,黄柏 6g,以清热燥湿;

7. 若脾虚气弱者,可重用甘草,或加桂枝 6g,黄芪 10g,以补气健脾、温通脉络。

【用法】 水煎服,一连十煎,永无后患,药味不可少,减则无效,并忌抓擦为要。

【注意事项】 本方服法独特,要求连服十剂,药味不可减缺。

【方源】《验方新编》A091,B058。

名 004 普济消毒饮(李杲)

【经典名方】 同名方约 20 首,现选《东垣试效方》卷九方。

黄芩、黄连各半两,人参三钱,橘红(去白)、玄参、生甘草各二钱,连翘、鼠黏子、板蓝根、马勃各一钱,白僵蚕(炒)、升麻各七分,柴胡、桔梗各二钱。

上件为细末,服饵如前法,或加防风、薄荷、川芎、当归身,㕮咀,如麻豆大,每服秤五钱,水二盏,煎至一盏,去滓,稍热,时时服之。食后如大便硬,加酒煨大黄一钱或二钱以利之,肿势甚者,宜砭刺之。

【方歌】

普济消毒蒡芩连,甘桔蓝根勃翘玄,
升柴陈薄僵蚕入,大头瘟毒服之痊。

【方药剂量】 黄芩、黄连各 15g,人参 9g,橘红(去白)、玄参、生甘草各 6g,连翘、牛蒡子、板蓝根、马勃各 3g,白僵蚕(炒)2g,柴胡、桔梗各 6g。

【功效药理】 清热解毒,疏风散邪。

实验研究证明单味或合剂具有显著的抗菌、抗炎作用。

【主治】 颜面丹毒、头面部蜂窝织炎、植物-日光性皮炎及面部无名肿毒等病,亦常用于腮腺炎、急性扁桃体炎、淋巴结炎伴淋巴管回流障碍等。

此方为治大头瘟名方,大头瘟为疫疠所致。证属风热疫毒之邪,壅于上焦。病证方证:恶寒,发热,头面部红肿热痛,目不能开,咽喉疼痛,舌燥口渴,舌红苔黄,脉数有力,皮疹为红斑、水疱、大疱等。

【辨证[症]化裁】

1. 若表证明显者，加荆芥、防风各10g，蝉蜕6g，桑叶10g，以加强疏风散邪之功；

2. 若里热较甚者，去柴胡、薄荷，加银花、青黛各10g，以加强清热解毒之功；

3. 若大便秘结者，加大黄3g，枳实6g，玄明粉9g，以泻热通便；

4. 若小便短赤者，加车前子15g，泽泻10g，以利水渗湿泄热；

5. 若肿硬难消者，加丹皮、赤芍、贝母、夏枯草各10g，以活血通络、理气化痰、消肿散结；

6. 若高热、烦躁、神昏者，加用安宫牛黄丸化服；

7. 临床应用时，多减升麻、柴胡，以防升散太过、伤及阴津；

8. 若湿热重者，加苍术、黄柏各6g，虎杖、土茯苓、冬瓜皮各15g，以清热利湿；

9. 若气血两燔见舌质红、渴不欲饮、疹色红肿显著者，可加水牛角15g，生槐花、赤芍、丹皮各10g，以清热凉血。

【注意事项】 用生大黄泻下，60℃煎8～10min。以下同，不另赘述。

【方源】 《东垣试效方》B044，C07.353。

名005 阳和汤(王维德)

【经典名方】 同名方约五首，现选《外科证治全生集》医方。

阳和汤：熟地黄一两，麻黄五分，鹿角胶三钱，白芥子二钱(炒研)，肉桂一钱，生甘草一钱，炮姜炭五分，不用引。

此方主治骨槽风、流注、阴疽、脱骨疽、鹤膝风、乳岩、结核、石疽、贴骨疽及漫肿无头，平塌自陷，一切阴凝等证。麻黄得熟地不发表，熟地得麻黄不凝滞，神用在此。

【方歌】

阳和熟地鹿角胶，姜炭肉桂麻芥草，温阳补血散寒滞，阳虚寒凝阴疽疔。

【方药剂量】 熟地黄30g，肉桂(去皮，研粉)3g，麻黄1.5g，鹿角胶9g，白芥子6g，炮姜炭2g，生甘草3g。

袁兆庄化裁：熟地黄30g，鹿角胶10～15g，白芥子10～15g，肉桂6g，炮姜6g，麻黄6g，黄芪10～15g，炮附子3g，炙甘草10g。

【功效药理】 温阳补血，散寒通滞。

实验研究证明能显著抑制醋酸引起的小鼠扭体反应，对二甲苯所致鼠耳肿胀有明显抑制作用。

【主治】 血栓闭塞性脉管炎、雷诺病、肢端硬化症、系统性红斑狼疮、硬皮病、慢性湿疹等，亦常用于骨结核、慢性骨髓炎等。

证属阳虚寒凝血滞。病证方证：患处漫肿无头，疼痛无热，皮色不变，口不渴，舌苔淡白，脉沉细。

【辨证[症]化裁】

1. 麻黄可用1.5g，熟地可用30g，此比例极重要，麻黄多则发散太过，熟地多则腻隔不化；

2. 鹿角胶1～1.5g冲服，桂枝达肢走散，肉桂温里散寒，可酌情选用；

3. 为加强温中,方中甘草可改用炙甘草;

4. 为增强回阳散寒,加制附子 3g,炙黄芪 10g,以温经散寒;

5. 若伴气血不足者,可加鸡血藤 15g,川芎 6g,以养血活血;

6. 若疼痛不减者,可加川楝子、延胡索各 10g,以活血止痛。

【用法】 水煎服,分 2～3 次。

【注意事项】 对痈疡属阳证或阴虚有热或阴疽已破溃等均不宜使用。

【方源】 《外科证治全生集》B078,C07.263。

名 006 黄连解毒汤(王焘)

【经典名方】 同名方 37 首,现选《外台秘要》卷一,引《崔氏方》。

黄连三两,黄芩、黄柏各二两,栀子(擘)十四枚。

上四味切,以水六升,煮取二升,分二服,一服目明,再服进粥,于此渐瘥,余以疗凡大热盛,烦呕呻吟。错语不得眠,皆佳,传语诸人,用之亦效,此直解热毒,除酷热,不必饮酒剧者,此汤疗五日中神效。忌猪肉、冷水。

【方歌】

黄连解毒汤四味,黄芩黄柏栀子备,

躁狂大热呕不眠,吐衄斑黄均可为。

【方药剂量】 黄连 9g,黄芩、黄柏各 6g,栀子 9g。

赵炳南、张志礼化裁方:黄连、黄芩、黄柏、栀子各 9g。

【功效药理】 清热,解毒,泻火。

实验研究证明对五联疫菌、啤酒酵母、啤酒酵母阿拉伯胶、内毒素所致发热均有解热作用,对金黄色葡萄球菌、表皮葡萄球菌、乙型链球菌、变形杆菌、痢疾杆菌等有显著抑制作用。

【主治】 疖、痈、过敏性紫癜、感染性皮肤病、皮肤瘙痒症、荨麻疹、脓疱型银屑病、酒渣鼻、湿疹、黑变病等,亦常用于败血症、脓毒血症、痢疾、肺炎、泌尿系感染等。

证属三焦热盛,毒火壅结。病证方证:身热烦躁,口燥咽干,错语不眠,热甚发斑,小便黄赤,舌红苔黄,脉数有力,皮疹可有红肿热痛、脓疱、溃疡等。

【辨证[症]化裁】

1. 临床应用时,多与金银花、连翘各 10g 相配,以增加清热解毒之功;

2. 若热甚而津液已伤、舌质红绛者,可加生地、玄参、麦冬各 10g,以养阴生津;

3. 若疔痈走黄内陷者,可加蒲公英、紫花地丁各 15g,以清热解毒、凉血消肿;

4. 若大便不畅或便秘者,可加大黄 3g,以泻实热;

5. 若热甚发斑者,可加生地、丹皮、赤芍、玄参各 10g,以凉血化斑、清热止血。

【注意事项】 体虚或热盛津伤者慎用,虚热者禁用。

【方源】 《外台秘要》引崔氏方,B028,C07.352。

名 007 温清饮(龚廷贤)

【经典名方】 治妇人经行不住,或如豆汁,五色相杂,面色萎黄,脐腹刺痛,寒热往来,崩漏不止。

当归、白芍、熟地黄、川芎、黄连、黄芩、黄柏、栀子各一钱半。

上判一剂,水煎空心服。

【方歌】

温清芎芍归熟地,栀子连芩柏一剂,

康肤荆翘加薏米,止痒苦地白鲜皮。

【方药剂量】 当归、熟地黄各12g,白芍、川芎各10g,黄芩、黄连、黄柏、栀子各6g。

【功效药理】 本方为四物汤与黄连解毒汤之合方,具有养血和营,清热泻火之功。

实验研究证明具有抗炎、镇痛、解热作用,并有免疫双向调节作用。

【主治】 皮肤瘙痒症、慢性湿疹、银屑病、掌跖脓疱病、荨麻疹、皮炎、白塞病等慢性顽固性皮肤病。

证属血热蕴结。病证方证:口燥咽干,面色萎黄,口舌生疮,或月经不调,行经腹痛,赤白带下,皮肤瘙痒,皮疹枯燥,呈黑褐或黄褐色,伴丘疹、风团、肥厚、角化、苔藓样变、黏膜溃疡等。

【辨证[症]化裁】

1. 若用治皮肤病,可加连翘、荆芥、薏苡仁各10g,则疗效更佳;

2. 若为改善体质者,可加柴胡6g,甘草3g;

3. 若伴瘙痒者,可加苦参、地肤子、白鲜皮各10g,以燥湿止痒;

4. 若兼血瘀者,可加丹参、桃仁各10g,红花6g,以活血化瘀;

5. 若便秘者,可加生大黄3g,以泻火通便;

6. 若老年体虚、大便干者,可加火麻仁、肉苁蓉各10g,以润燥通便;

7. 若热甚伤阴者,地黄用生地,可加玄参、麦冬各10g,以滋阴清热。

【方源】 《万病回春》卷六。

二、托里透脓方

名008 托里消毒散(陈实功)

【经典名方】 治痈疽已成不得内消者,宜服此药以托之;未成者可消,已成者即溃,腐肉易去,新肉易生,此时不可用内消泄气、寒凉等药,致伤脾胃为要。

人参、川芎、白芍、黄芪、当归、白术、茯苓、金银花各一钱,白芷、甘草、皂角刺、桔梗各五分。水二钟,煎八分,食远服。脾弱者去白芷,倍人参。

【方歌】

托里消毒散人参,芎芍芪归术茯苓,

角刺白芷银花等,桔梗甘草效如神。

【方药剂量】 人参、川芎、白芍、黄芪、当归、白术、茯苓、金银花各3g,白芷、甘草、皂角刺、桔梗各1.5g。

天江药业袋装配方颗粒经典协定方:红参10g(1袋),川芎6g(1袋),白芍10g(1袋),黄芪15g(2袋),当归10g(1袋),炒白术15g(2袋),茯苓10g(1袋),金银花10g(1袋),白芷6g(1袋),炙甘草6g(2袋),皂角刺6g(1袋),桔梗6g(1袋)。

【功效药理】 清热解毒,补气活血。

实验研究证明能增强机体免疫功能,促进血液循环和物质代谢,具有抗菌、抗炎作用。

【主治】 痈疽未成,或已成不得内消者。用于：①痘疹、痈疽、疮疡，气血亏虚，久不溃散；②年老、体弱患者，术后伤口渗液，久不愈合；③年老体弱、气血亏虚主要参考指标：WBC、RBC、HGB、ALB下降。

证属痈疽肿毒，气血不足，不得内消。病证方证：痈疽已成，气血不足无力托毒外达；或痈疽疮形平塌，根盘散漫，难溃难腐者；或溃后脓水稀少，坚硬不消，腐肉不退者。

【辨证[症]化裁】

1. 若热毒甚者，可加黄连 3g，黄芩、栀子各 10g，以清热解毒；

2. 若气血虚者，可去金银花、连翘、白芷，加人参 5g，白术 6g，当归 10g，以益气养血；

3. 若皮损肿赤作痛，偏血瘀者，可加乳香、没药各 6g，以活血定痛，消肿生肌。

【注意事项】　明显发热或 WBC 明显升高者，慎用。

【方源】　《外科正宗》卷一，A065。

名009　薏苡附子败酱散（张仲景）

【经典名方】　肠痈之为病，其身甲错，腹皮急，按之濡如肿状，腹无积聚，身无热，脉数，此为肠内有痈脓，薏苡附子败酱散主之。

薏苡仁十分，附子二分，败酱五分。

上三味，杵为末，取方寸匕，以水二升，煎减半，顿服，小便当下。

【方歌】

薏苡附子败酱散，解毒散结力不缓，
肠痈成脓宜急投，脓泻肿消腹自软。

【方药剂量】　薏苡仁 30g，附子 5g，败酱草 15g。

黄煌化裁方：薏苡仁 30～100g，附子 10～15g，败酱草 30～60g（鲜者连根用 100g）。

【功效药理】　排脓消痈，振奋阳气。

实验研究证明具有抗菌、抗炎作用，并能促进组织修复，改善血液循环和免疫功能。

【主治】　痈、疖、毛囊炎、头癣、手足癣、寻常疣、扁平疣等感染性皮肤病，亦常用于急慢性阑尾炎、胸腹腔各脏器的化脓性疾患，以及妇科盆腔包块、盆腔炎、子宫内膜炎等。

证属毒火聚肠，痈脓已成。病证方证：肌肤甲错，腹皮急，按之软，如肿状，身无热，脉数。

【辨证[症]化裁】

1. 若腹痛者，可加川楝子、延胡索各 10g，没药 6g，以活血止痛；

2. 若大便秘结者，可加生大黄 3g 以泻下通便；

3. 若伴发热者，可加金银花、连翘各 10g，蒲公英 15g，以清热解毒；

4. 若气虚者，可加黄芪、党参各 10g，白术 6g，以补气固本；

5. 若气滞者，可加木香 6g，川楝子 10g，以行气止痛；

6. 若血热发斑者，可加牡丹皮 10g，生地 5g，以凉血退斑。

【方源】　《金匮要略》卷中，B080，《圣济总录》卷一二九，附子汤；《校注妇人良方》卷二十四，败酱散；《证治准绳·疡医》卷二，薏苡附子散。

第二节 解 表 方

【概念】 凡具有发汗、解肌、透疹等作用的药配伍组方(参见第八章内用药的解表药),主治表证的方剂,统称解表方。本类方剂属于"八法"中的"汗法"。《素问·阴阳应象大论》曰:"其在皮者,汗而发之"等,为解表方立论之依据。

【病证方证】 表证系指六淫外邪侵袭人体的肌表、肺卫所致。以恶寒、发热、头痛或身痛、苔白或脉浮等为主证。病邪在表,病势轻浅,治宜辛散轻宣,使邪气从肌表发散外出。如治疗失时,或治疗不当,邪气不能及时外解,则易向内传变,转生它证。

由于解表方具有发散表邪、疏达腠理、宣通肺气等功用,故凡麻疹、疮疡等病初起见表证者,均可用解表剂治疗。

由于六淫之邪有寒热之属,患者体质有虚实之别,故表证有表寒证、表热证以及正虚邪实之分。

【主治】 以急性皮肤病为主,或慢性皮肤病急性发作。急性荨麻疹、皮肤瘙痒症、痒疹、湿疹、玫瑰糠疹、银屑病、接触性皮炎、多形红斑、痈、疮疡初起等皮肤病。

【分类】 分为辛温解表方、辛凉解表方、扶正解表方三类。

【注意事项】 解表剂用药多为辛散轻扬之品,故煎煮时间不宜太久,以免降低药效;服药后温覆、宜被,以助汗出,且避免风寒,以防复感。服药后,可食热粥或热开水以助取汗。汗出以遍身微汗为最佳,既不可发汗太过,亦不能发汗不彻。汗出过少,病邪不去;大汗淋漓,又易耗津。凡服解表方期间,应禁食生冷、油腻之品。

一、辛温解表方

辛温解表方,以辛温发散中药为君配伍组方,系治疗外感风寒表证的解表方。

证见恶寒发热,头痛项强,肢体酸痛,口不渴,舌苔薄白,脉浮紧或浮缓等。

常以辛温解表、宣肺止咳药,如麻黄、桂枝、羌活、苏叶、防风、杏仁、桔梗等为主配伍组方,适用于外感风寒表证。代表方麻黄汤、桂枝汤、九味羌活汤、小青龙汤等方。

名 010　麻黄汤(张仲景)

【经典名方】 同名方约 100 首,现选《伤寒论》辨太阳病,辨脉证并治方。

太阳病,头痛发热,身疼腰痛,骨节疼痛,恶风无汗而喘者,麻黄汤主之。太阳病,脉浮紧,无汗,发热,身疼痛,八九日不解,表证仍在,此当复发汗。服汤已,微除,其人发烦目瞑,剧者必衄,衄乃解。所以然者,阳气重故也,宜麻黄汤。脉浮而紧,浮则为风,紧则为寒,风则伤卫,寒则伤荣,荣卫俱病,骨节烦疼,可发其汗,宜麻黄汤。

麻黄(去节)三两,桂枝(去皮)二两,甘草(炙)一两,杏仁(去皮尖)七十个。

上四味，以水九升，先煮麻黄，减二升，去上沫，内诸药，煮取二升半，去滓，温服八合，覆取微似汗，不须啜粥，余如桂枝法将息。

【方歌】

麻黄汤中用桂枝，杏仁甘草四般施，

发热恶寒头项痛，喘而无汗服之宜。

【方药剂量】　麻黄 9g，桂枝 6g，甘草 3g，杏仁 6g。

黄煌化裁方：麻黄 10～25g，桂枝 10～15g，甘草 5～10g，杏仁 10～15g。

【功效药理】　发汗解表，宣肺平喘。

实验研究证明有显著的抗过敏、镇咳、祛痰、平喘和抗病毒作用。

【主治】　寒冷性荨麻疹、皮肤瘙痒症、寒冷性多形红斑、冷红斑、冷球蛋白血症、寒冷性脂膜炎等皮肤病，亦常用于感冒、流行性感冒、急性支气管炎、支气管哮喘等。

证属风寒束表，营卫失调，偏风寒、无汗表实者。病证方证：①发热、喘而无汗、恶寒、体痛、脉浮紧；②肌肤灼热、起疹、鼻中干燥或咳喘而胸满者；③头身肿痛，喜热，遇阴冷潮湿则加重，舌淡脉浮者。

【辨证[症]化裁】

1. 若兼痒者，可加白鲜皮、僵蚕、浮萍、丹皮、生山栀各 10g，以清热凉血，疏风止痒；

2. 若兼里热躁烦者，麻黄用量加倍，再加石膏 30g，生姜 3g，大枣 10g，以发汗解表，清热除烦；

3. 若肤生风团，迭起不止，伴胸闷气促者，可加杏仁 9g，厚朴 10g，细辛 3g，干姜 10g，以宣降肺气，祛风散寒；

4. 若肤生风团，遇冷尤甚者，可加生黄芪 15g，防风、白术、僵蚕各 10g，以固卫御风。

【用法】　水煎，分 2～3 次饭后温服。盖被取汗为度，不可大汗淋漓。

【注意事项】　病人气血津液偏虚者禁用本方。

【方源】　《伤寒论》A004，B039，C07.349。

名 011　桂枝汤（张仲景）

【经典名方】　同名方约 150 首，现选《伤寒论》辨太阳病脉证治上方。

太阳中风，阳浮而阴弱，阳浮者，热自发，阴弱者，汗自出，啬啬恶寒，淅淅恶风，翕翕发热，鼻鸣干呕者，桂枝汤主之。

桂枝（去皮）三两，芍药三两，甘草（炙）二两，生姜（切）三两，大枣（擘）十二枚。

上五味，㕮咀三味。以水七升，微火煮取三升，去滓，适寒温，服一升。服已须臾，啜热稀粥一升余，以助药力。温覆令一时许，遍身漐漐微似有汗者益佳，不可令如水流漓，病必不除。若一服汗出病差，停后服，不必尽剂。若不汗更服依前法。又不汗，后服小促其间，半日许，令三服尽。若病重者，一日一夜服，周时观之。服一剂尽，病证犹在者，更作服；若汗不出，乃服至二三剂。禁生冷、黏滑、肉面、五辛、酒酪、臭恶等物。

【方歌】

桂枝汤治太阳风，芍药甘草姜枣同，

解肌发表调营卫,表虚有汗此为功。

【方药剂量】 桂枝、芍药各 9g,炙甘草 6g,生姜 9g,大枣 6g。

黄煌化裁方:桂枝 6～12g,芍药 6～12g,炙甘草 3～6g,生姜 6～12g,大枣 12 枚。

【功效药理】 发汗解表,调和营卫。

实验研究证明桂枝汤具有较好的抗过敏、解热、抗炎、镇痛作用,并有一定协同镇静作用。

【主治】 急性荨麻疹、慢性荨麻疹、湿疹、皮肤瘙痒症、冻疮、雷诺病、小儿汗症、紫癜等病,亦常用于感冒、流行性感冒、上呼吸道感染、风湿性关节炎、妊娠呕吐等。

证属营卫不和。病证方证:①自汗、恶风、发热或自觉热感;②上冲感、动悸感、肌肉拘急疼痛;③舌淡苔白,脉浮缓无力。

【辨证[症]化裁】

1. 若便秘腹痛者,可加大黄 3g,芒硝 10g,以泻下通便;

2. 若汗多、食欲不振、脉沉迟者,可加人参 5g,以补气摄津;

3. 若胸满腹胀、咳喘、痰多者,可加厚朴 3g,杏仁 10g,以理气化痰;

4. 若外寒重者,可加麻黄 6g,以宣肺祛风,可通一身之阳;

5. 若里寒重者,可加附子 3g,以加强祛寒之力;

6. 加鸡血藤 15g,牛膝、威灵仙、归尾、红花各 10g,细辛 3g,化裁为桂枝红花汤,以通经祛寒、活血化瘀,用于治疗结节性血管炎、脂膜炎等病;

7. 麻黄汤和桂枝汤各取半份名麻黄桂枝各半汤,麻黄 5g,桂枝 6g,白芍 10g,生姜 3g,大枣 4 枚,杏仁 24 枚,炙甘草 3g,以疏风散寒,调和营卫。

【用法】 水煎服,分 3 次服,不出汗再服。

【注意事项】 调和营卫用白芍,化瘀通络用赤芍。服药后汗出病瘥停后服,或不效再服,禁食生冷、酒肉、臭恶等,尤其是"不可令如水流漓,病必不除",均为服解表方应该注意之通则。

【方源】 《伤寒论》B024,C07.322。

二、辛凉解表方

辛凉解表方,以辛凉疏散药为君配伍组方,系治疗外感风热表证的解表方。证见发热,头痛,咽痛,咳嗽,口渴,舌尖红,苔薄黄,脉浮数等。常用辛凉解表、清热解毒之薄荷、牛蒡子、桑叶、菊花、金银花、连翘等为主组方,适用于外感风热或温病初起的表证。代表方银翘散、桑菊饮、麻黄杏仁甘草石膏汤等方。

名 012 桑菊饮(吴鞠通)

【经典名方】 《温病条辨》上焦证方。

太阴风温,但咳,身不甚热,微渴者,辛凉轻剂桑菊饮主之。

咳,热伤肺络也。身不甚热,病不重也。渴而微,热不甚也。恐病轻药重,故另立轻剂方。

杏仁二钱,连翘一钱五分,薄荷八分,桑叶二钱五分,菊花一钱,苦梗二钱,甘草八分,苇根二钱。

水二杯,煮取一杯,日二服。二、三日不解,气粗似喘,燥在气分者,加石膏、知母;舌绛暮燥,邪初入营,加元参二钱、犀角一钱;在血分者,去薄荷、苇根,加麦冬、细生地、玉竹、丹皮各二钱;肺热甚加黄芩;渴者加花粉。

【方歌】

桑菊饮中桔杏翘,芦根甘草薄荷绕,

清疏肺卫轻宣剂,风温咳嗽服之消。

【方药剂量】　桑叶 7.5g,菊花 3g,杏仁 6g,桔梗 6g,甘草 3g,薄荷 2.5g,连翘 4.5g,芦根 6g。

赵炳南化裁方:桑叶、菊花、杏仁、桔梗各 9g,甘草、薄荷各 3g,连翘 9g,芦根 12g。

【功效药理】　疏风清热,解表止痒。

实验研究证明有较好的抗炎、抗菌、解热作用,并具有增强机体免疫作用。

【主治】　荨麻疹、皮肤疮疡初起等,偏风热者,亦常用于感冒、急性支气管炎、上呼吸道感染、肺炎、麻疹、急性结膜炎等。

证属风热表证。病证方证:咳嗽,身热不甚,口微渴,皮肤瘙痒,遇热痒著,皮疹为红斑、丘疹、风团,疹色鲜红,或红肿热痛。

【辨证[症]化裁】

1. 若兼气分有热者,可加石膏 15g,知母 10g,以清肺胃之热;

2. 若咳嗽频、肺中热甚者,可加黄芩、桑白皮各 10g,以清肺止咳;

3. 若咳嗽痰多、舌苔白腻者,可加陈皮 6g,半夏 9g,茯苓 10g,枳壳 6g,以宣化湿痰;

4. 若咳痰黄稠、不易咯出者,可加瓜蒌皮、黄芩、桑白皮各 10g,半夏 9g,浙贝母 10g,以清化热痰;

5. 若津伤显著、口渴甚者,可加天花粉、天冬、石斛各 10g,以清热生津;

6. 若痒甚者,可加刺蒺藜、浮萍、防风各 10g,以祛风止痒;

7. 若热入血分者,宜去薄荷、芦根,可加生地、丹皮、麦冬、玉竹各 10g,以凉血养阴。

【注意事项】　本方多为芳香轻宣之品,不易久煎。对于外感风寒咳嗽,非本方所宜。

【方源】　《温病条辨》卷一,B054,C07.325。

名 013　银翘散(吴瑭)

【经典名方】　同名方约四首,现选《温病条辨》卷一上卷篇方。

辛凉平剂银翘散方。

连翘一两,银花一两,苦桔梗六钱,薄荷六钱,竹叶四钱,生甘草五钱,芥穗四钱,淡豆豉五钱,牛蒡子六钱。

上杵为散,每服六钱,鲜苇根汤煎,香气大出,即取服,勿过煮。肺药取轻清,过煎则味厚而入中焦矣。病重者,约二时一服,日三服,夜一服;轻者三时一服,日二服,夜一服。病不解者,再作服。

胸膈闷者,加藿香三钱,郁金三钱,护膻中;渴甚者,加花粉;项肿咽痛者,加马勃、元参;衄者,去芥穗、豆豉,加白茅根三钱,侧柏炭三钱,栀子炭三钱;咳者,加杏仁利肺气;二、三日病犹在肺,热渐入里,加细生地、麦冬保津液;再不解,或小便短者,加知母、黄芩、栀子之苦寒,与麦、地之甘寒,合化阴气,而治热淫所胜。

【方歌】

银翘散主上焦疴,竹叶荆牛豉薄荷,
甘桔芦根凉解法,清疏风热煮无过。

【方药剂量】 金银花、连翘各30g,苦桔梗、薄荷各18g,竹叶12g,生甘草15g,荆芥穗12g,淡豆豉15g,牛蒡子18g。

【功效药理】 辛凉透表,清热解毒。

实验研究证明具有显著的解热、抗炎、抗菌、抗病毒和抗过敏作用。

【主治】 急性荨麻疹、皮肤瘙痒症、湿疹、玫瑰糠疹、银屑病、接触性皮炎、多形红斑等,亦常用于流行性感冒、肺炎、麻疹、流行性腮腺炎、扁桃体炎、咽峡疱疹等。

证属温病初起的风热之证。病证方证:发热重,恶寒轻,身痛,皮肤瘙痒,遇热则痒重,口干咽痛,舌苔薄白,舌尖边红,脉浮数或浮滑,皮疹为红斑、丘疹、风团、水疱等。

【辨证[症]化裁】

1. 若渴甚者,可加天花粉、葛根各10g,以生津止渴;

2. 若咽喉肿痛者,可加马勃5g,射干6g,玄参10g,以清热利咽;

3. 若血热者,去荆芥穗、淡豆豉,可加白茅根15g,侧柏炭、栀子炭各10g,以凉血止血;

4. 若热渐入里,小便短赤者,可加麦冬10g,生地5g,知母、黄芩、栀子各

10g,以泻火清热;

5. 若挟湿者,可加薏苡仁、泽泻各10g,法半夏6g,以清热祛湿;

6. 若痒甚者,可加刺蒺藜、地肤子各10g,以祛风止痒;

7. 若食滞中阻者,可加枳实6g,神曲、山楂各10g,麦芽15g,以消食导滞。

【用法】 每次18g,一日2~3次,鲜苇根汤煎服。或中药配方颗粒冲服。

【注意事项】 外感风寒表证禁用;不宜久煎。

【方源】 《温病条辨》卷一,B084,C07.347。

名014 麻黄杏仁甘草石膏汤(张仲景)

【经典名方】 简称麻杏甘石汤。同名方17首,现选《伤寒论》辨脉证并治方。太阳病发汗后,不可更行桂枝汤,汗出而喘,无大热者,可与麻黄杏仁甘草石膏汤。

麻黄(去节)四两,杏仁(去皮尖)五十个,甘草(炙)二两,石膏(碎,锦裹)半斤。

上四味,以水七升,煮麻黄减二升,去上沫,内诸药,煮取二升,去滓,温服一升。

【方歌】

麻杏甘草石膏汤,四药结合有专长,
胴热壅盛气喘急,辛凉疏泄此法良。

【方药剂量】 麻黄、杏仁各9g,石膏18g,甘草6g。

黄煌化裁方:麻黄10~20g,杏仁10~15g,石膏20~100g,甘草5~10g。石膏依热度酌定加减量。

【功效药理】 宣肺涤饮,清热降逆。

实验研究证明具有较好的解热、抗炎、镇咳、抑制和抗病毒作用。

【主治】 荨麻疹、皮肤瘙痒症、湿疹、寻常型银屑病、病毒性皮肤病伴咳喘等,亦常用于上呼吸道感染、大叶性肺炎、支气管哮喘、麻疹合并肺炎、肺心病等。

证属表邪化热壅肺、肺失宣降。病证方证:①发热、汗出,舌红唇燥,喘咳急迫而烦渴者;②发热而口鼻干燥,痰唾黏稠,欲饮水者;③小便不利,面目浮肿,上逆,烦闷,舌苔白干,脉浮数或洪滑。

【辨证[症]化裁】

1. 若热盛者,可加金银花、连翘、栀子、黄芩、重楼、鱼腥草各 10g,黄连 3g,以加强清热解毒之功;

2. 若哮喘久而不止者,可加半夏 6g,瓜蒌 10g,陈皮 6g,枳实 6g,生姜 3g,以化痰止喘;

3. 若咳喘较甚者,可加苏子、葶苈子、桑白皮、地龙各 10g,以降气平喘;

4. 若咳嗽痰稠者,可加瓜蒌、黄芩、浙贝母各 10g,以清化热痰;

5. 若咽痛者,可加桔梗 10g,姜半夏 6g,以祛痰利咽;

6. 若胸闷、烦躁失眠者,可加连翘、黄芩、山栀各 10g,以清火安神;

7. 本方与小柴胡汤、五苓散、射干麻黄汤、橘枳姜汤,都可以用于新冠肺炎的治疗。

【注意事项】 使用时石膏倍于麻黄。

【方源】 《伤寒论》B041,C07.350。

三、扶正解表方

扶正解表方,以解表药与补益药为君配伍组方,系治疗体虚外感的解表方。具有扶助正气、发散表邪的作用,适用于体质素虚又感受外邪的表证。

对于体虚皮肤病及感冒,既要解表,又需扶正。若单纯解表,则正虚不堪发散,单纯补虚,又恐邪恋,治疗必须正邪兼顾。扶正解表方根据阴阳、气血虚弱之不同,以解表药分别配伍益气、助阳、滋阴、养血等药组方。

代表方败毒散、加减葳蕤汤、再造散等方。

名015 荆防败毒散(刘裕铎)

【经典名方】 荆芥、防风、羌活、独活、前胡、柴胡、桔梗、川芎、枳壳(麸炒)、茯苓各一钱,人参、甘草各五分,姜三片,水二钟,煎八分,食远服,寒甚加葱三支。

【方歌】

荆防败毒治初疮,憎寒壮热汗出良,
羌独前柴荆防桔,芎枳参苓甘草强。

【方药剂量】 荆芥、防风、羌活、独活、前胡、柴胡、桔梗、川芎、枳壳(麸炒)、茯苓各 3g,人参、甘草各 1.5g,姜三片。

袁兆庄化裁方:荆芥、防风、羌活、独活、柴胡、前胡、川芎、枳壳、桔梗、茯苓各 30g,甘草 15g。共研细末。

【功效药理】 解表散寒,祛风止

痒,消疮止痛。

实验研究证明具有抗炎、解热、镇痛、抗病毒作用。

【主治】 荨麻疹、慢性湿疹、痈、疮疡初起等。

证属风寒表证。病证方证:恶寒,发热,肢体酸痛,无汗,口不渴,舌苔薄白,脉浮,皮疹为红斑、风团,疹色淡红或淡白,或为水疱、脓疱,周边红肿疼痛。

【辨证[症]化裁】

1. 若寒甚者,可加葱白 15g,桂枝 10g,以解表散寒。

2. 若表寒且里热证候亦显著者,可去独活、川芎,加金银花、连翘、牛蒡子、芦根各 10g,以清热解表。

3. 加引经药,以引药达病处。若病在上部者,可加白芷、升麻各 6g;在胸部者,宜重用桔梗;在手部者,可加桑枝 6g,桂枝 6g;在腰部者,可加杜仲 10g;在下肢者,可加木瓜、川牛膝各 10g。

【用法】 每次 3～10g,一日 2 次,温水送服。

【注意事项】 阴虚、表虚、体虚者慎用。

【方源】 《医宗金鉴·外科心法要诀》卷六十四,B034。

名 016 麻黄细辛附子汤(张仲景)

【经典名方】 少阴病,始得之,反发热脉沉者,麻黄细辛附子汤主之。

麻黄(去节)二两,细辛二两,附子(炮,去皮,破八片)一枚。

上三味,以水一斗,先煮麻黄,减二升,去上沫,内诸药,煮取三升,去滓,温服一升,日三服。

【方歌】

麻黄细辛附子汤,解表散寒两法彰,

银屑疱湿荨麻疹,表里兼治皮肤康。

【方药剂量】 麻黄 6g,附子 9g,细辛 3g。

黄煌化裁方:麻黄 10～15g,炮附子 10～30g,细辛 5～10g。

【功效药理】 解表散寒,开泄腠理。

实验研究证明具有镇痛、抗炎、抗过敏、抗病毒作用,对呼吸道病毒有体外抑制作用。

【主治】 带状疱疹、红皮病型银屑病、湿疹、慢性荨麻疹等病,亦常用于流行性感冒、支气管炎、病态窦房结综合征、风湿性关节炎等。

证属阳虚外寒。病证方证:①精神萎靡困倦、恶寒尤甚;②舌淡、苔薄滑、脉沉迟或微弱者。

【辨证[症]化裁】

1. 若浮肿、贫血貌者,可加黄芪 30g,党参 15g,以补气利水;

2. 若大便溏者,可加白术 6g,茯苓 10g,以健脾益气;

3. 若消瘦、食欲欠佳者,可加桂枝 6g,甘草、生姜各 3g,大枣 10g,以助阳扶卫。

【用法】 水煎,分 2～3 次热服,取微汗为度。

【方源】 《伤寒论》B038。

第三节 泻 下 方

【概念】 凡具有泻下、通便、攻积、逐水等作用的中药配伍组方(中药参见第八章内用药的泻下药),主治里实证的方剂,称为泻下方。

本类方剂属于"八法"中的"下法"。

《素问·阴阳应象大论》中"其下者,引而竭之;中满者,泻之于内"等论述,为泻下方立论之依据。

【病证方证】 泻下方适用于治疗里实证。

凡因实热积滞、冷积不化、燥屎内结、结痰停饮、瘀血内停、宿食不消、虫积所致之脘腹胀满、腹痛拒按、大便秘结或泄泻、舌苔厚、脉沉实等里实证者,均可用泻下方治疗。

里实证有热结、寒结、燥结、水结之别,正气有盛衰之异。

【主治】 湿疹、皮炎、荨麻疹、结节性红斑、痤疮、红斑狼疮、银屑病等皮肤病。

【分类】 泻下方分为寒下方、温下方、润下方、逐水方和攻补兼施方五类。

【注意事项】 泻下方大多药力峻猛,易伤胃气,故应得效即止,慎勿过剂。服药期间应注意调理,忌食油腻或不易消化的食物,以免重伤胃气。

对年老体弱、孕妇、产妇或月经期、病后伤津亡血者,均应慎用或禁用。

若表证未解,里实未成,不可使用泻下方。

若表证未解,里实成,可根据里实的轻重,或先解表后治里,或表里同治。

若兼瘀血、虫积、痰浊,则宜配伍祛瘀药、驱虫药、化痰药等组方治之。

寒下方

寒下方,以寒性泻下药为君配伍组方,系治疗里热实证的泻下方。具有泻热通便的作用,适用于里热积滞实证。证见大便秘结,腹部胀满疼痛,甚或潮热,舌苔黄厚,脉实等。常以寒下药,如大黄、芒硝等药为主配伍组方。

由于寒邪易阻滞胃肠气机,甚则导致气滞血瘀,故在方中常配伍行气活血之品,如枳实、厚朴、桃仁、牡丹皮等药。

代表方大承气汤、小承气汤、调胃承气汤、桃仁承气汤等方。

名017 大承气汤(张仲景)

【经典名方】 大承气汤约有58首,首选《伤寒论》辨阳明病脉证并治方。

阳明病,脉迟,虽汗出,不恶寒者,其身必重,短气,腹满而喘,有潮热者,此外欲解,可攻里也。手足濈然而汗出者,此大便已鞕也,大承气汤主之。

大黄(酒洗)四两,厚朴(炙,去皮)半斤,枳实(炙)五枚,芒硝三合。上四味,以水一斗,先煮二物,取五升,去滓,内大黄,煮取二升,去滓,内芒硝,更上火微一两沸,分温再服。得下,余勿服。

【方歌】

大承气汤用硝黄,配伍枳朴泻力强,

痞满燥实四证见,峻下热结宜此方,
去硝名曰小承气,便秘痞满泻热良,
调胃承气硝黄草,便秘口渴急煎尝。

【方药剂量】 大黄12g,厚朴24g,枳实12g,芒硝9g。

黄煌化裁方:大黄10～30g,厚朴12～30g,枳实12～25g,芒硝12～30g。

【功效药理】 峻下热结,解毒消疮。

实验研究证明能增强胃肠道运动功能,增加肠血流量,降低肠黏膜通透性。

【主治】 湿疹、皮炎、荨麻疹、结节性红斑、痤疮、红斑狼疮等,亦常用于急性单纯性肠梗阻、急性胆囊炎、急性阑尾炎、急性胰腺炎等。

1.治疗由实热蕴结、热盛灼津所致皮肤结节、丘疹或红斑,疼痛或瘙痒。大黄、芒硝相须为用,峻泻热结,厚朴、枳实行气破结,助硝、黄推荡之力,以泻热解毒。四药合用,为寒下峻剂,使肺热、胃热自肠腑而下。

2.实热证之轻症,患者虽有潮热、心烦、腹胀满、便秘,但燥热不明显,或表证未解,脉弱、滑疾等,可去芒硝,减枳实、厚朴药量,而大黄用量不变,即小承气汤。常用于治疗皮肤病,如痤疮、湿疹、丹毒等,皮损表现为结节、丘疹或红斑,疼痛或瘙痒。

3.实热初结,患者表现为蒸蒸发热,心烦,或谵语,腹胀满,燥热明显,而痞满不明显,可去枳实、厚朴,加炙甘草6g,即调胃承气汤。常用于治疗皮肤病,如痤疮、银屑病、湿疹等,皮损

多表现为痛性结节,或斑丘疹,瘙痒明显。

4.实热证病邪化热入里,瘀血互结者,可去枳实、厚朴,加桃仁、桂枝各10g,炙甘草6g,即桃仁承气汤。常用于治疗过敏性紫癜、结节性红斑、湿疹、荨麻疹、痤疮、红斑狼疮等皮肤病,皮损表现为结节,疼痛拒按;丘疹或红斑,疼痛或瘙痒。治疗急性湿疹加萆薢10g,蝉蜕6g,金银花、麻黄各10g,土茯苓20g;治疗结节性红斑,加薏苡仁15g,茜草、麻黄各10g;治疗脂溢性皮炎,加连翘10g,蝉蜕6g,麻黄10g;治疗过敏性紫癜,加丹皮、栀子、白蒺藜、麻黄各10g,蝉蜕6g。

5.皮损瘙痒为甚者,加白鲜皮、丹皮、赤芍各10g,以祛风止痒、清热凉血;患者便秘显著者,大黄可重用;兼阴津不足者,加玄参、生地、丹参各10g,以滋阴润燥。

6.化裁加减很重要,凭医师经验与胆识,根据患者病情辨证论治,确定适宜剂量,刘清泉报道,治疗新冠肺炎曾用大黄90g而取效,成功抢救重危患者。

【用法】 煎汤口服,先煎煮枳实、厚朴,再加入大黄,去掉药渣后再溶解芒硝;或颗粒剂冲服。

【注意事项】 服药期间忌辛辣腥品、海鲜发物;中病即止,以免损耗正气;气虚阴亏、燥结不甚者,脾胃虚弱、胃纳欠佳者及年老、体弱者均应慎用;孕妇禁用。

【方源】 《伤寒论》B013,C07.183。

第四节 和 解 方

【概念】 凡具有和解少阳、调和肝脾、调和寒热等作用的中药配伍组方,治疗伤寒邪在少阳、肝脾不和、寒热错杂的方剂,统称和解方。

本类方属于"八法"中的"和法"。

【病证方证】 和解方的配伍组方具有"和"之意,正如张介宾所释:"和方之制,和其不和者也。"

凡病兼虚者,补而和之;兼滞者,行而和之;兼寒者,温而和之;兼热者,凉而和之。

和之为义广矣,亦犹土兼四气,其与补泻温凉之用,无所不及,务在调平元气。(《景岳全书·新方八略》)故其应用范围较广,主治病证亦较复杂。

【主治】 皮肌炎、盘状红斑狼疮、红斑狼疮、带状疱疹、多形红斑、皮肤瘙痒症、神经性皮炎、黄褐斑、黑变病、痤疮、酒渣鼻、汗疱疹、慢性荨麻疹、斑秃、多汗症、结节性红斑等。

【分类】 分为和解少阳方、调和肝脾方、调和寒热方三类。

【注意事项】 和解方以祛邪为主,故纯虚者不宜用,以防其伤正。凡外感疾病邪在肌表,未入少阳,或邪已入里,阳明热盛或热结者,均不宜使用和解方。

一、和解少阳方

和解少阳方,以疏通调和药为君配伍组方,系治疗外感热病邪在少阳(半表半里)的和解方,适用于伤寒少阳证。

证见往来寒热,胸胁苦满,心烦喜呕,默默不欲饮食,口苦,咽干,目眩,脉弦等。

由于少阳位居半表半里,是津液出入之通道,病邪进退之枢纽,故邪在少阳,每易引起气滞不行、痰浊湿热内阻之证。

因此,和解少阳方除常用柴胡、青蒿与黄芩相配为主配伍组方外,尚需根据临床证候的不同配伍其他药物,如兼有气虚者,佐以益气扶正之品,并防邪陷入里;兼有湿邪者,佐以通利湿浊之品,从下而解。

代表方小柴胡汤、达原饮等方。

名018 小柴胡汤(张仲景)

【经典名方】 同名方约100首,现选《伤寒论》辨太阳病脉证并治方。

伤寒五六日中风,往来寒热,胸胁苦满,默默不欲饮食,心烦喜呕,或胸中烦而不呕,或渴,或腹中痛,或胁下痞硬,或心下悸、小便不利,或不渴、身有微热,或咳者,小柴胡汤主之。

柴胡半斤,黄芩三两,人参三两,半夏(洗)半升,甘草(炙)、生姜(切)各三两,大枣(擘)十二枚。

上七味,以水一斗二升,煮取六升,去滓,再煎取三升,温服一升,日三服。若胸中烦而不呕者,去半夏、人参,加栝蒌实一枚;若渴,去半夏,加人参,合前成四两半,栝蒌根四两;若腹中痛者,去黄芩,加芍药三两;若胁下痞硬,去大枣,加牡蛎四两;若心下悸、小便不利者,去黄芩,加茯苓四两;若不渴,外有微热者,去人参,加桂枝三两,温覆微汗愈;若咳者,去人参、大枣、生姜,加五味子半升、干姜二两。

【方歌】

小柴胡汤和解方,半夏人参甘草藏,

更加黄芩生姜枣,少阳为病此方良。

【方药剂量】 柴胡24g,黄芩、半夏、人参、甘草、生姜各9g,大枣4枚。

黄煌化裁方:柴胡10～30g,黄芩6～10g,半夏6～15g,人参5～10g,甘草5～10g,生姜10～15g,大枣5～10枚。

【功效药理】 和解少阳。

实验研究证明具有降低酵菌致热作用,药后3h作用最强,具有解热、抗炎、抗病毒、免疫调节和保肝利胆作用。

【主治】 皮肌炎、盘状红斑狼疮、带状疱疹、多形红斑、皮肤瘙痒症、神经性皮炎、黄褐斑、痤疮、斑秃、多汗症等,亦常用于感冒、小儿肺炎、疟疾、慢性肝炎、胆囊炎、急性胰腺炎、胆汁反流性胃炎、胃溃疡等。

证属伤寒少阳、邪在半表半里。病证方证:寒热往来,低热,胸闷胁满,不欲饮食,心烦喜呕,口苦,咽干,头晕目眩,肢体无力,舌苔薄白,脉弦,皮疹为红斑、紫斑、水疱、大疱等。

【辨证[症]化裁】

1. 若胸中烦而不呕者,可去半夏、人参,加瓜蒌实10g,以开结散热除烦;

2. 若渴热伤津液者,可去半夏,加瓜蒌根10g,重用人参,以清热生津解渴;

3. 若腹中痛者,可去黄芩,加白芍10g,以柔肝缓急止痛;

4. 若心下悸而小便不利者,可去黄芩,加茯苓10g,以利水、清心、除烦;

5. 若不渴、兼感表邪外有微热者,可去人参,加桂枝6g,以解肌发表而不留邪;

6. 若咳者,可去人参、大枣、生姜,加五味子6g,干姜3g,以温肺散寒而止咳;

7. 若寒重者,可加桂枝6g,以解表散寒,温经通络;

8. 若热重者,可去人参,加黄连3g,以清热燥湿、泻火解毒;

9. 若兼有便秘、腹胀满、脉沉实者,可加生大黄3g,枳实6g,白芍10g,以清解表里、通里攻下。

【注意事项】 肝火偏盛及阴虚血少者禁用。

【方源】 《伤寒论》B075,C07.192。

二、调和肝脾方

调和肝脾方,以疏肝理气、调理气机的药配伍组方,系治疗肝郁脾虚证、肝旺脾虚证的和解方。

适用于肝气郁结,横犯脾胃;或脾虚不运,营血不足,肝失濡养,疏泄失常而导致肝脾不和病证。证见脘腹胸胁胀痛,神疲食少,月经不调,腹痛泄泻,以及手足不温等。

治宜疏肝理脾,常用疏肝理气和健脾和血,药如柴胡、枳壳、陈皮、白茯苓、白芍、当归等为主配伍组方。

代表方四逆散、逍遥散、痛泻要方等。

名019　四逆散（张仲景）

【经典名方】　少阴病，四逆，其人或咳，或悸，或小便不利，或腹中痛，或泄利下重者，四逆散主之。

甘草（炙）、枳实（破，水渍，炙干）、柴胡、芍药。

上四味，各十分，捣筛，白饮和服方寸匕，日三服。咳者，加五味子、干姜各五分，并主下利；悸者，加桂枝五分；小便不利者，加茯苓五分；腹中痛者，加附子一枚，炮令坼；泄利下重者，先以水五升，煮薤白三升，煮取三升，去滓，以散三方寸匕，内汤中，煮取一升半，分温再服。

【方歌】

四逆散里用柴胡，芍药枳实甘草须，

此是阳虚成厥逆，疏和抑郁厥自除。

【方药剂量】　甘草（炙）、枳实、柴胡、芍药各6g。

黄煌化裁方：柴胡6～10g，白芍6～30g，枳壳6～10g，炙甘草6～10g。

【功效药理】　透邪解郁，疏肝理脾。

实验研究证明具有保护肝细胞膜，改善肝损伤，促进胆汁分泌作用。

【主治】　黄褐斑、丘疹性痤疮、脓疱性痤疮、荨麻疹、胆碱能性荨麻疹、丘疹性荨麻疹、血管性水肿、带状疱疹后遗神经痛、黑变病、色素性玫瑰疹、多汗症等，亦常用于慢性肝炎、胆囊炎、胆汁反流性胃炎、肋间神经痛、肠神经官能症、附件炎、乳腺增生等。

证属：肝脾气郁，阳郁厥逆。病证方证：①柴胡证或为对疼痛敏感、经常手冷、易紧张、肌肉易痉挛的柴胡体质；②胸胁苦满、疼痛，腹痛腹胀；③舌质坚老而暗，或舌有紫点，脉弦。

【辨证[症]化裁】

1. 若食积者，可加焦山楂、神曲各10g，以健脾消食；

2. 若大便秘结者，可加大黄3g，以泄热通便。

【注意事项】　对阳衰阴盛者，忌用本方。

【方源】　《伤寒论》B059。

名020　逍遥散（陈师文）

【经典名方】　同名方约60首，现选《太平惠民和剂局方》卷九，治妇人诸疾方。

治血虚劳倦，五心烦热，肢体疼痛，头目昏重，心忡颊赤，口燥咽干，发热盗汗，减食嗜卧，及血热相搏，月水不调，脐腹胀痛，寒热如疟。又疗室女血弱阴虚，荣卫不和，痰嗽潮热，肌体羸瘦，渐成骨蒸。

甘草（微炙赤）半两，当归（去苗、剉、微炒）、茯苓（去皮、白者）、芍药（白）、白术、柴胡（去苗）各一两。

上为粗末。每服二钱，水一大盏，烧生姜一块切破，薄荷少许，同煎至七分，去渣热服，不拘时候。

【方歌】

逍遥散用当归芍，柴苓术草加姜薄，

疏肝健脾又调经，丹栀加入热无着。

【方药剂量】　甘草（微炙赤）4.5g，当归（去苗、剉、微炒）、茯苓（去皮、白者）、芍药（白）、白术、柴胡（去苗）各9g。

天江药业袋装配方颗粒经典协定方：柴胡 12g（2 袋），白芍 20g（2 袋），茯苓 20g（2 袋），白术 15g（2 袋），当归 10g（1 袋），炙甘草 6g（2 袋）。

赵炳南化裁方：柴胡、当归、白芍、白术、茯苓各 9g，甘草、生姜、薄荷各 3g。

【功效药理】 舒肝解郁，健脾和营。

实验研究证明具有改善肝细胞膜通透性，促进肝细胞再生，调节内分泌，有拮抗孕激素和子宫 NOS 作用。

【主治】 黄褐斑等色素沉着性皮肤病、结节性红斑、皮肤瘙痒症、神经性皮炎、红斑狼疮、慢性荨麻疹、痤疮、酒渣鼻、汗疱疹等，亦常用于慢性肝炎、肝硬化、胆囊炎、胆石症、胃及十二指肠溃疡、经前期综合征、乳腺增生等。

证属肝郁脾虚血弱。病证方证：寒热往来，两胁作痛，少腹胀满，头晕目眩，口干咽燥，脾气急躁，月经不调，痛经，舌质淡红，舌苔薄黄，脉弦，皮损可表现为黑斑、红斑、丘疹、风团、抓痕、血痂、苔藓样变等。

【辨证[症]化裁】

1. 若肝郁血虚发热、而见月经不调者，加丹皮、栀子各 10g，即丹栀逍遥散，以健脾疏肝，凉血清肝，用于治疗慢性荨麻疹、痤疮、黄褐斑、神经性皮炎、湿疹、过敏性皮炎、激素依赖性皮炎等；

2. 加牡丹皮、山栀各 15g，名加味逍遥散，养血健脾，疏肝清热，主治自汗盗汗，烦躁易怒；

3. 加生地或熟地 6g，名黑逍遥散，疏肝健脾，养血调经，主治肝脾血虚；

4. 若胁痛甚者，可加延胡索、香附各 10g，以解郁止痛；

5. 若血虚者，可加熟地、制首乌各 10g，以养血滋阴；

6. 若气郁者，可加香附、郁金、青皮、香橼、佛手各 10g，以行气解郁；

7. 若色斑日久不退者，可加凌霄花、红花各 10g，以活血化斑；

8. 若夜寐不安、肝区隐痛者，可加合欢皮、夜交藤、川楝子各 10g，以解郁安神。

【注意事项】 ①对于阴虚阳亢者慎用本方；②感冒及月经过多者，不宜使用。

【方源】 《太平惠民和剂局方》B073，C07.331。

名 021 痛泻要方（朱震亨）

【经典名方】 同名方四首，现选《丹溪心法》二卷方，泄泻十，治痛泄方。

炒白术三两，炒芍药二两，炒陈皮两半，防风一两。久泻加升麻六钱。

上剉，分八帖，水煎，或丸服。

【方歌】

痛泻要方鸣泻痛，白术白芍陈防风，
当作伤食就医错，脾虚肝郁是源宗。

【方药剂量】 炒白术 9g，炒白芍 6g，炒陈皮 4.5g，防风 3g。

【功效药理】 健脾柔肝，祛湿止泻。

实验研究证明能调节肠道初级感觉神经纤维及脊髓后角 SP、VIP 的分泌，减弱背角神经兴奋性，提高内脏痛阈，降低肠道敏感性。

【主治】 过敏性紫癜、急性肠炎、慢性结肠炎等。

证属脾虚肝乘。病证方证:腹痛肠鸣,痛则即泻,泻后痛减,舌苔薄白,脉弦或虚。

【辨证[症]化裁】

1. 若久泻者,可加炒升麻 6g,茯苓 10g,以升阳渗湿止泻;

2. 若脾虚气不摄血者,可重用白术,酌加党参、山药、茜草各 10g,以益气、健脾、止血;

3. 若伴纳呆者,可加鸡内金、焦三仙各 10g,以消食导积;

4. 若兼风热者,可加金银花、连翘各 10g,以疏风清热;

5. 若见血热者,可加牡丹皮 10g,白茅根 15g,以清热凉血;

6. 若血瘀者,可加桃仁 10g,红花 6g,以活血化瘀。

【注意事项】　对于阳明湿热和热毒的腹痛泄泻,忌用本方。

【方源】　《丹溪心法》B065。

三、调和肠胃方

调和肠胃方,以具有调理肠胃气机作用的药配伍组方,系治疗胃肠气滞证的和解方。

适用于邪犯肠胃,中焦寒热互结证。其证因寒热互结,胃肠升降失和而致。

证见心下痞满,腹胀食少,恶心呕吐,肠鸣下利等。

常用辛开、苦降之品,如干姜、生姜、半夏、黄连、黄芩等药为主组成寒热并用的方。

代表方半夏泻心汤、甘草泻心汤等方。

名 022　半夏泻心汤(张仲景)

【经典名方】　同名方约 29 首,现选《伤寒论》辨太阳病脉证并治方。

若心下满而鞕痛者,此为结胸也,大陷胸汤主之。但满而不痛者,此为痞,柴胡不中与之,宜半夏泻心汤。

半夏半升(洗),黄芩、干姜、人参、甘草(炙)各三两,黄连一两,大枣十二枚(擘)。

上七味,以水一斗,煮取六升,去滓,再煎取三升,温服一升,日三服。

【方歌】

半夏泻心黄连芩,干姜草枣人参行,

辛开苦降消痞满,治在调和阳与阴。

【方药剂量】　半夏 12g,黄芩、干姜、人参、甘草各 9g,黄连 3g,大枣 12 枚。

黄煌化裁方:半夏 10~15g,黄连 3~5g,黄芩、干姜、甘草、人参各 5~10g,大枣 12 枚。

【功效药理】　和胃降逆,散结消痞。

实验研究证明对胃肠运动有双相调节作用,促进胃动素分泌,提高血浆胃动素水平。并具有抗炎、抗菌、调节机体免疫功能作用。

【主治】　慢性荨麻疹、慢性湿疹、支原体感染等病,亦常用于急慢性胃肠炎、胃肠功能紊乱、胃及十二指肠溃疡、神经性呕吐、小儿消化不良、早期肝硬化等。

证属寒热错杂。病证方证:①上腹部满闷不适,有轻度胀痛,但按之无抵抗感,可伴有恶心、呕吐、腹泻、肠鸣等胃肠道症状;②烦躁、内热感、多梦、失眠;③舌苔薄腻,或黄腻,或黄白相兼。

【辨证[症]化裁】

1. 若气滞者,可加枳实、升麻各6g,以开结散滞;

2. 若食积者,可加神曲、焦槟榔各10g,以消食化积;

3. 若腹泻便溏者,炮姜易干姜,加焦山楂10g,以温中止泻;

4. 若胃纳不佳者,可加陈皮6g,砂仁3g,以健脾开胃;

5. 若呕吐腹满甚者,可加代赭石20g,莱菔子10g,枳实6g,以降逆止呕,行气除满。

【注意事项】 对于因气滞、食积、痰浊内结所致的痞满者,本方不宜应用。

【方源】《伤寒论》A007,B004,C07.218。

名023 甘草泻心汤(张仲景)

【经典名方】 同名方20首,现选《伤寒论方》。

伤寒中风,医反下之,其人下利日数十行,谷不化,腹中雷鸣,心下痞硬而满,干呕心烦不得安,医见心下痞,谓病不尽,复下之,其痞益甚。此非结热,但以胃中虚,客气上逆,故使硬也。甘草泻心汤主之。

甘草(炙)四两,黄芩三两,人参三两,干姜三两,半夏(洗)半升,大枣(擘)十二枚,黄连一两。

上六味,以水一斗,煮取六升,去滓,再煎取三升,温服一升,日三服。

【方歌】

甘草泻心用芩连,干姜半夏参枣全。
心下痞硬下利甚,更治狐惑心热烦。

【方药剂量】 甘草(炙)12g,黄芩、干姜、人参、半夏(洗)各9g,大枣(擘)12枚,黄连3g。

黄煌化裁方:姜半夏10g,黄芩15g,干姜10g,党参15g,炙甘草20g,黄连5g,大枣12枚。

【功效药理】 益气和胃,消痞止呕。

实验研究证明具有调节胃黏液分泌,抗炎,抗溃疡并能增强机体免疫力,提高抗缺氧能力。

【主治】 湿疹、带状疱疹、银屑病等渗出较多的皮肤黏膜疾病及白塞病、复发性口腔溃疡、手足口病等,以口腔溃疡为表现的疾病。

证属中虚湿热。病证方证:口腔、咽喉、直肠、阴道黏膜糜烂者。

【辨证[症]化裁】

1. 若兼食滞者,加焦山楂、神曲各10g,以消食导滞;

2. 若痞满甚者,去大枣之甘壅,加枳实10g,大黄6g,以理气、泻下、消痞;

3. 唇、颊、腭溃疡疼痛,伴口臭者,去人参,加川牛膝10g,生石膏30g,防风、栀子、藿香、知母各10g,以清热泻火;

4. 口舌溃疡,舌红少苔,口干无津者,加麦冬、玉竹、知母、玄参、石斛各10g,生地黄30g,以滋阴清热。

【方源】《伤寒论》A011。

第五节 清 热 方

【概念】 凡具有清热、泻火、凉血、解毒,或清透虚热等作用的药(参见第八章内用药的清热药)配伍组方,系治疗里热证的方剂,统称清热方。

本类方属于"八法"中的"清法"。

《素问·至真要大论》曰:"热者寒之""温者清之"等,即为清热剂之立论依据。

【病证方证】 温、热、火同一属性,温为热之源,火为热之极,故统称为热,均可用清热方治疗。

清热方适用于里热证。里热有在气、在营、在血、在胸胁及在脏腑之区别,又有实热、虚热之分。

此外,兼有清热作用的治法尚有清热开窍、清热息风、清热祛湿、清热解表、攻下实热等,分别列于清热解毒、开窍、治风、祛湿、解表、泻下等章中,可以互参。

【主治】 以急性皮肤病或慢性病急性发作的皮肤病为主,如急性荨麻疹、急性皮炎、急性湿疹、面部激素依赖性皮炎、脂溢性皮炎、婴儿湿疹、阴囊湿疹、多形红斑、红斑狼疮、麻疹、猩红热、带状疱疹、红皮病、川崎病、口炎、口腔黏膜糜烂溃疡、天疱疮、疱疹样皮炎、结节性痒疹、痤疮、酒渣鼻等。

【分类】 分为清气分热方、清营凉血方、气血两清方、清脏腑热方、清虚热方五类。

【注意事项】 表证已解,里热已成或里热虽盛,尚未结实的情况下使用。

使用时要注意以下事项:①辨部位,若热在气而凉血,则必然引邪入里;热在血而清泻,则必使邪不外透遂而痼结深伏。②辨真假。切不可误用于真寒假热之证。③辨虚实。实热宜清之,若屡用清热泻火之剂而热仍不退者,则是阴液耗伤,虚热内生,切忌再投苦寒之药,以免化燥伤阴,当改甘寒滋水之法,滋阴透热。④权衡热证之程度,病情之轻重,量证投药,药证相符。热重而量轻,则无异于杯水车薪;热轻而量重,势必热去而伤阳,伐之过度。⑤注意护胃、保津。寒凉苦燥之药最易伤阳败胃劫津,不宜久服,必要时可配伍和胃护阴之品。⑥根据病情需要,有时需要使用"反佐"之法,即在组方时予少许热药,其用量宜轻、宜少,或采用凉药热服之法,目的是为了消除因邪热炽盛出现的寒热格拒现象。

一、清气分热方

清气分热方,以清气泻热药为君配伍组方,系治疗气分热证的清热方。

证见壮热,烦渴,大汗,脉洪大有力;或热病后期,气分余热未清,气津两伤,证见身热多汗,心胸烦闷,口干舌红等。

常用石膏、知母、竹叶清热药为主,配伍人参、麦冬等益气养阴药组方,适用于热在气分,热盛津伤,或气阴两伤之证。

代表方白虎汤、竹叶石膏汤等方。

名024 白虎汤（张仲景）

【经典名方】 同名方约80首，现选《伤寒论》辨太阳病脉证并治方。

伤寒，脉浮滑，此表有热，里有寒，白虎汤主之。

知母六两，石膏（碎）一斤，甘草（炙）二两，粳米六合。

上四味，以水一斗，煮米熟汤成，去滓。温服一升，日三服。

【方歌】

白虎膏知甘草粳，气分大热此方清，
热渴汗出脉洪大，加入人参气津生。

【方药剂量】 石膏（碎）50g，知母18g，甘草（炙）6g，粳米9g。

黄煌化裁方：生石膏30～100g，知母15g，炙甘草6g，粳米15g。

【功效药理】 清热生津养胃。

实验研究证明具有显著的退热、抗炎、抗过敏作用，能缩小大鼠皮肤过敏反应直径，抑制肥大细胞脱颗粒及组胺释放。

【主治】 急性荨麻疹、急性皮炎、急性湿疹、婴儿湿疹、多形红斑、红斑狼疮等病，亦常用于大叶性肺炎、流行性脑脊髓炎、流行性乙型脑炎、流行性出血热、糖尿病、风湿性关节炎等。

证属阳明气分热盛。病证方证：高热面赤，心烦不安，大渴喜饮，汗出恶热，皮肤瘙痒，热则痒重，或汗出则痒重，舌苔白干或黄，脉洪大而有力或滑数，舌边红。皮损可为红斑、丘疹、风团、水疱等。

【辨证［症］化裁】 本方以大热、大汗、大渴、脉洪大为辨证依据。

1. 加人参9g，名白虎加人参汤，适用气分热而又气津两伤之证；

2. 加桂枝9g，名白虎桂枝汤，清热与通络、和营卫并用，主治风湿热痹；

3. 加苍术9g，名白虎加苍术汤，主治风湿热痹；

4. 若热重者，可加金银花、连翘、竹叶各10g，黄连3g，以清热泻火；

5. 若伤津者，可加麦冬、沙参、石斛各10g，以养阴生津；

6. 若汗出过多耗气伤阴或脉无力者，可加西洋参5g，太子参10g，以益气养阴；

7. 若温病气营两燔，或发斑疹，可加丹皮10g，生地5g，玄参10g，水牛角15g，以清营凉血；

8. 若湿温、湿热俱重者，可加苍术6g，茵陈10g，以清利湿热；

9. 对本方证伴有阳明腑实证者，可与硝黄合方；

10. 若伴风寒外束之证，可加葱白15g，豆豉10g，细辛3g，以祛风散寒；

11. 若表证甚，伴骨节疼痛者，可加桂枝6g，羌活10g，以解表通络；

12. 若血液病或女性崩漏，而见烦热口渴者，可用本方加阿胶10g，生地5g，以凉血止血。

【方源】 《伤寒论》B002，C07.244。

名025 化斑汤（吴瑭）

【经典名方】 太阴温病，不可发汗，发汗而汗不出者，必发斑疹，汗出多者，必神昏谵语。发斑者，化斑汤主之。

石膏一两，知母四钱，生甘草三钱，

元参三钱,犀角二钱,白粳米一合。

水八杯,煮取三杯,日三服;渣再煮一钟,夜一服。

【方歌】

化斑石膏知生草,元参白粳水牛角。

清热生地丹赤芍,开窍安宫丹至宝。

【方药剂量】　石膏 30g,知母 12g,生甘草 9g,元参 9g,水牛角 30g,白粳米 15g。

【功效药理】　清热凉血,化斑解毒。

【主治】　过敏性紫癜、急性湿疹、皮炎等。

证属邪热由气入营,气营两燔。病证方证:壮热烦渴,神昏谵语,肌肤发斑,舌绛苔黄,脉数。

【辨证[症]化裁】

1. 若热伤血络,发斑兼见衄血者,可加生地 5g,丹皮 10g,赤芍 10g,增强凉血散血之力;

2. 若神昏谵语重者,可配合安宫牛黄丸、至宝丹等清心开窍;

3. 若热毒炽盛、发斑而色绛紫暗者,可加大青叶 15g,紫草 10g,以清营凉血;

4. 若大便燥结者,可加大黄 3g,芒硝 10g,以泻火通便。

【方源】　《温病条辨》卷一,B029。

名 026　竹叶石膏汤(张仲景)

【经典名方】　同名方约 49 首,现选《伤寒论》辨阴阳易差后劳复病脉证并治方。

伤寒解后,虚羸少气,气逆欲吐,竹叶石膏汤主之。

竹叶二把,石膏一斤,半夏(洗)半升,麦冬(去心)一升,人参二两,甘草(炙)二两,粳米半斤。

上七味,以水一斗,煮取六升,去滓,内粳米,煮米熟,汤成,去米。温服一升,日三服。

【方歌】

竹叶石膏汤人参,麦冬半夏甘草临,

再加粳米同煎服,清热益气养阴津。

【方药剂量】　竹叶 6g,石膏 50g,半夏(洗)9g,麦门冬(去心)20g,人参 6g,甘草(炙)6g,粳米 10g。

黄煌化裁方:淡竹叶 15g,生石膏 30～50g,半夏 10g,人参 10g,麦冬 20g,炙甘草 6g,粳米 6g。

【功效药理】　清热生津,益气和胃。

实验研究证明对预防深部念珠菌感染有一定保护作用。

【主治】　麻疹、猩红热、红皮病、川崎病恢复期、红斑狼疮、口炎、荨麻疹等病,亦常用于流行性脑脊髓膜炎、流行性乙型脑炎后期、肺炎等感染性疾病后期、夏季热、中暑、外科手术后发热等。

证属伤寒、温病、暑病余热未清,气津两伤。病证方证:①身热、多汗、口渴,或咳嗽,痰涎胶着难去,咽喉枯燥不适,或干呕;②精神萎靡,消瘦憔悴,少气,心烦;③舌红少苔,舌面干燥无津,脉虚数。

【辨证[症]化裁】

1. 若伤阴较甚者,可加沙参、石斛、百合各 10g,以养阴生津;

2. 若兼纳差者,可加炒麦芽 15g,炒山楂、炒六曲各 10g,以醒脾开胃;

3. 若咽痛者,可加生甘草 3g,玄参 10g,川贝母 5g,桔梗 10g,以解毒利咽;

4. 若五心烦热甚者,可重用麦冬,加生地 5g,知母 10g,黄柏 6g,牡丹皮 10g,以滋阴清热除烦;

5. 若干呕明显者,可加芦根 10g,竹茹 5g,连翘 10g,以清热生津,除烦止呕;

6. 若形体消瘦明显者,可加淮山药 10g,阿胶 5g,当归 8g,白芍、黄芪、党参各 10g,白术 6g,以补益气血。

【注意事项】 湿热内阻或素体痰湿内盛者,忌用本方。

【用法】 先煎煮其他药,再加粳米,待米熟汤成去米,一日 3 次温服。

【方源】 《伤寒论》A003,B089,C07.256。

二、清营凉血方

清营凉血方,以清营泻热药及凉血药配伍组方,系治疗血热证的清热方。

邪热传营,证见身热夜甚,神烦少寐,时有谵语,或斑疹隐隐,舌绛而干等;热入血分则见神昏谵语,出血发斑,舌绛起刺等。

治疗热入营血证,常以清营凉血药物,如水牛角、生地黄为主组方。但由于入营邪热多由气分传来,故营热证还需配伍金银花、连翘、竹叶等清气分热之品,以促邪透热转气。

热入血分多迫血妄行而致出血、发斑,而且络伤血溢每易留瘀,热与血结亦可成瘀,故常配用牡丹皮、赤芍之品,以散瘀凉血,使止血而不留瘀。适用于邪热传入营分,或热入血分皮肤病之证。

代表方清营汤、犀角地黄汤等方。

名 027 清营汤(吴瑭)

【经典名方】 同名方三首,现选《温病条辨》卷一,上焦病方。

脉虚,夜寐不安,烦渴舌赤,时有谵语,目常开不闭,或喜闭不开,暑入手厥阴也。手厥阴暑温,清营汤主之。舌白滑者,不可与也。

夜寐不安,心神虚而阳不得入于阴也。烦满舌赤,心用恣而心体亏也。时有谵语,神明欲乱也。目常开不闭,目为火户,火性急,常欲开以泄其火,且阳不下交于阴也。或喜闭不喜开者,阴为亢阳所损,阴损则恶见阳光也。故以清营汤急清营中之热,而保离中之虚也。若舌白滑,不惟热重,湿亦重矣,湿重忌柔润药,当于湿温例中求之,故曰日不可与清营汤也。

清营汤方(咸寒苦甘法)。

犀角三钱,生地五钱,元参三钱,竹叶心一钱,麦冬三钱,丹参二钱,黄连一钱五分,银花三钱,连翘(连心用)二钱。水八杯,煮取三杯,日三服。

【方歌】

清营汤是鞠通方,热入心营犀地良,

银翘连竹玄丹麦,清营透热服之康。

【方药剂量】 水牛角 30g,生地黄 15g,玄参 9g,竹叶心 3g,麦冬 9g,丹参 6g,黄连 5g,银花 9g,连翘 6g。

【功效药理】 清营透热,养阴凉血。

实验研究证明对内毒素性发热家兔有解热作用。

【主治】 急性红斑类皮肤病、药疹、剥脱性皮炎、重型多形红斑、系统性红斑狼疮、红皮病型银屑病、脓疱型银屑病及化脓感染性皮肤病等，亦常用于流行性脑脊髓膜炎、流行性乙型脑炎、败血症、肠伤寒等。

证属热入营血。病证方证：身热夜甚，躁扰不安，或谵语，咽干，皮肤瘙痒，热则痒重，皮疹可为全身大片红斑、丘疹、风团、鳞屑等，舌质绛红，舌苔少而干，脉细数或滑数。

【辨证[症]化裁】

1. 若气分热盛而营分热轻者，宜重用银花、连翘、竹叶等清热解毒之品，相对减少水牛角、生地、玄参的用量，亦可加石膏30g，知母10g，以泻火清热；

2. 若营分热盛者，宜重用水牛角30g，生地、玄参各10g，以凉血解毒；

3. 若欲增加解毒力量，亦可加入大青叶、牛蒡子各15g，以清热解毒；

4. 若热邪入心包者，可用本方送服紫雪丹、安宫牛黄丸，或选用人工牛黄粉0.35g，钩藤、地龙各10g，以加强清热、散风、镇痉之功；

5. 若热毒重、舌质红绛者，可加紫草、丹皮、赤芍各10g，牛蒡子15g，槐花10g，以加强凉血消斑之功；

6. 若瘙痒著者，可加蝉蜕10g，苦参、白鲜皮各10g，以通络、燥湿、止痒；

7. 吴又可有言"黄连苦而性腻，寒而气燥"，故临床上多去之。

【注意事项】 使用时必须注意舌诊，若舌质绛而苔白滑，或苔白厚腻，是挟有湿邪之象，不可使用本方，否则助湿留邪，势必延长病程，必须是舌绛而干，才可应用本方。

【方源】 《温病条辨》卷一，B049，C07.339。

名028 犀角地黄汤（孙思邈）

【经典名方】 同名方约46首，现选《备急千金要方》卷十二。

犀角地黄汤，治伤寒及温病，应发汗不汗之，内蓄血者，及鼻衄吐血不尽，内余瘀血，面黄，大便黑，消瘀血方。

犀角一两，生地黄八两，芍药三两，牡丹皮二两。

上四味，㕮咀，以水九升，煮取三升，分三服。喜妄如狂者，加大黄二两、黄芩三两。其人脉大来迟，腹不满自言满者，为无热，但依方不须加也。

【方歌】

地黄还加水牛角，生地丹皮加芍药，
斑黄阳毒皆可治，热入营血服之良。

【方药剂量】 水牛角30g，生地黄24g，芍药9g，牡丹皮12g。

袁兆庄化裁量：水牛角、生地黄各30g，芍药12g，牡丹皮10g。

【功效药理】 清热解毒，凉血散瘀。

实验研究证明能降低血瘀证大鼠血管内皮细胞黏附分子高表达，具有一定的量效关系，能通过减少细胞凋亡、抑制，对脑出血后的继发性神经元损伤起保护作用。

【主治】 紫癜、败血症、银屑病、系统性红斑狼疮、荨麻疹、湿疹、瘙痒症、接触性皮炎、虫咬皮炎等病，亦常用于重症肝炎、肝昏迷、弥散性血管内凝血、尿毒症、败血症、急性白血病、肺结核咳血等。

证属热入血分。病证方证:高热,便血,尿血,狂躁,谵语或神昏,抽搐,皮疹见大片红斑、紫斑等,舌质绛紫,脉细数或滑数。

【辨证[症]化裁】

1. 若发斑者,可加青黛 1g,紫草 10g,以凉血解毒;

2. 若尿血者,可加白茅根 15g,生蒲黄 10g,小蓟 5g,以凉血止血;

3. 若衄血者,可加白茅根 15g,黄芩、青蒿各 10g,以清肺止血;

4. 若吐血者,可加侧柏叶 10g,白茅根 15g,三七 1.5g,以清胃止血;

5. 若小便短赤者,可加淡竹叶 10g,车前子 15g,以清热利尿;

6. 若热盛神昏者,可伍用安宫牛黄丸,以加强清热开窍之功;

7. 若阴液不足者,可加玄参、麦冬、天花粉各 10g,以养阴清热;

8. 若大便干者,可加生大黄 3g,元明粉 10g,以泻热通便;

9. 若腹痛者,可加延胡索、焦山楂各 10g,木香 6g,以行气止痛。

10. 瘙痒明显者,可加荆芥、防风、地肤子、白鲜皮、当归、川芎各 10g,以祛风止痒。

【注意事项】 阳虚或气虚之失血证者,本方禁用。脾胃虚弱者本方禁用。

【方源】 《备急千金要方》B070,C07.357。

名 029 凉血四物汤(吴谦)

【经典名方】 当归、生地、川芎、赤芍、黄芩(酒炒)、赤茯苓、陈皮、红花(酒洗)、甘草(生)各一钱。水二钟,姜三片,煎八分,加酒一杯,调五灵脂末二钱,热服。气弱者,加酒炒黄芪二钱,立效。

【方歌】

凉血四物芎归灵,陈姜生草黄赤红,

散瘀化滞清血热,紫癜痤斑渣鼻红。

【方药剂量】 当归、生地、川芎、赤芍、黄芩(酒炒)、赤茯苓、陈皮、红花(酒洗)、甘草(生)各 3g。

朱仁康化裁方:生地 30g,当归 10g,川芎 6g,陈皮、红花、黄芩、赤茯苓各 10g,生甘草 6g。

【功效药理】 凉血清热,散瘀化滞。

实验研究证明对内毒素诱导的家兔全身炎症反应综合征(SIRS)模型的气血两燔之发热有明显的抑制作用。

【主治】 酒渣鼻、痤疮、过敏性紫癜、结节性红斑等。

证属血瘀凝结。病证方证:鼻部颜面暗红,先红后紫,久变为黑。

【辨证[症]化裁】

1. 若血热者,可加紫草、丹皮各 10g,以凉血散瘀;

2. 若血瘀重者,可加丹参、桃仁、泽兰各 10g,以加强活血化瘀之功;

3. 若夹湿者,可加土茯苓 15g,地肤子、薏苡仁、苦参各 10g,以清热除湿;

4. 若病久气血亏燥者,可加玉竹、旱莲草各 10g,枸杞子 5g,以养血润燥。

【方源】 《医宗金鉴·外科心法要诀》卷六十五,B035。

三、气血两清方

气血两清方,适用于疫毒热毒充斥内外,气血两燔之证。

代表方清瘟败毒饮、化斑汤、化斑解毒汤。

名030　清瘟败毒饮(余霖)

【经典名方】　治一切火热,表里俱盛,狂躁烦心。口干咽痛,大热干呕,错语不眠,吐血衄血,热盛发斑。不论始终,以此为主。

生石膏(大剂六两至八两,中剂二两至四两,小剂八钱至一两二钱),小生地(大剂六钱至一两,中剂三钱至五钱,小剂二钱至四钱),乌犀角(大剂六钱至八钱,中剂三钱至四钱,小剂二钱至四钱),真川连(大剂六钱至四钱,中剂二钱至四钱,小剂一钱至一钱半),生栀子,桔梗,黄芩,知母,赤芍,玄参,连翘,竹叶,甘草,丹皮。

【方歌】

清瘟败毒地连芩,丹膏栀草竹叶并,
犀角玄翘知芍桔,清热解毒亦滋阴。

【方药剂量】　生石膏大剂(180～240g),中剂(60～120g),小剂(24～36g);小生地大剂(18～30g),中剂(9～15g),小剂(6～12g);水牛角大剂(18～24g),中剂(10～15g),小剂(6～12g);真川连大剂(18～24g),中剂(6～12g),小剂(3～4.5g);生栀子、桔梗、黄芩、知母、赤芍、玄参、连翘、竹叶、甘草、丹皮各6g。

【功效药理】　　清热解毒,凉血泻火。

实验研究证明对内毒素诱导的家兔全身炎症反应综合征(SIRS)模型的气血两燔证之发热有明显的抑制作用。

【主治】　脓疱型银屑病、关节型银屑病、剥脱性皮炎、重型药疹、恶性大疱性多形红斑、各种严重皮肤感染、天疱疮、类天疱疮等,亦常用于流行性脑脊髓炎、流行性乙型脑炎、败血症、脓毒血症、流行性出血热等。

证属一切温热疫毒所致之火热证。病证方证:气血两燔,高热烦躁,大渴引饮,口干咽痛,头痛如劈,昏狂谵语,或发斑吐衄,舌绛唇焦,脉沉细而数,或沉而数,或浮大而数。皮损为急性红斑、水疱、大疱、鳞屑,或紫斑等。

【辨证[症]化裁】　本方由白虎汤、黄连解毒汤、犀角地黄汤化裁而成。

1. 若加大青叶、牛蒡子各15g,疗效更佳;

2. 若便秘者,可加生大黄3g;

3. 若神昏烦躁者,可加水牛角15g,人工牛黄粉0.35g,以清心开窍;

4. 若小便短赤或水肿明显者,可加猪苓10g,车前子15g,以利水渗湿;

5. 若关节疼痛者,可加鸡血藤15g,秦艽10g,以清热通络;

6. 若口唇干燥者,可加天冬、麦冬,石斛各10g,以护阴生津;

7. 若头面肿大者,可加紫花地丁15g,生大黄3g,以泻火解毒;

8. 若耳后肿痛者,可加大青叶、紫花地丁各15g,以清热解毒;

9. 若急性病汗过多伤阴、口渴较甚的干性皮肤病、多汗症加人参10g,名白虎加人参汤,以益气养阴。

【用法】 石膏生煎,与水牛角同煎,煮数沸后,再入其他药物同煎。六脉沉细而数即用大剂;脉沉而数用中剂,脉浮大而数用小剂。

【方源】《疫疹一得》卷下,B048。

四、清脏腑热方

清脏腑热方,以清解内热药为君配伍组方,系治疗五脏六腑里热证的清热方。

本类方的药物配伍运用,是根据所属脏腑火热证候的不同,以及脏腑生理特点而分别使用不同的清热药为主组方,如心经有热,见心胸烦热,口渴面赤,口舌生疮等,可选清心泻火药,如淡竹叶、黄连、栀子等药;肝胆实火,见胁肋胀痛,头痛目赤,急躁易怒等,可选清肝泻火药,如龙胆、栀子、夏枯草等药;脾胃积热,见牙龈肿痛,口疮口臭,烦热易饥等,可选清脾胃火热药,如石膏、知母、黄连等药;热在脏腑,需随证灵活用药,当举一反三,相互联系。

适用于邪热偏盛于某一脏腑而产生的火热证。

代表方导赤散、龙胆泻肝汤、泻白散、清胃散等方。

名031 化斑解毒汤（刘裕铎）

【经典名方】 升麻、石膏、连翘(去心)、牛蒡子(炒、研)、人中黄、黄连、知母、玄参各一钱,竹叶二十片,水二钟,煎八分服。

《外科正宗》方有甘草半钱。

【方歌】

牛蒡黄连翘升膏,知母玄竹人中黄,

内发丹毒火热盛,化斑解毒功效强。

【方药剂量】 升麻、石膏、连翘(去心)、牛蒡子(炒、研)、人中黄、黄连、知母、黑参各3g,竹叶20片。

朱仁康化裁方:元参12g,知母10g,生石膏30g,黄连6g,连翘、升麻各10g,生甘草6g,竹叶30片。

【功效药理】 疏风散热,解毒化斑。

实验研究证明具有解热、抗炎、抗菌、抗过敏、镇静作用。

【主治】 丹毒、紫癜、漆性皮炎、接触性皮炎等病。

证属三焦风热上攻。病证方证:皮肤生火丹,延及遍身,痒痛。

【辨证[症]化裁】 若大便秘结,可加大黄3g,以泻热通便。

【方源】《医宗金鉴·外科心法要诀》卷六十七;《外科正宗》卷四,B030。

名032 龙胆泻肝汤（李东垣）

【经典名方】 同名方约26首,现选《兰室秘藏》卷下阴痿阴汗门方。龙胆泻肝汤,治阴部时复热痒及臊臭。

柴胡梢、泽泻,以上各一钱,车前子、木通,以上各五分,生地黄、当归梢、草龙胆,以上各三分。

上锉如麻豆大,都作一服,水三盏,煎至一盏,去渣,空心稍热服,便以美膳压之。

【方歌】

龙胆泻肝栀苓柴,生地车前泽泻偕,

木通甘草当归合,肝经湿热力能排。

【方药剂量】 柴胡梢、泽泻各3g,车前子、木通各1.5g,生地黄、当归梢、龙胆草各 1g。

袁兆庄化裁方：龙胆草 10g，青连翘、干地黄各 15g，建泽泻 6g，车前子(包)12g，淡黄芩、生栀子、粉丹皮、苦木通、生甘草各 10g。

【功效药理】　泻肝胆实火，清下焦湿热。

实验研究证明具有保肝利胆、抗炎、促进胆汁分泌、降低毛细血管的通透作用。

【主治】　带状疱疹、阴囊湿疹、天疱疮、疱疹样皮炎、脂溢性皮炎、外阴炎、尿道炎、丘疹性荨麻疹等，亦常用于高血压、顽固性偏头痛、急性黄疸性肝炎、急性胆囊炎及泌尿生殖系统炎症等。

证属肝胆湿热。病证方证：两胁胀痛，口苦舌干，目赤尿黄，舌苔黄腻，舌边红，脉弦滑，皮疹为红斑、丘疹、水疱等。

【辨证[症]化裁】

1. 若便秘者，可加大黄 3g，以通便泻火；

2. 若目赤肿痛者，可加桑叶、菊花各 10g，以疏散风热；

3. 若疼痛剧烈者，可加延胡索、郁金各 10g，乳香、没药各 6g，三七 1.5g(冲服)，以活血行气、化瘀止痛；

4. 若伴有高热者，可加生石膏 30g，以清热泻火；

5. 若兼胃纳不佳、舌苔白厚属脾湿者，可加枳壳 6g，砂仁 3g，半夏、苍术、草豆蔻各 6g，以燥湿运脾；

6. 若夜不寐者，可加朱茯神 15g，远志 6g，炒酸枣仁、柏子仁各 10g，以养心安神；

7. 若痒甚者，可加白鲜皮、钩藤各 10g，以祛风止痒；

8. 若阴痒阴肿者，可加地肤子、白鲜皮各 10g，以祛风除湿；

9. 若是带状疱疹早期，可加茵陈 15g，贯众 6g，重楼 10g，牛蒡子 15g，以清热解毒；

10. 若老年体虚者，可加黄芪、党参各 10g，白术 6g，以益气固本；

11. 若湿热重者，可加土茯苓 15g，萆薢 10g，黄柏 6g，以利湿除热；

12. 若是带状疱疹后期、热毒已清者，应减去龙胆草、栀子、黄芩等药，加入活血、通络、养阴固护正气之药，徐徐图之；

13. 引药达病处。若皮损在上肢者可加姜黄；胁间者可加柴胡 6g；腰部者可加杜仲 10g，桑寄生 15g；下肢者可加以牛膝 5g，木瓜 10g；颜面部者可加野菊花、防风各 10g；眼部者可加谷精草、草决明各 10g；阴部者可加小茴香 6g，橘核、荔枝核各 10g。

【注意事项】　①服用本方时，忌食刺激性食物；②孕妇忌服，无实热禁用；③本方药物多为苦寒之品，内服易伤脾胃，不宜多服、久服，脾胃虚寒者慎用。

【方源】《兰室秘藏》《小儿药证直诀》《医宗金鉴·外科心法要诀》B037，C07.246。

名 033　导赤散(钱乙)

【经典名方】　同名方 32 首，现选《小儿药证直诀》卷下诸方。

导赤散，治小儿心热，视其睡，口中

气温,或合面睡,及上窜切牙,皆心热也。心气热则心胸亦热,欲言不能,而有就冷之意,故合面睡。

生地黄、甘草(生)、木通各等分。

上同为末,每服三钱,水一盏,入竹叶同煎至五分,食后温服。

【方歌】

导赤生地与木通,草梢竹叶四味同,

口糜淋痛小肠火,引热同归小便中。

【方药剂量】 生地黄、甘草(生)、木通各6g。

袁兆庄化裁方:生地黄10g,木通3g,竹叶、陈皮、金银花各10g,生甘草3g。

【功效药理】 清热解毒,化滞利水。

实验研究证明水煎剂具有明显的体外抗HSV-I作用。

【主治】 口腔黏膜糜烂、口腔炎、急性婴儿湿疹,以及急性泌尿系感染等。

证属心经火热。病证方证:心热,口中气温,或合面睡,及上窜切牙。心胸亦热,欲言不能,而有就冷之意,故合面睡。

【辨证[症]化裁】

1. 若心火较盛者,可加黄连3g,金银花、连翘各10g,以清心降火;

2. 若小便淋涩重者,可加萹蓄15g,瞿麦、滑石各10g,以加强利尿通淋之功;

3. 若兼血淋者,可加白茅根15g,小蓟5g,旱莲草10g,以凉血止血;

4. 若伴便秘者,可加火麻仁、瓜蒌仁各10g,以润肠通便;

5. 若皮肤瘙痒者,可加白鲜皮、苦参各10g,以除湿止痒;

6. 若皮疹紫暗者,可加紫草、赤芍各10g,以凉血化瘀;

7. 若阴虚较重者,可加知母、麦冬各10g,以滋阴润燥;

8. 若口腔溃疡反复发作者,可加玉竹、沙参、黄芪各10g,以养阴清心。

【方源】 《小儿药证直诀》卷下,B015。

名034 泻白散(钱乙)

【经典名方】 同名方约41首,现选《小儿药证直诀》卷下诸方。

泻白散又名泻肺散,治小儿肺盛,气急喘嗽。

地骨皮(洗去土,焙)、桑白皮(细到炒黄)各一两,甘草(炙)一钱。

上到散,入粳米一撮,水二小盏,煎七分,食前服。

【方歌】

泻白桑皮地骨皮,甘草粳米四般宜,

参茯知芩皆可入,肺热喘嗽此方施。

【方药剂量】 地骨皮、桑白皮各30g,甘草(炙)3g,粳米30g。

【功效药理】 清肺胃积热。

实验研究证明具有解热,抗菌,抗炎,镇咳祛痰的作用。

【主治】 急性皮炎、急性湿疹、玫瑰糠疹、荨麻疹、扁平疣、单纯疱疹等病,亦常用于小儿麻疹初期、脑炎、支气管炎等。

证属肺有伏火郁热之证。病证方证:面部发热,午后为甚,眼睑肿胀,舌质红,舌苔黄,脉细数。皮疹见皮肤潮红、灼热、肿胀。

【辨证[症]化裁】

1. 若挟风痒甚者,可加僵蚕、荆芥各 10g,蜈蚣 5g,白芷 6g,以祛风止痒;

2. 若挟湿,皮肤浮肿,有水疱、渗出者,可加薏苡仁 10g,木通 3g,泽泻、茯苓各 10g,车前子 15g,以清利湿热;

3. 若热毒甚者,可加丹皮、紫草各10g,生地 10g,以凉血清热;

4. 若阴虚潮热者,可加青蒿、鳖甲各 10g,银柴胡 6g,以养阴清热;

5. 若燥热咳嗽者,可加知母、瓜蒌皮、杏仁各 10g,川贝母 6g,以止咳化痰。

【方源】　《小儿药证直诀》卷下,A040,C07.288。

名 035　清胃散(李东垣)

【经典名方】　同名方 27 首,现选《兰室秘藏》方。

治因服补胃热药,致使上下牙疼痛不可忍,牵引头脑、满面发热,大痛。足阳明之别络入脑,喜寒恶热,乃是手足阳明经中热盛而作也。其齿喜冷恶热。

当归身,择细黄连(如连不好,更加二分,夏月倍之)、生地黄(酒制)已上各三分,牡丹皮五分,升麻一钱。

上为细末,都作一服,水一盏半,煎至一盏,带冷服之。

【方歌】

清胃散用升麻连,当归生地牡丹全,

或加石膏清胃热,口疮吐衄与牙宣。

【方药剂量】　生地黄、当归身各6g,牡丹皮 6g,黄连 9g,升麻 6g。

【功效药理】　清胃凉血。

实验研究证明能使胃热型小鼠体温下降,胃液中的环磷腺苷(cAMP)浓度下降,超氧化物歧化酶(SOD)活性增强,丙二醛(MDA)含量出现降低趋势。

【主治】　面部激素依赖性皮炎、痤疮、皮肤瘙痒症、牙龈炎、舌炎等,亦常用于口腔炎、牙周炎、三叉神经痛等。

证属胃火循经上攻头面。病证方证:齿龈肿痛,或牵引头脑,或面发热,或牙龈出血,口气臭热,口干舌燥,舌红苔黄,脉滑大而数。

【辨证[症]化裁】

1. 若红斑、丘疹明显者,可加丹参、生地、赤芍各 10g,以凉血化斑;

2. 若痒甚者,可加浮萍 10g,皂角刺 6g,以祛风止痒;

3. 若大便秘结者,可加火麻仁、桃仁各 10g,以润肠通便;

4. 若口渴甚者,可加知母、天花粉各 10g,以生津止渴。

【方源】　《兰室秘藏》A046。

名 036　枇杷清肺饮(刘裕铎)

【经典名方】　此证由肺经血热而成。每发于面鼻,起碎疙瘩,形如黍屑,色赤肿痛,破出白粉汁,日久皆成白屑,形如黍米白屑。宜内服枇杷清肺饮。

人参三分,枇杷叶(刷去毛,蜜炙)二钱,甘草(生)三分,黄连一钱,桑白皮(鲜者佳)二钱,黄柏一钱。

水一盅半,煎七分,食远服。

【方歌】

枇杷清肺枇杷叶,参草黄连桑白皮,

黄柏同煎食远服,肺风粉刺尽皆宜。

【方药剂量】 人参1g,枇杷叶(刷去毛,蜜炙)6g,甘草(生)1g,黄连3g,桑白皮(鲜者佳)6g,黄柏3g。

张志礼化裁方:枇杷叶、桑白皮各10g,黄连6g,黄柏10g,生甘草、人参各6g(现多不用)。

【功效药理】 清肺胃经湿热。

实验研究证明能降低毛囊和表皮细胞角化及血清睾酮(DHT)含量,有抗炎,抗菌,抗过敏作用。

【主治】 酒渣鼻、痤疮、面部脂溢性皮炎等病。

证属肺胃湿热互结。病证方证:口臭,多食易饥,喜冷饮,大便干结,舌质红,苔白或腻,脉弦滑。皮疹见红斑、丘疹、粉刺、毛细血管扩张、结节、囊肿等。

【辨证[症]化裁】

1. 若皮脂溢出明显者,可加生苡仁30g,侧柏叶10g,生白术、生枳壳各6g,以除湿清热;

2. 若咽干、口渴、唇燥者,可加玄参、麦冬、天冬、天花粉各10g,以养阴生津;

3. 若颜面潮红,日久不退者,可加鸡冠花、玫瑰花各6g,野菊花10g,生石膏30g,以活血清热;

4. 若脓疱多或伴有其他感染者,可加蒲公英、紫花地丁各15g,金银花、重楼各10g,白花蛇舌草15g,以清热解毒;

5. 若大便干结者,可加炒枳壳6g,玄明粉9g,番泻叶3g,以润肠通便;

6. 若结节或囊肿难消者,可加莪术10g,皂刺6g,夏枯草、浙贝母、海藻各10g,牡蛎30g,以软坚散结;

7. 若伴有月经不调或经前期皮损加重者,可加益母草15g,乌药、香附、淫羊藿、白芍、当归各10g,以调经和血;

8. 若蠕形螨阳性者,可加百部、苦参各10g,以清热杀虫。

【方源】《医宗金鉴·外科心法要诀》卷六十五,A094;B045。

名037 辛夷清肺饮(陈实功)

【经典名方】 治肺热鼻内息肉,初如榴子,日后渐大,闭塞孔窍,气不宣通者服之。

【方歌】

辛夷清肺饮黄芩,百合山栀知母称,
麦冬甘草石膏等,升麻枇叶一同论。

辛夷六分,黄芩、山栀、麦门冬、百合、石膏、知母各一钱,甘草五分,枇杷叶(去毛)三片,升麻三分。

上水二钟,煎八分,食后服。

【方药剂量】 辛夷2g,石膏、知母、山栀子、黄芩、百合、麦冬各3g,甘草2g,枇杷叶3g,升麻1g。

【功效药理】 宣肺散邪,清热疏风。

【主治】 痤疮,单纯疱疹等。

证属风热郁滞、肺经火热。病证方证:鼻内息肉,初如榴子,日后渐大,闭塞孔窍,气不宣通者。

【辨证[症]化裁】

1. 若咽痛明显者,可加射干6g,牛蒡子10g,以清热利咽;

2. 若大便秘结者,可加大黄3g,以清热泻下。

【注意事项】 服药期间禁辛辣刺激、肥甘厚味。

【方源】 《外科正宗》卷四,B074。

五、清虚热方

清虚热方,以清退虚热药为君配伍组方,系治疗虚热证的清热方。

适用于热病后期,余热未尽,阴液已伤,邪伏营分所致的夜热早凉,舌红少苔;或由肝肾阴虚,以致骨蒸潮热或久热不退的虚热证;或阴虚火盛的发热、盗汗证。

本类方常以能滋阴清热的鳖甲、知母、生地黄与清透伏热的青蒿、秦艽、柴胡、地骨皮等药配伍组方。

代表方青蒿鳖甲汤、清骨散、当归六黄汤等方。

名038 清骨散(王肯堂)

【经典名方】 同名方十首,现选《证治准绳》类方。

专退骨蒸劳热。

银柴胡一钱五分,胡黄连、秦艽、鳖甲(醋炙)、地骨皮、青蒿、知母各一钱,甘草五分。水二盅,煎八分,食远服。

【方歌】
清骨散用银柴胡,胡连秦艽鳖甲辅,
地骨青蒿知母草,骨蒸劳热一并除。

【方药剂量】 银柴胡5g,胡黄连、秦艽、鳖甲(醋炙)、地骨皮、青蒿、知母各3g,甘草2g。

【功效药理】 清骨退蒸,滋阴潜阳。

【主治】 湿疹、皮炎、红斑狼疮等病,亦常用于结核病或其他慢性消耗性疾病等。

证属阴虚发热。病证方证:虚劳阴虚火旺,骨蒸劳热,全身羸瘦,脉细数。

【辨证[症]化裁】

1. 若血虚甚者,可加当归、芍药各10g,生地5g,以养血滋阴;

2. 若咳嗽多者,可加阿胶、麦冬各10g,五味子6g,以润肺止咳。

【方源】 《证治准绳》A069,B051,C07.338。

名039 当归六黄汤(李东垣)

【经典名方】 同名方约20首,现选《兰室秘藏》卷下,自汗门方。

当归六黄汤,治盗汗之圣药也。

当归、生地黄、熟地黄、黄柏、黄芩、黄连各等分,黄芪加一倍。

上为粗末,每服五钱,水二盏,煎至一盏,食前服。小儿减半服之。

【方歌】
当归六黄二地黄,芩连芪柏归煎尝,
倍用黄芪为固表,滋阴清热敛汗强。

【方药剂量】 黄芩、黄连、黄柏、生地、熟地、当归各6g,黄芪12g。

【功效药理】 滋阴降火,固表止汗。

实验研究证明水煎液和该方各组成药物颗粒剂混合液对金黄色葡萄球菌、乙型溶血性链球菌、福氏痢疾杆菌等均有一定作用。

【主治】 慢性荨麻疹、皮肤瘙痒症、银屑病、结缔组织病、白塞病等,亦常用于甲状腺功能亢进、结核病、糖尿病、更年期综合征等。

证属阴虚火旺。病证方证:虚热盗

汗,面赤口干,唇燥,心烦,尿赤便秘,舌质红,脉数,皮损可表现为红斑、丘疹、风团、抓痕、鳞屑或溃疡等。

【辨证[症]化裁】

1. 本方可加地骨皮、白芍各 10g,牡蛎 30g,麻黄根 10g,浮小麦 30g,以增强固表止汗之功;

2. 若阴虚火旺甚者,可加知母 10g,龟甲 30g,鳖甲 10g,以滋阴清热。

【用法】 每次 10g,一日 3 次,食前服(现代用法水煎服)。

【注意事项】 脾胃气弱、纳呆、便溏者不宜应用,以免苦寒伤中,滞腻碍胃。

【方源】《兰室秘藏》卷下,A039,A047,C07.251。

名 040　青蒿鳖甲汤(吴瑭)

【经典名方】 同名方三首,现选《温病条辨》卷三下焦病方。

夜热早凉,热退无汗,热自阴来者,青蒿鳖甲汤主之。

夜行阴分而热,日行阳分而凉,邪气深伏阴分可知;热退无汗,邪不出表而仍归阴分,更可知矣,故曰热阴分而来,非上中焦之阳热也。邪气深伏阴分,混处气血之中,不能纯用养阴,又非壮火,更不得任用苦燥。故以鳖甲蠕动之物,入肝经至阴之分,既能养阴,又能入络搜邪;以青蒿芳香透络,从少阳领邪外出;细生地清阴络之热;丹皮调血中之伏火;知母者,知病之母也,佐鳖甲、青蒿而成搜剔之功焉。再此方有先入后出之妙,青蒿不能直入阴分,有鳖甲领之入也;鳖甲不能独出阳分,有青

蒿领之出也。

青蒿二钱,鳖甲五钱,细生地四钱,知母二钱,丹皮三钱。水五杯,煮取二杯,日再服。

【方歌】

青蒿鳖甲地知丹,热自阴来仔细辨,
夜热早凉无汗出,养阴透热服之安。

【方药剂量】 青蒿 6g,鳖甲 15g,细生地 12g,知母 6g,丹皮 9g。

袁兆庄化裁方:青蒿、鳖甲各 30g,细生地黄 15g,知母、牡丹皮各 10g。

【功效药理】 养阴透热。

实验研究证明具有解热,抗炎,抗菌,镇静,抗肿瘤作用。

【主治】 皮肌炎、系统性红斑狼疮、白塞病、红皮病、脓疱型银屑病等疾病后期,亦常用于慢性肾炎、肾结核及各种传染病后期的低热、原因不明的低热等。

证属余热未尽,邪伏阴分。病证方证:阴液耗伤,低热不退,夜热早凉,热退无汗,消瘦乏力,口干舌燥,舌红少苔,脉细数。皮疹为红斑,或黑斑,或紫斑。

【辨证[症]化裁】

1. 若以阴虚为主者,可加玄参、麦冬、天花粉各 10g,以养阴生津;

2. 若伴阴虚火旺者,可加石斛、地骨皮、白薇各 10g,以退虚热;

3. 若热重者,可加人工牛黄 0.35g,以清热凉血,清心开窍;

4. 若伴有气虚者,可加黄芪、炒白术各 10g,以补中益气;

5. 若伴水肿者,可加泽泻 10g,车前子 15g,以利水渗湿;

6. 若伴关节疼痛者,可加秦艽、威

灵仙各 10g,以通络止痛;

7. 红斑不退者,可加鸡冠花 6g,凌霄花 5g,以活血凉血化斑;

8. 若有湿热之象,舌苔黄腻者,可减去鳖甲,加金钱草、土茯苓各 15g,以清热利湿;

9. 若血热炽盛者,可合犀角地黄汤、清营汤,以凉血清热泻火;

10. 若失眠多梦者,可加酸枣仁、合欢皮各 10g,玫瑰花 6g,首乌藤 15g,以养血安神,疏肝解郁;

11. 若咽部肿痛者,可加马勃 5g,牛蒡子 15g,以解毒利咽。

【方源】 《温病条辨》卷三,B047,C07.297。

第六节 祛暑方

【概念】 凡具有祛除暑邪作用,用以治疗暑病的方剂,统称为祛暑方。

属"八法"中之"清法"。

【病证方证】 适用于夏月暑热证。

暑邪致病有明显的季节性,《素问·热论》曰:"先夏至日者为病温,后夏至日者为病暑。"暑为阳邪,其性炎热,常直入气分,致里热亢盛,心神被扰,而见身热、面赤、心烦、小便短赤、舌红脉数等症;

暑性升散,易伤津耗气,故常伴口渴喜饮、体倦少气等兼夹症;

夏月天暑下迫,地湿上蒸,故暑病多夹湿邪,常兼见胸闷泛恶,或身体困重、小便不利,或泄泻、苔白腻等症;

夏令贪凉露卧,不避风寒,加之腠理疏松,又常致寒邪侵袭肌表,而兼见恶寒发热、头痛无汗、脉浮等症。

【主治】 日光皮炎、晒伤、痱子、脓疱疮、疖、毛囊炎、湿疹、皮炎、传染性湿疹样皮炎等。

【分类】 分为祛暑解表方、祛暑利湿方、祛暑清热方和祛暑益气方四类。

【注意事项】 运用祛暑方,应注意辨别暑病的本证、兼证及主次轻重。

对于单纯中暑受热,治宜清热;若暑病夹湿,应酌情配伍祛湿之品,但应根据暑、湿主次轻重调整用药,若暑重湿轻,则湿易从热化,祛湿之品不宜过于温燥,以免损伤津液;若湿重暑轻,则暑易被湿遏,清热之品不宜过于甘寒,以免阴柔碍湿。

暑热耗气伤津,治宜祛暑清热、益气养阴,主选甘寒清热养阴或益气、甘酸敛津之品。

祛暑利湿方

祛暑利湿方,适用于感暑夹湿证。代表方清暑汤。

名 041 清暑汤(王维德)

【经典名方】 卷四,煎剂类,清暑汤治一切暑热,头面生石疖。

连翘、花粉、赤芍、银花、甘草、滑石、车前、泽泻各等分,煎服。外贴洞天膏。初起即消,溃者亦敛。

【方歌】

清暑滑车泽泻草，银翘花粉赤芍药，

清热解暑又利湿，脓疱痱疖皮炎消。

【方药剂量】 连翘、花粉、赤芍、银花、甘草、滑石、车前、泽泻各10g。

【功效药理】 清热解暑，祛湿利尿。

【主治】 脓疱疮、痱子、疖、毛囊炎、传染性湿疹样皮炎等。

证属暑湿热毒，蕴蒸皮肤。病证方证：起病突然，自觉瘙痒，面部浮肿。皮疹为红斑、丘疹、水疱、脓疱，破后糜烂，渗流黄水，干燥结痂。

【辨证[症]化裁】

1. 若热毒盛者，可加黄连3g，黄芩、山栀各10g，以清热解毒；

2. 若面目浮肿者，可加桑白皮、桔梗、猪苓各10g，以宣肺利水；

3. 若小便短赤者，可加车前子15g，茯苓、生薏苡仁各10g，以清热利湿；

4. 若大便秘结者，可加生大黄3g，以泻下通便。

【方源】 《外科证治全生集》卷四，B050。

第七节　温里方

【概念】 以温热药为君配伍组方，具有温里助阳，散寒通脉等作用，治疗里寒证方的统称。

属于八法中的温法。《素问·阴阳应象大论》"寒者热之"乃温里方立论之依据。

【病证方证】 温里方适用于素体阳虚，寒从内生；或外寒直中三阴，深入脏腑；或因表寒证治疗不当，寒邪乘虚入里；或因过服寒凉，损伤阳气所致的里寒证。

其主要临床表现有形寒肢冷，喜温喜卧，面色苍白，口淡不渴，小便清长，大便溏泄，舌淡苔白，脉沉迟或缓等。治宜辛热温里，助阳祛寒，回阳救逆或温经散寒。

【主治】 雷诺病、脉管炎、皮肌炎、硬皮病、系统性红斑狼疮、肢端硬化症、肢端青紫症、结节性红斑、慢性荨麻疹、皮肤瘙痒症、紫癜、带状疱疹、冻疮、复发性口疮等。

【分类】 里寒证在病位上有脏腑经络之异，在病情上有轻重缓急之分，故温里方分为温中祛寒方、回阳救逆方、温经散寒方三类。

【注意事项】 首先，在辨清寒证之表里基础上，尤应注意辨清寒证之真假。因温里方多由辛温燥热之品组方，若真热假寒者用之，则助其热。其次，应注意患者的体质，若患者素体血虚，组方用药慎勿过量，以免重伤其血。再次，使用温里方要因时、因地制宜，北方隆冬之际，剂量可略大；南方盛夏之时，则须慎重使用。最后，素有出血宿疾者，使用温里方尤需谨慎，恐辛温走窜而致动血耗血。若阴寒太盛或真寒假热，服药入口即吐者，可反佐少量寒凉药物，或热药冷服，避免格拒。

一、温中散寒方

温中散寒方,以温里祛寒药为君配伍组方,系治疗脾胃阳虚阴盛证的温里方。

脾胃位于中焦,职司运化、升降,若脾胃虚寒,运化无力,升降失常,证见脘腹疼痛,不思饮食,呕恶下利,肢体困倦,手足不温,舌淡,苔白滑,脉沉迟等证。病证既寒且虚,故用温中祛寒方,常用温中散寒的干姜、吴茱萸等与益气健脾的人参、白术等药为君配伍组方,适用于中焦虚寒证。

代表方理中丸、小建中汤、吴茱萸汤、附子理中丸、附子汤等方。

名 042　附子理中汤(丸)(陈自明)

【经典名方】《伤寒论》理中丸:人参、干姜、甘草(炙)、白术各三两。

《太平惠民和剂局方》附子理中丸:附子(炮,去皮、脐);人参(去芦),干姜(炮),甘草(炙),白术各三两。上为细末,炼蜜为丸。

《妇人大全良方》附子理中汤:治五脏中寒,口噤,四肢强直,失音不语。

大附子(炮)、人参(去芦)、干姜(炮)、甘草(炙)、白术(等分)。

上细剉,每服四钱重。水一盏半,煎七分,去滓,不以时候服。口噤,斡开灌之。

《医学心悟》附子理中汤:治寒邪中于太阴,呕吐清涎沫,腹中冷痛,或下利清谷,吐蛔虫,脉来沉细,急宜温之。

干姜、附子、炙甘草各一钱,人参二钱,白术二钱。

水煎服。寒甚者,加干姜二钱;渴欲得水,加人参、白术各一钱;当脐有动气,去白术,加肉桂一钱;吐多者,加生姜一钱五分;下利多者,倍加白术;悸者,加茯苓一钱五分;腹满者,去参、术,加陈皮、半夏、砂仁各八分,附子一钱五分;盖温即是补。

《阎氏小儿方论》附子理中丸:附子炮,去皮、脐;人参去芦,干姜炮,甘草炙,白术各三两。

上为细末,用炼蜜和为丸,每两作一十丸。每服一丸,以水一盏化破,煎至七分,稍热服之,空心食前服。

【方歌】

理中丸主理中乡,甘草人参术干姜,
呕利腹痛阴寒盛,或加附子总扶阳。

【方药剂量】　干姜、制附子、炙甘草、人参、白术各9g。

天江药业袋装配方颗粒经典协定方:红人参10g(1袋),白术10g(1袋),干姜10g(2袋),制附片15g(1袋),炙甘草6g(2袋)。

【功效药理】　健脾益气,温阳散寒。

实验研究证明对醋酸引起的小鼠腹痛有明显的镇痛作用;能调节胃肠运动,提高脾虚动物的免疫功能,增强体力和抗寒能力。

【主治】　慢性荨麻疹、皮肤瘙痒症、皮肌炎、硬皮病、紫癜或长期应用糖皮质激素诱发的皮肤病,亦常用于治疗急慢性胃炎、胃及十二指肠溃疡、慢性结肠炎、小儿肠痉挛、肠易激综合征等。

证属脾胃虚寒、风冷相乘或阳虚失

血之证。病证方证：面色㿠白，形寒肢冷，喜热饮，倦怠无力，或四肢疼痛，痿软无力，腹痛喜按，腹胀便溏，食少肢肿，舌苔薄白或舌质淡少苔，脉滑或沉滑，皮疹以紫斑、血痂、皮硬等为主。

【辨证[症]化裁】

1. 寒甚者，加干姜 6g，以温阳散寒；

2. 渴欲得水者，加人参、白术各3g，以益气生津；

3. 当脐有动气者，去白术，加肉桂3g，以温阳化气；

4. 吐多者，加生姜 5g，以温中止呕；

5. 下利多者，倍加白术，健脾止泻；

6. 心悸者，加茯苓 5g，以利水渗湿；

7. 腹满者，去人参、白术，加陈皮、半夏各 6g，砂仁 3g，以理气化湿。

【用法】 炼蜜为丸，每服 1 丸，或煎汤服。

【注意事项】 服药时当"饮热粥"，且温覆"勿发揭衣被"，药后当觉腹中有热感，若腹中未热，益至三四丸，或易为汤剂。忌食生冷食物，孕妇忌服，火热症状明显者，不宜使用。

【方源】 《伤寒论》理中丸；《太平惠民和剂局方》附子理中丸；《妇人大全良方》，C07.474；《医学心悟》附子理中汤；《阎氏小儿方论》。

名 043　小建中汤（张仲景）

【经典名方】 同名方约 57 首，现选《伤寒论》辨太阳病脉并治方。

小建中汤：桂枝三两（去皮），甘草二两（炙），大枣十二枚（擘），芍药六两，生姜三两（切），胶饴一升。

上六味，以水七升，煮取三升，去滓，内饴，更上微火消解，温服一升，日三服。呕家不可用建中汤，以甜故也。

【方歌】

小建中汤芍药多，桂枝甘草姜枣和，
更加饴糖补中气，虚劳腹痛起沉疴。

【方药剂量】 桂枝 9g，炙甘草 6g，芍药 18g，生姜 9g，大枣（擘）12 枚，饴糖 30g。

黄煌化裁方：桂枝 6～15g，芍药 15～30g，炙甘草 5～10g，生姜 10g，大枣 12 枚，饴糖适量。

【功效药理】 温中补虚，和里缓急。

实验研究证明具有保护胃肠黏膜，护肝利胆，扩血管降压，调节免疫，抗炎，镇痛，解热作用。

【主治】 系统性红斑狼疮、皮肌炎、系统性硬皮病、干燥综合征等结缔组织病，斑秃、雄激素性脱发等毛发病，过敏性紫癜等出血性皮肤病，瘙痒病、多汗症，亦常用于胃及十二指肠溃疡、慢性肝炎、慢性胃炎、神经衰弱、再生障碍性贫血等。

证属中焦虚寒，肝脾失调。病证方证：虚劳里急，悸衄，腹中痛，梦失精，四肢酸痛，手足烦热，咽干口燥，并治虚劳萎黄，小便自利，舌质淡苔白，脉弦细。

【辨证[症]化裁】

1. 加黄芪 9g，为黄芪建中汤，益气作用增强，使气血互生，阴阳相长，主治诸虚不足证；加当归 12g，名当归建中汤，增强养血止痛之力，主治病后虚羸；加干蜀椒、人参各 6g，为大建中汤，散寒补虚作用增强于小建中汤，主治中寒

虚弱,阴寒内盛之腹痛、呕逆;

2. 若面色萎黄,短气、神疲者,加人参 6g,白术、黄芪、当归各 10g,以益气养血;若虚寒重者加干姜 9g,以增强温中散寒之力;兼有气滞者,可加陈皮、木香各 10g,以行气止痛;

3. 肤生红斑,好发于前额,鼻颊呈蝶形者,加熟地黄 20g,知母、黄柏、玄参、牡丹皮各 10g,以降火消斑;

4. 皮肤萎缩,表皮菲薄者,加生山药、黄精各 30g,当归、太子参、生黄芪各 15g,以益气养血;

5. 肤生紫癜,加阿胶(烊化)6g,熟地黄 30g,三七粉 6g,炙黄芪 15g,鸡血藤 15g,以养血止血;

6. 汗出溱溱,清稀无臭者,加生黄芪 20g,防风、白术、麻黄根各 10g,浮小麦 30g,以固表止汗;

7. 毛发稀疏脱落者,加女贞子、墨旱莲各 10g,黑芝麻、核桃仁各 30g,桑椹子 20g,以益肾生发。

【用法】 前五味水煎去滓,后入胶饴,更上微火消解,温服,一日 3 次。

【注意事项】 对于脾虚湿停、吐蛔者忌用本方,中满或呕吐及阴虚火旺者,非本方所宜。

【方源】 《伤寒论》C07.188。

名044 附子汤(张仲景)

【经典名方】 少阴病,得之一二日,口中和,其背恶寒者,当灸之,附子汤主之。

附子二枚(炮,去皮,破八片),茯苓三两,人参二两,白术四两,芍药三两。

上五味,以水八升,煮取三升,去滓,温服一升,日三服。

【方歌】

附子汤方苓术附,腹痛痹疼芍药主,
人参补胃扶正气,风湿痹痛常可服。

【方药剂量】 附子(炮,去皮,破八片)15g,茯苓 10g,人参 6g,白术 12g,芍药 10g。

黄煌化裁方:制附子 30~50g,茯苓 30~50g,白术 40~60g,芍药 30~50g,人参 15~20g。

【功效药理】 温经助阳,祛寒除湿。

实验研究证明能镇痛,抗炎,并能抑制血小板聚集,抗心肌缺血,抗血栓形成。

【主治】 带状疱疹、慢性荨麻疹、皮肤瘙痒症等,亦常用于慢性肾炎、风湿性关节炎、冠心病、心力衰竭等。

证属少阴阳虚,寒湿内侵。病证方证:①后背恶寒、肢体拘急、关节冷痛或头晕、小便不利而脉沉者;②各种痛证见手足冷(下肢更明显)、小便不利、心下痞硬或悸动而脉沉细无力者;③妊娠胎胀,少腹如扇,发热而精神萎靡,腹痛恶寒者。

【辨证[症]化裁】

1. 若血瘀者,可加红花 6g,丹参、赤芍各 10g,以活血化瘀;

2. 若肢寒甚者,可加桂枝 6g,细辛 3g,以温经散寒;

3. 若气虚者,宜重用白术,可另加黄芪 10g,以益气健脾;

4. 若兼痰湿者,宜重用白术、茯苓,可另加薤白 10g,半夏 15g,薏苡仁 10g,以燥湿化痰。

【用法】　用水 1000ml,先煎附子至 600ml,再入余药同煎至 200ml。分 1～2 次温服。

【注意事项】　同四逆汤。

【方源】　《伤寒论》A014。

二、回阳救逆方

回阳救逆方,以温热固脱药为君配伍组方,系救治阳气将脱证的温里方。

证见四肢厥逆,恶寒蜷卧,精神萎顿,甚或冷汗淋漓,脉微欲绝等。

常用附子、干姜等辛热药为主,配以益气固脱之人参、黄芪等组方,适用于肾阳衰微,阴寒内盛,甚或阴盛格阳及戴阳的急危重证。

代表方四逆汤、通脉四逆汤、四逆加人参汤、参附汤等方。

名 045　四逆汤(张仲景)

【经典名方】　同名方 40 余首,现选《伤寒论》辨太阳病脉辨证并治方。

少阴病,脉沉者,急温之,宜四逆汤。

甘草(炙)二两,干姜一两半,附子(生用,去皮,破八片)一枚。

上三味,以水三升,煮取一升二合,去滓,分温再服。强人可大附子一枚、干姜三两。

【方歌】

四逆汤中草附姜,四肢厥冷急煎尝;
脉微吐利阴寒盛,回阳救逆赖此方。

【方药剂量】　甘草(炙)6g,干姜 6g,附子 15g。

黄煌化裁方:制附子 20～100g(生者 5～10g)、干姜 15～50g、炙甘草 20～40g。

【功效药理】　温中散寒,调中止痛。

实验研究证明具有调节免疫、抗动脉粥样硬化、抗心肌缺血,抗休克、保护脑缺血后损伤作用。

【主治】　带状疱疹、冻疮、硬皮病、复发性口疮、雷诺病等,亦常用于心肌梗死、心力衰竭、休克、糖尿病周围神经病变等。

证属阴寒内盛。病证方证:①四肢厥逆,身体疼痛,精神萎靡,二便清利,脉微欲绝属里虚寒甚者;②汗、吐、下不当伤津损阳而造成的肢冷、疼痛、畏寒、喜睡、面色少华、舌淡暗、苔白腻、黑润或白滑而脉象呈沉、细、微、软等无神,或寸部空浮无力等。

【辨证[症]化裁】

1. 若血瘀者,可加红花 6g,三七 1.5g,川芎 6g,丹参 10g,以活血化瘀;

2. 若伴心悸失眠者,可加五味子 6g,酸枣仁 10g,龙骨 30g,以宁心安神;

3. 若伴心烦易怒、两胁胀痛者,可加柴胡、佛手各 6g,合欢皮 10g,以疏肝解郁;

4. 若兼气虚者,可加党参、黄芪、炒白术、茯苓各 10g,以补气健脾;

5. 若偏痰湿者,可加姜半夏 6g,厚朴 3g,以燥湿化痰;

6. 若四肢厥逆,恶寒蜷卧,加人参 6g,方名人参四逆汤,用于少阴病真阳衰微、元气亦虚之证。

【用法】　先煎附子,再入余药,顿服或分 2 次温服。以肢温厥回为度。慢性病也可煎 3 次,分 3～5 次温服。

【注意事项】 李可老中医经验，凡用附子超过 30g 者，皆加炙甘草 60g，加水 1500ml，煎取 500ml。可用蜂蜜 150g，黑小豆、防风各 30g，用以解毒。

【方源】 《伤寒论》B059，C07.226。

三、温经散寒方

温经散寒方，以温通经络、祛散寒邪药为君配伍组方，系治疗寒凝经络、肢节疼痛等证的温里方。

本类病证多由阳气不足，营虚血弱，经脉空虚，复感寒邪，血脉凝滞所致。证见手足不温，或见肢体麻木疼痛，或发阴疽等。

本类方常用温经散寒的桂枝、细辛等药与补养气血的当归、白芍、黄芪等配伍组方，适用于寒邪凝滞经脉所致诸病证的皮肤病。

代表方当归四逆汤、阳和汤等。

名 046 黄芪桂枝五物汤（张仲景）

【经典名方】 血痹，阴阳俱微，寸口关上微，尺中小紧，外证身体不仁，如风痹状，黄芪桂枝五物汤主之。

黄芪三两，芍药三两，桂枝三两，生姜六两，大枣十二枚。

上五味，以水六升，煮取二升，温服七合，日三服。

【方歌】

黄芪桂枝五物汤，芍药大枣与生姜，
益气温经和营卫，血痹风痹功效良。

【方药剂量】 黄芪、芍药、桂枝各 9g，生姜 18g，大枣 4 枚。

黄煌化裁方：黄芪 10～15g，桂枝 10～15g，白芍 10～15g，生姜 20～30g，大枣 12 枚。

【功效药理】 益气和营，祛风散邪。

实验研究证明具有抗炎、镇痛、抗心肌缺血作用；能使佐剂性关节炎（AA）大鼠过高的血浆丙二醛（MDA）、血清一氧化氮（NO）降低，使已降低的超氧化物歧化酶（SOD）、谷胱甘肽过氧化物酶（GSH-Px）升高。

【主治】 荨麻疹、冻疮、雷诺病、硬皮病、结节性红斑等，亦常用于中风后遗症、末梢神经炎等。

证属营卫虚弱。病证方证：①肢体无力、活动不灵、麻木不仁、酸痛，或肌肉萎缩；②浮肿，自汗，恶风，舌质暗淡。

【辨证[症]化裁】

1. 若下肢疼痛、麻木者，可加川牛膝 15g，独活 10g，以活血通络；

2. 若痒甚者，可加防风、荆芥穗各 10g，以祛风止痒；

3. 若血瘀者，可加红花 6g，桃仁、赤芍、丹参、紫草各 10g，以活血祛瘀；

4. 若便秘者，可加火麻仁、柏子仁各 10g，以润肠通便；

5. 若肢体偏瘫者，可加地龙 10g，水蛭 3g，以破瘀通络；

6. 若兼风寒者，可加葛根 10g，羌活 6g，以祛风散寒。

【方源】 《金匮要略》卷上，A016。

名 047 当归四逆汤（张仲景）

【经典名方】 同名方约 28 首，选《伤寒论》辨厥阴证脉证并治方。

手足厥寒，脉细欲绝者，当归四逆

汤主之。

下利脉大者,虚也,以强下之故也。设脉浮革,因尔肠鸣者,属当归四逆汤。

当归三两,桂枝三两(去皮),芍药三两,细辛三两,甘草二两(炙),通草二两,大枣二十五枚(擘)。

上七味,以水八升,煮取三升,去滓,温服一升,日三服。

【方歌】

当归四逆桂枝芍,细辛甘草与通草,
血虚肝肾四肢厥,煎服此方用之良。

【方药剂量】 当归、桂枝(去皮)、芍药各9g,细辛3g,甘草(炙)、通草各6g,大枣8枚。

黄煌化裁方:当归10～20g,桂枝(去皮)10～20g,白芍10～30g,细辛3～10g,甘草(炙)6～10g,通草3～6g,大枣10～30g。

朱仁康化裁方:当归12g,桂枝10g,赤芍15g,细辛3g,甘草10g,大枣7枚,路路通(原方通草)10g。

【功效药理】 温经散寒,养血通脉。

实验研究证明对热刺激、机械刺激、化学刺激所诱发的动物疼痛均有抑制作用,且呈现一定时效、量效关系。

【主治】 雷诺病、脉管炎、冻疮,肢端硬化症、肢端青紫症、结节性红斑、系统性红斑狼疮、硬皮病等,亦常用于高血压、冠心病、中风及中风后遗症、痛风性关节炎等。

证属血虚寒厥。病证方证:外受寒邪或寒入经络者,而见手足发凉发绀,自觉体麻,刺痛,舌淡苔白,脉沉细。皮损可为红斑、紫斑、肿胀、结节、硬化等。

【辨证[症]化裁】

1. 若内有久寒者,可加吴茱萸、生姜各3g,以加强温中散寒之功;

2. 若皮肤变薄或发硬者,可加乌梢蛇10g,全蝎3g,地龙10g,以搜风通络;

3. 若肌肤甲错者,可加丹参、桃仁各10g,红花6g,水蛭3g,以活血化瘀;

4. 若皮肤顽厚如木板状者,可加海藻、昆布各10g,牡蛎30g,白芥子10g,以化痰软坚;

5. 若手足青紫、腰酸怕冷者,可加巴戟天、菟丝子各10g,鹿角胶3g,以加强温经散寒之功;

6. 若兼见阴虚内热者,可去细辛,桂枝减量,加生地5g,丹皮、知母各10g,以滋阴清热;

7. 若失眠多梦者,可加酸枣仁10g,夜交藤20g,以养血安神;

8. 若痒甚者,可加土茯苓15g,白鲜皮10g,全蝎3g,以祛风止痒。

【用法】 水煎服,一日3次。

【注意事项】 若服药后呕吐拒药者,可将药放凉后服用。中病即止,不可久服。

【方源】 《伤寒论》A013,B016,C07.252。

第八节 表里双解方

【概念】 凡具有表里同治、内外分解等作用,主治表里同病的方剂,统称表里双解方。

本类方剂属"八法"中"汗法""清法""温法""下法"等的综合运用。

【病证方证】 表里同病的证候,系指表证未解而里证又起,或原有宿疾又感新邪,致使表证与里证同时并见的证候。

表里同病因表证与里证的不同而病变各异,主要有表寒里热、表热里寒、表里俱热、表里俱寒、表实里虚、表虚里实、表里俱虚、表里俱实等多种情况。但概而言之,临证主要见表证兼里热、表证兼里寒、表证兼里实及表证兼里虚四种类型,而表证兼里虚证已在解表方中论及。

【分类】 分为解表清里方、解表温里方、解表攻里方三类。

【注意事项】 使用表里双解方,必须是邪气在表,而里证又急的证候。其次,应辨别表证与里证的寒、热、虚、实属性,分清表证与里证的轻重主次,权衡解表药与治里药的比例,以免出现太过或不及之弊。

解表攻里方

解表攻里方,以解表药与攻里药配伍组方,系治表邪兼里实的表里双解方。

适用于外有表邪而里有实积之证。

代表方防风通圣散、大柴胡汤等方。

名048 防风通圣散(刘完素)

【经典名方】 同名方约35首,现选《宣明论方》卷三方。

防风、川芎、当归、芍药、薄荷叶、大黄、芒硝、连翘、麻黄各半两,石膏、桔梗、黄芩各一两,白术、栀子、荆芥各一分,滑石三两,甘草二两。

上为末。每服二钱,水一大盏,生姜三片,煎至六分,温服。

【方歌】

防风通圣大黄硝,荆芥麻黄栀芍翘,
甘桔芎归膏滑石,薄荷芩术毒疮消。

【方药剂量】 防风、川芎、当归、芍药、薄荷叶、大黄、芒硝、连翘、麻黄各6g,石膏、桔梗、黄芩各20g,甘草10g。

袁兆庄化裁方:防风、川芎、当归、白芍、大黄、薄荷、麻黄、连翘、芒硝各15g,生石膏、黄芩、桔梗各30g,滑石90g,甘草60g,荆芥穗、栀子、白芷各7.5g。

【功效药理】 疏风解表,泻热通便。

实验研究证明灌胃给药,能明显降低营养性肥胖大鼠体重指数和脂肪重量,降低血清甘油三酯、胆固醇、血糖水平,抑制脂肪细胞增大。

【主治】 急性荨麻疹、药疹、毛囊炎、丹毒、神经性皮炎、湿疹及部分其他红斑皮炎类皮肤病和瘙痒性皮肤病等,亦常用于感冒、高血压、肥胖症、习惯性便秘、急性结膜炎等。

证属外感风邪,内有蕴热之表里俱实证。病证方证:恶寒发热,头昏目眩,口苦咽干,大便秘结,小便赤涩,皮肤瘙痒。皮疹为红斑、丘疹、风团、水疱、脓疱、糜烂、渗出、抓痕、结痂等,或局部红肿热痛等。

【辨证[症]化裁】

1. 若无恶寒者,可去麻黄;

2. 若热不甚者,可去石膏;

3. 若无便秘者,可去芒硝、大黄;

4. 若伴肠寄生虫者,可加乌梅

10g,使君子 12g,槟榔 10g,以安蛔杀虫。

【用法】 制成丸或散。每次 3～10g,一日 2 次,温开水送下。煎汤送服。

【方源】《宣明论方》B023,C07.262。

第九节　补　益　方

【概念】 具有补养人体气、血、阴、阳等作用的药组方(参见第八章补益药),主治各种虚证的方剂,统称补益方。

本类方剂属于"八法"中的"补法"。《素问·三部九候论》"虚则补之",《素问·至真要大论》"损者益之",为补益方立论之依据。

【病证方证】 虚证是指人体的气、血、阴、阳等不足而产生的身体虚弱之病证。虚证的成因虽多,但总不外乎为先天禀赋不足或后天失于调养两个方面。尤其是后天失调和疾病的耗损是导致虚证产生的主要原因,即免疫力低下。饮食不节,可致气血生化不足;劳倦过度,可致气血营阴的耗伤;情志不畅,思虑太过,能暗耗阴血;病后失调、正气难复、体质虚弱等都是后天调养失常所致虚证的发病原因。故虚证的治疗也重在纠正后天失调。

补益人体气、血、阴、阳之不足时,可以采取直接补益法,即气虚补气、血虚补血,阴虚补阴、阳虚补阳。也可以根据气血、阴阳相依互根的关系补益,采用间接补益的方法,达到补益气血阴阳的目的。

由于气血相依,血为气之帅,气能生血、行血、摄血,血为气之母。血能载气,故补气、补血二者常常配合使用。根据"血不自生,须得生阳气之药。血自旺矣"(《脾胃论》),"血虚者,补其气而血自生"(《温病条辨》)的原则,当血虚补血时,宜加入补气之品,以助血之生化,或重补其气以生血;尤其是失血多而致血虚者,当遵循《景岳全书》"有形之血不能速生,无形之气所当急固"的原则,尤应补气以固脱,使气旺则血生。对气虚者,以补气药为主,也可配伍少量补血药,使气有载体,若气血两虚者,更当气血双补。根据阴阳互根,孤阴不生,独阳不长的原理,补阴、补阳之剂亦在阴阳互补。即"善补阳者,必阴中求阳,则阳得阴助而生化无穷;善补阴者,必于阳中求阴,则阴得阳升而泉源不竭"(《景岳全书》)。因此,阳虚补阳,宜佐以补阴之品,以阳根于阴,使阳有所依附,并可借阴药的滋润以制药的温燥,使之补阳而不伤津;阴虚补阴,宜佐以补阳之品,以阴根于阳,使阴有所化,并可借阳药之温运,以制阴药的凝滞,使之滋而不滞。若阴阳两虚,则宜阴阳并补。按照五行相生的理论,间接补益法还可以通过虚者补其母,即培土生金、补火生土、滋水涵木等五脏相生的方法,达到补益不足,治疗虚损的目的。

总之,补益气、血、阴、阳之虚者,须从整体出发,既要有所侧重,又要统筹兼顾。

【主治】 以慢性皮肤病为主。系统性红斑狼疮、皮肌炎、硬皮病、白塞病等结缔组织病、过敏性紫癜、雷诺病、血小板减少性紫癜、紫癜病等血管性皮肤病、虚寒型荨麻疹、慢性荨麻疹、慢性湿疹皮炎、下肢湿疹、阴囊湿疹、皮肤瘙痒症等慢性、过敏性、瘙痒性皮肤病、黄褐斑、黑变病、白癜风等色素性皮肤病,玫瑰糠疹、血燥型银屑病、扁平苔藓等红斑丘疹鳞屑性皮肤病,脱发、斑秃等毛发病,痤疮、酒渣鼻、带状疱疹后遗症、结节性红斑、下肢溃疡久不收口、痈疽溃后、肉芽虚肿、阴疽久破、冻疮、天疱疮后期、先天性皮肤病,维生素缺乏症、皮肤淀粉样变病、艾迪生病、黑棘皮病、更年期等营养、代谢和内分泌障碍性皮肤病。

【分类】 分为补气方、补血方、气血双补方、补阴方、补阳方、阴阳双补方六类。

【注意事项】 应用补益方时,首先要辨清气血阴阳及脏腑之异。其次,应辨别虚实之真假。《景岳全书》曰:"至虚之病,反见盛势;大实之病,反有羸状。"即真虚假实者,若误用攻伐之剂,则虚者更虚;真实假虚者,若误用补益之方,则实者更实。再者,应注意患者的脾胃功能,补益之剂甘重滞气,应配以理气健脾之品,以资运化。此外,正气已伤而余邪未尽者,则应扶正祛邪。

一、补气方

补气方,以补气药为君配伍组方,系治疗气虚证的补益方。

证见肢体倦怠乏力,少气懒言,语音低微,动则气促,面色萎黄,食少便溏,舌淡苔白,脉虚弱,甚或虚热自汗,或脱肛、子宫脱垂等。

常用补气药,如人参、党参、黄芪、白术、甘草等药为主,根据兼夹证的不同,分别配伍理气、渗湿、升阳、补血、养阴之品组方。适用于脾肺气虚证皮肤病。

代表方四君子汤、参苓白术散、补中益气汤、生脉散、玉屏风散等方。

名049 四君子汤(陈师文)

【经典名方】 同名方70余首,现选《太平惠民和剂局方》治一切气方。

治荣卫气虚,脏腑怯弱,心腹胀满,全不思食,肠鸣泄泻,呕哕吐逆,大宜服之。

人参(去芦)、甘草(炙)、茯苓(去皮)、白术各等分。

上为细末。每服二钱,水一盏,煎至七分,通口服,不拘时,入盐少许,白汤点亦得。常服温和脾胃,进益饮食,辟寒邪、瘴雾气。

【方歌】
四君子汤中和义,参术茯苓甘草比,
益以夏陈名六君,祛痰补益气虚饵,
除却半夏名异功,或加香砂气滞使。

【方药剂量】 人参、白术、茯苓各9g,炙甘草6g。

【功效药理】 益气健脾。

实验研究证明具有抗胃肠黏膜损伤,调节胃肠运动,促进消化吸收,提高机体免疫力,抗肿瘤、抗衰老作用。

【主治】 皮肤病久病或重病后等,亦常用于慢性胃炎、胃及十二指肠溃疡等消化系统疾病,以及妇女妊娠胎动不安、小儿低热等。

证属脾胃气虚,运化力弱。病证方证:面色萎白,食少便溏,语言低微,倦怠无力,舌淡苔白,脉缓弱。皮损色淡,可有红斑、丘疹、风团、水疱、抓痕、结痂、瘢痕、苔藓样变等。

【辨证[症]化裁】 本方是补气的基本方,多个补气方由此化裁:

1. 若脾胃虚弱而兼气滞者,可加陈皮 6g,即异功散,以理气和胃;

2. 若脾胃虚弱而兼痰湿者,可加陈皮、半夏各 6g,即六君子汤,以理气燥湿化痰;

3. 脾胃气虚而气机阻滞者六君子汤加砂仁 2.5g,木香 2g,名香砂六君子汤,用以益气健脾,行气化痰;

4. 若脾胃气虚兼运化不全者,加山药、白扁豆、莲子肉、桔梗各 10g,薏苡仁 20g,砂仁 6g,用以补气健脾,调中止泻。

【用法】 制成细药粉,每次 6g,一日 2 次。或水煎服。

【方源】 《太平惠民和剂局方》B055,C07.222。

名 050　玉屏风散(朱震亨)

【经典名方】 同名方约 12 首,现选《丹溪心法》自汗方。

自汗四十九,心之所藏,在内者为血,发外者为汗。盖汗乃心之液,而自汗之证,未有不由心肾俱虚而得之者。故阴虚阳必凑,发热而自汗;阳虚阴必乘,发厥而自汗。故阴阳偏胜所致也。

玉屏风散,治自汗。

防风、黄芪各一两,白术二两。上每服三钱,水一钟半,姜三片,煎服。

【方歌】

玉屏风散少而精,芪术防风鼎足形,
表虚汗多易感冒,益气固表止汗灵。

【方药剂量】 防风 15g,黄芪、白术各 30g。

天江药业袋装配方颗粒经典协定方:白术 30g(3 袋),黄芪 20g(2 袋),防风 12g(2 袋)。

【功效药理】 益气健脾,固表止汗。

实验研究证明水煎剂 30g/kg 灌胃可增加小白鼠免疫器官胸腺和脾脏的重量,可调节小白鼠体内免疫细胞数量,对腹腔巨噬细胞的吞噬指数亦有明显的增加。

【主治】 虚寒型荨麻疹、皮肤瘙痒症、多汗症等,亦常用于过敏性鼻炎、反复上呼吸道感染等。

证属表虚自汗、虚人易感风邪。病证方证:自汗恶风,皮肤瘙痒,面色㿠白,舌淡,脉浮缓。皮疹反复发作,可见红斑、丘疹、风团等。

【辨证[症]化裁】

1. 若表虚外感恶风、汗出、脉缓者,可加桂枝 6g,细辛 3g,以解肌发表,调和营卫;

2. 若表虚自汗不止者,可酌加煅牡蛎、浮小麦各 30g,五味子 6g,以加强固表止汗之功;

3. 若脾胃虚寒者,可加桂枝 6g,细辛 3g,以温中健脾;

4. 若食滞纳差者,可加陈皮、半夏各 6g,神曲 10g,麦芽 15g,以健胃消食;

5. 若皮肤瘙痒著者,可加僵蚕、白鲜皮各 10g,以祛风止痒。

【用法】　用中药配方颗粒,每次 6g,一日 2 次,冲服。

【注意事项】　外感自汗或阴虚盗汗者,不宜使用。

【方源】　《丹溪心法》B077,C07.236。

名 051　参苓白术散(陈师文)

【经典名方】　同名方约 35 首,现选自《太平惠民和剂局方》治一切气方。

治脾胃虚弱,饮食不进,多困少力,中满痞噎,心忡气喘,呕吐泄泻及伤寒咳噫。此药中和不热,久服养气育神,醒脾悦色,顺正辟邪。

莲子肉(去皮)、薏苡仁、缩砂仁、桔梗(炒令深黄色)各一斤,白扁豆(姜汁浸,去皮,微炒)一斤半,白茯苓、人参(去芦)、甘草(炒)、白术、山药各二斤。

上为细末。每服二钱,枣汤调下,小儿量岁数加减服。

【方歌】

参苓白术扁豆陈,莲草山药砂苡仁,

桔梗上浮兼保肺,枣汤调服益脾神。

【方药剂量】　莲子肉(去皮)、薏苡仁各 9g,砂仁、桔梗(炒令深黄色)各 6g,白扁豆(姜汁浸,去皮,微炒)12g,白茯苓、人参(去芦)各 15g,甘草(炒)10g,白术、山药各 15g。

天江药业袋装配方颗粒经典协定方:红参、茯苓、炒白术、白扁豆各 10g(1 袋),山药、炒薏苡仁各 20g(2 袋),莲子 10g(1 袋),砂仁 9g(3 袋),桔梗 6g(1 袋),炙甘草 6g(2 袋)。

袁兆庄化裁方:人参、茯苓、白术、山药、炙甘草各 100g,白扁豆 75g,莲子肉、桔梗、薏苡仁各 50g。共研细末,或水泛为丸。

【功效药理】　益气健脾,补中益气,渗湿止痒。

研究表明能显著提高肠道双歧杆菌含量,对益生菌起到扶植作用;降低肠球菌、大肠埃希菌数量,间接抑制条件致病菌及病原菌,对紊乱的肠道菌群有较好调节作用,促进肠道菌群动态平衡的恢复。

【主治】　汗疱疹、特应性皮炎、脱发、慢性湿疹及其他慢性皮肤病等,术前、术后食欲不佳,消化功能不良,亦常用于慢性胃肠炎、贫血、慢性支气管炎、慢性肾炎及妇女带下病等。

证属脾虚湿盛。病证方证:胸脘闷胀,食少便溏,四肢乏力,形体消瘦,面色萎黄,舌苔白,舌质淡红,脉细缓或虚缓。皮损可表现为红斑、紫斑、水疱、渗出、糜烂、肥厚、角化、苔藓样变,或溃疡等。

【辨证[症]化裁】

1. 若本方加入陈皮 6g,佩兰 10g,芳香醒脾,化湿利气,效果更佳;

2. 若气虚著者，可加黄芪 15g，陈皮 10g，以益气健脾；

3. 若痒甚者，可加苦参、地肤子、白鲜皮各 10g，以祛风止痒；

4. 若皮损肥厚者，可加当归、丹参各 10g，鸡血藤 15g，赤芍、白芍各 10g，以活血祛瘀，养血润燥。

【用法】 每次 6g，一日 2 次，姜汤或温开水送下。或用中药配方颗粒按比例制成汤药。

【注意事项】 无特殊。

【方源】 《太平惠民和剂局方》B061，C07.280。

名 052　补中益气汤（李东垣）

【经典名方】 同名方 88 首，选李东垣方。

黄芪（病甚，劳役热者，一钱）、甘草（以上各五分，炙）、人参（去芦，三分有嗽去之，以上三味，除湿热，烦热之圣药也）。当归身（二分，酒焙干或日干），以和血脉，橘皮（不去白，二分或三分，以导气，又能益元气，得诸甘药乃可，若独用泻脾胃），升麻（二分或三分，引胃气上腾而复其本位，便是行春升之令），柴胡（二分或三分，引清气，行少阳之气上升），白术（三分，降胃中热，利腰脐间血）。

上件药㕮咀，都作一服。水二盏，煎至一盏，量气弱气盛，临病斟酌水盏大小，去渣，食远稍热服。如伤之重者，不过二服而愈；若病日久者，以权立加减法治之。

上一方加减，是饮食、劳倦、喜怒不节，始病热中，则可用之。若末传为寒中，则不可用之。盖甘酸适足益其病尔。如黄芪、人参、甘草、芍药、五味子之类也。

【方歌】
补中参草术归陈，芪得升柴用更神，
劳倦内伤功独擅，气虚下陷亦堪珍。

【方药剂量】 黄芪 18g，炙甘草 9g，人参 6g，当归身 3g，橘皮、升麻、柴胡各 6g，白术 9g。

天江药业袋装配方颗粒经典协定方：黄芪 30g（3 袋），红参 10g（1 袋），炒白术 10g（1 袋），炙甘草 12g（4 袋），当归 10g（1 袋），陈皮 12g（2 袋），升麻 6g（1 袋），柴胡 6g（1 袋）。

赵炳南、袁兆庄化裁方：黄芪 30g，甘草 6g，人参 15g，当归、陈皮、升麻、柴胡各 10g，白术适量。

【功效药理】 补益中气，升阳举陷，调补脾胃。

实验研究证明能双相调节胃肠运动功能，增强非特异性和体液免疫功能；并能调节下丘脑-腺垂体-肾上腺皮质系统，从而改变自主神经和内分泌系统功能。

【主治】 下肢湿疹、结节性红斑、过敏性紫癜、色素紫癜性皮肤病及其他慢性皮肤病后期等。年老体弱或大病久病而不明原因发热患者，亦常用于内脏下垂、久泻、久痢、重症肌无力、乳糜尿、习惯性便秘、麻痹性斜视等。

证属脾胃气虚，清阳下陷及由气虚而致摄纳不力。病证方证：少气懒言，大便稀溏，或脱肛，脉洪而虚，舌质淡，舌苔薄白。皮疹为黑斑、紫斑、苔藓样变等。

【辨证[症]化裁】

1. 若劳倦热甚者,可重用黄芪,以益气升阳;

2. 若脏器下垂者,可重用升麻、黄芪,另加枳壳、苍术、半夏各 6g,砂仁 3g,以升阳举陷;

3. 若久泻者,可加诃子 10g,五味子 6g,乌梅肉 10g,以酸涩止泻。

【注意事项】 ①热象明显或感染征象明显患者,不宜使用;②感冒发热及儿童、孕妇、哺乳期等,不宜使用;③阳虚患者,不宜单独使用。

【方源】 《脾胃论》B008、C07.272《内外伤辨惑论》。

二、补血方

补血方,以补血药为君配伍组方,系治疗血虚证的补益方。

证见面色萎黄,头晕目眩,唇爪色淡,心悸、失眠,舌淡,脉细,或妇女月经不调,量少色淡,或经闭等。

常以补血药熟地黄、当归、白芍、阿胶、龙眼肉等药为主,适当配伍补气、活血祛瘀、理气之品等配伍组方,适用于血虚证皮肤病。

代表方四物汤、当归补血汤、归脾汤等方。

名 053 四物汤(陈师文)

【经典名方】 同名方约 19 首,现选《太平惠民和剂局方》。

调益荣卫,滋养气血。治冲任虚损,月水不调,脐腹疞痛,崩中漏下,血瘕块硬,发歇疼痛,妊娠宿冷,将理失宜,胎动不安,血下不止,及产后乘虚风寒内搏,恶露不下,结生瘕聚,少腹坚痛,时作寒热。

当归(去芦,酒浸,炒)、川芎、白芍药、熟干地黄(酒洒,蒸)各等分。

上为粗末。每服三钱,水一盏半,煎至八分,去渣,热服,空心,食前。

若妊娠胎动不安,下血不止者,加艾十叶、阿胶一片,同煎如前法。或血脏虚冷,崩中去血过多,加胶、艾煎。

【方歌】
四物地芍与归芎,营血虚滞此方宗,
妇女经病凭加减,临证之时可变通。

【方药剂量】 白芍、当归各 9g,熟地 12g,川芎 6g。

【功效药理】 调益荣卫,滋养气血。

实验研究证明对实验性急性失血性贫血动物的红细胞、血红蛋白、网织红细胞等均有不同程度的增加;并能调节机体免疫功能,抗血小板聚集、抗血栓形成。

【主治】 黄褐斑等色素性皮肤病、痤疮、酒渣鼻、结节性红斑、慢性湿疹皮炎、冬季瘙痒症、血虚风燥型银屑病、过敏性紫癜及皮肤病久病或重病后等病,亦常用于贫血、妇女月经不调、胎产疾病等。

证属血虚或血虚兼血滞。病证方证:头晕目眩,面色萎黄或苍白,心悸,或月经不调,行经腹痛,量少不畅,或崩漏,舌质淡,脉细弱。皮损可表现为红斑、黑斑、紫斑、丘疹、风团等。

【辨证[症]化裁】 此方为补血活血的基本方药。可以根据需要,灵活配用。如以养血为主,宜重用熟地、白芍;

以活血为主,宜重用当归、川芎。

1. 若气虚而不摄血者,可加人参5g,黄芪10g,即圣愈汤,以益气补血摄血;

2. 若血虚寒滞、少腹疼痛、月经过多者,可加阿胶6g,艾叶10g,甘草3g,即胶艾四物汤,以养血温经止血;

3. 若血虚有热者,可加黄芩、丹皮各10g,熟地易生地,以清热凉血;

4. 若血虚发热,疮疡溃后,久不愈合者,仅取黄芪30g,当归6g,名当归补血汤,以补血促进愈合。

【用法】 制成汤剂、粗粉,或直接用中药配方颗粒冲服。

【方源】 《太平惠民和剂局方》《景岳全书》B060,C07.224。

名054 归脾汤(严用和)

【经典名方】 同名方约50首,现选《正体类要》卷下方。

治思虑过度,劳伤心脾,健忘怔忡。

白术、茯苓(去木)、黄芪(去芦)、龙眼肉、酸枣仁(炒,去壳)各一两,人参、木香(不见火)各半两,甘草(炙)二钱半。

上㕮咀。每服四钱,水一盏半,生姜五片,枣一枚,煎至七分,去滓温服,不拘时候。

【方歌】

归脾汤用术参芪,归草茯神远志随,
酸枣木香龙眼肉,煎加姜枣益心脾。

【方药剂量】 白术、茯苓、黄芪、龙眼肉、酸枣仁各18g,人参、木香各9g,炙甘草6g,当归、远志各3g(当归、远志从《内科摘要》补入)。

天江药业袋装配方颗粒经典协定方:龙眼肉30g(3袋),白术20g(2袋),当归10g(1袋),茯苓20g(2袋),炙黄芪20g(2袋),炒枣仁30g(3袋),远志36g(6袋),红参10g(1袋),木香6g(1袋),炙甘草6g(2袋)。

【功效药理】 益气补血,健脾养心。

实验研究证明有增强记忆、抗氧化、抗衰老、抗溃疡作用。

【主治】 系统性红斑狼疮、皮肌炎、硬皮病、白塞病、脱发、过敏性紫癜、血小板减少性紫癜及其他紫癜等,亦常用于神经衰弱、冠心病、胃及十二指肠溃疡出血、功能性子宫出血、再生障碍性贫血等。

证属心脾两虚,气血不足,脾不统血。病证方证:思虑过度,怔忡健忘,失眠盗汗,食少体倦,面色萎黄,舌质淡,舌苔薄白,脉细缓。皮疹为红斑、紫斑、水疱等。

【辨证[症]化裁】

1. 若有心悸、胸闷、气短者,可加黄精10g,龙齿20g,以益气镇静安神;

2. 若汗出多者,可加乌梅10g,糯稻根30g,以收敛、固涩、止汗;

3. 若有紫癜者,可加阿胶6g,丹参10g,三七1.5g,以活血养血消斑;

4. 若有热象者,可加柴胡6g,山栀10g,以清热泻火除烦;

5. 若有血尿、蛋白尿者,可加白茅根、冬瓜皮各15g,山栀10g,小蓟炭5g,以清热凉血通淋。

【用法】 为粗末,每服12g,水一盏半,生姜五片,枣一枚,煎至七分,去滓温服,不拘时候。

【注意事项】　感冒发热者,不宜使用。

【方源】　《正体类要》《严氏济生方》卷四,C07.234。

名055　神应养真丹(陈言)

【经典名方】　当归(酒浸)、天麻、川芎、羌活、白芍药、熟地黄各等分。(一法,无羌活,入木瓜,熟阿胶,等分)。

上为末,蜜丸,如鸡子黄大。每服一丸,木瓜、菟丝子浸酒下;脚痹,薏苡仁浸酒下;中风,温酒米汤下。

【方歌】

养真芎芍酒熟地,菟丝归羌麻瓜蜜。

益阴女贞丹骨草,头痒百部地鲜皮。

【方药剂量】　当归(酒浸)、天麻、川芎、羌活、白芍药、熟地黄各10g。

袁兆庄化裁方:羌活、木瓜、天麻、白芍、当归、熟地黄(酒浸)、川芎、菟丝子各60g。煎熬成膏,加蜂蜜为丸,桐子大,或共研细末,水泛为丸。

【功效药理】　祛风益阴,养血生发。

实验研究证明能提高斑秃患者血清 IL-10 以及 CD4$^+$、CD25$^+$ T 细胞培养上清液 IL-10 水平,表明有调节患者免疫功能,减轻自身免疫细胞对毛囊攻击的作用。

【主治】　斑秃、雄激素性脱发等。

【用法】　每次 6～10g,一日 2 次,温开水送下,亦可直接用中药配方颗粒或直接化成汤药。

【辨证[症]化裁】

1. 若气虚者,可加黄芪、白术、太子参各 10g,以益气补血;

2. 若气滞者,可加郁金 10g,柴胡、陈皮各 6g,以行气解郁;

3. 若肝肾亏虚者,可加山茱萸、杜仲各 10g,牡蛎 30g,以滋补肝肾;

4. 若头皮刺痒重者,可加百部、地肤子、白鲜皮各 10g,以除湿止痒;

5. 若头皮脱屑多者,可加刺蒺藜、侧柏叶各 10g,以祛风除湿;

6. 若阴虚甚者,可加牡丹皮、地骨皮、女贞子、墨旱莲各 10g,以滋阴凉血。

【方源】　《宣明论方》《三因极一病证方论》B062。

名056　养血润肤饮(许克昌)

【经典名方】　选《外科证治全书》面游风。

初起面目浮肿,燥痒起皮,如白屑风状,次渐痒极,延及耳项,有时痛如针刺。湿热盛者浸黄水,风燥盛者干裂,或浸血水,日夜难堪。治宜养血润肤饮,兼六味地黄丸,早晚轮服,十余日取效。外用生猪脂频润抹之,或用鳗鲡鱼汁取油涂之。

当归三钱,熟地、生地、黄芪各四钱,天冬(去心)、麦冬(去心)各二钱,升麻、片芩各一钱,桃仁泥、红花各六分,天花粉一钱五分。

【方歌】

养血润肤二地黄,二冬归芪与升麻,

桃红花粉黄芩配,滋阴养血消燥痒。

【方药剂量】　当归 9g,熟地、生地、黄芪各 12g,天冬(去心)、麦冬(去心)各 6g,升麻、黄芩各 3g,桃仁泥、红花各 2g,天花粉 5g。

朱仁康化裁方：生地、熟地各 15g、天冬、麦冬、花粉、当归、黄芪各 10g，升麻 6g、黄芩、桃仁、红花各 10g。

【功效药理】 滋阴养血，润燥止痒。

实验研究证明能降低血清总 IgE 水平。

【主治】 血燥型银屑病、慢性湿疹、神经性皮炎、扁平苔藓、皮肤瘙痒症、毛发红糠疹等病。

证属阴伤血耗日久、血虚风燥。病证方证：皮肤干燥、脱屑，瘙痒，舌质红绛等。

【辨证[症]化裁】

1. 若痒甚者，可加白鲜皮 10g，天麻 6g，威灵仙 10g，全蝎 3g，以祛风通络止痒；

2. 若皮肤呈苔藓样变，可加赤芍、三棱各 10g，以破血软坚；

3. 若渴甚者，可加天花粉 10g，以生津止渴；

4. 若心烦便秘者，可加栀子、柏子仁、火麻仁各 10g，以清心降火、润肠通便；

5. 若血虚明显者，可加制首乌、熟地各 10g，以补益精血；

6. 若心烦失眠者，可加酸枣仁、柏子仁各 10g，以养心安神。

【方源】 《外科证治全书》B081。

三、气血双补方

气血双补方，以补气药与补血药为君配伍组方，系治疗气血两虚证的补益方。

证见面色无华，头晕目眩，心悸怔忡，食少倦怠，气短懒息，舌淡，脉虚无力等。

常用补气药人参、黄芪、白术等药，与补血药当归、熟地黄、白芍、阿胶等药共同配伍组方，适用于气血两虚的皮肤病。

代表方八珍汤、炙甘草汤等方。

名 057 八珍汤（薛己）

【经典名方】 治伤损等症，失血过多，或因克伐，血气耗损，恶寒发热，烦躁作渴等症。

人参、白术、白茯苓、当归、甘草（炙）川芎、白芍药、熟地黄各一钱。

上姜枣。水煎服。

【方歌】

双补气血八珍汤，四君四物枣生姜，

再加黄芪和肉桂，十全大补效更强。

【方药剂量】 人参、白术、白茯苓、炙甘草、当归、川芎、白芍药、熟地黄各 3g。

袁兆庄化裁方：当归、地黄各 10g，川芎、白芍各 6g，人参 3g（或党参 15g），茯苓、白术各 10g，甘草 2g。

【功效药理】 补益气血，生肌长肉。

实验研究证明八珍汤能改善正常及血虚大、小鼠造血干细胞的分裂、分化和增殖功能。

【主治】 下肢溃疡久不收口、痈疽溃后、肉芽虚肿、阴疽久破、血虚脱发、系统性红斑狼疮、皮肌炎、荨麻疹等皮肤病久病或重病后，亦常用于病后或产后虚弱、贫血、再生障碍性贫血、白血病、各种失血等。

证属气血两虚。病证方证：面色苍白或萎黄，头晕眼花，四肢倦怠，气短懒言，心悸怔忡，食欲减退，舌质淡，舌苔薄白，脉沉细。

【辨证[症]化裁】

1. 若气血两虚而偏于阳虚有寒者，可加黄芪10g，肉桂3g，即十全大补汤，以温补气血；

2. 若气血两虚、五脏失养、心虚惊悸、健忘、咽干唇燥者，可加陈皮、五味子、远志各6g，去川芎，即人参养荣汤，以益气补血、养心安神、调和营卫；

3. 若神志不安、失眠者，可加夜交藤20g，炙远志6g，酸枣仁10g，以养血安神；

4. 若面色灰暗舌有瘀斑者，可加桃仁10g，红花6g，以活血化瘀。

【方源】　　《正体类要》B001，C07.172。

四、补阴方

补阴方，以补阴药为君配伍组方，系治疗阴虚证的补益方。

证见形体消瘦，头晕耳鸣，潮热颧红，五心烦热，盗汗失眠，腰酸遗精，咳嗽咯血，口燥咽干，舌红少苔，脉细数。

常用补阴药熟地黄、麦冬、沙参、龟甲等药为主组方，配伍黄连、黄柏等药以清虚热，适用于阴虚证皮肤病。

代表方六味地黄丸、一贯煎等方。

名058　六味地黄丸（钱乙）

【经典名方】　同名方约40首，现选《小儿药证直诀》卷下地黄丸。

治肾怯失音，囟开不合，神不足，目中白睛多，面色㿠白等。

熟地黄八钱，山萸肉、干山药各四钱，泽泻、牡丹皮、白茯苓（去皮）各三钱。

上为末，炼蜜丸如梧子大，空心，温水化下三丸。

【方歌】

六味地黄益肾肝，茱萸山药苓泽丹，
更加知柏成八味，阴虚火旺自可煎。
养阴明目加杞菊，滋阴都气五味研，
肺肾两调金水生，麦冬加入长寿丸。

【方药剂量】　熟地黄24g，山萸肉、干山药各12g，泽泻、牡丹皮、白茯苓各9g。

天江药业袋装颗粒经典协定方：熟地30g（3袋），山茱萸18g（3袋），山药20g（2袋），丹皮12g（2袋），泽泻10g（1袋），茯苓10g（1袋）。

袁兆庄化裁方：熟地黄24g，山茱萸、山药各12g，泽泻、牡丹皮、茯苓各10g。共研细末，炼蜜为丸，梧桐子大。

【功效】　滋阴补肾。

【功效药理】　滋阴补肾，生津止渴。

实验研究证明可对抗肾虚老年痴呆小鼠脑海马CA1区神经元缺失。具有调节免疫、抗衰老、抗氧化、抗肿瘤、降血脂、降血糖、保护神经作用。

【主治】　黄褐斑、黑变病等色素性皮肤病、冻疮、红斑狼疮、雷诺病及其他皮肤病等，亦常用于肾炎、高血压、糖尿病、前列腺炎、神经衰弱、甲状腺功能亢进、中心视网膜炎等。

证属肝肾阴虚。病证方证：腰膝酸

软,头昏目眩,耳鸣耳聋,盗汗遗精,虚火上炎而致骨蒸潮热,手足心热,或消渴,口燥舌干,舌红少苔,脉细数,皮疹为红斑、黑斑、紫斑等。

【辨证[症]化裁】

1. 阴虚火旺、潮热遗精甚者,可加知母 10g,黄柏 6g,即知柏地黄丸,以滋阴降火。常用于治疗阴虚火旺所致的皮肤病,如系统性红斑狼疮、皮肌炎等出现肾脏损害者。

2. 肾虚肝旺者,可加枸杞子 5g,菊花 10g,即杞菊地黄丸,以滋肾平肝,补气明目,常用于治疗系统性红斑狼疮、白塞病等。证属肝肾不足而出现视力障碍,或眼睛干涩、遇风流泪者。

3. 若肾阴不足而无火旺者,本方去泽泻、丹皮,加枸杞子 5g,炙甘草 10g,即左归饮,以增强养阴血之功。常用于真阴不足所致的皮肤病,如红斑狼疮、白塞病等结缔组织病等。

4. 若肾经亏损,脾胃虚寒引起的腰酸、四肢逆冷、脘腹隐痛者,可加肉桂 3g,附片 15g,即附桂地黄丸,以滋阴益气,暖肾散寒。

【用法】 每服 9g,一日 2 次,温开水或淡盐水送下。或用饮片水煎服,一日 1 剂,分 2～3 次服下,中药配方颗粒煎服。

【方源】 《小儿药证直诀》卷下;《医方考》B036,C07.203。

名 059　益胃汤(吴瑭)

【经典名方】 同名方约 30 首,现选《温病条辨》卷一,上焦病方。

阳明温病,下后汗出,当复其阴,益胃汤主之。

温热本伤阴之病,下后邪解汗出,汗亦津液之化,阴受伤,不待言矣,故云当复其阴。此阴指胃阴而言,盖十二经皆禀气于胃,胃阴复而气降得食,则十二经之阴皆可复矣。欲复其阴,非甘凉不可。汤名益胃者,胃体阳而有阴,取益胃用之义也。下后急议复阴者,恐将来液亏燥起,而成干咳身热之怯证也。

沙参三钱,麦冬五钱,冰糖一钱匕,细生地五钱,玉竹(炒香)一钱五分。

水五杯,煮取二杯,分二次服,渣再煮一杯服。

【方歌】

益胃汤能养胃阴,冰糖玉竹与沙参,
麦冬生地同煎服,温病须虑热伤津。

【方药剂量】 沙参 9g,麦冬 15g,冰糖 3g,细生地 15g,玉竹 5g。

【功效药理】 益胃生津。

实验研究证明对慢性萎缩性胃炎模型大鼠胃黏膜有改善和逆转作用;通过改善中枢神经递质代谢,缓解慢性疲劳大鼠躯体及心理应激状态,促进疲劳状态的恢复。

【主治】 皮肤瘙痒症,慢性湿疹等病,亦常用于慢性萎缩性胃炎、小儿厌食症、干燥综合征、放化疗后顽固性呃逆等。

证属阳明温病。病证方证:下后汗出,胃阴未复者。证见胃脘隐痛,食欲不振,口干咽红,大便干结,舌红少苔,脉弦。

【辨证[症]化裁】

1. 若手足心热、夜寐不宁者,可加莲子心 3g,酸枣仁 10g,以养心安神;

2. 若口渴烦躁甚者,可加石斛、天花粉、芦根各 10g,以生津止渴;

3. 若大便秘结者,可加郁李仁、火麻仁各 10g,以润肠通便;

4. 若饥不欲食者,可加炒谷麦芽 15g,神曲 10g,以健脾和胃;

5. 若胃胀甚者,可加枳实 6g,厚朴 3g,以理气消胀;

6. 若皮损脱屑、痒痛甚者,可加防风 10g,白及 5g,黄连 3g,以祛风除湿。

【方源】 《温病条辨》卷二,A078,B079,C07.328。

名 060 一贯煎(钱雅乐)

【经典名方】 一贯煎(柳州)。

主肝血衰少,脘痛,胁疼。北沙参、麦冬、当归各一钱五分,枸杞、生地各三钱,川楝子二钱,水煎服。

肝者,将军之官,谋虑出焉,稍有怫郁,则横凌中土,理固然也。若肾水亏损,血液不足,则肝失所养而虚矣。大凡藏气一衰,必所胜侮之,独肝性刚暴,虚则不但不肯受制,而反欲侮其所胜矣。倘但见病似实,而抑之平之,是更广其病机也。夫肝为刚藏,宜济以柔,魏氏立此方,所以避刚剂也。生地补肾水,《难经》所谓"虚则补其母"是也;枸杞滋心血,《千金》所谓"子王则气感于母"是也;麦冬益胃气,仲师所谓"见肝之病,知肝传脾,当先实脾"是也;沙参养肺气,即《内经》所谓"胜极必复",是迎其复气也;当归资本藏之血,《金匮》所谓"肝气盛则肝自愈"是也。然肝为刚暴之藏,恐得补而反助其势,故复以川楝泄肝之品,以监制之。命名一贯,取五藏有相生循环之妙,而一方贯之也。

【方歌】
一贯煎中生地黄,沙参归杞麦冬囊,
少佐川楝疏肝气,阴虚肝郁此方良。

【方药剂量】 生地、北沙参、麦冬、当归各 10g,川楝子 6g,枸杞、生地各 10g,水煎服。

【功效药理】 滋补肝肾,养血祛风。

实验研究证明可减轻肝细胞炎症反应,抑制肝细胞的凋亡、坏死,使小鼠体内 ALT 和 AST 水平显著下降。

【主治】 白癜风、干燥综合征等病,亦常用于治疗慢性肝炎、慢性胃炎、胃及十二指肠溃疡、肋间神经痛、神经官能症等。

证属肝血衰少,阴虚肝郁。病证方证:胸脘胁痛,吞酸吐苦,咽干口燥,舌红少津,脉细弱。

【辨证[症]化裁】

1. 大便秘结者,加瓜蒌仁、火麻仁各 10g,以润肠通便;

2. 虚热汗多者,加地骨皮 10g,黄柏 6g,以清退虚热;

3. 痰多者,加川贝母 12g,瓜蒌 10g,以润肺化痰;

4. 舌红、干、阴亏者,加石斛 10g,亦可用中成药六味地黄丸。

【方源】 《医方絜度》A084,B083,C07.162。

五、补阳方

补阳方,以补阳药为君配伍组方,系治疗阳虚证的补益方。

证见面色苍白,形寒肢冷,腰膝酸痛,下肢软弱无力,小便不利,或小便频数,尿后余沥,少腹拘急,男子阳痿早泄,女子宫寒不孕,舌淡苔白,脉沉细,尺部尤甚等。

常用补阳药,如附子、肉桂、巴戟天、肉苁蓉、淫羊藿、鹿角胶、仙茅等药为主,配伍利水、补阴之品组方,适用于肾阳虚证皮肤病。

代表方肾气丸、右归丸等方。

名061 肾气丸(张仲景)

【经典名方】 同名方约56首,现选自《金匮要略》卷下妇人杂病脉证并治方。

问曰:妇人病,饮食如故,烦热不得卧,而反倚息者,何也?师曰:此名转胞,不得溺也。以胞系了戾,故致此病,但利小便则愈,宜肾气丸主之。

干地黄八两,薯蓣四两,山茱萸四两,泽泻三两,牡丹皮三两,茯苓三两,桂枝、附子(炮)各一两。

上八味,末之,炼蜜和丸梧桐子大,酒下十五丸,加至二十五丸,日再服。

【方歌】

肾气丸治肾阳虚,地黄山药及山萸,
丹皮苓泽加桂附,水中生火在温煦。

【方药剂量】 干地黄24g,薯蓣、山茱萸各12g,泽泻、牡丹皮、茯苓各9g,桂枝、炮附子各3g。

黄煌化裁方:干地黄15~50g,山药10~30g,山茱萸6~20g,泽泻10~30g,牡丹皮6~15g,茯苓10~30g,桂枝6~12g,附子6~12g。将上药研末,炼蜜为丸。

【功效药理】 温补肾阳。

实验研究证明能升高下丘脑促甲状腺激素释放激素(TRH)含量,降低血清促甲状腺激素(TSH)含量,并能显著提高血清中甲状腺激素 T_3、T_4 含量;并能有效降低血糖、血脂、血压水平,同时降低血清黄体生成素和卵泡刺激素水平。

【主治】 慢性荨麻疹、皮肤瘙痒症等慢性瘙痒性皮肤病,冻疮,先天性皮肤病,结缔组织病,天疱疮后期,长期应用糖皮质激素所致皮肤病,亦常用于肾病综合征、慢性肾炎、高血压、糖尿病、醛固酮增多症、甲状腺功能低下等。

证属肾阳不足证。病证方证:形寒肢冷,色暗神疲,腰酸腿痛,腹痛泄泻,怕冷,足肿,时常出现烦热感,喘息抬肩,痰液、唾液、白带等量多且清稀如水,小便不利,或余沥不尽,或尿多,尺脉沉细,舌质淡而胖,舌苔薄白不燥。

【辨证[症]化裁】

1. 若肾阳不足、腰酸脚肿等肾阳虚水肿明显者,可加牛膝5g,车前子15g,即济生肾气丸,加强利尿消肿之功;

2. 若肾虚而无水湿痰饮者,去茯苓、泽泻、丹皮,可加杜仲10g,枸杞子5g,甘草3g,即右归饮,以温肾填精。

【用法】 每次6~9g,一日2次,温开水送下。或作汤剂,水煎服,一日2次。

【方源】 《金匮要略》卷下,C07.291。

六、阴阳并补方

阴阳双补方,以补阴药与补阳药为

君配伍组方,系治疗阴阳两虚证的补益方。

证见头晕目眩,腰膝酸软,阳痿遗精,畏寒肢冷,自汗盗汗,午后潮热等。

常用补阴药(如熟地黄、山茱萸、肉桂、何首乌、枸杞子等)和补阳药(如肉苁蓉、巴戟天、附子、肉桂、鹿角胶等)共同组方,并根据阴阳虚损的程度,分别定制补阴药、补阳药的主次轻重。用于阴阳两虚证皮肤病。

代表方地黄饮子、龟鹿二仙胶等方。

名062 地黄饮子(刘完素)

【经典名方】 同名方约23首,现选《黄帝素问宣明论方》。

暗痱证,主肾虚。内夺而厥,舌暗不能言,二足废不为用。肾脏虚弱,其气厥不至,舌不仁。《经》云:暗痱,足不履用,声音不出者。地黄饮子主之,治暗痱,肾虚弱厥逆,语声不出,足废不用。

熟干地黄、巴戟(去心)、山茱萸、石斛、肉苁蓉(酒浸,焙)、附子(炮)、五味子、官桂、白茯苓、麦冬(去心)、菖蒲、远志(去心)各等分。右为末,每服三钱,水一盏半,生姜五片,枣一枚,薄荷,同煎至八分,不计时候。

【方歌】

地黄饮子山茱斛,麦味菖蒲远志茯,
苁蓉桂附巴戟天,少入薄荷姜枣服。

【方药剂量】 熟干地黄18g,巴戟天(去心)、山茱萸、石斛、肉苁蓉(酒浸,焙)、附子(炮)各9g,五味子、官桂、白茯苓、麦门冬(去心)、菖蒲、远志(去心)

各6g。

袁兆庄化裁方:熟地黄、巴戟天、山茱萸、石斛、肉苁蓉、炮附子、五味子、肉桂、白茯苓、麦冬、菖蒲、远志、独活、羌活、牛膝、川乌、草乌各30g,鹿角胶20g。制成极细粉。水泛为丸或制片,或用中药配方颗粒制成汤剂。

【功效药理】 养血润肤,祛风止痒。

实验研究证明能显著抑制脑缺血再灌注模型大鼠血清、脑组织中超氧化物歧化酶(SOD),过氧化氢酶(CAT)和谷胱甘肽过氧化物酶(GSH-Px)活性的降低及丙二醛(MDA)含量的升高。

【主治】 玫瑰糠疹、黄褐斑、日光性皮炎、血燥型银屑病、皮肤瘙痒症、慢性湿疹、阴囊湿疹等有红斑无渗液者,亦常用于冠心病、脑血管意外、脑动脉硬化、中风后遗症等。

证属血虚风燥。病证方证:剧烈瘙痒,心烦不寐,咽干舌燥,全身或局部反复发作的顽固性瘙痒。皮损表现为丘疹、黯红斑、色素沉着斑。

【辨证[症]化裁】

1. 若痒重者,可加地肤子、白鲜皮、蛇床子、苦参各10g,以加强祛风止痒之功;

2. 若血燥明显者,可加玄参、麦冬各10g,以滋阴润燥。

【用法】 每次6g,一日2~3次,姜汤或温水服下。

【注意事项】 服药期间忌食白萝卜及猪血、羊血等,少食辛辣食物。

【方源】 《黄帝素问宣明论方》

A053，B018，C07.248。

名063 七宝美髯丹（李时珍）

【经典名方】 《本草纲目》卷十八，引《积善堂》方。

赤、白何首乌各一斤（米泔水浸三、四日，瓷片刮去皮，用淘净黑豆二升，以砂锅木甑，铺豆及首乌，重重铺盖蒸之。豆熟取出，去豆曝干，换豆再蒸，如此九次，曝干，为末），赤、白茯苓各一斤（去皮研末，以水淘去筋膜及浮者，取沉者捻块，以人乳十碗浸匀，晒干，研末），牛膝八两（去苗，酒浸一日，同何首乌第七次蒸之，至第九次止，晒干），当归八两（酒浸，晒），枸杞子八两（酒浸，晒），菟丝子八两（酒浸生芽，研烂，晒），补骨脂四两（以黑芝麻炒香）。并忌铁器，石臼为末，炼蜜和丸，弹子大，一百五十丸。每日三丸，清晨温酒下，午时姜汤下，卧时盐汤下。其余并丸如梧桐子大，每日空心酒服一百丸，久服极验。

【方歌】

七宝美髯何首乌，菟丝牛膝茯苓俱，

骨脂枸杞当归合，重在滋水与涵木。

【方药剂量】 赤、白何首乌各500g，赤、白茯苓各500g，牛膝250g，当归、枸杞子、菟丝子各240g，补骨脂120g。

配方颗粒经典协定方：赤、白何首乌各50g，赤、白茯苓各50g，牛膝25g，当归、枸杞子、菟丝子各24g，补骨脂12g。

【功效药理】 滋阴补肾，益肝养血。

实验研究证明具有延长家蚕寿命，提高人胚肺二倍体传代次数，改善老年动物超氧化物歧化酶（SOD）、过氧化脂质（LPO）与大脑脂褐素、提高T细胞转换率、增强耐缺氧、抗疲劳能力和记忆力，改善血清微量元素、血脂及血浆胰岛素等作用。

【制法】 颗粒剂混合，按比例分成34份。

【主治】 斑秃、脂溢性脱发、白发等，亦常用于神经衰弱、贫血、牙周病，以及附睾炎、男子不育等。

证属肝肾不足证。病证方证：须发早白，牙齿松动，梦遗滑精，腰膝酸软，脱发白发，毛发干枯，舌质淡，脉沉细。

【辨证［症］化裁】

1. 若心悸失眠者，可加酸枣仁、柏子仁、百合各10g，夜交藤20g，以养心安神；

2. 若情志抑郁者，可加合欢皮10g，石菖蒲、远志各6g，以宁心解郁；

3. 若气虚体弱者，可加黄芪、党参、太子参、黄精各10g，以补益气血；

4. 若纳谷不香者，可加白术6g，山药、薏苡仁、神曲各10g，麦芽15g，以醒脾消食；

5. 若皮脂溢出明显者，可加炒白术、薏苡仁各10g，以祛湿止痒；

6. 若肝肾亏损明显者，可加女贞子、桑椹、旱莲草各10g，以滋补肝肾。

【用法】 炼蜜为丸，每服9g，清晨温酒下，午时姜汤下，晚时盐汤下。或颗粒剂冲服，每次1袋，一日3次。

【方源】 《医方集解》引邵应节方；《本草纲目》B052，C07.164。

第十节 固涩方

【概念】 凡具有收敛固涩作用的药配伍组方(参见第八章内用药的固涩药),主治气、血、精、津耗散滑脱病证的方剂,统称为固涩方。

属于十剂中的涩剂。《素问·至真要大论》"散者收之",《伤寒明理论》"涩可固脱"为立论之依据。

【病证方证】 气、血、精、津液耗散滑脱病证包括自汗盗汗、久咳不止、泻痢不止、遗精滑泄、小便失禁等。气、血、精、津液是人体重要的营养物质,在正常情况下,它们既不断被消耗,又不断得到补充,盈亏消长,周而复始。若一旦被消耗过度,每致滑脱不禁,散失不收,轻则引起疾病,重者危及生命。气、血、精、津液耗散滑脱病证须采用收敛固涩之法进行。

【主治】 伴多汗症、盗汗、遗精、早泄、腹泻等症状的红斑狼疮、白塞病、白癜风、黑变病等皮肤病。

【分类】 根据气、血、精、津、液耗散滑脱致病之因和发病部位的不同,分为固表止汗方、敛肺止咳方、涩肠固脱方、涩精止遗方、固崩止带方五类。

【注意事项】 固涩方为正虚无邪者而设,若外邪未去者,不宜过早使用,以免有"闭门留寇"之弊。病属邪实者,如热病汗出、痰饮咳嗽、火扰遗泄、伤食泄泻、疾病初起及实热崩漏带下等非本类方之所宜。此外,本类方所治的耗散滑脱之证,皆由正气亏虚所致,故应根据气、血、精、津液耗伤的程度不同,配伍相应的补益药,以标本兼顾。若是元气大虚,亡阳欲脱所致的大汗淋漓、小便失禁或崩中不止,非单纯固涩所能治,需急用大剂参附之类回阳固脱。

固表止汗方

固表止汗方,以收敛固涩药为君配伍组方,系治疗汗证的固涩方。

自汗多因卫阳不固或营卫不和致营阴不能内守所致,盗汗因阴虚内热、虚热迫津外泄所致的皮肤病。

常用固表止汗药,如煅龙骨、煅牡蛎、麻黄根、浮小麦等药为主,配伍黄芪、白术等益气实卫之品配伍组方,适用于自汗或盗汗证。

代表方牡蛎散。

名064 牡蛎散(陈师文)

【经典名方】 同名方约69首,现选《太平惠民和剂局方》治杂病方。

治诸虚不足,及新病暴虚,津液不固,体常自汗,夜卧即甚,久而不止,羸瘠枯瘦,心忪仲惕,短气烦倦。

黄芪(去苗,土)、麻黄根(洗)、牡蛎(米泔浸,刷去土,火烧通赤)各一两。

上三味为粗散。每服三钱,水一盏半,小麦百余粒,同煎至八分,去渣,热服,日二服,不拘时候。

【方歌】
牡蛎散内用黄芪,浮麦麻黄合用宜,
卫虚自汗或盗汗,固表收敛见效奇。

【方药剂量】 黄芪、麻黄根(洗)、

牡蛎各 30g。

袁兆庄化裁方:牡蛎、黄芪、浮小麦各 30g,麻黄根 10g。

【功效药理】 敛阴止汗,益气固表。

实验研究证明能抑制用卵核蛋白作为抗原诱发的实验小鼠抗体生成水平,对小鼠免疫功能有抑制作用。

【主治】 一切表虚不固的局限性或全身性多汗症。

证属卫虚不固。病证方证:身常汗出,夜卧尤甚,心悸气短,舌淡红,脉细弱。

【辨证[症]化裁】

1. 若汗出白日为主,伴畏寒肢冷,气短神疲,可加附子 3g,桂枝、人参、白术各 10g,以助阳益气;

2. 若阴虚盗汗甚者,可加白芍、麦冬各 10g,五味子 6g,以养阴敛汗;

3. 若血虚甚者,可加制首乌 10g,枸杞子 5g,以补益精血;

4. 若伴失眠多梦者,可加酸枣仁 10g,首乌藤 15g,以养心安神;

5. 若汗出夜间尤甚,伴潮热,手足心热,可加生地黄、白芍、五味子、何首乌各 10g,以滋阴养血。

【用法】 本方制成粗散,每服 9g,加浮小麦 30g,水煎服,一日 2 次。中药配方颗粒冲服。

【方源】 《太平惠民和剂局方》C07.267,《古今医统大全》。

第十一节 安 神 方

【概念】 凡具有安神定志作用,治疗神志不安病证的方剂(参见第八章内用药的安神药),统称安神方。

本类方属“十剂”中的“重剂”与“补剂”。《素问·至真要大论》所云“惊者平之”,《素问·三部九候论》所云“虚则补之”等,为安神方立论之依据。

【病证方证】 神志不安疾患,临床多表现为心悸怔忡、失眠健忘、烦躁惊狂等证。其发病主要责之心、肝、肾三脏之阴阳盛衰,或其相互关系的失调。因心肝阳亢火旺,扰乱心神而致者,多属实证,证见惊狂善怒、烦躁不安等,治宜重镇安神;因心肾阴虚血少,心神失养而致者,多属虚证,证见心悸健忘、虚烦失眠等,治宜滋养安神;因心肾水火不交,心火独亢而致者,证见心烦不寐、多梦、遗精等,治宜交通心肾。神志不安病证,虽有虚实之分,但每见虚实夹杂之证,故立法、组方当重镇与滋养同用。神志不安的有因热结、痰浊、瘀血等而致者,其治疗又需相应使用泄热通腑、除浊逐痰、活血化瘀之法。诸如此类,应与有关章节互参。

【主治】 伴神经精神障碍性皮肤病,如皮肤瘙痒症、神经性皮炎、银屑病、斑秃、红斑狼疮、皮肌炎、硬皮病、带状疱疹后遗症等。

【分类】 分为重镇安神方、滋养安神方、交通心肾方三类。

【注意事项】 重镇安神方多由金石、贝壳类药物组成,此类药物质地坚硬，且易伤正气，不宜久服。若脾胃虚弱者，应配伍健脾和胃之品。此外，某些安神药如朱砂等具有一定的毒性，不可久服。

滋养安神方

滋养安神方，以安神药为主配伍组成，具有安神定志作用，系治疗神志不安的安神方。

证见虚烦不眠，心悸怔忡，健忘多梦等。常以补养安神药，如酸枣仁、柏子仁、五味子、浮小麦等药为主，配伍滋阴养血药，如当归、生地黄、麦冬等药组方。适用于阴血不足、心神失养所致的神志不安虚证。

代表方天王补心丹、酸枣仁汤、参麦大枣汤等方。

名065　酸枣仁汤（张仲景）

【经典名方】　同名方16首，现选《金匮要略》血痹虚劳病脉证并治方。虚劳虚烦不得眠，酸枣汤主之。

酸枣仁二升，甘草一两，知母二两，茯苓二两，川芎二两。

上五味，以水八升，煮酸枣仁得六升，内诸药煮取三升，分温三服。

【方歌】
酸枣仁汤治失眠，川芎知草茯苓煎，
养血除烦清虚热，安然入睡梦乡甜。

【方药剂量】　酸枣仁15g，甘草3g，知母、茯苓、川芎各6g。

天江药业袋装配方颗粒经典协定方：酸枣仁30g（3袋），炙甘草6g（2袋），知母10g（1袋），茯苓10g（1袋），川芎12g（2袋）。

黄煌化裁方：酸枣仁10～30g，甘草3～6g，知母6～12g，茯苓10～20g，川芎6～12g。

【功效药理】　养血安神，清热除烦。

实验研究证明可以增加血虚小鼠模型白天非快动眼睡眠的睡眠量，减少觉醒和睡眠之间的转换次数。

【主治】　皮肤瘙痒症、神经性皮炎等，亦常用于神经衰弱、心脏神经官能症、围绝经期综合征、精神抑郁症等。

证属肝血不足。病证方证：虚烦不眠，性情急躁，容易紧张、兴奋，心悸盗汗；头晕目眩，头痛、头晕，或胸腹痛，肢体疼痛；咽干口燥，舌红，脉细而弦，可有不同程度的皮肤瘙痒。皮损可有丘疹、抓痕、血痂等。

【辨证［症］化裁】

1. 本方临床应用时，可酌加合欢皮、郁金、当归、白芍各10g，茯苓改朱茯苓，疗效更佳；

2. 若痒剧者，可加白鲜皮、蛇床子各10g，以祛风止痒；

3. 若失眠较甚者，可加柏子仁10g，夜交藤20g，珍珠母30g，以镇静安神；

4. 若心悸怔忡、烦躁不安者，可加磁石、龙骨、牡蛎各30g，以重镇安神；

5. 若眩晕、健忘属血虚者，可加枸杞子5g，桑椹10g，桂圆肉15g，以滋补心血；

6. 若口干咽燥者，可加玄参、麦冬各10g，以养阴生津；

7. 若虚火内扰者，去川芎，可加墨旱莲、女贞子、白芍各10g，生地5g，以

养阴清热;

8. 若血瘀明显者,可加当归、桃仁、赤芍各 10g,以活血化瘀;

9. 若伴湿浊阻滞者,可加半夏、远志、石菖蒲各 6g,以祛湿化浊。

【用法】 将酸枣仁捣为粗末,先煎 15min 左右,再放诸药,水煎两次后混合,分成两份,早晚温服,或用中药配方颗粒冲服。

【方源】 《金匮要略》卷上,C07.359。

名 066 天王补心丹(薛立斋)

【经典名方】 同名方约 26 首,现选《校注妇人良方》卷六方。

人参(去芦)、茯苓、玄参、丹参、远志、桔梗各五钱,当归(酒浸)、五味、天冬、麦冬(去心)、柏子仁、酸枣仁(炒)各一两,生地黄四两。

上为末,炼蜜为丸,如梧桐子大,用朱砂为衣。每服二三十丸,临卧竹叶煎汤送下。

【方歌】

补心丹用柏枣仁,二冬生地当归身,

三参桔梗朱砂味,远志茯苓共养神。

【方药剂量】 人参(去芦)、茯苓、玄参、丹参、远志、桔梗各 5g,当归(酒浸)、五味子、天门冬、麦门冬(去心)、柏子仁、酸枣仁(炒)各 9g,生地黄 12g。

天江药业袋装配方颗粒经典协定方:人参、茯苓、玄参、丹参各 10g(1袋),桔梗 6g(1袋),酸枣仁 10g(1袋),远志 6g(1袋),当归 10g(1袋),五味子 12g(4袋),天冬、麦冬各 10g(1袋),生地 20g(2袋),柏子仁 10g(1袋)。

【功效药理】 滋阴养血,补心安神。

可使阿尔茨海默病(AD)模型大鼠海马区神经元 β-淀粉样蛋白光密度、阳性细胞数减少,PKC 光密度值、阳性细胞增多,表明本方有改善 AD 模型大鼠学习记忆障碍的作用。

【主治】 斑秃、神经性皮炎、皮肤瘙痒症、红斑狼疮、皮肌炎、硬皮病、天疱疮、复发性口腔炎、荨麻疹等,亦常用于神经衰弱、窦性心动过速、冠心病、甲状腺功能亢进、围绝经期综合征、精神分裂症等。

证属阴亏血少偏心阴虚。病证证:口舌生疮,虚烦少寐,心悸神疲,梦遗健忘,大便干结,舌红少苔,脉细而数。皮损可见干燥,脱屑,硬化,瘙痒,脱发等。

【辨证[症]化裁】

1. 重用生地,一滋肾水以补阴,水盛则能制火;一入血分以养血,血不燥则津自润;

2. 若失眠著者,酸枣仁宜重用,以安神助眠;

3. 若伴梦遗者,可加龙骨、牡蛎各30g,以固肾涩精。

【用法】 炼蜜为丸,每服 6～9g,临卧前服,亦可用中药配方颗粒冲服。

【注意事项】 服药期间忌辛辣腥品,脾胃虚弱、胃纳欠佳、湿痰留滞者不宜用此药。

【方源】 《校注妇人良方》C07.207。

第十二节 理气方

【概念】 以行气或降气作用的药为君配伍组方(参见第八章内用药的理气药),系治疗气滞或气逆证的方剂,统称为理气方。属"八法"中"消法"范畴。

【病证方证】 若寒温不适,或情志失调或劳倦过度,均可导致气机升降失常,脏腑功能失调而变生诸证。

可概括为气虚、气陷、气滞、气逆四类。其中治疗气虚证和气陷证的方剂已于补益剂中述及,本类方剂主要适用于气滞证和气逆证。气滞证即气机阻滞,多见于肝气郁滞或脾胃气滞;气逆证即气机上逆,多见于肝气上逆或胃气上逆。气滞当行,气逆当降。

【主治】 带状疱疹后遗神经痛、黄褐斑、慢性荨麻疹、慢性湿疹等。

【分类】 分为行气方和降气方两类。

【注意事项】 使用本类方剂时,首先当辨清气病之虚实,勿犯虚虚实实之戒。气滞实证,治当行气,误用补法,则气滞愈甚。其次,当辨明兼证,气滞证与气逆证常相兼为病,应分清主次,行气与降气结合应用。此外,理气方所用之药大多辛温香窜,易伤津耗气,使用时应中病即止,勿过量。对年老体弱、阴虚火旺、孕妇及正值经期或有出血倾向者应慎用。

行气方

行气方,以调理气机药为君配伍组方,系治疗气机郁滞证的理气方。

适用气机郁滞病证的皮肤病。

气滞证有肝气郁滞和脾胃气滞之分,肝气郁滞临床上多见胁肋胀痛,或月经不调,或痛经等症状,常用疏肝理气解郁药,如香附、乌药、川楝子、青皮、小茴香、郁金等药。

代表方柴胡疏肝散、金铃子散、半夏厚朴汤等方。

名067 柴胡疏肝散(王肯堂)

【经典名方】 同名方约四首,现选《证治准绳》类方。

陈皮(醋炒)、柴胡各二钱,川芎、枳壳(麸炒)、芍药各一钱半,甘草(炙)五分,香附一钱半。水一钟半,煎八分,食前服。

【方歌】
柴胡疏肝芍川芎,枳壳陈皮草香附,
疏肝行气兼活血,胁肋疼痛皆能除。

【方药剂量】 柴胡、陈皮各6g,枳壳、白芍、川芎、香附各 4.5g,炙甘草 1.5g。

【功效药理】 疏肝行气,和血止痛。

实验研究证明可显著降低非酒精性脂肪肝大鼠血脂、肝脂、肝功能、肝MDA水平,病理切片显示可明显减轻肝细胞脂肪变性、水样变性及炎症细胞浸润。

【主治】 带状疱疹后遗神经痛、黄褐斑、黑变病、神经性皮炎等病,亦常用于肝炎、慢性胃炎、肋间神经痛、乳腺增生、功能性消化不良等。

证属肝郁气滞血瘀。病证方证:胁肋胀痛,胃脘胀满,痛经,皮痛,寒热往来,舌苔白,脉弦。皮疹以淡红斑、黑斑、黄褐斑为主。

【辨证[症]化裁】

1. 加陈皮 6g,当归、丹参、乌药各 10g,可加强行气活血之功;

2. 若兼嗳气反酸者,可加乌贼骨、瓦楞子各 10g,以制酸止痛;

3. 若胃脘疼痛较剧者,可加延胡索、川楝子各 10g,以活血止痛;

4. 若胃有灼热感或口苦内热者,可加黄连 3g,黄芩 10g,以清热燥湿。

【用法】 水煎,食前服。

【注意事项】 本方为行气之品,多芳香辛燥药,易伤正气,不可久服。孕妇慎用。

【方源】 《证治准绳》引《统旨》B011,C07.319。

名 068 金铃子散(刘完素)

【经典名方】 同名方九首,现选《素问病机气宜保命集》心痛论二十方。

诸心痛者,皆少阴厥气上冲也。有热质心者,身热足寒,痛甚则烦躁而吐,额自汗出,知为热也,其脉洪大。当灸太溪及昆仑,谓表里俱泻之,是谓热病汗不出,引热下行,表汗通身而出者,愈也。灸毕,服金铃子散……寒厥暴痛,非久病也,朝发夕死,当急救之。是知久痛无寒,而暴痛非热。

治热厥心痛,或发或止,久不愈者,当用金铃子散。

金铃子、玄胡索各一两。上为末。每服二三钱,酒调下,温汤亦可。

【方歌】
金铃子散止痛方,玄胡索调效更强,
疏肝泄热行气血,心腹胸胁痛经匡。

【方药剂量】 金铃子、延胡索各 15g。

【功效药理】 疏肝理气,泄热止痛。

实验研究证明水煎液高剂量组可使热板法小鼠在给药后 30min、60min 及 90min 痛阈值明显延长,醋酸所致小鼠扭体次数明显减少。

【主治】 带状疱疹后遗神经痛、神经性皮炎等病,亦常用于慢性胃炎、胃及十二指肠溃疡、胆囊炎、肋间神经痛等。

证属肝气郁滞,气郁化火。病证方证:胁肋胀痛,烦躁不安,舌红苔黄,脉弦或数。

【辨证[症]化裁】

1. 若胁痛者,可加柴胡 6g,郁金、香附各 10g,以加强行气止痛之功;

2. 若腹胀甚者,可加大腹皮、莱菔子各 10g,砂仁、厚朴各 3g,以行气消胀;

3. 若口苦者,可加黄芩 10g,黄连 3g,以疏肝泄热;

4. 若便秘者,可加火麻仁、瓜蒌仁各 10g,以润肠通便;

5. 若痛经者,可加当归 10g,益母草 15g,香附 10g,以活血止痛;

6. 若见阴虚症状者,可加石斛、沙参、玉竹、麦冬各 10g,以养阴生津。

【用法】 每次 6～9g,一日 3 次,

水煎,加酒服,或中药配方颗粒冲服。

【注意事项】 本方活血下行之性明显,孕妇慎用。

【方源】 《素问病机气宜保命集》B033,C07.295。

名069 半夏厚朴汤(张仲景)

【经典名方】 同名方约七首,现选《金匮要略》卷下妇人杂病脉证并治方。

妇人咽中如有炙脔,半夏厚朴汤主之。

半夏一升,厚朴三两,茯苓四两,生姜五两,干苏叶二两。

上五味,以水七升,煮取四升,分温四服,日三夜一服。

【方歌】

半夏厚朴与紫苏,茯苓生姜共煎服,

痰凝气滞成梅核,降逆开郁气自舒。

【方药剂量】 半夏12g,厚朴9g,茯苓12g,生姜15g,干苏叶6g。

黄煌化裁方:半夏10～20g,厚朴10～15g,茯苓10～30g,生姜10～15g,干苏叶6～15g。

【功效药理】 行气散结,降逆化痰。

实验研究证明能够降低慢性应激和孤养抑郁模型大鼠下丘脑GRH,血浆ACTH及血清CORT的表达,促进海马和下丘脑BDNF的表达。

【主治】 慢性荨麻疹、慢性湿疹、梅核气等伴抑郁症的皮肤病,亦常用于胃肠神经官能症、慢性咽喉炎、咽异感症、慢性支气管炎、反流性食管炎、围绝经期综合征、抑郁症等。

证属肝气郁结、痰浊上犯。病证方证:①因精神刺激所致的咽喉异物感,胸闷气塞感;②咳嗽气喘,痰多胸闷,或腹胀、呕吐恶心,食欲不振;③舌苔多厚腻、白腻、口内黏腻。

【辨证[症]化裁】

1. 若腹胀、呕吐、恶心者,苏叶可用苏梗替代,以宽中理气,除湿消胀;

2. 若焦虑失眠、腹胀满者,可加栀子10g,枳壳6g,厚朴3g,以清火除烦,理气除满。

【用法】 水煎,分4次温服,昼3次,夜1次。

【注意事项】 对于颧红口苦,舌红少津,属于气郁化火,虽有梅核气症状,亦不可用。

【方源】 《金匮要略》卷下,A017,B005,C07.219。

第十三节 理血方

【概念】 以理血药为君配伍组方(参见第八章内用药的止血药和活血化瘀药),具有活血化瘀、止血作用,治疗瘀血证和出血证方的统称。属"八法"中"消法"范畴。

【病证方证】 理血方适用于血分病证。血分病证主要为血热、血寒、血虚、血瘀及出血等。血热当清热凉血,血寒当温经散寒,血虚当养血扶正,其相关方剂已分别在清热方、温里方、补益方中叙述。本节重点论述治疗血瘀证和出血证的方剂。若血行不畅,瘀蓄内阻,或血不循经,离而经行,则形成瘀血或出血等证。血瘀证治宜活血化瘀,出血证宜以止血为主。

【主治】 色素性皮肤病、红斑狼疮、硬皮病、结节性红斑、痤疮、酒渣鼻、荨麻疹、血管炎、浅静脉炎、瘢痕疙瘩、掌跖角化症、黄褐斑、黑变病、唇炎、脱发、慢性荨麻疹、痒疹、皮肤瘙痒症、各种湿疹皮炎类疾病、带状疱疹后遗神经痛、紫癜、月经不调、各种出血性皮肤病等。

【分类】 分为活血化瘀方与止血方两类。

【注意事项】 使用理血方时,首先须辨清瘀血或出血之因,并分清标本缓急以相应治之。

逐瘀之品多峻猛,或久用逐瘀每易耗血伤正,故本类方中常配伍养血益气之品,使祛瘀而不伤正;逐瘀之方只能暂用,不可久服,当中病即止。使用止血方时,应防其止血留瘀之弊,遂可止血方中少佐活血祛瘀之品,或选用兼有活血祛瘀作用的止血药,使血止而不留瘀;如出血瘀血内阻,血不循经者,法当祛瘀为先。此外,活血祛瘀方虽能促进血行,但其性破泄,易于动血、伤胎,故凡妇女经期、月经过多及孕妇,均当慎用或忌用。

一、活血化瘀方

活血化瘀方,以活血化瘀药为君配伍组方,系治疗瘀血证的理血方。

适用于各种瘀血阻滞病证,如皮肤瘀血、经闭、痛经、恶露不行、癥瘕、半身不遂、外伤瘀痛、痈肿初起等,证见皮肤瘀血、刺痛、痛有定处,舌紫黯,或有瘀斑,腹中或其他部位有肿块,疼痛拒按,按之坚硬,固定不移,脉涩等。

常以活血化瘀药,如川芎、红花、赤芍、丹参等为主组方。由于瘀血的成因与气、血、热、虚、实等原因相关,故活血祛瘀方又常常与理气、补气、温经、清热等药配伍使用。

代表方桃红四物汤、血府逐瘀汤、温经汤、生化汤等方。

名070　桃红四物汤(柴得华)

【经典名方】 选《妇科冰鉴》,血多有块,色紫稠黏者,有瘀停也,桃红四物汤随其流以逐之。

生地三钱(酒洗),当归四钱(酒洗),白芍钱五分(酒炒),川芎一钱,桃仁十四粒(去皮尖,研泥),红花一钱(酒洗)。

水煎温服。

【方歌】

四物地芍与归芎,营血虚滞此方宗,
妇女经病凭加减,临证之时可变通。

【方药剂量】 生地10g,当归12g,白芍5g,川芎3g,桃仁12g,红花3g。

【功效药理】 活血化瘀,通经活络。

实验研究证明具有改善心功能,抗心肌缺血,抑制血小板聚集,改善血液流变学及微循环作用;而且具有抗缺氧,抗氧化,抗肿瘤,降血脂,增强免疫功能作用。

【主治】 紫癜、色素性皮肤病、红斑狼疮、硬皮病、结节性红斑、酒渣鼻、荨麻疹、带状疱疹后遗神经痛等,亦常用于冠心病、慢性肾小球肾炎、偏头痛、糖尿病周围神经病变，以及功能性子宫出血、痛经、更年期综合征等。

证属血虚血瘀。病证方证：妇女经期超前，量多，色紫质黏稠，或有块状，腹痛，腹胀。皮疹为紫斑、黑斑、结节等。

【辨证[症]化裁】

1. 若血瘀重者，可加丹参 10g，益母草 15g，以加强活血化瘀之功；

2. 若血瘀兼气滞者，可加制香附、川楝子各 10g，青皮 6g，以活血理气；

3. 若血虚郁热者，可加黄芩、丹皮各 10g，以清热凉血；

4. 若气虚不摄血者，去桃仁、红花，加黄芪 10g，白术 6g，以补气摄血；

5. 若血寒、经期腰腹痛者，可加炮姜、桂枝各 6g，吴茱萸 3g，枳壳 6g，香附 10g，桑寄生 15g，续断 10g，以温经散寒，行血止痛；

6. 若伴酒渣鼻、妇女因冲任不调、经血上冲、男子因肺胃两经有热所致者，可加白芷 6g，香附、郁金、藁本各 10g，辛夷 6g，桑白皮 10g，生甘草 3g，以活血化瘀消斑；

7. 若伴感染者，可加蒲公英、紫花地丁各 15g，金银花 10g，以清热解毒；

8. 若兼便秘者，可加玄明粉 9g，炒枳壳 6g，以润肠通便。

【注意事项】　本方攻破力强，得效即止，不能多服。

【方源】　《医宗金鉴·妇科心法要诀》《妇科冰鉴》卷四十四 A097。

名 071　活血散瘀汤（陈实功）

【经典名方】　治产后恶露不尽，或

经后瘀血作痛，或暴急奔走，或男子杖后瘀血流注肠胃作痛，渐成内痈，及腹痛大便燥者，并宜服之。

【方歌】

活血散瘀汤赤芍，芎归苏木与丹皮，瓜蒌枳壳桃仁等，槟榔加上大黄随。

川芎、归尾、赤芍、苏木、牡丹皮、枳壳、瓜蒌仁（去壳）、桃仁（去皮尖）各一钱，槟榔六分，大黄（酒炒）二钱。

水二钟，煎八分，空心服，渣再煎服。

【方药剂量】　川芎、归尾、赤芍、苏木、牡丹皮、枳壳、瓜蒌仁（去壳）、桃仁（去皮尖）各 3g，槟榔 2g，大黄（酒炒）6g。

【功效药理】　活血散瘀。

【主治】　带状疱疹、血管炎、浅静脉炎、硬皮病、瘢痕疙瘩、下肢红斑结节等。

证属气滞血瘀。病证方证：产后恶露不尽，或经后瘀血作痛，或男子跌打损伤后瘀血流注肠胃作痛，渐成内痈；及腹痛大便燥结者，亦可用以治疗委中毒，局部肿痛微硬，屈曲艰难。

【辨证[症]化裁】

1. 若大便秘结者，可加郁李仁 10g，麻子仁 15g，大黄 3g，以泻下通便；

2. 若气虚者，可加黄芪 10g，以补气行血；

3. 若气滞者，可加香附、郁金各 10g，枳壳 6g，以行气活血；

4. 若痛甚影响睡眠者，可加龙骨、牡蛎、珍珠母各 30g，远志 6g，酸枣仁 10g，以镇静安神；

5. 若月经量少或有血块者，可加

益母草 15g,当归 10g,以活血调经;

6. 若皮损瘙痒明显者,可加刺蒺藜、乌梢蛇、威灵仙各 10g,全蝎 3g,地龙 10g,以搜风通络;

7. 加引经药,以引药达病处,若疼痛发于头面者,可加白芷、川芎各 6g,藁本、蔓荆子各 10g;发于上肢者,可加片姜黄 9g,桑枝 10g;发于躯干者,可加郁金、延胡索、川楝子各 10g;发于下肢者,可加川牛膝、木瓜各 10g。

【注意事项】 本方攻破力强,得效即止,不能多服。

【方源】 《外科正宗》卷三,B027。

名 072　温经汤(陈自明)

【经典名方】 若经道不通,绕脐寒疝痛彻,其脉沉紧。此由寒气客于血室,血凝不行,结积血为气所冲,新血与故血相搏,所以发痛。譬如天寒地冻,水凝成冰。宜温经汤及桂枝桃仁汤、万病丸。

当归、川芎、芍药、桂心、牡丹皮、莪术各半两,人参、甘草、牛膝各一两。

上㕮咀,每服五钱。水一盏,煎至八分,去滓温服。

【方歌】
温经汤用归芎芍,桂心丹皮莪术草,
甘草牛膝加人参,温经补虚化瘀好。

【方药剂量】 当归、川芎、芍药、桂心、牡丹皮、莪术各 15g,人参、甘草、牛膝各 30g。

【功效药理】 温经补虚,化瘀止痛。

实验研究证明具有镇静、镇痛、抗炎、抗菌、抗过敏、扩张微血管、促进微循环、收缩子宫作用。

【主治】 为妇科调经常用方,伴月经不调皮肤病,如掌跖角化症、痤疮、黄褐斑、黑变病、唇炎、湿疹、脱发、皮肤肿瘤等,亦常用于功能性子宫出血、月经不调、痛经、慢性盆腔炎、不孕症等。

证属冲任虚寒、瘀血阻滞。病证方证:①月经不调、血色暗淡或有血块;②自觉手足心热而又恶风、自汗,午后有发热感,或有头痛、恶心;③腹壁薄而无力,小腹部拘急、疼痛或腹胀感;④口唇干燥,舌质暗淡,脉涩。

【辨证[症]化裁】

1. 少腹冷痛,去丹皮,加小茴香 6g,艾叶 15g,以增强散寒止痛之功;

2. 漏下色淡不止,去丹皮之凉,加炮姜、艾叶各 15g,以温经止血;

3. 若闭经、痛经,基础体温低者,可加鹿角胶 3g,制附子 5g,以温经散寒,调经止痛。

【方源】 《妇人大全良方》A072。

名 073　血府逐瘀汤(王清任)

【经典名方】 血府逐瘀汤所治之病,开列于后。

头痛、胸疼、胸不任物、胸任重物、天亮出汗、食自胸右下、心里热(名曰灯笼病)、瞀闷、急睡多梦、呃逆(俗名打嗝)、饮水即呛、不眠、小儿夜啼、心跳心忙、夜不安、俗言肝气病、干呕、晚发一阵热。

当归三钱,生地三钱,桃仁四钱,红花三钱,枳壳二钱,赤芍二钱,柴胡一钱,甘草二钱,桔梗一钱半,川芎一钱半,牛膝三钱。

【方歌】

血府当归生地桃,红花甘草壳赤芍,

柴胡芎桔牛膝等,血化下行不作劳。

【方药剂量】 桃仁 12g,红花、当归、生地各 9g,川芎 4.5g,赤芍 6g,牛膝 9g,桔梗 4.5g,柴胡 3g,枳壳、甘草各 6g。

天江药业袋装配方颗粒经典协定方:桃仁 10g(1 袋),红花 6g(1 袋),当归 10g(1 袋),生地 10g(1 袋),川牛膝 10g(1 袋),川芎 6g(1 袋),桔梗 6g(1 袋),赤芍 10g(1 袋),枳壳 6g(2 袋),炙甘草 6g(2 袋),柴胡 6g(1 袋)。

黄煌化裁方:桃仁 12g,当归、生地、牛膝、红花各 10g,赤芍、川芎、柴胡、枳壳、桔梗、甘草各 6g。

【功效药理】 活血化瘀,行气止痛。

实验研究证明可改善脑缺血状态的血液循环,且可促进神经细胞的恢复。

【主治】 慢性荨麻疹、痒疹、皮肤瘙痒症、各种湿疹皮炎类疾病、带状疱疹后遗神经痛、血栓闭塞性脉管炎,兼有冠心病、高血压或神经官能症者则更为合适,亦常用于脑栓塞、高脂血症、风湿性心脏病等。

证属胸中血瘀。病证方证:胸腹满闷,胸痛,心里闷热,急躁,口干口苦,舌苔薄黄,舌质暗红,舌边有瘀斑或舌面有瘀点,口唇暗或两目暗黑,脉涩或弦紧。皮损可表现为斑疹、丘疹、风团、抓痕、水疱、鳞屑、结节,疹色多暗淡或暗红。

【辨证[症]化裁】

1. 临床应用时常去桔梗,加青皮 6g,香附 10g,以加强理气止痛之功;

2. 若血瘀经闭、痛经者,去桔梗,加香附 10g,益母草 15g,以活血、调经、止痛;

3. 若伴瘀血头痛者,宜重用桃仁、红花、川芎、当归各 10g,以增强活血功效;

4. 若痛剧者,可加全蝎 3g,蜈蚣 5g,地龙 10g,以通络止痛。

【注意事项】 ①非确有瘀血者,不宜使用;②月经过多或孕妇忌用;③贫血,RBC、HGB 下降者慎用。

【方源】 《医林改错》卷上,B076,C07.260。

名 074 通窍活血汤(王清任)

【经典名方】 赤芍一钱,川芎一钱,桃仁三钱(研泥),红花三钱,老葱三根(切碎),鲜姜三钱(切碎),红枣七个(去核),麝香五厘(绢包)。

用黄酒半斤,将前七味煎一盅,去渣,将麝香入酒内,再煎二沸,临卧服。方内黄酒,各处分两不同,宁可多二两,不可少,煎至一盅,酒亦无味,虽不能饮酒之人,亦可服。方内麝香,市井易于作假,一钱真,可合一两假,人又不能辨。此方麝香最要紧,多费数文,必买好的方妥,若买当门子更佳。大人一连三晚,吃三副,隔一日再吃三副。若七八岁小儿,两晚吃一副;三两岁小儿,三晚吃一副。麝香可煎三次,再换新的。

【方歌】

通窍全凭好麝香,桃仁大枣与葱姜,

川芎黄酒赤芍药,表里通经第一方。

【方药剂量】 赤芍、川芎各 3g,桃仁(研泥)、红花各 10g,老葱(切碎)3根,鲜姜(切碎)、红枣(去核)各 10g,人工麝香(绢包)0.2g。

朱仁康化裁方:赤芍 15g,川芎、桃仁、红花各 10g,老葱 3 根,生姜 10g,红枣 7 枚,人工麝香(绢包)0.3g。

【功效药理】 活血化瘀,通窍活络。

实验研究证明具有扩张微血管,改善微循环,降低血管阻力,提高组织供氧能力。

【主治】 斑秃、酒渣鼻、血瘀型荨麻疹、白癜风等,亦常用于血管神经性头痛、脑动脉硬化、脑梗死、脑溢血、老年性痴呆等。

证属瘀阻头面。病证方证:偏头痛、日久不愈、头面瘀血、头发脱落、眼痛白珠红、酒渣鼻鼻部红肿、听力下降、紫白癜风之特殊皮损、牙疳、妇女干血劳、小儿疳证恶食纳差等。

【辨证[症]化裁】

1. 临床运用时,麝香可代之以白芷、柴胡、升麻各 6g,路路通 10g,以通经活络兼引药上行;

2. 若兼肝郁者,可加柴胡 6g,郁金、香附、菊花各 10g,以疏肝理气;

3. 若气虚甚者,可加黄芪、山药、大枣各 10g,以益气健脾;

4. 若血虚甚者,可加熟地、当归、白芍各 10g,阿胶 6g,以滋阴养血;

5. 若伴失眠多梦者,可加合欢皮、大枣各 10g,制远志 6g,珍珠母 30g,百合 10g,以养心安神;

6. 若伴瘙痒者,可加白鲜皮、苦参、白僵蚕、防风、荆芥各 10g,以祛风止痒。

【注意事项】 本方攻破力强,得效即止,不能多服,有出血倾向者禁用。

【方源】 《医林改错》B064。

二、止血方

止血方,以止血药为君配伍组方,系治疗出血证的理血方。

运用于血溢脉外而出现的皮肤出血、吐血、衄血、咳血、便血、尿血、崩漏等各种出血证。出血证颇为复杂,病因有寒热虚实之不同,部位有上下内外之别,病情有轻重缓急之异,因此,止血法应与温、清、消、补诸法结合使用,正确把握标本兼顾、急则治标、缓则治本的原则。若因于血热妄行者,治宜凉血止血。因于阳气虚弱不能固摄者,又当温阳益气摄血。慢性出血应着重治本,或标本兼顾。至于出血兼有瘀滞者,又应适当配伍活血祛瘀之品,以防血止留瘀。总之,止血应治本,在止血的基础上,根据出血的原因灵活配伍,切勿一味着眼于止血,所以前人又有"见血休止血"之说,意在强调审因论治,治病求本。

常用止血药,如热证出血用侧柏叶、小蓟、白茅根、槐花、地榆等药,寒证出血用炮姜、艾叶、灶心土等药,瘀血所致之出血用三七、蒲黄等药为主组方。

此外,上部出血忌用升提药,可酌配牛膝、大黄之类药以引血下行;下部出血忌用沉降药,可辅以焦荆芥穗、黑升麻、黄芪之类以助升举。

代表方槐花散、小蓟饮子、黄土汤等方。

名075　槐花散（许叔微）

【经典名方】　同名方约 23 首,现选《普济本事方》卷五方。

治肠风脏毒,槐花散。

槐花(炒)、柏叶(烂杵焙)、荆芥穗、枳壳(去瓤细切,麸炒黄)。

上修事了,方秤等分,细末,用清米饮调下二钱,空心食前服。

【方歌】

槐花散为便血方,侧柏荆芥枳壳尝,

等分为末米饮下,疏风止血宜清肠。

【方药剂量】　槐花(炒)、柏叶(杵,焙)、荆芥穗、枳壳(麸炒)各 9g。

【功效药理】　清肠止血,疏风行气。

实验研究证明具有抗病原微生物作用,有显著的促进凝止血作用。

【主治】　过敏性紫癜、血小板减少性紫癜,亦常用于治疗痔疮出血及其他胃肠病、肛肠病等。

证属风湿热毒,伤络血溢。病证方证:下肢紫斑,微痒,便前出血,或便后出血,或粪中带血,血色鲜红或晦暗污浊,舌红苔黄或腻,脉数或滑。皮损可表现为针尖至黄豆大小的瘀点或瘀斑,呈鲜红或紫红色,不高出皮肤,压之不褪色。

【辨证[症]化裁】

1. 阴虚火旺证者,加用知柏地黄丸;

2. 属脾不统血证者,加用归脾丸;

3. 属脾肾阳虚证者,加用灶中黄土 30g,白术 6g,阿胶 10g,附子 3g,菟丝子、黄芩各 10g,以温补脾肾;

4. 瘀点瘀斑多者,加白茅根 30g,茜草 10g,蝉蜕 6g,以凉血消斑;

5. 伴气虚者加黄芪 10g,白术 6g,以益气摄血。

【用法】　研为细末,每次用清米饮调 6g,饭前服,一日 3 次。

【注意事项】　本方药性寒凉,只宜暂用,不可久服;便血属气虚或阴虚者,不宜使用。

【方源】　《普济本事方》A034,C07.366。

第十四节　祛风方

【概念】　祛风方,以辛散祛风或息风止痉药为君配伍组方(参见第八章内用药的祛风湿药),有疏散外风或平息内风的作用,治疗风证方的统称。

【病证方证】　风病范围广,病情复杂且变化多端。皮科多见于表证之起,风邪客于肌肤,导致皮肤瘙痒,起红色丘疹或风疹块样损害,由于感受风热或风寒的不同,在临床上可表现发热、恶寒、口渴、咽痛、脉浮缓等症状。

【主治】　湿疹、皮炎、荨麻疹、脂溢性皮炎、皮肤瘙痒症、神经性皮炎、寻常狼疮、盘状红斑狼疮、系统性红斑狼疮、中毒性表皮坏死性松解症、白塞病、重型药物性皮炎、败血症、头面部带状疱疹等皮肤病。

【分类】 分为疏散外风剂和平息内风剂两类。

【注意事项】 使用治风剂，首先需要辨清风病的内、外属性，外风治宜疏散，内风治宜平息。其次，鉴别病邪的兼夹及病情的虚实以进行针对性配伍，如风邪兼寒、兼湿、兼热或夹痰、夹瘀者，则配以祛寒、祛湿、清热、祛痰、化瘀之法。此外，外风与内风之间亦可相互影响，外风引动内风，而内风又可兼夹外风，对此应分清主次、轻重、缓急，兼而治之。

一、疏散外风方

疏散外风方，以辛散祛风药为君配伍组方，系治疗风邪外袭等证的治风方。

风为六淫之首，百病之长，善行数变，故外风的病变范围比较广泛，其临床表现也随感邪的部位、感邪的轻重、体质的强弱，病邪的兼夹等不同而各异。当风邪侵入肌表皮肤、肌肉、经络、筋骨、关节、伤口等处时，则分别表现出头痛恶风、肌肤瘙痒、干燥多屑、肢体麻木、筋骨挛痛、屈伸不利，或口眼喎斜或角弓反张等症状。

本类方常用辛散祛风药，如羌活、独活、荆芥、防风、白芷等药为主组方，根据病情还常配蜈蚣、全蝎、僵蚕、天麻等药，以疏风解痉；白附子、南星、僵蚕等药，以化痰通络；乳香、没药、地龙等药，以活血化瘀。适用于外风所致皮肤病证。

代表方川芎茶调散、消风散等方。

名076　川芎茶调散（陈师文）

【经典名方】 治丈夫、妇人诸风上攻，头目昏重，偏正头疼，鼻塞声重，伤风壮热，肢体烦疼，肌肉蠕动，膈热痰盛；妇人血风攻注，太阳穴疼，但感风气，悉皆治之。

薄荷叶（不见火）八两，川芎、荆芥（去梗）各四两，香附子（炒，别本作细辛去芦一两）八两，防风（去芦）一两半，白芷、羌活、甘草（爁）各二两。

上为细末。每服二钱，食后，茶清调下。常服清头目。

【方歌】

川芎茶调散荆防，辛芷薄荷甘草羌，
目昏鼻塞风攻上，正偏头痛悉能康。

【方药剂量】 薄荷叶、川芎、荆芥（去梗）各12g，细辛（去芦）3g，防风（去芦）4.5g，白芷、羌活、甘草（爁）各6g。

【功效药理】 疏风止痛。

实验研究证明可明显改善小鼠PD模型的运动障碍，同时对MPTP引起的多巴胺（DA）神经元损伤起到保护作用。

【主治】 脂溢性皮炎、斑秃、寻常型银屑病、白癜风、血管性水肿、慢性荨麻疹、皮肤瘙痒症，亦常用于偏头痛、血管神经性头痛，以及慢性鼻炎、鼻窦炎所引起的头痛等。

证属风邪外袭，上扰清阳。病证方证：偏正头痛，或巅顶作痛，恶风发热，目眩鼻塞，舌苔薄白，脉浮。

【辨证[症]化裁】

1. 若属外感风寒，宜减薄荷量，加苏叶10g，生姜6g，以加强祛风散寒

之功;

2. 若属外感风热、风热蕴肤,加菊花、僵蚕、蔓荆子各 10g,以疏散风热、消疹止痒;

3. 若属风湿,加苍术 6g,藁本、独活各 10g,以祛风除湿、散寒止痛;

4. 伴瘀血证,重用川芎,加桃仁 10g,红花 12g,全蝎 3g,地龙 10g,以活血祛瘀、搜风通络。

【用法】　上为细末,每服 6g,食后清茶调下。作汤剂,水煎服,用量按原方比例酌减。

【注意事项】　使用时用量宜轻,不宜久煎。

【方源】　《太平惠民和剂局方》B012。

名 077　消风散(陈实功)

【经典名方】　同名方约 38 首,现选《外科正宗》卷四杂疮毒门方。

【方歌】

消风散内有荆防,蝉蜕胡麻苦参苍,
知膏蒡通归地草,风疹湿疹服之康。

当归、生地、防风、蝉蜕、知母、苦参、胡麻、荆芥、苍术、牛蒡子、石膏各一钱,甘草、木通各五分。

水二钟,煎八分,食远服。

【方药剂量】　当归、生地、防风、蝉蜕、知母、苦参、胡麻、荆芥、苍术、牛蒡子、石膏各 6g,甘草、木通各 3g。

张志礼化裁方:荆芥、防风、当归、生地、苦参、苍术、蝉蜕、胡麻仁、牛蒡子、知母、石膏各 3g,甘草、木通各 1.5g。

【功效药理】　疏风养血,清热除湿。

实验研究证明具有较好的抗炎,抗菌,抗病毒,抗过敏和免疫调节作用。

【主治】　湿疹、皮炎、荨麻疹、皮肤瘙痒症、神经性皮炎、脂溢性皮炎等一切顽固性皮肤病。

证属风毒侵袭,湿热郁积。病证方证:皮肤剧痒,口渴咽干,舌苔白或黄,脉浮数有力。皮损疹出色红,可有红斑、丘疹、风团、水疱、抓痕、糜烂、渗出、苔藓样变等。

【辨证[症]化裁】

1. 可加桑白皮、黄芩各 10g,车前子 15g,以增强清肺热、渗湿和逐皮肤水肿的功效;

2. 若瘙痒甚者,可加白鲜皮、地肤子、蛇床子各 10g,以祛湿止痒;

3. 若湿热不甚或体虚者,可酌减石膏用量或去之;

4. 若舌体胖、舌苔白厚者,可重用苍术;

5. 若湿热重并有继发感染者,可加紫花地丁 15g,野菊花 10g,蒲公英 15g,金银花 10g,以清热解毒;

6. 若风甚,顽固性瘙痒者,可加白花蛇 5g,乌梢蛇 10g,全蝎 3g,蜈蚣 5g,以搜风止痒;

7. 若风热甚者,可加银花、连翘各 10g,以疏风清热;

8. 若湿重者,可加薏苡仁 10g,土茯苓 15g,地肤子、白鲜皮各 10g,以除湿止痒;

9. 若湿热盛者,可加地肤子 10g,车前子 15g,以清热利湿;

10. 若血分热甚者,可加赤芍、紫

草各 10g，生地 5g，丹皮 10g，以清热
凉血；

11. 若血虚血燥者，可加白芍、首
乌、黄精各 10g，以益阴养血；

12. 引药达病处。若病在头部
者，可加藁本 10g，白芷 6g；在上肢者，
可加羌活 6g，桑枝 10g；在下肢者，可
加川牛膝、独活各 10g；在躯干者，可
加柴胡 6g，黄芩 10g；在项部者，可加
葛根 10g；在腰部者，可加杜仲、川断
各 10g。

【注意事项】 ①服药期间，禁食辛
辣、鱼腥、烟酒、浓茶等，以免影响疗效；
②无湿热者慎用。

【方源】 《外科正宗》卷四，
B072，C07.327。

名 078　秦艽丸（吴谦）

【经典名方】 秦艽、苦参、大黄（酒
蒸）、黄芪各二两，防风、漏芦、黄连各一
两五钱，乌蛇肉（酒浸，焙干）五钱。

共为细末，炼蜜为丸，如梧桐子大。
每服三十丸，食后温酒送下。

【方歌】

秦艽丸服脓疥愈，清热痒除疮自去，

苦参大黄风漏芦，乌蛇黄连芪蜜聚。

【方药剂量】 秦艽、苦参、大黄（酒
蒸）、黄芪各 60g，防风、漏芦、黄连各
45g，乌蛇肉（酒浸，焙干）15g。

袁兆庄化裁方：秦艽、苦参、大黄
（酒蒸）、黄芪各 30g，防风、漏芦、黄连
各 15g，乌蛇肉（酒浸，烘干）15g。

共为细末，炼蜜为丸。

【功效药理】 祛风止痒，清热
解毒。

【主治】 疥疮、慢性湿疹、急性荨
麻疹、皮肤瘙痒症、神经性皮炎、寻常型
狼疮、盘状红斑狼疮等。

证属风湿热毒。病证方证：遍身生
疥，干痒，搔之皮起。

【辨证［症］化裁】

1. 若痒甚者，可加白鲜皮、地肤
子、蛇床子各 10g，以祛湿止痒；

2. 若皮疹色红或红斑显著者，可
加凌霄花 5g，牡丹皮、赤芍、槐花各
10g，入血分，以清热凉血；

3. 若热毒重者，加黄芩、金银花、
连翘各 10g，以清解热毒；

4. 若湿盛者，加白术 6g，茯苓
10g，泽泻 10g，以利水渗湿；

5. 若皮损呈斑块状增厚者，加桃
仁 10g，红花 6g，三棱、莪术各 10g，以
活血散结；

6. 若皮肤粗糙者，加当归、白芍各
10g，鸡血藤 15g，丹参 10g，以养血
润燥。

【用法】 每次 30 丸，一日 2 次，
口服。

【方源】 《医宗金鉴·外科心法要
诀》卷七十四，《太平圣惠方》B046。

名 079　当归饮子（严用和）

【经典名方】 治心血凝滞，内蕴风
热，发现皮肤，遍身疮疥，或肿或痒，或
脓水浸淫，或发赤疹瘩瘰。

当归（去芦）、白芍药、川芎、生地黄
（洗）、白蒺藜（炒，去尖）、防风（去芦）、
荆芥穗各 10g，何首乌、黄芪（去芦）、甘
草（炙）各 6g。

上㕮咀，每服四钱，水一盏半，姜五

片,煎至八分,去滓温服。不拘时候。

【方歌】

当归饮子脓疥久,痒添血燥不能除,

四物黄芪首乌草,荆防蒺入风自消。

【方药剂量】　当归(去芦)、白芍、川芎、生地黄(洗)、白蒺藜(炒,去尖)、防风(去芦)、荆芥穗各 9g,何首乌、黄芪(去芦)各 6g,甘草(炙)各 3g。

袁兆庄化裁方:当归 10g,生地黄 12g,白芍 10g,荆芥 6g,防风 5g,黄芪 15g,何首乌 15g,刺蒺藜 12g,甘草 10g。

【功效药理】　养血润肤,祛风止痒。

实验研究证明可显著降低小鼠血清 IL-17 及 IL-23,有效改善血清 IL-31、P 物质(SP)水平。

【主治】　慢性荨麻疹、玫瑰糠疹、银屑病、慢性湿疹、皮肤瘙痒症、痒疹及其他干燥性皮肤病等。

证属血虚血燥风热。病证方证:剧烈瘙痒,心烦不寐,咽干舌燥,舌质淡红,脉沉细,皮疹多样。

【辨证[症]化裁】

1. 治风先治血,血行风自灭,此方用于血虚生风,以四物汤为重;

2. 若因情绪波动病情加剧者,可加珍珠母 30g,代赭石 20g,生牡蛎 30g,五味子 15g,夜交藤 20g,以平肝潜阳,重镇安神;

3. 若因瘙痒搔抓致感染者,可加焦山栀、丹皮各 10g,黄柏 6g,以清热除湿;

4. 若呈顽固性瘙痒者,可加乌梢蛇 10g,全蝎 3g,蜈蚣 5g,以搜风止痒;

5. 若痒甚伴失眠者,可加酸枣仁、合欢皮各 10g,龙骨、牡蛎各 30g,以重镇安神;

6. 引药达病处,若瘙痒发生在上半身者,可加羌活 6g,白附子 3g,桑叶、杭菊花各 10g;在下半身者,可加杜仲 10g,桑寄生 15g,独活 10g,牛膝 5g。

【用法】　每服 12g,用水 150ml,加姜 5 片(约 3g),煎八分,温服,不拘时候。

【方源】　《严氏济生方》A037,B017。

名080　四物消风饮(吴谦)

【经典名方】　赤白游风。

赤白游风如粟形,浮肿焮热痒兼疼,表虚风袭怫郁久,血赤气白热化成。

此证发于肌肤,游走无定,起如云片,浮肿焮热,痛痒相兼,高累如粟。由脾肺燥热,而兼表虚腠理不密,风邪袭入,怫郁日久,与热相搏,则化热益盛而成。滞于血分者,则发赤色;滞在气分者,则发白色,故名赤白游风也。初俱宜荆防败毒散疏解之。赤者次服四物消风饮;白者次服补中益气汤,加防风、蝉蜕、僵蚕、生何首乌治之。

生地三钱,当归二钱,荆芥、防风各一钱五分,赤芍、川芎、白鲜皮、蝉蜕、薄荷各一钱,独活、柴胡各七分。红枣肉二枚,水二盅,煎八分,去渣服。

【方歌】

四物消风饮调营,血滋风减赤色平,

荆防独活鲜蝉入,柴薄红枣水煎浓。

【方药剂量】　生地 10g,当归 6g,荆芥、防风各 5g,赤芍、川芎、白鲜皮、蝉蜕、薄荷各 3g,独活、柴胡各 2g。

【功效药理】 养血,凉血,活血,祛风止痒。

【主治】 荨麻疹、湿疹、皮炎、银屑病、皮肤瘙痒症等。

证属血虚风燥证。病证方证:头晕耳鸣,手足拘挛,心悸气短,肤白唇淡,咽干烦热,皮肤瘙痒无度,月经不调,舌质淡或淡红,脉细或大而无力,皮肤干燥。皮损可为红斑、丘疹、风团、鳞屑、抓痕、血痂、肥厚、皲裂、苔藓样变等。

【辨证[症]化裁】

1. 若瘙痒重者,可加僵蚕、苦参、蛇床子各 10g,以祛风止痒;

2. 若兼有气虚者,可加黄芪 10g,人参 5g,白术 6g,红枣 2 枚,以补气固本。

【方源】 《医宗金鉴·外科心法要诀》卷七十三,B056。

名 081　疏风清热饮(刘裕铎)

【经典名方】 苦参(酒浸,蒸晒九次,炒黄)二钱,全蝎(土炒)、皂刺、猪牙皂、防风、荆芥穗、金银花、蝉蜕(炒)各一钱。

酒、水各一钟,加葱白三寸,煎一钟,去滓;热服,忌发物。

【方歌】

疏风清热风癣患,时作痛痒极缠绵,
苦参蝎刺猪牙皂,防风荆芥银花蝉。

【方药剂量】 苦参 6g,全蝎、皂角刺、猪牙皂角、防风、荆芥穗、金银花、蝉蜕各 3g。

袁兆庄化裁方:苦参 6g,全蝎 3g,皂角刺 10g,猪牙皂角、荆芥穗各 5g,金银花、白鲜皮各 12g,黄芩 10g,防风 5g,蝉蜕 3g。

【功效药理】 涤肠清热,疏风止痒。

【主治】 面部脂溢性皮炎、单纯糠疹、慢性湿疹等。

证属血热夹风。病证方证:面上风癣,时作痛痒。

【辨证[症]化裁】

1. 若风热肿甚者,可加连翘、白芷各 10g,以清热解毒消肿;

2. 若痒甚者,可加白鲜皮、苦参各 10g,以清热祛风止痒。

【注意事项】 临床多不用酒和葱白;皂角刺对胃黏膜刺激性强,伤脾胃,虚人慎用。

【方源】 《医宗金鉴·外科心法要诀》卷七十四,C07.250。

二、平息内风方

平息内风方,以重镇息风药为君配伍组方,系治疗肝风内动等证的治风方。

适用于内风所致病证。内风病系由脏腑功能失调所致,其临床表现随其病机的不同和病性的虚实而异。

若邪热亢盛,热极动风,可见高热昏迷、四肢抽搐等症;

若肝阳上亢,化风上扰,可见头目眩晕、脑中热痛、面色如醉,甚则猝然昏倒、口眼㖞斜、半身不遂等症;

若温病后期,真阴灼伤,虚风内动,可见手足瘛疭、神疲、脉虚等症。

由于内风病证的机制和临床表现不同,其选方用药亦不相同。

若因热极生风、肝风内动,属于内风病之实证者,常用清热息风或平肝潜阳药,如龙骨、牡蛎、代赭石、羚羊角、钩藤、石决明等药为主组方,代表方如羚角钩藤汤、天麻钩藤饮等方。

而温病后期的阴虚风动证,则属于内风病之虚证,其常用滋阴养血息风的药物如生地黄、白芍、阿胶、鸡子黄等为主组方,代表方如大定风珠。

名082　羚角钩藤汤(俞根初)

【经典名方】　羚羊角片(先煎)钱半,霜桑叶二钱,京川贝(去心)四钱,鲜生地七钱,双钩藤(后入)三钱,滁菊花三钱,茯神木三钱,生白芍三钱,生甘草八分,淡竹茹(鲜刮,与羚羊角先煎代水)五钱组成。

【方歌】
俞氏羚角钩藤汤,桑菊茯神鲜地黄,
贝草竹茹同芍药,肝风内动急煎尝。

【方药剂量】　羚羊角 4.5g,霜桑叶 6g,川贝母 12g,鲜生地 15g,双钩藤、菊花、茯神、白芍各 9g,生甘草 3g,竹茹(鲜刮,与羚羊角先煎代水)15g。

【功效药理】　清热息风,安神定志,增液舒筋。

实验研究证明能提高实验对象大鼠的热耐受时间,延迟暑风痉厥发生,缩短痉厥后大鼠的昏迷时间,促进其意识及运动功能的恢复。

【主治】　系统性红斑狼疮、中毒性表皮坏死性松解症、白塞病、重型药物性皮炎、败血症、头面部带状疱疹等,亦常用于流行性脑脊髓膜炎、感染中毒性脑病,以及妊娠子痫、高血压脑病等。

证属邪热传入厥阴肝经,热极动风。病证方证:高热,躁扰不安,抽搐,神昏,舌质绛而干,或舌焦起刺,脉弦而数。皮疹为红斑、丘疹、水疱、脓疱、糜烂、溃疡等。

【辨证[症]化裁】

1. 若热邪内闭、神志昏迷者,可配伍安宫牛黄丸、紫雪丹等,以清热开窍;

2. 若热盛者,可加大青叶、牛蒡子各 15g,生石膏 30g,金银花、连翘各 10g,以清热解毒,或加夏枯草、草决明各 10g,以清热平肝;

3. 若伤阴较甚者,可加玄参、麦冬、石斛各 10g,阿胶 5g,以养阴生津;

4. 若抽搐剧烈者,可加全蝎 3g,蜈蚣 5g,以息风止痉;

5. 若烦躁不宁甚者,可加石决明 20g,珍珠母 30g,以重镇安神。

【方源】　《通俗伤寒论》。

第十五节　治　燥　方

【概念】　凡具有轻宣外燥或滋阴润燥等作用的药配伍组方,主治燥证的方剂,统称治燥方。

本类方剂可归属于"八法"中"汗法"或"补法"范畴。

《素问·至真要大论》有"燥者润之",为治燥方立论之依据。

【病证方证】　燥证,系指感受秋令燥邪或脏腑津液枯耗所致病证,以咽干口渴、肌肤干燥、舌燥、脉细等为主证。

外燥起病始于肺卫,可用辛散轻宣的药轻宣外燥,但由于秋令气候有偏凉或偏温之异,正如《通俗伤寒论》云:"秋深初凉,西风肃杀,感之者多病风燥,此属燥凉,较严冬为轻。若久晴无雨,秋阳以曝,感之者病多温燥,此属燥热,较暮春风温为重。故凉燥治宜辛苦温润,温燥治宜辛凉甘润"。

内燥是由于津液亏耗、脏腑失润所致,常累及肺、胃、肾、肠等脏腑,上燥多病在肺,中燥多涉及胃,下燥多病在肾与大肠,内燥宜用甘凉滋润的药物滋阴润燥。

【主治】 以慢性皮肤病为主,用于血燥型银屑病、慢性湿疹、神经性皮炎、干燥综合征、扁平苔藓、皮肤瘙痒症、毛发红糠疹、慢性荨麻疹、痒疹及其他皮肤干燥性皮肤病、剥脱性皮炎恢复期、药疹、系统性红斑狼疮后期等皮肤病。

【分类】 由于燥证有外燥、内燥之分,故分为轻宣外燥剂和滋阴内燥剂两类。

【注意事项】 治燥剂多用甘凉滋润之品,易于助湿碍气而影响脾胃运化,故素体多湿、脾虚便溏、气滞痰盛者均当慎用。燥邪最易化热,伤精耗气,故其组方在轻宣或润燥之中常需配伍清热泄火益气生津之品,不宜配伍辛香耗津或苦寒化燥之品,以免重伤津液。

一、轻宣外燥方

轻宣外燥方,凉燥犯肺,肺气不宣,卫气不利,证见头痛鼻塞、咳嗽痰稀、鼻塞咽干等。

治宜轻宣温润,常用杏仁、苏叶、桔梗、前胡等药轻宣温润药物为主组方,代表方剂如杏苏散。

温燥伤肺,肺失清肃,证见头痛身热,干咳少痰,或气逆而喘,口渴鼻燥,舌边光红。治宜清宣凉润,常用桑叶、杏仁、沙参、麦冬等辛凉甘润药为主组方,适用于外感温燥或凉燥之证。代表方清燥救肺汤。

名083 清燥救肺汤(喻昌)

【经典名方】 同名方约12首,现选《医门法律》伤燥门方。

治诸气膹郁,诸痿喘呕。

桑叶(经霜者,得金气而柔润不凋,取之为君,去枝梗)三钱,石膏(煅,禀清肃之气,极清肺热)二钱五分,甘草(和胃生金)一钱,人参(生胃之津,养肺之气)七分,胡麻仁(炒,研)一钱,真阿胶八分,麦门冬(去心)一钱二分,杏仁(炮,去皮尖,炒黄)七分,枇杷叶一片(刷去毛,蜜涂炙黄)。

水一碗,煎六分,频频二、三次滚热服。

痰多加贝母、瓜蒌,血枯加生地黄,热甚加犀角、羚羊角,或加牛黄。

【方歌】
清燥救肺参草杷,石膏胶杏麦胡麻。
经霜收下冬桑叶,清燥润肺效可夸。

【方药剂量】 桑叶9g,石膏(煅)8g,甘草3g,人参2g,胡麻仁(炒,研)阿胶各3g,麦冬4g,杏仁(炮,去皮尖,炒黄)2g,枇杷叶(刷去毛,蜜涂炙黄)3g。

【功效药理】 清燥润肺。全方配

伍特点是宣、清、润、降、补五法并用,补气益阴,宜散而不伤气,清热而不苦燥,凉润而不滋腻,苦降而不闭肺。

实验研究证明可有效减轻小鼠肺部炎症损伤。

【主治】　银屑病、皮肤瘙痒症、湿疹等,亦常用于肺炎、支气管哮喘、急慢性支气管炎、肺气肿、肺癌等。

证属温燥伤肺、气阴两伤。病证方证:身热头痛,干咳无痰,气逆而喘,咽喉干燥,鼻燥,心烦口渴,胸满胁痛,舌干少苔,脉虚大而数。皮损可见粗糙、脱屑、瘙痒、苔藓样外观。

【辨证[症]化裁】

1. 若燥甚者,可加天花粉、玉竹、石斛、天冬各 10g,以润燥生津;

2. 若脾虚者,可加白术 6g,茯苓15g,党参 10g,以益气健脾;

3. 若痒甚者,可加荆芥、防风、白鲜皮、乌梢蛇、威灵仙各 10g,以祛风止痒;

4. 若血热者,可加紫草、生槐花、茜草各 10g,白茅根、板蓝根各 15g,以清热凉血;

5. 痰多者加川贝母、瓜蒌各 10g,以化痰止咳。

【方源】　《医门法律》A099,C07.342。

二、滋阴润燥方

滋阴润燥方,适用于脏腑津液不足之内燥证。

多由嗜食辛辣、久病、房劳过度、吐下太过,热病伤津等诸病因所致。燥在上者,可见干咳咽痛、鼻干唇燥,或咳血等肺阴伤证,治以润肺益阴,多用沙参、麦冬、玄参、天花粉等配伍;

燥在中者,每见口中燥渴、干呕气逆、噎嗝反胃等胃燥津伤证,治当益胃生津,多以石斛、沙参、麦冬等配伍;

燥在下者,可见消渴咽干、皮肤干燥、肠燥便秘等肾燥精伤证,治当滋肾填精,多以生地黄、熟地黄等配伍。

代表方麦门冬汤、养阴清肺汤、增液汤、玉液汤等。

名084　增液汤(吴鞠通)

【经典名方】　阳明温病,无上焦证,数日不大便,当下之。若其人阴素虚,不可行承气者,增液汤主之。服增液汤已,周十二时观之,若大便不下者,合调胃承气汤微和之。

玄参一两,麦冬(连心)八钱,细生地八钱。水八杯,煮取三杯,口干则与饮,令尽,不便,再作服。

【方歌】

增液汤用玄地冬,滋阴润燥有殊功,

热病津枯肠燥结,增水行舟便自通。

【方药剂量】　玄参 30g,生地、麦冬各 24g。

【功效药理】　滋阴清热,润燥通便。

实验研究证明具有抗炎,促进胃肠蠕动,增加唾液分泌作用。

【主治】　剥脱性皮炎、药疹、系统性红斑狼疮后期等无水舟停之大便秘结所引起的皮肤病,亦常用于慢性咽喉炎、复发性口腔溃疡、慢性牙周炎、糖尿病等。

证属阳明温病,热灼营血,津液不

足。病证方证:口干咽燥,大便秘结,舌干红,脉沉无力。皮疹为皮肤潮红、干燥脱屑等外观。

【辨证[症]化裁】

1. 若服后仍便秘,热结较重者,可加芒硝 10g,大黄 3g,即增液承气汤;

2. 若老年气虚者,可加黄芪、党参各 10g,白术 6g,以补气生津;

3. 若夜不安寐者,可加夜交藤 20g,朱茯苓、酸枣仁各 10g,以养心安神。

【方源】 《温病条辨》卷二,B087。

名085 麦门冬汤(张仲景)

【经典名方】 同名方 53 首,现选自《金匮要略》肺痿肺痈咳嗽上气病脉证并治方。

大逆上气,咽喉不利,止逆下气者,麦门冬汤主之。

麦门冬七升,半夏一升,人参二两,甘草二两,粳米三合,大枣十二枚。

上六味,以水一斗二升,煮取六升,温服一升,日三夜一服。

【方歌】

麦门冬加人参枣,半夏粳米和甘草,
清养肺肾生津液,鱼鳞神经瘙痒消。

【方药剂量】 麦冬 42g,半夏 6g,人参 9g,甘草、粳米各 6g,大枣 4 枚。

黄煌化裁方:麦冬 35~80g,半夏、人参各 10~15g,炙甘草 6~10g,粳米 10~15g,大枣 4~10 枚。

【功效药理】 清养肺肾,生津止渴。

实验研究证明具有止咳、抑制呼吸道高敏性、促进黏液纤毛运动及肺泡表面活性物质分泌作用。

【主治】 老年皮肤瘙痒症、神经性皮炎、鱼鳞病、慢性湿疹等病,亦常用于慢性咽喉炎、慢性支气管炎、矽肺、肺结核、慢性胃炎、胃及十二指肠溃疡等。

证属肺肾亏虚。病证方证:①咳逆上气、咽喉不利、咯痰不爽;②或劳嗽日久不愈、口干咽燥、日晡发热、手足心热;③舌红少苔,脉虚数,皮损干燥,脱屑,瘙痒,苔藓样变等。

【辨证[症]化裁】

1. 若腹胀甚者,可加枳实 6g,厚朴 3g,以理气消胀;

2. 若湿邪中阻重者,可加藿香 10g,苍术 15g,以燥湿健脾;

3. 若脾虚者,可加白术、茯苓各 10g,以健脾益气;

4. 若肝郁者,可加柴胡 6g,白芍 10g,以疏肝解郁;

5. 若肝肾阴虚甚者,可加熟地、枸杞子各 10g,以加强滋补肝肾之功;

6. 若咽痛者,可加玄参 10g,马勃 5g,以养阴利咽;

7. 若咳嗽剧烈者,可加紫菀、百部各 10g,以化痰止咳。

【用法】 水煎,日 3 次,夜 1 次。

【方源】 《金匮要略》卷上,A025,C07.276。

名086 养阴清肺汤(郑宏纲)

【经典名方】 同名方约三首,现选《重楼玉钥》卷上方。

大生地二钱,麦冬一钱二分,生甘草五分,元参一钱半,贝母八分(去心),丹皮八分,薄荷五分,炒白芍八分,不用引。

质虚,加大熟地用量,或生熟地并用;热甚,加连翘,去白芍;燥甚,加天冬、茯苓。

如有内热及发热,不必投表药,照方服去,其热自除。

【方歌】

养阴清肺是妙方,玄参草芍麦地黄,

薄荷贝母丹皮入,时疫白喉急煎尝。

【方药剂量】 大生地6g,麦冬4g,生甘草2g,元参5g,川贝母(去心)、牡丹皮各3g,薄荷2g,炒白芍3g。

张志礼化裁方:生地12g,麦冬10g,甘草6g,玄参10g,川贝母6g,丹皮10g,薄荷3g,白芍10g。

【功效药理】 养阴清肺,凉血解毒,佐以辛凉解表。

实验研究证明对白喉杆菌有较高的抑制和杀菌能力,对白喉杆菌在体外有很高的"中和"作用,既破坏毒素的毒性,也破坏毒素的抗原性。

【主治】 冬季皮肤瘙痒症、玫瑰糠疹或其他瘙痒性皮肤病、干燥皲裂性皮肤病、白塞病、系统性红斑狼疮等,亦常用于急性扁桃体炎、急性咽喉炎、白喉、鼻咽癌等。

证属血分热结,肺肾阴虚,津液不足。病证方证:咽痛,干咳少痰,怕冷怕热,鼻干唇燥,瘙痒皮干,脉细或浮细,舌红少苔。

【辨证[症]化裁】

1. 若发热、恶寒、头痛者,可加桑叶、金银花、青蒿、葛根各10g,以疏散风热;

2. 若热毒重者,可加连翘、金银花、黄芩各10g,以清热解毒;

3. 若里热盛者,可加生栀子、黄芩各10g,龙胆草6g,地骨皮10g,以泻火解毒;

4. 若燥甚者,可加天冬、知母、芦根各10g,以养阴润燥;

5. 若咽喉肿痛甚者,可加牛蒡子、蒲公英各15g,射干6g,桔梗、僵蚕各10g,马勃5g,以清热利咽;

6. 若兼表证者,可加牛蒡子10g,蝉蜕6g,以辛凉解表;

7. 若痰多者,可加瓜蒌10g,竹茹5g,以润肺化痰;

8. 若大便秘结者,可加生大黄3g,玄明粉9g,以润肠泻下。

【方源】 《重楼玉钥》C07.299。

第十六节 祛湿方

【概念】 凡具有化湿利水、通淋泄浊等作用,治疗水湿病证的方剂(参见第八章内用药的化湿药),统称祛湿方。

本类方剂属"八法"中的"消法"。《素问·汤液醪醴论》所云"洁净府"和《素问·至真要大论》记述的"湿淫

于内,治以苦热,佐以酸淡,以苦燥之,以淡泄之"等,皆为祛湿方立论之依据。

【病证方证】 本类方剂主治水湿病证,湿与水异名而同类,湿为水之渐,水为湿之积。

湿邪为患，有外湿与内湿之分，且二者常相兼为病。大抵湿邪在外在上者，可微汗疏解以散之；在内在下可苦寒而燥之，或甘淡渗利以除之；水湿壅盛，形气俱实者，当攻下以逐之；体虚湿盛，实中加湿当扶正祛湿兼顾；湿从寒化者，宜温阳化湿；湿从热化者，宜清热祛湿；湿浊下注，淋浊带下者，当分清化浊以治之。

【主治】 湿疹、皮炎、荨麻疹、银屑病、带状疱疹、神经性皮炎、皮肤瘙痒症、汗疱疹、植物-日光性皮炎、斑秃、痤疮、雄激素性脱发、痱子、疖、毛囊炎、掌跖脓疱病、结节性红斑、慢性复发性丹毒、结节性血管炎、系统性红斑狼疮、支原体感染等皮肤病。

【分类】 分为燥湿和胃剂、清热祛湿剂、利水渗湿剂、温化寒湿剂、祛湿化浊剂、祛风胜湿剂六类。

【注意事项】 湿为阴邪，其性重浊黏腻，最易阻碍气机，而气机阻滞，又使湿邪不得运化，故祛湿剂中常配伍理气之品，以求气化则湿化。祛湿剂多为芳香温燥之品或甘渗淡利之品，易耗伤津液，素体阴虚津亏、病后体弱及孕妇水肿者，均应慎用。

一、燥湿和胃方

燥湿和胃方，以温燥除湿药为君配伍组方，系治疗湿阻中焦，胃气不和等证的祛湿方。

适用于湿浊阻于中焦所致的脘腹痞满，恶心呕吐，大便溏稀，食少体倦等证。常以芳香化湿、苦温燥湿、健脾理气药，如麝香、佩兰、苍术、厚朴、砂仁、陈皮等为主组方。

代表方平胃散、除湿胃苓汤等方。

名087 平胃散（陈师文）

【经典名方】 同名方50余首，现选《太平惠民和剂局方》治一切气方。

治脾胃不和，不思饮食，心腹胁肋胀满刺痛，口苦无味，胸满短气，呕哕恶心，噫气吞酸，面色萎黄，肌体瘦弱，怠惰嗜卧，体重困痛，常多自利，或发霍乱，及五噎八痞，膈气反胃，并宜服。

苍术（去粗皮，米泔浸二日）五斤，厚朴（去粗皮，姜汁制，炒香）、陈皮（去白）各三斤二两，甘草（炒）三十两。

上为细末。每服二钱，以水一盏，入生姜二片，干枣二枚，同煎至七分，去姜、枣，带热服，空心，食前。入盐一捻，沸汤点服亦得。

常服调气暖胃，化宿食，消痰饮，辟风、寒、冷、湿四时非节之气。

【方歌】

平胃散用朴陈皮，苍术甘草姜枣齐，
燥湿运脾除胀满，调胃和中此方宜。

【方药剂量】 苍术500g，陈皮、厚朴各300g，甘草150g，生姜、大枣各适量。

天江药业袋装配方颗粒经典协定方：苍术10g（1袋），厚朴9g（3袋），陈皮6g（1袋），炙甘草3g（1袋）。

【功效药理】 燥湿健脾，行气和胃。

实验研究证明可促进大鼠的胃排空，可能是通过兴奋胆碱能系统而发挥作用的。

【主治】　湿疹、皮炎、荨麻疹等,亦常用于慢性胃炎、消化道功能紊乱、慢性肠炎、慢性胆囊炎、胃及十二指肠溃疡等。

证属湿滞脾胃。病证方证:口干欲饮,腹胀便稀,舌质淡胖,舌苔薄白稍腻,脉濡或滑而少力。皮肤瘙痒,皮疹为水疱、肿胀、糜烂、渗出,或红斑、丘疹、鳞屑等。

【辨证[症]化裁】

1. 若湿热俱盛、舌苔黄腻者,可加黄连 3g,黄芩 10g,以清热利湿;

2. 若兼饮食积滞、腹胀吞酸者,可加山楂、神曲各 10g,麦芽 15g,以消导积滞;

3. 若脾虚纳呆者,可加木香 6g,砂仁 3g,以健脾、理气、止呕;

4. 若兼寒湿者,可加干姜、肉桂各 3g,以温化寒湿;

5. 若兼表寒者,可加藿香、香薷各 10g,以解表化湿;

6. 若挟秽浊者,可加佩兰 10g,石菖蒲 6g,以化浊辟秽。

【用法】　制成细药粉,每次 15g,加生姜 3 片,大枣 1 枚,煎煮,去滓,口服,一日 2 次。

【方源】　《太平惠民和剂局方》《古今医统大全》B043,C07.233。

名 088　除湿胃苓汤(刘裕铎)

【经典名方】《医宗金鉴·外科心法要诀》卷六十四。

除湿胃苓汤

苍术(炒)、厚朴(姜炒)、陈皮、猪苓、泽泻、赤茯苓、白术(土炒)、滑石、防风、山栀子(生,研)、木通各一钱,肉桂、甘草(生)各三分。

水二盅,灯心五十寸,煎八分,食前服。

【方歌】

除湿胃苓火丹疮,脾肺湿热疱白黄,
胃苓汤用通栀子,滑石防风共作汤。

【方药剂量】　苍术(炒)、厚朴(姜炒)、陈皮、猪苓、泽泻、赤茯苓、白术(土炒)、滑石、防风、山栀子(生,研)、木通各 3g,肉桂、甘草(生)各 1g。

袁兆庄化裁方:苍术、厚朴各 6g,陈皮 10g,滑石 12g,炒白术 10g,猪苓、炒黄柏各 12g,肉桂 3g,炙甘草 10g。

【功效药理】　燥湿健脾,行气和胃。

实验研究证明能调节湿疹患者体内 TNF-α 和 IL-6 及 IL-10 的水平,减轻炎症反应。

【主治】　湿疹、皮炎、荨麻疹、银屑病、带状疱疹、神经性皮炎、皮肤瘙痒症等。

证属湿滞脾胃。病证方证:口干欲饮,腹胀便稀,皮肤瘙痒,舌质淡胖,舌苔薄白稍腻,脉濡或滑而少力。皮损可有水疱、肿胀、糜烂、渗出,或红斑、丘疹、鳞屑、抓痕等。

【辨证[症]化裁】

1. 木通苦寒可少用或弃之,防风、肉桂多不用,常加白鲜皮 10g,以除湿止痒;

2. 滑石块煮后难食,可用六一散代替冲食,下焦湿热者,加炒黄柏 6g,地肤子 10g,以清利湿热;

3. 若痒甚,可加白鲜皮、苦参、僵

蚕各 10g,以祛风止痒;

4. 若湿滞、食滞甚,可加焦槟榔 10g 或伏龙肝 30g,以行气温中、消食导滞;

5. 若胃呆纳差者,可加藿香、佩兰各 10g,以芳香化湿;

6. 若腹胀者,可加大腹皮、枳壳各 10g,以行气消胀;

7. 若食滞者,可加焦山楂、焦神曲各 10g,焦麦芽 15g,以消食导滞;

8. 若兼寒湿者,可加桂枝 6g,熟附子 3g,以散寒除湿。

【用法】 煎汤,一日 2 ~ 3 次,温服。

【方源】 《医宗金鉴·外科心法要诀》卷六十四,A093,B010。

二、清热祛湿方

清热祛湿方,以清热祛湿药为君配伍组方,系治疗湿热互结证的祛湿方。

适用于湿热外感,湿热内盛,及湿热下注所致的湿温、热淋和下肢痿痹等证。

常用清热利湿、清热燥湿药,如茵陈蒿、滑石、薏苡仁、栀子、黄芩、黄连、黄柏等为主组方。

代表方茵陈蒿汤、八正散、三仁汤、甘露消毒丹等方。

名 089 茵陈蒿汤(张仲景)

【经典名方】 同名方约 31 首,现选《伤寒论》辨阳明病脉证并治方。

阳明病,发热汗出者,此为热越,不能发黄也。但头汗出,身无汗,剂颈而还,小便不利,渴引水浆者,此为瘀热在里,身必发黄,茵陈蒿汤主之。

茵陈蒿六两,栀子(擘)四枚,大黄(去皮)二两。

上三味,以水一斗二升,先煮茵陈,减六升,内二味,煮取三升,去滓。分三服。

【方歌】

茵陈蒿汤治阳黄,栀子大黄组成方,栀子柏皮加甘草,茵陈四逆治阴黄。

【方药剂量】 茵陈蒿 18g,栀子(擘)12g,大黄(去皮)6g。

黄煌化裁方:茵陈 10 ~ 80g,栀子 10 ~ 15g,大黄 6 ~ 10g。先煮茵陈,再下余 2 味,煮成后分 3 次服。

【功效药理】 清热利湿,凉血通络。

实验研究证明具有保肝利胆,抑制肝纤维化,调节免疫,诱生干扰素等作用。

【主治】 药疹、荨麻疹、痤疮、脂溢性皮炎、接触性皮炎等,亦常用于急性肝炎、急性胆囊炎、胆石症、溶血症、钩端螺旋体病等所致的黄疸。

证属湿热并重。病证方证:①身目尽黄,色如橘皮而鲜明;②口渴,小便不利,色黄而短少;③舌苔黄腻,脉滑数。

【辨证[症]化裁】

1. 若热毒甚者,可加生地 15g,丹皮、金银花各 10g,以凉血解毒;

2. 若皮疹色红、时隐时现者,可加黄芩、柴胡、防风各 10g,以清肌表之热,祛腠理之风邪;

3. 若血热者,可加赤芍、丹皮各 10g,以凉血散瘀;

4. 若痒无定处,时作时休者,可加荆芥、艾叶、僵蚕各 10g,以祛风止痒;

5. 若兼见心烦者,可加竹叶、黄连各 10g,以清心除烦;

6. 若湿重于热者,可加茯苓、泽泻、猪苓各 10g,以利水渗湿;

7. 若热重于湿者,可加黄柏、龙胆各 6g,以清热祛湿;

8. 若胁痛明显者,可加柴胡 12g,川楝子 10g,以疏肝理气。

【方源】　《伤寒论》B082,C07.314。

名090　八正散(陈师文)

【经典名方】　同名方约五首,首选《太平惠民和剂局方》治热积卷六方。

治大人、小儿心经邪热,一切蕴毒,咽干口燥,大渴引饮,心忡面热,烦躁不宁,目赤睛痛,唇焦鼻衄,口舌生疮,咽喉肿痛。又治小便赤涩,或癃闭不通,及热淋、血淋,并宜服之。

车前子、瞿麦、萹蓄、滑石、山栀子仁、甘草(炙)、木通、大黄(面裹,煨,去面,切,焙)各一斤。

上为散。每服二钱,水一盏,入灯心,煎至七分,去滓,温服,食后,临卧。小儿量力少少与之。

【方歌】

八正木通与车前,萹蓄大黄滑石研,
草梢瞿麦兼栀子,煎加灯草痛淋蠲。

【方药剂量】　车前子、瞿麦、萹蓄、滑石、山栀子仁、炙甘草、木通、大黄各 9g。

天江药业袋装配方颗粒经典协定方:生大黄 9g(3 袋),瞿麦 10g(1 袋),萹蓄 15g(1 袋),车前子 15g(1 袋),木通 9g(3 袋),栀子 10g(1 袋),滑石 10g(1 袋),炙甘草 6g(2 袋)。

【功效药理】　清热泻火,利水通淋。

实验研究证明具有体外抑制尿道致病性大肠埃希菌凝集人的 P 型红细胞和黏附尿道上皮细胞的作用。

【主治】　湿热下注所致淋病、泌尿系感染等。常用于:①膀胱炎、各类尿道炎、前列腺炎、泌尿系结石、肾盂肾炎,病程不长者;②术后或产后尿潴留,属湿热下注者。

证属湿热下注。病证方证:尿频涩痛,淋沥不畅,甚或癃闭不通,小腹胀满,口燥咽干,舌红苔黄,脉滑数。

【用法】　剉为散,每服 6g,灯心煎汤送服;汤剂,加灯心,水煎服,用量根据病情酌定。

【辨证[症]化裁】

1. 临床运用时,可加云苓 10g,白术 6g,天花粉 10g,以健脾生津;

2. 若大便通畅者,可去大黄;

3. 若热盛者,可加败酱草、蒲公英各 15g,以清热解毒;

4. 若皮疹色红,伴疼痛者,加赤芍 10g,红花 6g,以活血止痛;

5. 若小便浑浊者,可加草薢 10g,黄柏 6g,以利湿去浊;

6. 若便血者,可加生地黄 5g,白茅根 15g,以凉血止血。

【注意事项】　热象不显或体虚有寒者,不宜使用。

【方源】　《太平惠民和剂局方》B009,C07.171。

名091　三仁汤 (吴鞠通)

【经典名方】　同名方约三首,现选《温病条辨》卷一,上焦篇方。

头痛恶寒,身重疼痛,有似伤寒,脉弦濡,则非伤寒矣。舌白不渴,面色淡黄,则非伤暑之偏于火者矣。胸闷不饥,湿闭清阳道路也。午后身热,状若阴虚者,湿为阴邪,阴邪自旺于阴分,故于阴虚同一午后身热也。自长夏而来,其来有渐,且其性氤氲黏腻,非若寒邪之一汗而解,温热之一凉则退,病难速已。世医不知其为湿温,见其头痛恶寒,身重疼痛也,以为伤寒而汗之……汗伤心窍则耳聋,目瞑不言……惟以三仁汤轻开上焦肺气,盖肺主一身之气,气化则湿气化也。

杏仁五钱,飞滑石六钱,白通草二钱,白蔻仁二钱,竹叶二钱,厚朴二钱,生薏苡仁六钱,半夏五钱。

甘澜水八碗,煮取三碗,每服一碗,日三服。

【方歌】

　　三仁杏蔻薏苡仁,朴夏白通滑竹伦,
　　头痛身重与胸闷,湿温初起法堪遵。

【方药剂量】　杏仁15g,飞滑石18g,白通草、白蔻仁、竹叶、厚朴各6g,生薏苡仁18g,半夏15g。

【功效药理】　清热利湿,宣化湿浊。

实验研究证明具有抗内毒素,调节胃分泌,调节免疫,改善血液流变学指标功能。

【主治】　斑秃、痤疮、雄激素性脱发、荨麻疹(消化道受累者)、湿疹等,亦常用于伤寒、副伤寒、夏秋季节感染性疾病等。

证属湿温初起或暑温夹湿之湿重于热。病证方证:头痛恶寒,身重疼痛,舌白不渴,面色淡黄,胸闷不饥,午后身热,状若阴虚,脉弦细而濡者。皮损见水疱、糜烂、渗出等。

【辨证[症]化裁】

1. 若湿热重者,可加连翘10g,茵陈15g,以清热利湿;

2. 若热毒盛者,可加金银花、黄芩各10g,以清热解毒;

3. 若失眠多梦者,可加珍珠母、酸枣仁各30g,以镇静安神;

4. 若便秘甚者,可加生大黄6g,瓜蒌10g,以泻下通便;

5. 若带状疱疹后遗神经痛者,可加制乳香、制没药各6g,蜈蚣5g,以活血通络;

6. 若见水疱、糜烂、渗出,伴瘙痒不适者,可加黄柏6g,白鲜皮、地肤子各10g,以燥湿止痒;

7. 若皮肤油腻者,可加苦参10g,黄柏6g,以清热除湿;

8. 若结节较多者,可加莪术、海藻各10g,以软坚散结。

【方源】　《温病条辨》卷一,B053,C07.177。

名092　甘露消毒丹 (王士雄)

【经典名方】　同名方约五首,现选《温热经纬》方论九十五。

甘露消毒丹 (一名普济解毒丹)

飞滑石十五两,绵茵陈十一两,淡黄芩十两,石菖蒲六两,川贝母、木通各五两,藿香、射干、连翘、薄荷、白豆蔻各四两。

各药晒燥,生研细末(见火则药性变热)。每服三钱,开水调服,日二次。或以神曲糊丸,如弹子大,开水化服即可。

雄按:此治湿温时疫之主方也。《六元正纪》:五运分步,每年春分后十三日交二运。征火旺,天乃渐温;芒种后十日交三运。宫,土旺,地乃渐湿,温湿蒸腾,更加烈日之暑,烁石流金。人在气交之中,口鼻吸受其气,留而不去,乃成湿温疫疠病,而为发热倦怠、胸闷、腹胀、肢酸、咽肿、斑疹、身黄、颐肿、口渴、溺赤、便闭、吐泻、疟痢、淋浊、疮疡等证。但看病人舌苔,淡白或厚腻,或干黄者,是暑湿、热疫之邪,尚在气分,悉以此丹治之立效。并主水土不服诸病。

【方歌】

甘露消毒蔻藿香,茵陈滑石木通菖,
芩翘贝母射干薄,湿温时疫是主方。

【方药剂量】 飞滑石 15g,黄芩 10g,石菖蒲 6g,茵陈 11g,川贝母、木通各 5g,藿香、射干、连翘、白蔻、薄荷各 4g。

【功效药理】 清热利湿,化浊解毒。

实验研究证明能降低四氯化碳(CCl_4)所致动物肝细胞的损害,达到保护肝脏,恢复肝功能的目的,并能提高在 CCl_4 或氢化可的松损伤下的动物免疫功能,发挥免疫调节作用。

【主治】 痱子、疖、毛囊炎、湿疹、皮炎、口腔溃疡、口臭等,亦常用于伤寒、副伤寒、急性病毒性肝炎、急性胆囊炎、胆石症、急性肠炎、急性泌尿系感染、手足口病等。

证属三焦湿热并重、邪在气分。病证方证:身热困倦,胸腹闷胀,肢酸咽肿,口渴,尿赤,怕热,舌质稍红,舌苔淡白或厚腻,脉滑数,大便黏臭。皮疹为红斑、丘疹、水疱、脓疱。

【辨证[症]化裁】

1. 本方若作汤剂,川贝、射干多弃之,木通改用通草,可酌加杏仁、薏苡仁各 10g,厚朴 6g,以宣肺利湿;

2. 若热毒重者,可加野菊花、金银花各 10g,蒲公英、紫花地丁各 15g,以清热解毒;

3. 若脉浮大气虚者,可加黄芪 10g 或人参 5g,以益气健脾;

4. 若瘙痒显著者,可加白鲜皮、苦参、地肤子各 10g,以清热燥湿、祛风止痒;

5. 若烦躁、失眠者,可加珍珠母、生牡蛎各 30g,夜交藤 20g,以平肝息风、重镇安神;

6. 若出现红斑、紫斑者,可加青蒿 10g,青黛 1g,白茅根、大蓟各 15g,以清热解毒、凉血止血。

【用法】 每次 9g,一日 3 次,开水调服。或用中药配方颗粒直接调服。

【方源】 《温热经纬》B026;《续名医类案》C07.240。

三、利水渗湿方

利水渗湿方,以甘淡渗湿利水药为君配伍组方,系治疗水湿壅盛的祛湿方。

适用于水湿内盛,气化不利所致的蓄水、癃闭、淋浊、水肿、泄泻等证。根据"治湿不利小便,非其治也"的原则,利水渗湿剂多具有通利小便,使水湿从小便排出的作用。

常以甘淡利水药茯苓、泽泻、猪苓等药为主组方。

代表方五苓散、猪苓汤、五皮散等方。

名093 猪苓汤(张仲景)

【经典名方】 同名方约 26 首,现选《伤寒论》辨阳明病证并治方。

若脉浮发热,渴欲饮水,小便不利者,猪苓汤主之。

少阴病,下利六七日,咳而呕渴,心烦不得眠者,猪苓汤主之。

猪苓(去皮)、茯苓、泽泻、阿胶、滑石(碎)各一两。

上五味,以水四升,先煮四味,取二升,去滓,内阿胶烊消,温服七合,日三服。

【方歌】

猪苓汤用猪茯苓,泽泻滑石阿胶并,
湿皮足癣尿道炎,利水养阴热亦平。

【方药剂量】 猪苓(去皮)、茯苓、泽泻、阿胶、滑石(碎)各 10g。

黄煌化裁方:猪苓、茯苓、泽泻、滑石、阿胶各 10～15g。

【功效药理】 清热,渗湿,利水。

实验研究证明能有效抑制系膜细胞增生,降低血肌酐、尿素氮,减轻血尿和蛋白尿症状,减缓肾功能的损害。

【主治】 湿疹皮炎、足癣、带状疱疹等病,亦常用于泌尿系感染、肾炎、膀胱炎、产后尿潴留等。

证属湿热互结。病证方证:①发热、呕而渴,心烦不得眠,口舌皮肤干燥,小便不利,尿色黄赤,淋漓涩痛伴少腹胀满者;②尿频、尿急、尿血或排尿后疼痛而渴欲饮水者;③舌苔滑腻,脉细数。

【辨证[症]化裁】

1. 若小便赤者,可加连翘、栀子各 10g,黄柏 6g,以清热利湿;

2. 若心火盛者,可加木通 3g,生地 15g,山栀 10g,以清泻心火;

3. 若脾虚者,可加党参 10g,白术 6g,以益气健脾;

4. 若气滞血瘀者,可加川楝子、白芍各 10g,益母草 15g,以行气活血;

5. 若食滞纳差者,可加鸡内金、神曲各 10g,以消食化滞。

【用法】 水煎前 4 味,药成加入阿胶搅动使之融化,分 3 次温服。

【方源】 《伤寒论》A009,B086,C07.343。

名094 五苓散(张仲景)

【经典名方】 同名方百余首,现选《伤寒论》辨太阳病脉证并治方。

太阳病,发汗后,大汗出,胃中干,烦躁不得眠,欲得饮水者,少少与饮之,令胃气和则愈。若脉浮,小便不利,微热,消渴者,五苓散主之。

猪苓(去皮)十八铢,泽泻一两六铢,白术十八铢,茯苓十八铢,桂枝(去皮)半两。

上五味,捣为散,以白饮和服方寸

匕,日三服。多饮暖水,汗出愈。如法将息。

【方歌】

五苓散治太阳府,泽泻白术与二苓,
温阳化气添桂枝,利便解表治水停。

【方药剂量】 猪苓(去皮)10g,泽泻15g,白术、茯苓各10g,桂枝6g。

天江药业袋装配方颗粒经典协定方:猪苓10g(1袋),泽泻10g(1袋),白术10g(1袋),茯苓15g(2袋),桂枝6g(1袋)。

黄煌化裁方:猪苓10～20g,泽泻15～30g,白术10～20g,茯苓15～30g,桂枝6～12g。

【功效药理】 通阳化气,利水渗湿。

实验研究证明五苓散提取液对肾脏性高血压大鼠具有利尿、降压作用,且不造成电解质紊乱;可降低肾脏炎症反应及肾组织纤维,减少尿蛋白含量;并能改善心衰大鼠的心脏收缩和舒张功能。

【主治】 湿疹、皮肤瘙痒症、脂溢性皮炎、慢性复发性丹毒、带状疱疹、结节性血管炎、系统性红斑狼疮等病,亦常用于急慢性肾炎之水肿、肝硬化腹水、心源性水肿、急性肠炎、尿潴留、脑积水等。

证属阳不化气、水湿内停。病证方证:①小便不利、口渴多饮、发热、有浮肿倾向;②水入即吐、泄泻、头晕、头痛;③舌淡润,苔薄白或滑,脉浮或弦。

【辨证[症]化裁】

1. 若小腹胀者,可加小茴香6g,乌药10g,以温经通阳、行气消胀;

2. 若皮疹色鲜红,伴剧烈疼痛者,可加延胡索10g,生地5g,连翘、黄芩各10g,以清热凉血、活血止痛;

3. 若反复面部水肿,脉沉细无力者,可加黄芪10g,冬瓜皮15g,以补气升阳、利水消肿;

4. 若湿热蕴肤,伴瘙痒不适者,可加土茯苓、茵陈蒿各15g,白鲜皮、地肤子各10g,以清热利湿、消风止痒;

5. 若下肢水肿,脉虚细者,可加党参、川牛膝各10g,以益气生津、利水通淋;

6. 若暑天多汗、头痛烦渴、小便涩者,可加滑石、寒水石各10g,生石膏30g,甘草3g,名桂苓甘露饮。

【注意事项】 梗阻因素致少尿、尿潴留者,不宜使用。术后患者或年老体弱患者,需保留尿管应用。

【方源】 《伤寒论》B066。

四、温化寒湿方

温化寒湿方,以温阳利水药为君配伍组方,系治疗寒湿证的祛湿方。

适用于脾肾阳虚,气不化水所致的阴水、痰饮、尿浊等证,治宜温阳利水。

常用温阳药如干姜、桂枝、附子等与健脾祛湿药,如茯苓、白术、厚朴等药为主组方。

代表方真武汤、实脾散、萆薢分清饮等方。

名095 真武汤(张仲景)

【经典名方】 同名方约50首,现选《伤寒论》辨太阳病脉证并治方。

太阳病发汗,汗出不解,其人仍发

热,心下悸,头眩,身瞤动,振振欲擗地者,真武汤主之。

少阴病,二三日不已,至四五日,腹痛,小便不利,四肢沉重疼痛,自下利者,此为有水气,其人或咳,或小便利,或下利,或呕者,真武汤主之。

茯苓、芍药、生姜(切)各三两,白术二两,附子一枚(炮,去皮,破八片)。

上五味,以水八升,煮取三升,去滓,温服七合,日三服。

【方歌】

真武汤壮肾中阳,茯苓术芍附生姜,
少阴腹痛寒水聚,悸眩瞤惕保安康。

【方药剂量】 炮附子、茯苓、生姜、芍药各 10g,白术 6g。

黄煌化裁方:炮附子 20～50g,茯苓 30～50g,生姜 30～50g,芍药 30～60g,白术 25～35g。

【功效药理】 利水化气,温扶肾阳。

实验研究证明对单侧肾切除后腺嘌呤性慢性肾衰竭大鼠肾脏具有一定的保护作用。具有强心,利尿,降脂,抗氧化,改善肾功能和平衡水液代谢等功能。

【主治】 慢性荨麻疹、慢性湿疹、痤疮、支原体感染等,亦常用慢性肾小球肾炎、心源性水肿、慢性支气管炎、慢性肠炎、肠结核、甲状腺功能低下等。

证属阳虚水泛。病证方证:①头晕目眩,心悸,震颤,畏寒,浮肿或疼痛,麻痹,舌淡胖,苔白润,脉沉伏或微细无力者;②腹痛,小便不利,四肢沉重,喜暖恶寒,下肢冷痛,下利或咳或呕吐,舌淡胖、苔白滑、脉沉者;③肢体痛痹失仁或痿跛不用而舌淡、苔白或苔黑而润、脉细小、精神倦怠者。

【辨证[症]化裁】

1. 若汗出、失眠多梦、惊恐不安者,可加肉桂、甘草各 3g,龙骨、牡蛎各 30g,以镇惊安神;

2. 若肤色黄暗、畏寒者,可加麻黄 6g,甘草 3g,以宣肺散寒;

3. 可伍用连翘赤小豆汤以调理肝脾,透发营卫。

【用法】 先煎附子,再入余药同煎。分 2～3 次温服。

【方源】 《伤寒论》A008,B090,C07.330。

五、祛湿化浊方

祛湿化浊方,适用于湿浊所致的白浊、妇女带下等证。

代表方萆薢渗湿汤、萆薢分清饮。

名 096 萆薢渗湿汤(高秉钧)

【经典名方】 治湿热下注,臁疮、漏蹄等证。

萆薢、苡仁、黄柏、赤苓、丹皮、泽泻、滑石、通草。

【方歌】

萆薢渗湿湿作怪,赤苓薏苡水气败,
丹皮滑石川黄柏,泽泻通草渗湿快。

【方药剂量】 李元文化裁方:萆薢 15g,薏苡仁、茯苓、滑石各 30g,牡丹皮、泽泻、通草、黄柏各 12g。

【功效药理】 清热利湿。

实验研究证明能明显降低ⅢB型前列腺炎患者前列腺液(EPS)IL-6 和

IL-8 水平。

【主治】　急性湿疹、急性皮炎、下肢丹毒、汗疱疹、掌跖脓疱病、结节性红斑等病。

证属湿热毒邪。病证方证：以下肢病变为主，发热，汗出发黏，精神淡漠，头重如裹，身重胸闷，腹部胀满，渴不欲饮，小便不畅，大便不爽，舌苔黄腻，舌质红，脉濡缓或滑数。皮疹为红斑、丘疹、水疱、糜烂等。

【辨证[症]化裁】

1. 若皮损焮红热盛者，可加生地5g、赤芍、金银花、连翘各 10g，以加强清热解毒之功；

2. 若湿盛者，可加苍术 6g，茯苓皮10g，以燥湿利水；

3. 若痒甚者，可加徐长卿 6g，地肤子、白鲜皮、苦参各 10g，以祛风止痒；

4. 若便秘者，可加大黄 3g，芒硝10g，以泻下通便；

5. 若有脓疱者，可加桃仁 10g，冬瓜仁 15g，鱼腥草 10g，败酱草 15g，以清热排脓；

6. 若肝经瘀热伴会阴部疼痛者，可加龙胆草、柴胡、小茴香各 6g，乌药10g，以清肝除湿，行气止痛；

7. 若尿频尿急明显者，可加瞿麦10g，萹蓄 15g，泽兰 10g，以利水通淋；

8. 若有结节者，可加水蛭 3g，地龙、夏枯草各 10g，以软坚散结；

9. 若久病皮疹色暗者，可加全蝎3g，三七 1.5g，以活血通络；

10. 患丹毒者，可合五味消毒饮，以清热解毒；

11. 引药达病处。若病发于上部者，去黄柏，可加桑叶、菊花各 10g，蝉蜕 6g；若病发于中部者，去黄柏，可加黄连 3g，黄芩 10g，龙胆草 6g；若病发于下部者，可加川牛膝 10g，车前子 15g。

【注意事项】　虚寒体质者慎用。

【方源】　《疡科心得集·补遗》B006。

六、祛风胜湿方

祛风胜湿方，以祛风湿药为君配伍组方，系治疗风湿客表或痹阻经络的祛湿方。

适用于风湿在表或痹症日久而致的寒热头痛，腰膝疼痛、痿软，肢节屈伸不利，麻木不仁等。

常以祛风湿药如羌活、独活、防风、秦艽、桑寄生等为主组方。

代表方独活寄生汤、羌活胜湿汤等方。

名 097　独活寄生汤（孙思邈）

【经典名方】　同名方约七首，现选《备急千金要方》卷八方。

夫腰背痛者，皆由肾气虚弱、卧冷湿地当风得之，不时速治，喜流入脚膝，为偏枯、冷痹、缓弱疼重，或腰痛、挛脚重痹，宜急服此方。

独活三两，寄生（《古今录验》用续断）、杜仲、牛膝、细辛、秦艽、茯苓、桂心、防风、川芎、人参、甘草、当归、芍药、干地黄各二两。

上十五味，㕮咀，以水一斗，煮取三升。分三服，温身勿冷也。

【方歌】

独活寄生艽防辛，芎归地芍桂苓均，

杜仲牛膝人参草,冷风顽痹屈能伸。

【方药剂量】 独活 10g,桑寄生、杜仲、牛膝、细辛、秦艽、茯苓、桂心、防风、川芎、人参、甘草、当归、芍药、干地黄各 6g。

天江药业袋装配方颗粒经典协定方:独活 10g(1 袋),桑寄生 20g(2 袋),杜仲 20g(2 袋),牛膝 10g(1 袋),细辛 3g(1 袋),秦艽 10g(1 袋),茯苓 10g(1袋),炙甘草 9g(3 袋),肉桂 9g(3 袋),防风 12g(2 袋),川芎 12g(2 袋),红参、当归、白芍、熟地各 10g(各 1 袋)。

袁兆庄化裁方:独活、桑寄生、秦艽各 10g,防风、细辛各 6g,当归 10g,芍药、川芎各 6g,干地黄 10g,杜仲、人参各 6g,茯苓 10g,甘草、桂心各 6g。

【功效药理】 益肝肾,补气血,祛风湿,止痹痛。

实验研究证明能通过减轻或抑制滑膜组织炎症而达到减轻或消除关节肿胀的作用。

【主治】 关节型银屑病、结缔组织病、过敏性紫癜等,亦常用于风湿关节炎、类风湿关节炎、慢性肌筋膜炎、骨质增生症、小儿麻痹等。

证属痹证日久,肝肾两亏,气血不足。病证方证:腰膝疼痛,肢节屈伸不利或肿痛,或肢体麻木,畏寒喜温,心悸气短。皮疹为红斑、紫斑、鳞屑,舌淡苔白,脉细弱。

【辨证[症]化裁】

1. 若久痹入络疼痛较甚者,可酌加白花蛇 5g,制川乌 3g,地龙 10g,红花 6g,丝瓜络 10g,以助搜风通络、活血止痛之效;

2. 若寒邪偏重者,可酌加附子、干姜各 3g,以温经散寒,通络止痛;

3. 若脾虚湿邪偏重者,可去地黄,加防己 10g,苍术 6g,以祛风除湿,消肿止痛;

4. 若偏热者,秦艽宜重用,地黄可用生地,芍药可用赤芍,以加强凉血清热作用;

5. 若有瘀血者,可加桃仁 10g,红花 6g,以活血化瘀、通络止痛;

6. 若正虚不甚者,可减地黄、人参。

【注意事项】 痹证属湿热实证者,不宜使用。

【方源】 《备急千金要方》C07.311;《太平惠民和剂局方》B019,C07.311。

第十七节 祛 痰 方

【概念】 凡具有消除痰饮之功的药配伍组方(参见第八章内用药化痰止咳平喘药),主治痰饮病证的方剂,称为祛痰方。

属于"八法"中的"消法"范畴。《素问·至真要大论》"坚者削之,客者除之,结者散之",《金匮要略》"病痰饮者当以温药和之"。

【病证方证】 痰和饮均为人体水液代谢障碍所形成的病理产物,二者异名同类,故多痰饮并称。

痰饮为病,内在脏腑,外至筋骨皮

肉,胸膈肠胃、经络四肢无处不到。由于所在部位不同,且痰饮为病又多兼邪致病,故其临床症情十分复杂,常以瘰疬、皮肤肿瘤、囊肿、结节、咳嗽、喘促、头痛、眩晕、胸痹、呕吐、中风、痰厥、疯狂、惊痫及痰核等为主症。

清·汪昂《医方集解》曰:"在肺则咳,在胃则呕,在头则眩,在心则悸,在背则冷,在胁则胀,其变不可胜穷也。"故前贤有"百病皆为痰作祟"之说。

【主治】 瘰疬、皮肤肿瘤、皮炎、湿疹、婴儿湿疹、汗疱疹、特应性皮炎、神经性皮炎、痒疹、胃肠型荨麻疹、皮肤淀粉样变病、环状肉芽肿、结节性痒疹等皮肤病。

【分类】 痰饮病的成因很多,治法也各不相同。依据其成因、性质和邪气兼夹,分为燥湿化痰剂、清热化痰剂、润燥化痰剂、温化寒痰剂、治风化痰剂五类。

【注意事项】 治痰求本在脾肾。《景岳全书》云:"五脏之病,虽俱能生痰,然无不由乎脾肾。"因此祛痰剂中每多配伍健脾祛湿药,有时亦配益肾之品,以图标本同治。

治痰之要在理气。因痰随气而升降,气滞则痰聚,气顺则痰消,诚如《丹溪心法》所云"善治痰者,不治痰而治气,气顺则一身之津液亦随气而顺矣",故祛痰剂中又常配伍理气之品。

至于痰流经络、肌腠而为瘰疬、痰核者,又常结合软坚散结之法,随其虚实寒热而调之。

使用祛痰法时,应辨清痰饮病寒热燥湿之不同性质,以及病情之标本缓急,分别用药配伍。

有咳血倾向者,不宜使用燥烈之剂;表邪未解或痰多者,应慎用滋润之品,以防壅滞留邪,病久不愈。

燥湿化痰方

燥湿化痰方,以温热燥湿化痰药为主配伍组成,系治疗痰湿内盛的祛痰方。

证见咳嗽痰多,色白易咯,胸脘痞闷,呕恶眩晕,肢体困倦,舌苔白腻,脉缓或滑等。

常用燥湿化痰药半夏、胆南星等药为主,配伍健脾祛湿及理气药白术、茯苓、陈皮等药组方,适用于湿痰证。

代表方二陈汤、温胆汤等。

名 098　二陈汤(陈师文)

【经典名方】 同名方约 12 首,首选《太平惠民和剂局方》治痰饮方。

治痰饮为患,或呕吐恶心,或头眩心悸,或中脘不快,或发为寒热,或因食生冷,脾胃不和。

半夏(汤洗七次)、橘红各五两,白茯苓三两,甘草(炙)一两半。

上为㕮咀。每服四钱,用水一盏,生姜七片,乌梅一个,同煎六分,去滓,热服,不拘时候。

【方歌】

二陈汤用半夏陈,苓草梅姜一并存,
燥湿化痰兼理气,湿痰阻滞此方珍。

【方药剂量】 半夏、橘红各 15g,白茯苓 10g,甘草 4.5g。

天江药业袋装配方颗粒经典协定方:姜半夏 10g(1 袋),橘红 10g(2 袋),

茯苓 20g(2 袋),炙甘草 6g(2 袋)。

【功效药理】 燥湿化痰,理气和中。

实验研究证明具有祛痰,镇咳,降血糖,降血脂,延缓衰老等作用。

【主治】 皮炎、湿疹、婴儿湿疹、汗疱疹、特应性皮炎、神经性皮炎、痒疹、胃肠型荨麻疹、皮肤淀粉样变病、环状肉芽肿、结节性痒疹等,亦常用于慢性支气管炎、肺气肿、慢性胃炎、梅尼埃病、神经性呕吐等。

证属湿痰凝聚,脾胃不和。病证方证:痰饮为患,痰多色白,或胸膈胀满,或恶心呕吐,或头眩心悸,舌苔白润,脉滑。

【辨证[症]化裁】

1. 若肤生水疱,抓破渗液者,去甘草,加六一散(包煎)、车前子各 10g(包煎)、白术各 10g,生薏苡仁 6g,泽泻 10g,以健脾燥湿;

2. 若肤生丘疹,瘙痒时作者,可加萆薢、冬瓜皮、白鲜皮、白术各 10g,以祛湿止痒;

3. 若皮肤苔藓化,触之如革者,可加白鲜皮、苦参各 10g,丹参、当归各 15g,以燥湿祛瘀;

4. 若皮生结节,半在皮下者,可加浙贝母 10g,生牡蛎 30g,夏枯草 10g,炒三棱、莪术各 6g,以除痰散结;

5. 若肤生囊肿,自行移动者,可加南瓜子 30g,槟榔、使君子各 10g,雷丸 6g,以祛虫散结;

6. 若食滞纳差者,可加山楂、神曲各 10g,以消食导滞。

【注意事项】 ①阴虚燥咳,不宜使用;②不宜同时服用滋补类中药。

【方源】 《太平惠民和剂局方》B020,C07.170。

名 099 厚朴麻黄汤(张仲景)

【经典名方】 咳而脉浮者,厚朴麻黄汤主之。

厚朴五两,麻黄四两,石膏如鸡子大,杏仁半升,半夏半升,干姜二两,细辛二两,小麦一升,五味子半升。

上九味,以水一斗二升,先煮小麦熟,去滓,内诸药,煮取三升,温服一升,日三服。

【方歌】

厚朴麻黄小青龙,桂芍去麦膏杏从,
重于养正轻利水,主治喘满显其功。

【方药剂量】 厚朴 15g,麻黄 12g,石膏 50g,杏仁 15g,半夏 12g,干姜 6g,细辛 3g,小麦、五味子各 12g。

黄煌化裁方:麻黄 10~25g,厚朴 15~30g,半夏 12~20g,五味子 12~15g,细辛 10~15g,干姜 10~15g,杏仁 15~20g,石膏 50~150g,小麦 20~50g。

【功效药理】 温肺化饮,降逆宽胸。

实验研究证明具有抑制血小板聚集,抗菌以增强免疫力作用。

【主治】 湿疹、荨麻疹、神经性皮炎等。

证属寒饮郁肺夹热。病证方证:①肌肤黄黑、体形偏胖且咳喘、烦渴、胸满、脉浮者;②小青龙汤证而鼻燥口渴、胸腹满胀、惊悸自汗或小便不利者;③胃中冷逆,肺气胀满,臁而喘咳,且正气涣散者。

【辨证[症]化裁】

1. 若表证显著者,可加桂枝 6g,以发表散寒;

2. 若咳嗽痰多者,可加款冬花 10g,陈皮 6g,川贝母 10g,以宣肺化痰;

3. 若胸闷明显者,可加紫苏 10g,枳壳 6g,以理气宽胸;

4. 若兼腹胀、不思饮食者,可加大腹皮、炒三仙、鸡内金各 10g,以导滞消胀。

【用法】 先煮小麦,熟,去之,再入余药同煎,和匀。分 3 次温服。

【方源】 《金匮要略》卷上,A028。

第十八节　消　食　方

【概念】 凡具有消食导滞、消癥化积之功药配伍组方(参见第八章内用中药的消食药),主治食积、癥积等病证的方剂,统称消食方。

本类方剂属于"八法"中的"消法"。

【病证方证】 食积之证,常因暴饮暴食,或脾虚饮食难消所致,证见脘腹痞闷、恶食呕逆、嗳腐吞酸、腹痛腹泻、伤食泄泻或食少难消、脘腹胀满、不思饮食、大便溏薄等。

治法均应消食化积,但前者邪实正不虚,治宜消食导滞;后者虚实夹杂,治宜消补兼施。

【主治】 伴消化道症状的湿疹皮炎、慢性荨麻疹、特应性皮炎等皮肤病。

【分类】 分为消食化滞剂、健脾消食剂两类。

【注意事项】 食积内停,每致气机阻滞,而气机失畅亦使积滞不化,故消食剂中常配伍理气之品使气行则积消。

对于脾胃素虚,或积滞日久,气血不足者,则当健脾固本与消积导滞并用,攻补兼施。

此外,食积之兼证尚有化热或兼寒之别,故配伍用药亦应温清有别。

消食剂与泻下剂均为消除体内有形实邪之剂。本类方剂多属渐消缓散之剂,适用于病势较缓的食积证。

消食剂虽较泻下剂缓和,但总属攻伐之品,不宜长期使用,纯虚无实者禁用。

健脾消食方

健脾消食方,证见脘腹痞满,不思饮食,面黄肌瘦,倦怠乏力,大便溏稀等。

常选消食药山楂、神曲、麦芽等药配伍,益气健脾药人参、白术、山药等药组方,适用于脾胃虚弱,运化无力所导致的食积证。

代表方健脾丸等方。

名 100　健脾丸(王肯堂)

【经典名方】 选《证治准绳》卷五。治脾虚停食,健脾丸。

白术(炒)二两半,木香(另研)、黄连(酒炒)、甘草各七钱半,白茯苓(去皮)二两,人参一两五钱,神曲、陈皮、砂仁、麦芽(炒)、山楂(取肉)、山药、肉豆蔻(面裹、纸包、槌、去油)各一两。共研细末,蒸饼为丸,如绿豆大,每服五十丸,空心服,一日二次,陈米汤下。

【方歌】

健脾参术苓草陈,肉蔻香连合砂仁,

楂肉山药曲麦炒,消补兼施此方寻。

【方药剂量】 炒白术 75g,木香、黄连(酒炒)、甘草各 6g,白茯苓 10g,人参 9g,炒神曲、炒麦芽、陈皮、砂仁、山楂(取肉)、山药、肉豆蔻各 6g。

【功效药理】 健脾和胃,消食止泻。

实验研究证明用小鼠游泳试验,常压缺氧试验,低温考察法,显示对小鼠抗疲劳、耐缺氧、耐低温有作用,并能显著提高大鼠小肠乳糖酶、蔗糖酶活性而促进消化功能。

【主治】 湿疹皮炎、慢性荨麻疹、特应性皮炎等,亦常用于慢性胃肠炎、胃肠功能紊乱、消化不良等。

证属脾虚食积。病证方证:脘腹痞闷,食少难消,大便溏薄,苔腻微黄,脉象虚弱。

【用法】 共研细末,制成糊丸或水丸,每服 6～9g,一日 2 次,亦可水煎服或用中药配方颗粒,用量按比例酌定。

【使用注意】 暴饮暴食,饮食不节而致食积不消,脾胃不虚者,非本方所宜。

【方源】 《证治准绳》。

第四章　古代皮科外用名方

导　读

1. **分类**　按剂型分类,便于医药人员调配,建议参阅《中西皮肤外用制剂手册》第一章第三节外用制剂分类。

2. **经典名方**　方名,代号101～200,录古代经典名方原文。

3. **方药剂量**　古代中药名词使用《中华人民共和国药典》规范名词,剂量换算成现代剂量。

4. **功效药理**　统一用中医功效术语,少数西药药理,详见本书第八章皮肤常用中药饮片与颗粒。

5. **主治**　用西医皮肤病名词,相同、相似、相近中医皮肤病名称详见本书第十章ICD中西医皮肤病证分类与代码。

6. **制法**　除本书制法外,本书每节有扼要概述,进一步调配,建议参阅《中西皮肤外用制剂手册》第三章外用制剂的调配。

7. **用法**　原则详见用法按《中西皮肤外用制剂手册》第一章第十一节皮肤美容外用药物外治技法。

8. **辨证化裁**　特殊的注明,无则略。

9. **方源**　古代医学典籍,一个或数个,同一个方的出处,除刊载古代医籍外,对现代皮肤病专家文献中亦记载文献作者,从中领略当代使用古代外用名方情况。

中药外用制剂除传承古方古法,与时俱进,用现代器械加工,用超微粉碎、纳米加工成纳米原料,加工成乳膏、乳液、精华液、凝胶、涂膜等,极大提高药效和使用舒适度。

第一节　汤　剂

【定义】　汤剂,古称汤液或汤药,又称煎剂。指将中药饮片或颗粒加水等原料煎煮或浸泡后去渣取汁的方法制成的液体剂型。供内服或外用。汤剂是我国应用最早、最广泛的基本剂型。

【药材】　中药饮片、中药配方颗粒、清水、纯化水、白桦树汁、酸浆、酒、醋等。

【制法】　中药饮片用煎药袋包装,放液体原料中浸泡3h,煎煮30min,或两次煎煮,药液混合,用过滤布过滤去

141

滓,即得。中药配方颗粒,直接加液体原料,加热至 90℃ 煮沸,全部熔化,即得。有的饮片要特殊处理,如先煎、后下、包煎、另煎、烊化等。

【功效药理】 中医药用中医药术语记叙,西医药用清洁、抗炎、收敛、抑菌、杀菌、保湿等术语记叙。

【主治】 急性或亚急性皮损,糜烂渗出性皮肤病。

【用法】 局部涂搽、洗涤、浸泡、熏蒸、沐浴、含漱、罨敷等术语。

【注意事项】 新鲜配制,及时一次使用,久用放冰箱贮藏,用时加热。

名 101　猪蹄汤Ⅰ(刘涓子)

【经典名方】 《刘涓子鬼遗方》卷四,猪蹄汤。

猪蹄(治如食法)一具,穿劳、甘草(炙)、大黄、黄芩各二两,芍药三两,当归二两。

上七味,先以水一斗五升煮蹄,取八升,去滓,中药饮片纳诸药,更煮取三升,更去滓,及温洗疮上,日三。亦可以布纳汤中,敷疮肿上,燥复之。

【方药剂量】 猪蹄 1 具,川芎、炙甘草、大黄、黄芩各 30g,芍药 45g,当归 30g。

【功效药理】 清热泻火、化瘀消肿。

现代药理学研究显示,大黄、黄芩对多种革兰阳性菌、革兰阴性菌均有抑制作用,对葡萄球菌和链球菌尤为明显,可广泛用于感染性皮肤病。白芍促进白细胞有吞噬功能,且可抑制急性炎症水肿。川芎、当归具有抑制血小板聚

集、抗血栓作用。治疗阴证皮肤溃疡宜加大清热解毒、活血化瘀通络之药,如漏芦等。

【主治】 痈疽,肿坏多汁者。

【制法】 先以水 3000ml 煮蹄,煎煮,取 1600ml,去滓,中药饮片粉碎成粗颗粒,煎药袋打包,再煮取 600ml,过滤去滓,即得。

【用法】 及温,洗疮上,1 日 3 次。亦可以药纱布浸汤中,漏疮肿上,干则换之。

【方源】 ①《刘涓子鬼遗方》卷四,庄国康、王玉玺引录专著中,《刘涓子鬼遗方》卷四,另有猪蹄汤方:猪蹄 1 具,治如食法,大黄、白芷、川芎、黄芩、黄连、细辛、当归、藁本、藜芦、莽草、甘草各 15g;②《太平圣惠方》卷六十一,名猪蹄汤浇淋方,除上述药外,加蛇床子、蒴藋、槐白皮各 30g;③陈自明《外科精要》卷中,香白芷(不见火、切)、生甘草、老羌活、露蜂房(取有蜂儿者)、黄芩(去心)、赤芍药(去皮)、川当归(去芦、洗、焙)各等分,每用一两,煎洗。

名 102　猪蹄汤Ⅱ(孙思邈)

【经典名方】 《备急千金要方》卷六十七,窍病,面药第九,猪蹄汤。

猪蹄一具,桑白皮、穿劳、葳蕤各三两,白术二两,白茯苓三两,商陆二两,一作当归、白芷三两。

上八味,㕮咀,水三斗,煎猪蹄及药,取一斗,去滓。温一盏,洗手面,大佳。

【方药剂量】 猪蹄 1 具,桑白皮、川芎、玉竹、白茯苓、白芷、当归各 90g,

商陆、白术各 60g。

【功效药理】　活血润燥,祛黯黵,悦颜色,滑肌肤。

现代药理学研究显示,本方各药对酪氨酸酶活性有较强抑制作用,进而抑制黑色素形成。同时,诸药具有抗氧化、抗衰老的功效,且能使局部血管扩张,改善血液循环,起到润泽皮肤、促进色素吸收的作用。

【主治】　皮肤黑变病、黄褐斑及手足皲裂等。

【制法】　先以水 6000ml 煮蹄,去滓,诸药棉纱布打包,继煎取药汁 2000ml,即得。

【用法】　及温,涂手面,一日 3 次。亦可以布内汤中,渀疮肿上,干则换之。

【方源】　《备急千金要方·面药》卷六七,陈可冀引录专著中。

名 103　渀痒汤(陈实功)

【经典名方】　《外科正宗》方卷之四,阴疮主治方,渀痒汤。

苦参、狼毒、蛇床子、当归尾、威灵仙各五钱,鹤虱草一两。

用河水十碗,煎数滚,滤清盆内;趁热先熏,待温后洗,临洗和入公猪胆汁二三枚,同洗更妙。

【方歌】

渀痒杀虫疗阴蚀,熬汤熏洗不宜迟,

苦参狼毒床归尾,猪胆威灵鹤虱施。

【方药剂量】　鹤虱草 30g,苦参、威灵仙、蛇床子、当归尾、狼毒各 15g。

【功效药理】　清热解毒,杀虫止痒。

【主治】　妇人湿热下注,阴中作痒及内外生疮,滴虫性阴道炎、念珠菌性阴道炎等。

【制法】　用水 1500ml,酌预寸断药,煎药袋包,煎数滚,滤清,贮容器内,即得。

【用法】　趁热先熏,待温后洗。临洗和入公猪胆汁 2～3 枚同洗,疗效更佳。

【方源】　①《外科正宗》徐宜厚、喻文球、邓丙戌等引录专著中;②《医宗金鉴·外科心法要诀》卷六十九,夏应魁引录专著中。

名 104　苦参汤(高秉钧)

【经典名方】　《疡科心得集·方汇补遗》,苦参汤。

苦参二两,蛇床子、白芷、金银花、野菊花、黄柏、地肤子、大菖蒲。

用河水煎汤,临洗入猪胆汁四五枚,洗二三次痊愈,宜避风,忌发物。

一切疥癞风癣,洗之并佳。

【方药剂量】　苦参 60g,蛇床子、金银花、野菊花各 30g,白芷、黄柏、地肤子各 15g,大菖蒲 9g。

【功效药理】　祛风除湿,杀虫止痒。

现代药理学研究,本方各药具有较强的抗菌、抗炎、抗变态反应及调节免疫作用,且可抑制角质细胞增殖、镇静等中枢神经作用等功能。

【主治】　可广泛用于瘙痒、炎症、细菌性皮肤病。

【制法】　加水 2000ml,酌预寸断饮片,煎药袋包药煎煮 30min,过滤去滓,浓缩至 1000ml,即得。

【用法】 洗浴患处,一日1次。

【方源】 ①《疡科心得集》卷下,顾伯华、刘忠恕、马绍尧、欧阳恒、庄国康、禤国维、范瑞强、陈德宇、王玉玺等引录专著中;②《千金方》苦参、地榆、黄连、王不留行、独活、艾叶、竹叶,喻文球引用;③《太平圣惠方》苦参、防风、露蜂房、甘草各60g,张作舟引录专著中;④《外科正宗》苦参120g,大菖蒲60g,公猪胆四五枚。艾儒棣、卢传坚引录专著中。

名105 蛇床子汤(刘裕铎)

【经典名方】 《医宗金鉴·外科心法要诀》卷六十九,蛇床子汤。

威灵仙、蛇床子、当归尾各五钱,缩砂壳三钱,土大黄、苦参各五钱,老葱头七个。

水五碗,煎数滚,倾入盆内,先熏,候温浸洗。

【方歌】

蛇床子汤洗囊风,止痒消风除湿灵,

威灵归尾缩砂壳,土大黄与苦参葱。

【方药剂量】 蛇床子、威灵仙、当归尾、土大黄、苦参各15g,缩砂壳9g,老葱头7根。

【辨症化裁】 渗液著者,可加白矾15g,以加强收敛、燥湿。

【功效药理】 消风祛湿,止痒杀虫。

现代药理学显示具有显著的抗变态反应、杀虫作用,对于瘙痒性皮肤病的治疗尤佳。

【主治】 阴囊湿疹、外阴瘙痒、女阴溃疡。

【制法】 以上诸药酌预寸断,煎药袋打包,加水1000ml,煎30min,过滤去滓,即得。

【用法】 先用热药液熏洗患处,然后用温热药液浸浴、沐浴、湿敷患处。

【方源】 ①《医宗金鉴·外科心法要诀》卷六十九,赵炳南、袁兆庄、瞿幸、王玉玺等引录专著中;②《疡医大全》蛇床子汤:蛇床子、花椒、白矾3味药,煎汤外洗,徐宜厚引录专著中;③《外科正宗》,蛇床子、当归尾、威灵仙、苦参各15g,邓丙戌引录专著中。

名106 海艾汤(陈实功)

【经典名方】 《外科正宗》油风第八十三,海艾汤。

【方歌】

海艾汤中甘菊花,防风薄荷藿香加

甘松藁本蔓荆子,荆芥同煎效可夸。

海艾、菊花、薄荷、防风、藁本、藿香、甘松、蔓荆子、荆芥穗各二钱。

用水五六碗,同药煎数滚,连渣共入敞口钵内,先将热气熏面,候汤温蘸洗之,留药照前再洗。

治油风血虚风热所致,皮肤光亮,眉发脱落者。

《医宗金鉴·外科心法要诀》卷六十三头部,海艾汤。

海艾、菊花、藁本、蔓荆子、防风、薄荷、荆芥穗、藿香、甘松各二钱。

水五六碗,同药煎数滚,连汤共入敞口钵内。先将热气熏面,候汤少温,用布蘸洗,日洗二三次,洗后避风,忌鱼腥、发物。

【方歌】

海艾汤治油风痒,先熏后洗善消风

菊藁蔓荆风薄穗,藿香海艾与甘松。

【方药剂量】　蕲艾(艾叶)、菊花、藁本、蔓荆子、防风、薄荷、荆芥穗、藿香、甘松各 6g。

【功效药理】　清热解毒,芳香化湿。现代药理学显示有抑制表皮细胞增殖、改善微循环、抗菌消炎、抗真菌、免疫调节等作用。

【主治】　风盛血燥,不能荣养毛发者,如斑秃、白疕等。

【制法】　用水 2000ml,包煎20min,过滤去滓,即得。

【用法】　取药液,热气熏蒸头面,候汤稍温,用布蘸洗,一日 2 次。

【方源】　①《外科正宗》卷四;②《医宗金鉴·外科心法要诀》卷六十三,赵炳南、王玉玺、邓丙戌、徐宜厚、瞿幸、喻文球等引录专著中。

名 107　干葛洗剂(顾世澄)

【经典名方】　《疡医大全》卷二十七足踝部,足汗门主方,止脚汗。

白矾、干葛各五钱。

煎汤,连洗五日,其汗自止。

【方药剂量】　干葛、白矾各 15g。

原方干葛量小,赵炳南、吴绍熙增至 120g。

【功效药理】　祛湿,敛汗,止痒。具有收敛杀菌作用。

【主治】　手足多汗症、汗疱疹。

【制法】　加水 1000ml,煎干葛15min,加白矾煎一沸,取汁备用。

【用法】　洗浴、浸泡等。

【方源】　《疡医大全》卷二十七,原方名止脚汗,题目为作者所加,庄国康、徐宜厚、禤国维、范瑞强等引录专著中。

名 108　洗诸疮药方(祁坤)

【经典名方】　《外科大成》卷四,不分部位(小疵),洗诸疮药方。

【方歌】

二两枯矾四两椒,半斤野菊一斤硝,
七分分开煎数滚,一日一换洗三遭,
淫湿疥癣顽臁癣,脓血风疮一概抛。

枯矾二两,川椒四两,野菊花半斤,芒硝一斤。

【方药剂量】　枯矾 60g,花椒 120g,野菊花 250g,芒硝 500g。

【功效药理】　清热解毒,润燥止痒。

具有收敛、杀菌、止痒作用。

【主治】　银屑病、皮肤瘙痒症、神经性皮炎、湿疮、癫癣、顽癣、血风疮等。

【制法】　野菊花、花椒各分 7 份,芒硝、枯矾混合分 7 份,每剂各用 1 份,先将 1 份花椒加 2000ml 水,煎 10min,次加 1 份野菊花微煎,过滤去滓,最后加入 1 份枯矾、芒硝溶化,即得。

【用法】　加水煎时,药热气熏蒸头面,候汤稍温,用布蘸洗,1 日 3 次。全身沐浴,用全量;局部用药则用小份。

【方源】　《外科大成》卷四,西安医学院、庄国康和王广津等引录专著中。

名 109　洗浴大黄汤(王怀隐)

【经典名方】　《太平圣惠方》卷第九十,治小儿头面身体生疮诸方,洗浴大黄汤方。

川大黄二两,苦参二两,蛇床子四两,赤芍药三两,黄连三两,去须黄芩三两,黄檗五两,菝葜一斤。

上件药细剉和匀,每用三两,以水五升煮三十沸,去滓,看冷热洗浴疮上。

【方药剂量】 大黄 60g,黄芩、黄连各 90g,黄柏 150g,苦参 60g,蛇床子 120g,菝葜 500g。

【功效药理】 清热解毒。

具有杀菌、抗炎、止痒作用。

【主治】 疮瘭疽浸淫(感染性皮肤病,如传染性湿疹性皮炎)等。

【制法】 上药制成粗末,和匀。临用时煎成 5%~10% 汤剂。

【用法】 洗浴、湿敷。

【方源】 《太平圣惠方》卷第九十。

名 110 治湿热疮洗汤(孙思邈)

【经典名方】 《千金翼方》卷第二十四,痈疽下,湿热疮第十方,治湿热疮、恶疮,洗汤方。

槐子二升,蛇床子一两,黄连五两,当归、芍药、黄柏各三两。

上六味,切,以水三斗,煮取一斗五升,去滓以洗疮,日三度。

【现代方剂】 槐子 400g,蛇床子 30g,黄连 150g,当归、芍药、黄柏各 90g。

【功效药理】 清热解毒,除湿杀虫,止痒。

具有抗菌、抗氧化、消炎、抗肿瘤、调血脂、镇痛及改善血液循环系统等药理作用。

【主治】 湿热疮、恶疮。

【制法】 上 6 味饮片酌予寸断,煎药袋包,加水 6000ml,煎煮 30min,过滤去滓,浓缩至 1500ml,即得。

【用法】 清洗、湿敷、洗浴,一日 3 次。

【方源】 《千金翼方·痈疽下》卷第二十四。

名 111 洗风汤(杨倓)

【经典名方】 《杨氏家藏方》卷十二,疮肿方,洗风散。

荆芥四两,苦参四两,防风(去芦头)、川芎、当归(洗)、焙白蒺藜、香白芷、地榆、地骨皮、黄檗各二两。

上件㕮咀。每用五钱,水三升,煎三五沸,通手淋渫患处。

治大人、小儿一切风热毒气,攻注遍身,疮疥瘾疹疼痛。

【现代方剂】 荆芥、苦参各 120g,防风(去芦头)、川芎、当归、白蒺藜、白芷、地榆、地骨皮、黄柏各 60g。

【功效药理】 祛风清热,燥湿止痒。

可降低多种炎症因子水平、收缩皮下毛细血管,进而发挥止痒、抗炎、抗细菌、抗真菌、抗寄生虫作用。

【主治】 疥疮、荨麻疹等。

用于细菌、真菌、寄生虫类皮肤病治疗。

【制法】 上药锉碎,每次用 15g,煎药袋打包,以水 3000ml,煎三五沸,过滤去滓,即得。

【用法】 淋洗患处,一日 1 次。

【方源】 《杨氏家藏方》卷十二,王玉玺引录专著中。

名 112 洗澡方(胡文焕)

【经典名方】 《香奁润色》身体部,

洗澡方。

干荷叶二斤,藁本一斤,苓香草一斤,茅香一斤,藿香一斤,威灵仙一斤,甘松一斤,白芷一斤。

上粗末,每用三两或五两,以苎布袋盛,悬锅内煮数沸,用水一桶,避风处浴洗。能凉皮、香皮、住痒。

【方药剂量】 干荷叶 1000g,藁本、零陵香、茅香、藿香、威灵仙、甘松各 500g,白芷 250g。

【功效药理】 清热香身,消风止痒。

具有香身、抗炎、止痒、收敛作用。

【主治】 湿疮、风瘙痒。

【制法】 粉碎成粗粉,每次用 150~250g,加水 20L,包煎,过滤去滓。

【用法】 每次取煎液擦洗、洗浴、浸浴,每天 1 次,每次 30min。

【方源】 《香奁润色》,源于《御药院方》卷八,名擦洗药,淋渫一节诸风。

名 113　延年洗面药（王焘）

【经典名方】 《外台秘要方》第三十二卷,洗面药方,延年洗面药方。

葳蕤、商陆根、瓜蒌、杜若、滑石各八两,土瓜根、芎劳、辛夷仁、甘松香各五两,黄瓜楼五枚,去皮白茯苓、白芷各一斤,木兰皮、零陵香各三两,麝香二两,荜豆二升,冬瓜仁二升,去皮猪蹄三具。

上十八味,捣为散,和荜豆,以水、桃仁、冬瓜仁、黄瓜楼子,揉之令碎,猪蹄汁中接令散,和药作饼子,曝干,捣筛,更和猪蹄汁,又捻作饼,更曝干,汁尽乃止,捣筛为散,稍稍以洗手面,妙。

【方药剂量】 玉竹、商陆根、杜若、滑石各 250g,土瓜根、川芎、辛夷仁、甘松香各 150g,黄瓜蒌 5 枚,白茯苓、白芷各 500g,木兰皮、零陵香各 90g,麝香 60g,荜豆 400g,冬瓜仁 400g,去皮猪蹄 3 具。

【功效药理】 香身辟秽,悦泽面肤,消肿行血,除黑灭黚。

药理研究发现具有抗菌、抗炎、抗病毒、香身、祛斑、护肤、抗肿瘤、增强免疫等多重疗效。

【主治】 鼾黑斑,黄褐斑及日常皮肤护理。

【制法】 上 18 味药,制成药散,和荜豆。以水、桃仁、冬瓜仁、黄瓜蒌子,粉碎,加猪蹄汁中,按令散,和药做成药饼,曝干捣筛。更和猪蹄汁,又捻做成饼,再曝干,汁尽乃止,捣筛为细粉。

【用法】 洗面。

【方源】 《外台秘要方》第三十二卷,陈可冀引录专著中。

名 114　皇后洗面药（许国祯）

【经典名方】 《御药院方》卷十,洗面药门,皇后洗面药。

川芎、细辛、附子、藁本、藿香、冬瓜子、沉香各一两,白檀二两,楮桃半斤,白术半两,丝瓜四个,甘草二两,生栗子第二皮,半两,杜苓苓二两,广苓苓一两,白及二两,白蔹一两,半土瓜根一两,阿胶、吴白芷二两,白茯苓二两,脑子二钱半,皂角末一两,糯米粉一斤半,上为细末。

【方药剂量】 川芎、细辛、附子、藁本、藿香、冬瓜子、沉香各 30g,白檀香

60g,楮桃 250g,白术 15g,丝瓜 4 个,甘草 60g,生栗子第二皮 15g,零陵香 60g,广苓苓(罗勒,九层塔)30g,白及 60g,白蔹 45g,土瓜根 30g,阿胶、白芷各 60g,白茯苓 60g,脑子 7.5g,皂角末 30g,糯米粉 750g。

【功效药理】 补气养血,养颜润肤,祛斑除皱,芳香除臭,增白祛黑。

具有护肤、香身、保湿、祛斑作用。

【主治】 黧黑斑,黄褐斑及日常皮肤护理。

【制法】 制成最细粉,和匀。

【用法】 取面药,加白桦树汁洗面,或用蛋清、蜂蜜调,做面膜用。

【方源】 《御药院方》卷十,陈可冀、黄菲莉引录专著中。

名 115 御前洗面药(许国祯)

【经典名方】 《御药院方》卷十,洗面药门,御前洗面药。

糯米一升,碾做粉子,黄明胶一两,炒成珠子,大皂角半斤,火炮去皮,白及一两,白蔹一两,香白芷二两,生白术一两半,沉香半两,藁本一两,去皮净川芎一两,去皮细辛(去土叶)一两,甘松(去土)一两,川苓苓一两半,白檀一两,半楮桃儿(新者)三两,上为细末。

【方药剂量】 糯米 1000g,黄明胶(炒成珠子)30g,大皂角(火炮去皮)250g,白及 30g,白蔹 30g,香白芷 60g,生白术 45g,沉香 15g,藁本(去皮)30g,川芎 30g,细辛(去皮)30g,甘松(去土叶)30g,川苓苓(零陵香)45g,白檀 45g,楮桃新枝 90g。

【功效药理】 辟秽逐秽,润肤悦色,消䵟疗疵。

【主治】 黧黑斑,黄褐斑及日常皮肤护理。

【制法】 上药制成细粉。

【用法】 洗面。

【方源】 《御药院方》卷十,陈可冀引录专著中。

第二节 醋 剂

【定义】 用醋煎煮中药或中药配方颗粒的液体制剂。

【药材】 中药饮片、中药配方颗粒、白醋、米醋、陈醋。

【制法】 用液体原料浸泡中药或中药配方颗粒 3～6 天,或煎煮,过滤取汁。

【功效药理】 祛风利湿,杀虫止痒,收敛解毒,染发。

【主治】 手足癣、慢性湿疹、神经性皮炎、瘙痒症等。

【用法】 搽洗、浸泡、湿敷。

【注意事项】 破损皮肤禁用。

名 116 必效染白发方(王焘)

【经典名方】 《外台秘要方》第三十二卷,必效染白发方。

拣细粒乌豆四升,上一味,以酢浆水四斗,煮取四升,去却豆,以好灰汁净洗发,待干干,以豆汁热涂之,以油帛裹之,经宿开之,待干即以熊脂涂搽,还以油帛裹,即黑如漆,一涂三年不变,妙验。

【方药剂量】　细粒黑豆 800g，醋浆水（或白桦树汁 pH 3.0，或黑醋）8000g（比例 1∶10）。

【功效药理】　活血、祛风、解毒。乌豆即黑大豆，气味甘平，含较丰富的蛋白质、脂肪、碳水化合物、胡萝卜素及维生素 B$_1$、维生素 B$_2$ 等染料木素。自《千金方》开始，就用醋煮黑豆，促其水解，产生色素，用来染发。现代药理研究具有染发、抗衰老作用。熊脂甘温，通行经络、润燥生发。

【主治】　白发，染白发为乌发。

【制法】　以醋浆水 8000g 煮乌豆，去豆取汁 800ml。

【用法】　用桑材灰汁洗净头发，待干，以豆汁热涂于发上，用油帛裹之。经一夜后打开，待干，即以熊脂（无熊脂或用其他动物脂代）涂擦，再以油帛裹之。

【方源】　《外台秘要方》第三十二卷，陈可冀引录专著中。

名 117　密陀僧散（刘裕铎）

【经典名方】　《医宗金鉴·外科心法要诀》卷七十三发无定处（中），密陀僧散。

雄黄、硫黄、蛇床子各二钱，密陀僧、石黄各一钱，轻粉五分。

共研末，醋调搽患上。

【方歌】

密陀僧散风湿患，入腠成癥紫白斑，

雄硫轻粉蛇床子，石黄共末醋搽痊。

【方药剂量】　雄黄、硫黄、蛇床子各 6g，密陀僧、石黄各 3g，轻粉 1.5g，醋适量。

【制法】　制成最细粉，和匀，或加 5 倍醋浸泡备用。

【功效药理】　散风杀虫，中和气血。

【主治】　腋臭、白癜风、花斑癣等。

【用法】　醋调搽患处。

【方源】　《医宗金鉴·外科心法要诀》卷七十三，赵炳南、袁兆庄、禤国维、张作舟等引录专著中。

第三节　酒（酊）剂

【定义】　酊剂系指将原料药物用规定浓度的乙醇或白酒提取或溶解而制成的澄清液体制剂。供口服或外用。用白酒的称酒剂，用乙醇称酊剂。

【药材】　中药饮片、中药配方颗粒、白酒、乙醇。

【制法】

1. **溶解法**　取药物粉末，加入按规定浓度的乙醇中溶解，搅拌，滤过，即得。必要时粉碎溶质，适当加热。

2. **浸渍法**　取适量的细小饮片或酊预寸断的粗颗粒，置有盖容器中，加按规定浓度乙醇或白酒中浸泡，密盖，时加搅拌或振摇。浸泡 3～5d 或按规定的时间，倾取上清液，再加一定浓度的乙醇或白酒适量，依法浸渍至有效成分充分浸出，合并浸出液，加溶剂至规定量后，静置 24h，用尼龙过滤布滤过，即得。

3. **渗漉法**　取饮片酊预寸断或粗

颗粒加渗滤器中,加溶剂浸泡至规定时间后,自渗滤器下部按一定速度,收集一定量浸出液,至滤液达到规定量后,静置 24h,滤过,即得。

【功效药理】 杀菌消炎,杀虫止痒。

【主治】 瘙痒性皮肤病,皮肤浅部真菌病。

【用法】 涂搽病损部,一日 1～3 次。

【注意事项】 破损皮肤禁用,密闭贮藏。

名 118 百部酒(醉亭)

【经典名方】 《华佗神方》卷十四,华佗治毛虱神方。

凡男女阴毛及腋毛等处,常生有一种八角形之虫,名曰角虱。往往深入肌理,瘙痒异常。可用百部末研粉,渍上好烧酒中一宿,用以涂擦极效。

《医宗金鉴·外科心法要诀》发无定处(下)。

外用烧酒浸百部,以蓝布蘸酒擦之,谨避风凉自效。

【方药剂量】 赵炳南化裁方:百部 180g,蒸馏酒 360ml。

【制法】 取百部加蒸馏酒(或 70％乙醇)中,浸泡一宿至一周,压榨滤过,即得。

【功效药理】 解毒杀虫,疏风止痒。

百部杀虫,灭虱,止痒。含百部碱,有抗细菌、抗真菌、抗病毒、杀疥螨、灭昆虫作用。有效成分用酒或乙醇浸泡而出,为治疗虱病、疥疮要药。用 70％

乙醇浸泡,称百部酊。赵炳南用药浓度大,仅此一味药,因此效佳。

【主治】 虱病、神经性皮炎、疥疮、荨麻疹等。

【用法】 涂搽患处。治疗阴虱可用脱脂棉或毛巾浸湿药液敷阴毛部,外加保鲜膜包扎,晚 1 次,一般 1 次即可治愈,灭阴虱,治疥疮,接触者双方同治。

【方源】 ①《华佗神方》卷十四;②《医宗金鉴·外科心法要诀》,赵炳南根据古典名方化裁,袁兆庄、吴绍熙、徐宜厚、瞿幸等引录专著中,被收入中医、西医、中西医结合外科或皮肤科教材中。

名 119 癣酒方(王维德)

【经典名方】 《外科证治全生集》医方,癣酒方。

用本地白槿皮、南星、槟榔各一两,樟脑、生木鳖各五钱,斑蝥三十个,蟾酥三钱。

共浸滴花烧酒一斤内听用。遇癣,三日一刹一拂,至愈乃止。

【方药剂量】 土荆皮、天南星、槟榔各 30g,樟脑、生木鳖各 15g,斑蝥 30个,蟾酥 9g。

【功效药理】 杀虫止痒。

具有杀虫、剥脱、止痒作用。

【主治】 神经性皮炎、体癣等。

【制法】 以上药加蒸馏酒 500g,浸 1 周,过滤取汁,即得。

【用法】 外涂患处。凡癣症,一日 2 次,至愈乃止。

【方源】 《外科证治全生集》卷四,

名槿皮酒,王玉玺、徐宜厚、邓丙戌引录专著中;张作舟引用此方,加 75% 乙醇 1500ml。

第四节　油　剂

【定义】　又名药油,系指中药饮片或中药配方颗粒加油熬制的液体制剂。

【药材】　中药饮片、中药配方颗粒、精制玉米油、米糠油、麻油、菜籽油、葵花籽油、桐油等植物油,其中以精制玉米油为佳;蛋黄油、鱼油等,奶酥油、猪脂、马脂动物油等。

【制法】

1. 浸泡　取植物油或植物油加动物油(10:1)煎药袋包药,浸泡,按照古法为春四、夏三、秋七、冬十天,为提高浸泡速度和药物有效成分的浸出,可边浸泡边适当加热,可缩短浸泡时间。

2. 熬制　武火加热至微沸,文火(110 ～ 130℃,电加热器为 200 ～ 300W)持续间断加热,保持微沸状态,事先取几片白芷饮片,做观察用,熬制的白芷焦黄,轻易折断,有药香味,而无焦煳味为熬制合适标准。

3. 过滤　取尼龙过滤布(200 ～ 500 目)或真空过滤器过滤去渣取药油。

【功效药理】　润泽皮损,软化痂皮,清除污物,生肌敛疮。

【主治】　角化性皮肤病,感染化脓性皮肤病。

【用法】　涂抹创面,制成油纱布敷皮损。加药粉调配糊状外用,称油调剂,或做油膏基质。

【注意事项】　新鲜调配,不宜久贮或冷藏贮存。

名 120　药油(祁坤)

【经典名方】　《外科大成》卷二分治部上(痈疽),药油方。

黄连、黄柏、连翘、当归、芍药、生地各五分。

用香油一杯,文火煎枯,绢滤渣所用。

【方药剂量】　黄连、黄柏、连翘、当归、芍药、生地各 3g,麻油或其他植物油 100g。

【制法】　将本方诸药加植物油中常规浸泡,文火炸黄焦,滤过去滓,即得。

【功效药理】　清热解毒,润肤软坚。具有抗菌、润肤作用。

【主治】　痈疽、皲裂等。做油调剂基质。

【用法】　涂搽患处,1 日 2 次。

【方源】　《外科大成》卷二,邓丙戌、马振友引录专著中。

名 121　润肌膏(油)(陈实功)

【经典名方】　《外科正宗》卷之四,白秃疮,润肌膏。

【方歌】

润肌膏内用麻油,紫草当归一处投,
能搽秃疮枯槁色,加之黄蜡效应收。

用麻油四两,当归五钱,紫草一钱同熬,药枯滤清,将油再熬,加黄蜡五钱化尽倾入碗内,候冷,搽擦患上渐愈矣。

《疡医大全》卷十九,腋臂指掌部,润肌膏。

当归身一两五钱,粉甘草一两,白芷八钱,血竭六钱,紫草茸五钱,白蜡切片,二两。

真麻油八两,先将当归身、白芷、甘草熬成深黄色,滤去渣,再入血竭熬化,又滤净,再入紫草、白蜡片略沸数滚,即起火,滤去紫草渣,其色鲜明可爱,若熬过则紫黑矣。

《医宗金鉴·外科心法要诀》卷六十三,头部,润肌膏。

香油四两,奶酥油二两,当归五钱,紫草一钱。

将当归、紫草入二油内,浸二日,文火炸焦去渣;加黄蜡五钱溶化尽,用布滤倾碗内,不时用柳枝搅冷成膏。每用少许,日擦二次。

【方歌】

润肌膏擦白屑风,肌肤燥痒用更灵,

酥香二油归紫草,炸焦加蜡滤搅凝。

【方药剂量】 马振友化裁方:当归100g,白芷90g,甘草100g,紫草60g,血竭72g,蜂蜡50～180g,奶酥油120g,麻油(或精制玉米油)960g。

润肌膏起源于《外科正宗》《疡医大全》继之,《医宗金鉴·外科心法要诀》成为清朝教科书方,主要成分为当归、紫草、生地、甘草、血竭、奶酥油,基质为麻油、蜂蜡。三方合一,综合取效。麻油为《中华人民共和国药典》收载用油,

麻油味不如精制玉米油,精制玉米油为获药用批号油,首选精制玉米油为佳,加蜂蜡前为润肌油,即可用作治疗,加蜂蜡则制成润肌膏,根据治疗需要确定加蜂蜡比例,如做成油纱条,药油加5％蜂蜡。

【功效药理】 祛风燥湿,活血止痛,清热解毒,生肌敛疮。麻油或精制玉米油、奶酥油具有润燥护肤、生肌敛疮的功效;紫草具有抗菌、消炎、促进创面愈合和皮肤修复的作用;当归活血抗炎;白芷抗炎、润肤、祛斑;甘草调和诸药,具有免疫抑制和免疫增强作用。

【主治】 秃疮头癣、足癣、手癣、手足皲裂、湿疹、口腔和男女生殖器黏膜溃疡、皮肤溃疡、角化过度、掌跖角皮病、银屑病等。

【制法】 将当归、白芷、甘草放入精制玉米油(或麻油)和奶酥油浸泡(春四、夏三、秋七、冬十天),如缩短浸泡时间,可适当加热,加热熬至白芷枯焦,深黄色,若熬过色呈紫黑,紫草喷水略润湿,加80℃以下油中浸2h,色鲜,过滤去滓,可直接收贮用,如做成润肌膏,药油加入蜂蜡加热80℃化尽,50℃时加血竭细粉混匀,边加边搅,直至冷凝成膏。如做成油纱条,加蜂蜡5％,药油倒在纱条中即得。

紫草热浸药效最好,色鲜。未加蜂蜡为润肌油。不加白蜂蜡、血竭存油备用,名润肌油,待用于调配油调剂、油纱布、软膏等。

【用法】 取油或膏涂搽、揉搓、按摩患处,一日2次。做基质,可分别制成药油纱布、油调中西药、软膏、糊膏、

乳膏。

【方源】　①《外科正宗》卷之四，西安医学院、庄国康、顾伯华、禤国维、瞿幸、范瑞强引录专著中；②《疡医大全》卷十九，夏应魁、王玉玺等引录专著中；

《医宗金鉴·外科心法要诀》卷六十三，朱仁康、庄国康引录专著中。马振友积30余年经验研发成消字号紫归芷甘抑菌液和备案润肌膏，可直接用于临床。

第五节　散　剂

【定义】　系指原料药物或与适宜的辅料经粉碎、均匀混合制成的干燥粉末状制剂。局部用散剂可供皮肤、口腔、咽喉、腔道等处应用，专供治疗、预防和润滑皮肤为目的的散剂，亦可称为撒布剂和撒粉，皮肤科习惯多称为粉剂。

【药材】　中药饮片、中药配方颗粒。

【制法】

1. 预处理粉碎之前对基药预处理，清洁，切制成适宜小粒块，采用炒、酒炒、醋炒、蜜炒、药炒、麸炒、煅、焙、煨、淬、水飞、烘干、晒干、真空干燥等中药特殊炮制方法。加热则药发黏，如冰片，可在粉碎前速冻。牛黄可纸包埋石灰中吸水干燥。

2. 粉碎：将药材用人工或机械方法粉碎成细粉，现多用电动粉碎机粉碎，速冻药电脑粉碎不超过5秒钟，粉碎过长则黏结，应立即过筛。

3. 混合：将药粉混合。

4. 过筛：过80～120目筛。

5. 分装：分装成小份。

【功效药理】　清凉，干燥，收敛，安抚作用。

【主治】　急性皮肤病的早期，做皮肤防护，浴后撒粉，涂药膏后外撒粉，以利吸收。

【用法】　直接撒布皮肤上，用纱布包装涂撒，装有孔盒中撒布。

【注意事项】　药粉应干燥，避免吸潮，毛发丛生处忌用。

名122　二黄散（顾世澄）

【经典名方】　《疡医大全》卷三十五，诸疮部（下）热疮门主方，二黄散。

川黄连、黄柏各三两，赤小豆、绿豆粉各一两，寒水石、紫苏、漏芦各七钱。

共研细末。麻油调搽，一日三次。

【方药剂量】　黄连、黄柏各90g，赤小豆、绿豆粉各30g，寒水石、紫苏、漏芦各21g。

【功效药理】　清热解毒。

具有抗菌作用。

【主治】　热疮、脓疱疮、传染性湿疹样皮炎等症。

【制法】　上药共制成细粉，和匀，即得。

【用法】　干掺或加药油调敷，一日3次。

【方源】　《疡医大全》卷三十五，王玉玺、邓丙戌等引录专著中。

名123　八宝丹（顾世澄）

【经典名方】　《疡医大全》卷九，痈

疳门,生肌丹散膏方,八宝丹。

珍珠布包,入豆腐内煮一伏时研细。如治巅顶,十手指尖,十足指尖,龟头,此二十一处,非圆滚珍珠合药,不能包裹还原,若治痈疽一切疮疡,即饮块珍珠,皆可用也。

珍珠一钱,牛黄五分,象皮切片、琥珀、灯心同乳、煅龙骨、轻粉各一钱五分,冰片三分,炉甘石银罐内煅红,研细,三钱。

共乳极细,瓷瓶贮,每用少许,生肌长肉,收口如神。

【方药剂量】 珍珠(布3包,入豆腐内煮24h)3g,牛黄1.5g,象皮、琥珀、煅龙骨、轻粉各4.5g,冰片0.9g,炉甘石9g。

【功效药理】 清热解毒,生肌敛疮,活血散瘀。

古代称八宝丹十多种,多数药相同,具有解毒去腐,生肌收口,燥湿敛疮功效,有熊胆、牛黄、朱砂、珍珠、象皮、琥珀、乳香、没药、儿茶、血竭、龙骨、轻粉、水银、火硝、铅丹、铅粉、硼砂、冰片、樟脑、炉甘石、海螵蛸、赤石脂、枯矾、白矾等,根据药源情况可适当增加或调换其中药饮片或配方颗粒,如无象皮、牛黄,可用乳香、没香、血竭替换。

对金黄色葡萄球菌等细菌有较强的抑制作用,对多种常见致病性皮肤细菌、真菌,有较强的抑制作用,具有抗菌谱广、抗菌力强的特点,改变皮肤微循环,促进肉芽组织生长。

【主治】 皮肤溃疡脓水未尽,阴证、阳证都可用。

【制法】 制成最细粉,和匀,即得。

炉甘石放火上烧红七次,放10%黄连冷药水中煅淬七次,阴干后制成细粉。

【用法】 掺于疮面,或与软膏、膏药伍用。

【方源】 《疡医大全》卷九,庄国康、李竞、马绍尧、宋兆友、禤国维、陈德宇、徐宜厚、王玉玺等引录专著中。

名124 三妙散(刘裕铎)

【经典名方】 《医宗金鉴·外科心法要诀》卷六十七,腹部,三妙散。

【方歌】

三妙散用槟榔苍,黄柏同研渗湿疮,苏合油调治湿癣,收干止痒效称强。

共研细末,干槟榔、苍术、生黄柏各等分。

撒肚脐,出水浸淫成片,止痒渗湿;又治湿癣,以苏合油调搽甚效。

【方药剂量】 槟榔、生苍术、生黄柏各等分。

【功效药理】 渗湿止痒、清热解毒。

本方诸药合用具有抑制多种细菌、真菌、抗炎等作用。

【主治】 湿疹、传染性湿疹样皮炎、脓疱疮、丘疹性荨麻疹等继发感染等。

【制法】 制成最细粉,和匀,即得。

【用法】 直接干撒患处,或用鲜芦荟蘸药涂患处,或用药油、苏合油、润肌油调敷患处。

【方源】 《医宗金鉴·外科心法要诀》卷六十七,清朝至今载入教科书方,被所有外科皮肤科中医图书引用,被王玉玺、张志礼、庄国康、袁兆庄、张作舟、邓丙戌等引录专著中。

名 125　治恶疮方（葛洪）

【经典名方】　《肘后备急方》卷五，治卒发丹火恶毒疮方第三十八，效方恶疮三十年不愈者。

大黄、黄芩、黄连各一两，为散，洗疮净，以粉之，日三，无不瘥，又黄柏分等，亦佳。

【方药剂量】　大黄、黄芩、黄连、黄柏各等分。

【功效药理】　清热燥湿，凉血解毒，收敛止痒。

黄连、黄芩、黄柏，性味苦寒，清热燥湿，泻火解毒。大黄性苦味寒，清热泻火，凉血解毒。

类似方甚多，基础用药为黄连、黄芩、黄柏、大黄四黄，在此基础上辨症化裁，可据药源情况加减，用散或制成汤剂均可。

《太平圣惠方》卷第九十，治小儿头面身体生疮诸方，黄连散。

黄连一两，去须蛇床子二两，微炒黄柏二两，刮胡粉半两，炒令黄色。

上件药捣细罗为散，若头上身上生疮，以生油调如泥，涂之。若面上生疮，以猪脂和涂之。治小儿头面身体生热疮。

《圣济总录》卷第一百三十二，乳香散，乳香、轻粉各半钱，麝香一分，龙骨、大黄（锉）、黄柏（去粗皮）各三钱。

《医学入门》卷八，三黄散，黄连、黄芩、大黄各三钱，蛇床子、寒水石各三两，黄丹五分，白矾一钱，轻粉、白芷、无

名异、木香各少许，为末。须先洗刺破，油调敷之。治脓窠疮，退热消肿止痛，干脓结痂。

《温病条辨》卷一，三黄二香散。黄连一两，黄柏一两，生大黄一两，乳香五钱，没药五钱。

《疡科心得集》家用膏丹丸散方，四黄散。治一切白泡痛疮、湿疮、坐板、烫火等疮。大黄一两，黄柏一两，黄芩一两，川连五钱，尖槟榔一两，老松香一两，熟石膏三两，厚朴一两，寒水石二两。

此类方具有显著的抗炎、解毒作用，对金黄色葡萄球菌、溶血性链球菌、肺炎双球菌等革兰阳性菌及大肠埃希菌、痢疾杆菌、铜绿假单胞杆菌等革兰阴性菌均有不同程度的抑制作用。

【主治】　脓疱疮、坐板疮、烫火伤等。

【制法】　制成最细粉，和匀，即得。

【用法】　干掺疮面或药油调涂搽患处，一日 2～3 次。

【方源】　《肘后备急方》卷五。

【注解】　方名为编者所加。

名 126　四虎散（陈实功）

【经典名方】　《外科正宗》卷一，痈疽门，肿疡主治方，四虎散。

【方歌】
四虎散内用南星，草乌半夏效通灵，
药内再添狼毒力，痈疽顽肿即安宁。
南星、草乌、半夏、狼毒各等分。
治痈疽肿硬，厚如牛领之皮，不作脓腐者宜用。
上为细末，用猪脑同捣，遍敷疮上，

留正顶出气。

【方药剂量】 天南星、草乌、半夏、狼毒各等分。

艾儒棣改良方,加味加量而成,生天南星、生半夏各 30g,生川乌、生草乌、狼毒各 15g。

【功效药理】 化痰散结,化瘀止痛。天南星、半夏,燥湿化痰,消肿散结止痛。草乌,温经散寒,祛风除湿,止痛。狼毒,逐水祛痰,散结、杀虫。

现代药理学研究,天南星具有镇静作用,抑菌谱广,其醇提物对革兰阳性菌、革兰阴性菌都有明显的抑制作用;半夏,其总生物碱对小鼠炎症模型所表现的耳郭肿胀、毛细血管通透性的增加、肉芽肿的形成均有明显的对抗作用,具有明显的抗炎效果;草乌具有类糖皮质激素样的抗炎作用;狼毒中含有的狼毒苷能抑制真菌及金黄色葡萄球菌的生长,且狼毒对免疫系统有调节和激活作用。

【主治】 适用于炎症明显、感染性皮肤病,如痈疽硬肿,厚如牛领之皮不作脓腐,用此甚效。

【制法】 制成最细粉,和匀,即得。

【用法】 用猪脑子同捣成膏,敷患处,或水调药粉敷患处。

【注意事项】 本方性烈,非阴证坚硬者不可用,阳证肿疡者不可用,慎之!

【方源】 ①《外科正宗》卷一,艾儒棣、邓丙戌引录专著中;②《仁斋直指方》王玉玺引录专著中。

名 127 阳毒内消散(徐大椿)

【经典名方】 麝香二钱,冰片二钱,白及四钱,姜黄四钱,南星四钱,甲片四钱,樟冰四钱,轻粉三钱,胆矾三钱,铜绿四钱,漂青黛二钱。

上药制法同上。阳毒初起,掺膏药上贴之。二方皆功于消,已破者勿掺。

【方药剂量】 人工麝香、冰片各 6g,白及、天南星、姜黄、炒甲片、樟脑、铜绿各 12g,轻粉、胆矾各 9g,漂青黛6g。

【功效药理】 活血止痛,解毒消肿,化痰。

本方诸药合用具有良好的抗炎作用,对多种细菌感染如金黄色葡萄球菌等抗菌效果较好,可改善局部血液循环,止痛,降低炎症因子水平,促进创面愈合。可广泛用于各种急性感染性化脓性皮肤病。

【主治】 阳证肿疡。

【制法】 制成最细粉,和匀,即得。

【用法】 掺膏药内贴之。

【方源】 ①《徐评外科正宗》卷二,王玉玺、艾儒棣等引录专著中;②《药奁启秘》顾伯华、李竞、陈德宇、褚国维、范瑞强等引录专著中。

名 128 阴毒内消散(徐大椿)

【经典名方】 麝香二钱,轻粉三钱,丁香一钱,牙皂二钱,樟冰四钱,腰黄三钱,良姜二钱,肉桂一钱,川乌三钱,甲片三钱,白胡椒一钱,乳香二钱(去油),没药二钱(去油),阿魏三钱(瓦焙、去油)。

上药制法同上。阴毒初起,掺膏药上贴之即消,已成即溃。惟疔毒、癣疮等毒,及孕妇忌贴。

【方药剂量】　人工麝香 3g，轻粉 9g，丁香 3g，樟脑 12g，腰黄（最佳雄黄）9g，良姜 6g，肉桂 3g，川乌 9g，炒甲片 9g，白胡椒 3g，制乳香、制没药各 6g，阿魏（瓦上焙，去油）9g，牙皂 6g。

【功效药理】　温经散寒，消坚化痰。现代药理学研究，本方诸药合用能增强白细胞吞噬功能，降低炎症因子水平，发挥较强的抗炎作用，对多种细菌感染如金黄色葡萄球菌等抗菌效果明显，有效改善局部血液循环，加速创面愈合。

【主治】　适用于难溃、难敛的感染性化脓性皮肤病治疗。

【制法】　制成最细粉，和匀，即得。

【用法】　掺膏药内贴之。

【方源】　①《徐评外科正宗》卷二，王玉玺、艾儒棣等引录专著中；②《药奁启秘》李竞、顾伯华、禤国维等引录专著中。

名 129　洪宝丹（杨清叟）

【经典名方】　《众妙仙方》卷之二痈疽门，洪宝丹。

天花粉三两，姜黄一两，白芷一两，赤芍药二两。

上为末，茶酒汤使，随证热涂，诸般热证痈肿之毒、金疮之症。

此药一凉而已，能化血为小，又能使血瘀积，又能凉肌生肉，去死肌烂肉，又能破血退肿，又能滞气为浮能止痛，又能为痛闭脓，又能出脓，一反一复。此方药性无他，遇凉效少，遇热效多，故非十分阳证不可轻用。恐或凝寒，治疗费力。若夫金疮出血，非此不可，乃一

药余外，但可为前二药之佐使。若病势大热，用热茶调敷，如稍则用酒调，用以撮脓，可用三分姜汁，七分茶调。此药最凉，能使血退。姜汁性热，能引血潮。故血退则被引，血潮被逐，进退相持而成脓作破，逼脓尽流也。

凡疮口破处肉硬不消者，疮口被风所袭也，此方中加独活以去风，用热酒调；如又不消则风毒已深，肌肉结实，又加紫荆皮，有必消之理。

【方药剂量】　天花粉 90g，姜黄 30g，白芷 30g，赤芍 60g。

【功效药理】　清热消肿，活血止痛。四药均有消肿之效，既可避免寒凉郁遏而致气血凝滞之弊，又可达气血流行而肿消热除之效。

【主治】　诸般热证、阳证痈肿，是治疗阳热痈肿的首选围敷药。

【制法】　上药制成细粉，和匀，即得。

【用法】　若病势大热，可用热茶调敷；如证稍温，则用酒调；用以撮脓，可分三分姜汁、七分茶调；凡疮口破处，肉硬不消者，乃疮口被风所袭，加独活以祛风，用热酒调药，如仍不消，为风毒已深，再加紫荆皮；热毒或汤火疮，用鸡蛋清调敷。

【方源】　①《仙传外科集验方》又名金丹、破血丹等；②《正体类要》名济阴丹；③《证治准绳·疡医》卷之一，又名金丹，寸金，四黄散；④《寿世保元》卷九，名洪宝膏；⑤《理瀹骈文》名少林截血丹；⑥《众妙仙方》卷之二。

名 130　粉霜神丹（窦汉卿）

【经典名方】　《洞天奥旨》卷十，粉

霜神丹。

粉霜一钱，人参一钱，生甘草一钱，冰片三分，轻粉一钱，丹砂一钱，煅石膏二钱，槐米一钱，各研细末，猪胆调搽愈。

【方药剂量】 白粉霜、人参、甘草、丹砂、轻粉、槐米各 3g，煅石膏 6g，冰片 1g。

【功效药理】 收敛解毒，止痒定痛。

现代药理学研究，白粉霜、丹砂、轻粉具有强力收敛创面，促进疮口、溃疡愈合的作用。槐米具有抗炎、抑菌效应。冰片不仅具有抗炎、抗菌作用，还可促进透皮吸收。人参可调节免疫、改善循环以促进创面愈合、新生，且具有抗炎、抗菌作用。甘草可提高吞噬细胞的吞噬功能、调节淋巴细胞数量与功能，具有抗炎、抗变态反应的药理活性。本方适用于反复发作、久治不愈的感染性皮肤病治疗。

【主治】 顽湿疡，顽癣，顽湿聚结，顽疮。

【制法】 制成最细粉，和匀，即得。

【用法】 多兑入其他药粉或药膏使用，或在酒剂中，亦可用猪胆汁调敷。

【方源】 ①《疮疡经验全书》赵炳南、王玉玺引录专著中；②《洞天奥旨》卷十。

名 131 蛇床子散（陈实功）

【经典名方】 《外科正宗》卷四，脓窠疮，蛇床子散。

【方歌】
蛇床子散用黄丹，轻粉枯矾枫肉良，

大黄不少松香末，麻油调许治脓疮。

治脓窠疮生于手足遍身，根硬作胀，痒痛非常。

蛇床子、大风子肉、松香、枯矾各一两，铅丹、大黄各五钱，轻粉三钱。

上为细末，麻油调搽，湿烂者干掺之。

【方药剂量】 蛇床子、大风子、松香、枯矾各 30g，铅丹（铅丹或可省去）、大黄各 15g，轻粉 9g。

【功效药理】 燥湿解毒，敛疮止痒。

现代药理学研究，本方诸药共享具有广谱抗菌作用，抗炎、干燥效应佳，且可有效收敛创口，促进愈合。

【主治】 可用于急性渗出性、感染性皮肤病治疗，如脓窠疮、湿毒疮等。

【制法】 制成最细粉，和匀，即得。

【用法】 药油、马油抑菌液等药油调涂，湿烂者干掺之。

【方源】 《外科正宗》卷四，徐宜厚、王玉玺引录专著中。

名 132 鹅黄散（陈实功）

【经典名方】 《外科正宗》卷四杂疮毒门，痤痱疮，鹅黄散。

治痤痱疮作痒，抓之皮损，随后又疼，用此扑之。

【方歌】
鹅黄散中真豆粉，黄柏滑石轻粉称，
四味将来研细末，止痛收干遂吾心。

绿豆粉一两，滑石五钱，黄柏三钱，轻粉二钱。

上为细末，以软绢帛蘸药扑于患处上，止痛收干。

【方药剂量】 绿豆粉 30g,滑石、黄柏各 15g,轻粉 6g。

【功效药理】 清热解毒,燥湿祛腐。

现代药理学研究,本方各药均具有显著的抗菌抑菌、抗炎、干燥作用,对于葡萄球菌具有较强的抑制作用。

【主治】 痤痱疮、湿毒疮。

【制法】 制成最细粉,和匀,即得。

【用法】 药油、润肌油、马油抑菌液等药油调涂、调敷疮面。

【方源】 ①《外科正宗》卷四,王玉玺、徐宜厚等引录专著中;②《疡医大全》卷三十四:煅石膏、炒黄柏、轻粉各等分。

名 133 箍药(汪机)

【经典名方】《外科发挥》卷二,发背,箍药。

治发背毒甚,胤走不住,此药围之而解。

芙蓉叶、白芷、大黄、白及、山慈菇、寒水石(煅)、苍耳草、黄柏(炒)各等分。各另为末,用水调搽四围中,如干,以水润之。

【方药剂量】 芙蓉叶、白芷、大黄、白及、山慈姑、煅寒水石、苍耳草、炒黄柏各等分。

【功效药理】 泻火解毒,围箍消肿。

现代药理学研究,本方黄柏、大黄、芙蓉叶、白芷、白及等药具有明确的抗炎、抗菌功效,尤其对于金黄色葡萄球菌的抑制效果显著。

【主治】 治发背毒甚。可广泛用于蜂窝织炎、痈疽、发背等急性化脓性疾病的治疗。

【制法】 制成最细粉,和匀,即得。

【用法】 用水调搽,四围留中,如干,以水润之。

【方源】 ①《外科发挥》卷二,王玉玺引录专著中;②《外科理例》,邓丙戌引录专著中。

名 134 拔毒散(齐德之)

【经典名方】 此方源于《太平惠民和剂局方》治疮肿伤折。

治小儿丹毒,肉以变异,或着四肢,或在胸背,热疼痛,拔毒消肿,散热定痛。

石膏三两,甘草、黄柏各一两,寒水石七两。

上为细末。每用水调,时复以鸡翎刷扫,以芭蕉自然汁调妙。

《外科精义》卷下,拔毒散,治热毒丹肿,游走不定。

寒水石(生用)、石膏(生用),已上各四两;黄柏、甘草,以上各一两。

上为细末,每用新水调扫之,或油调涂之,或纸花子小贴亦妙,凉水润之。

【方药剂量】 生石膏、寒水石(生)各 120g,甘草、黄柏各 30g。

【功效药理】 拔毒消肿,散热定痛。

【主治】 丹毒热肿等感染性皮肤病。

【制法】 制成最细粉,和匀,即得。

【用法】 以白桦树汁调,扫赤肿处,以芭蕉汁调药更妙,和药敷贴患处。

【方源】 ①《太平惠民和剂局方》

卷八；②《卫生宝鉴》卷十三，寒水石和生石膏生用120g；③《外科精义》用此方增油调涂之，或以纸片涂贴，如干则用凉水润之。王玉玺引录专著中。

名135　二味拔毒散(陈实功)

【经典名方】　《外科大成》卷一，主治方，肿疡敷贴类方，二味拔毒散。

白矾一两，明雄黄二钱。

上为末，茶清调化，鹅翎蘸扫，患之痒痛自止，痱粟自消。

治热疿痱痤疥疹、风湿痒疮。

《医宗金鉴·外科心法要诀》卷六十二，肿疡敷贴类方。二味拔毒散。

此散治风湿诸疮，红肿痛痒，疥痱等疾，甚效。

明雄黄、白矾各等分。

上二味为末，用茶清调化，鹅翎蘸扫患处。痒痛自止，红肿即消。

【方歌】

二味拔毒消红肿，风湿诸疮痛痒宁，
一切肌肤疥痱疾，雄矾为末用茶清。

《医宗金鉴·外科心法要诀》卷七十四发无定处(下)，雄黄解毒散，加寒水石。

【方药剂量】　①雄黄、白矾各等分。②雄黄、寒水石各30g，白矾(生)120g。

【制法】　分别制成最细粉，单放或临用时和匀，即得。

【功效药理】　清热解毒，活血止痛。艾儒棣临床证实，对带状疱疹有特效，浓度要大，时时涂搽，一日数次，轻证外用药亦可收功，重证需配合内服

药，可速愈。亦可治麻风神经痛，使其粗大神经变软，用滚茶水调成药糊，包敷患处24h。

现代药理学研究显示，雄黄主要化学成分是二硫化二砷，高温加工有毒，不仅具有广谱抗病毒作用，且有较强抗菌作用。白矾，具有广谱抗菌效能，溶于水，其收敛作用显著，有强力凝固蛋白质的作用。

【主治】　风湿诸疮，痈疽初起及带状疱疹、疥、痱，并治蜘蛛蜇伤。

【用法】　用茶水或白桦树汁调成药糊，涂患处，或浓葱泥调和，围敷患处，每次可用盐酸利多卡因注射液1支(100mg)，用以加强麻醉止痛，每日可间断用3支。本方对顽固性湿疮有效，掺之立即止痛。

【注意事项】　急性湿疮勿用，因其刺激性强；小儿勿用；对本药过敏者勿用。

【方源】　①《医宗金鉴·外科心法要诀》卷六十二、卷七十四，艾儒棣、庄国康、白恩贤、徐宜厚、宋兆友、邓丙戌、王玉玺等录入专著中；②《外科大成》卷一，名二味消毒散，白矾30g，雄黄6g；③《疡医大全》卷十七，名二生散，用米醋或凉水调治乳痈、恶疮；④《清宫外治医方精华》庄守和雄黄倍量，装于稀布袋中，外搽止痒，治愈光绪帝皮肤病。

名136　二妙散(朱震亨)

【经典名方】　黄柏(炒)、苍术(米泔浸炒)各等分，上二味研为细末。

《外科方外奇方》卷三，诸疮部，二

妙散。

茅山苍术一斤，川黄柏一斤，共炒存性研末，麻油调，治湿风烂疮。

【方药剂量】　苍术（米泔浸、炒）、黄柏（炒）各等分。

【功效药理】　清热燥湿，解毒止痒。

对金黄色葡萄球菌、化脓性链球菌等阳性球菌有较强的菌株抑制效果。同时，本方两药还具有明显的抗炎作用。

【主治】　风湿疡（急性湿疹）、脓疱疮、水疱湿疡（丘疹性荨麻疹）等。

【制法】　制成最细粉，和匀，即得。

【用法】　直接干撒，药油调敷。亦可口服，沸汤入姜汁调服，每次服 3～9g，一日 2～3 次。

【方源】　①《丹溪心法》，中医外科皮肤科常用方，被赵炳南、张作舟、张志礼、禤国维、王玉玺等引录专著中；②《外科方外奇方》。

名 137　青蛤散（刘裕铎）

【经典名方】　《医宗金鉴·外科心法要诀》卷六十五，鼻部，鼻䗊疮。

鼻䗊疮多小儿生，鼻下两旁斑烂形。总由风热客于肺，脓汁浸淫痒不疼。

[注]此证多生小儿鼻下两旁，色紫斑烂，由风热客于肺经。脓汁浸淫，痒而不痛，宜服泽泻散，外搽青蛤散即愈。

青蛤散

蛤粉（煅）一两，青黛三钱，石膏（煅）一两，轻粉、黄柏（生、末）各五钱。

共研细末，先用香油调成块，次加凉水调稀，薄涂疮处。

【方歌】

青蛤散涂鼻䗊消，蛤粉青黛煅石膏，轻粉黄柏研极细，香油拌块凉水调。

【方药剂量】　煅蛤粉 30g，青黛 10g，轻粉 15g，黄柏（生）15g，煅石膏 30g。

本方去后 2 味药者，加冰片名"珠蛤散"；去蛤粉，名"解毒丹"；解毒丹加六一散，名"鹅黄散"。

【功效药理】　清热解毒，燥湿止痒。

【主治】　湿疹、皮炎、烧伤、溃疡、脓疱疮等。

现代药理学研究，本方诸药协同组方，不仅具有抗炎、抑菌、抗过敏作用，还可有效促进疮面愈合、改善毛细血管的通透性、抑制渗出、提高免疫功能。

【制法】　制成最细粉，和匀，即得。

【用法】　撒布疮面，或马油抑菌液、麻油等调敷患处。

【方源】　①《医宗金鉴·外科心法要诀》卷六十五，白恩贤引录专著中；②《外科大成》，宋兆友、邓丙戌、王玉玺等引录专著中；③《洞天奥旨》粉黄膏，蛤粉、石膏、轻粉、黄柏；④《外科大成》方与本方药味相同，只是量稍有差异。

名 138　颠倒散（顾世澄）

【经典名方】

《医宗金鉴·外科心法要诀》卷六十五，肺风粉刺。肺风粉刺肺经热，面鼻疙瘩赤肿疼，破出粉汁或结屑，枇杷颠倒自收功。

大黄、硫黄各等分。

研细末,共合一处,再研匀,以凉水调敷。

【方歌】

颠倒散敷功效极,大黄硫黄各研细,
等分再匀凉水调,专医酒齄肺风刺。

【方药剂量】 大黄、升华硫各等分。

【功效药理】 凉血解毒,除湿化瘀。

大黄、硫黄杀虫,白桦树汁有抗炎、祛斑、保湿、护肤作用,三药伍用,对痤疮、酒渣鼻有特效。

【主治】 痤疮、酒渣鼻等。

具有杀丙酸杆菌、蠕形螨,祛脂作用。

【制法】 上药各研为细末,然后共和一处,再研匀。

【用法】 以白桦树汁调药末如糊状,涂敷于患处,一日2次。

【方源】 ①《疡医大全》卷十二;②《医宗金鉴·外科心法要诀》卷六十五,清朝教科书方,此后全部引录在中医、西医、中西医结合皮肤科图书中;③《外科备要》卷四。

名139 定痛生肌散(杨士瀛)

【经典名方】 《仁斋直指方论》(附补遗)卷之二十二,痈疽,定痛生肌散。

龙骨(煅)、白芷各三钱,黄丹(水飞)五钱,软石膏(煅、去火毒)一两,没药、乳香各三钱,血竭二钱,黄连四钱,轻粉、朱砂各五钱。

上为极细末,掺于疮口上,止痛生肌神效。

【方药剂量】 煅龙骨、白芷各15g,铅丹(水飞)15g,煅石膏30g,没药、乳香各9g,血竭6g,黄连12g,轻粉、朱砂各15g。

【功效药理】 祛腐生肌,收敛止痛。

具有抗炎、抗菌、收敛,促进肉芽组织生长作用。

【主治】 皮肤溃疡。

【制法】 制成最细粉,和匀,即得。

【用法】 干掺患处,或白桦树汁调敷,一日数次。

【方源】 《仁斋直指方论》卷之二十二,徐宜厚等引录专著中。

名140 轻乳生肌散(刘裕铎)

【经典名方】 《医宗金鉴·外科心法要诀》卷二,生肌类方,轻乳生肌散。

此散治溃烂红热,肿痛腐脱者,用此定痛生肌。

石膏(煅)一两,血竭五钱,乳香五钱,轻粉五钱,冰片一钱。

有水加龙骨、白芷各一钱,不收口加鸡内金(炙)一钱。上为末撒之。

【方歌】

轻乳生肌治腐脱,石膏血竭乳轻冰,
若然有水加龙芷,收口须添鸡内金。

【方药剂量】 煅石膏30g,血竭15g,乳香15g,轻粉15g,冰片3g。

【辨症化裁】

1. 有水,加龙骨、白芷各3g;
2. 不收口,加炙鸡内金3g。

【功效药理】 解毒化腐,定痛生肌。

用于溃疡创面微有红热,肿痛腐脱者。现代药理学研究,乳香提取物具有显著的抗炎、抗菌作用,能有效地促进溃疡愈合。轻粉对多种细菌、真菌具有不同程度的抑制作用,可收敛创面,促进溃疡愈合。煅石膏、龙骨、鸡内金促进溃疡愈合。血竭、白芷具有抗炎、抗菌、生肌、促愈合功效。冰片抗炎、抗菌、提高其他药物生物利用度的作用。

【主治】　适用于炎症、细菌性、溃疡性皮肤病。

【制法】　上药共为细末。

【用法】　干掺患处,或白桦树汁调敷,一日1次。

【方源】　①《医宗金鉴·外科心法要诀》卷二,邓丙戌引录专著中;②《外科大成》卷一,名定痛生肌散,王玉玺引录专著中。

名 141　珍珠散(刘裕铎)

【经典名方】　《医宗金鉴·外科心法要诀》卷六十九,珍珠散。

珍珠、黄连末、黄柏末、定粉、轻粉、象牙末、五倍子(炒)、儿茶、没药、乳香各等分。

共研极细末,先以米泔水洗患处,再撒此药甚效。

【方歌】

珍珠散治下疳疮,清热祛瘀脱腐强,
连柏儿茶轻定粉,五倍象牙没乳香。

【方药剂量】　珍珠末、黄连、轻粉、象牙末、五倍子(炒)、儿茶、乳香、没药、定粉各等分。

【制法】　制成最细粉,和匀,即得。

【主治】　臁疮、疖痈后脓尽腐脱的疮面。

【用法】　干掺患处,外盖膏药或药膏。

【方源】　《医宗金鉴·外科心法要诀》卷六十九,庄国康、李竞、欧阳恒、金起凤、张志礼、瞿幸等引录专著中。

名 142　月白珍珠散(吴谦)

【经典名方】　《医宗金鉴·外科心法要诀》卷六十二,生肌类方,月白珍珠散。

此散治诸疮新肉已满,不能生皮,及汤火伤痛,并下疳腐痛等证。

青缸花五分,轻粉一两,珍珠一钱。

上为末撒之。下疳腐烂,用猪脊髓调搽。一用鸡子清倾瓦上,晒干取清,为末撒之。

【方歌】

月白珍珠皮不长,并医汤火下疳疮,
青缸轻粉珍珠共,猪髓调搽真妙方,
一用鸡清倾瓦上,晒干为末撒之良。

【方药剂量】　青缸花(青黛)1.5g,轻粉30g,珍珠3g。

【功效药理】　祛腐生肌。

【主治】　女阴、龟头等黏膜溃疡,烧伤。

【制法】　珍珠新白者入豆腐内,煮数沸,研至无声。上三味,制成极细粉。用鸡蛋清放瓦上晒干,取白色鸡蛋清部分,研为细末,即得。

【用法】　甘草汤洗净,猪脊髓调配成膏涂搽。诸疮不生皮者干掺药粉,调敷患处。新嫁妇内伤痛甚者,搽药极效。

【方源】　①《医宗金鉴·外科心法

要诀》卷六十二,朱仁康、徐宜厚、庄国康、张作舟、禤国维、艾儒棣等引录专著中;②《外科正宗》名珍珠散。

名143 石珍散(陈实功)

【经典名方】 《外科正宗》卷之四,天泡第八十,石珍散。

【方歌】

石珍散中煅石膏,还兼轻粉不相饶,
青黛再添黄柏末,将来一掺疾然消。

治天泡日久作烂,疼痛不已,脓水淋漓者宜用。

石膏(煅)、轻粉各一两,青黛、黄柏末各三钱。

上共研细,甘草汤洗净,以此药掺之,其疼即止。

【方药剂量】 煅石膏、轻粉各30g,黄柏、青黛各10g。

【功效药理】 清热除湿,收敛拔干,解毒止痒。

【主治】 皮肤真菌、细菌感染、表皮破溃。

【制法】 制成最细粉,和匀,即得。

【用法】 先用甘草汤浸洗,后用粉干掺或马油抑菌液、润肌油调敷患处,去痂用脱痂油处置后,然后上药。

【方源】 ①《外科正宗》卷之四,王玉玺、邓丙戌、庄国康等引录专著中;②《疡医大全》卷三十五;③《医宗金鉴·外科心法要诀》赵炳南、张作舟等引录专著中。

名144 天疮散(马文植)

【经典名方】 《外科传薪集》天疮散,治天疱疮。

滑石一两,粉草五钱,枯矾三钱,绿豆粉五钱,共为细末。

【方药剂量】 滑石30g,甘草15g,枯矾9g,绿豆粉15g。

【功效药理】 清热,解毒,利湿。本方各药共制为粉,具有吸附、收敛、保护创面、抗菌、抗炎、吸收分泌物、促进结痂的作用。

【主治】 天疱疮、脓疱疮。

【制法】 制成最细粉,和匀,即得。

【用法】 外撒疮面,一日1次。

【方源】 《外科传薪集》邓丙戌、王玉玺引录专著中。

名145 胡粉散(陈实功)

【经典名方】 《外科正宗》卷之四,天泡第八十,胡粉散。

【方歌】

胡粉散治天泡疮,杭粉轻粉石膏当,
蛤粉共将研细末,丝瓜汁和效无双。

治天泡红肿发热,急胀疼痛,用针挑破掺此药。

杭粉一两,轻粉、石膏(煅)、蛤粉各三钱。

共研极细,挹干患上,用此掺之。或用丝瓜叶捣汁调搽亦好。如冬月无此,用染布青缸汁调搽。

【方药剂量】 铅粉30g,轻粉、煅石膏、煅蛤粉各9g。

【功效药理】 清热,解毒,利湿。

丝瓜汁具有活血通络、清热润肤作用,富含天然植物精华之保湿因子、皂素、糖类、植物黏液、维生素及矿物质等有效成分,有保湿、祛皱、除黑头粉刺、抗炎功效等作用,可调节面部皮脂分泌,对面部皮肤具有清爽,平衡的功能。

【主治】　脓疱疮、天疱疮等。

【制法】　制成最细粉,和匀,即得。

【用法】　将疱挑破,揩干掺之;或用丝瓜叶捣汁调搽亦好;如冬月无此,用染布青缸汁调搽;用白桦树汁调配更好。

【方源】　①《外科正宗》卷之四;②《疡医大全》卷三十五,夏应魁引用专著中。

名 146　六星丹(陈士铎)

【经典名方】　《洞天奥旨》卷十二,旋指疳,六星丹岐天师传。

外治旋指疳,神效。

儿茶五钱,雄黄一钱,冰片二分,轻粉三分,滑石二钱,血竭五分,各为绝细末,先以炙甘草三钱、苦参五钱,煎汤洗之,后搽之。

【方药剂量】　儿茶 15g,滑石 6g,雄黄 3g,轻粉 0.9g,血竭 1.5g,冰片 0.6g。

【功效药理】　除湿,解毒,敛疮。

本方各药均有明确的抗炎、抗菌作用,尤其是对金黄色葡萄球菌具有良好的抑制效果。

【主治】　甲沟炎、连续性肢端皮炎等。

适用于皮肤感染性疾病治疗。

【制法】　制成最细粉,和匀,即得。

【用法】　先以炙甘草、苦参各15g,煎汤洗之,后搽之。

【方源】《洞天奥旨》卷十二,王玉玺、张作舟、徐宜厚引录专著中。

名 147　八白散(龚廷贤)

【经典名方】　《鲁府禁方》卷四,八白散。

白及、白丁香、白僵蚕、白丑、杜蒺藜、新升麻(用白者佳)各三两,山奈子、白蔹、白芷各二两,白茯苓、白附子各五钱。

《香奁润色》金国宫中,洗面八白散。

白丁香、白僵蚕、白附子、白牵牛、白芷、白及、白蒺藜、白茯苓。

上八味,入皂角三定,去皮弦,绿豆少许,共为末。早起洗面常用。

【方药剂量】　白丁香、白及、白僵蚕、白丑、新白升麻各 90g,山奈子、白蔹、白芷各 60g,白茯苓、白附子各 15g,皂角 3 定。

【功效药理】　润泽肌肤,增白消斑,散风化瘀。

现代药理学研究,本方诸药并用,能通过抑制酪氨酸酶的活化,进而抑制黑素细胞的生长;同时可以有效改善局部的瘀血状态,减少局部有害物质的堆积,使氧化与抗氧化得到平衡;并且可以修复黄褐斑皮损处的皮肤屏障,增加角质层厚度,改善皮肤干燥、缺脂状态,改善 pH,调节皮肤表面菌群,增强皮肤对外界刺激的抵抗力。

【主治】　皮肤黑变病、黄褐斑等色素增加性皮肤病。

【制法】　上药制成最细粉,和匀,即得。亦可煎水制成面膜、乳液、乳膏,比例 10%,制法见七白膏。

【用法】　用时先取蜂蜜少许,兑入

等量白桦树汁,待温后,用棉签蘸蜜水涂于患处,1min后,将药粉撒扑其上,一日2次。

【方源】 ①《鲁府禁方》卷四,邓丙戌引录专著中;②《卫生宝鉴》卷二十,王玉玺引录专著中;③《香奁润色》。

名148 玉容散(刘裕铎)

【经典名方】 《医宗金鉴·外科心法要诀》卷六十三,面部。

鼆黑皯黵

皯黵如尘久炲暗,原于忧思抑郁成。

大如莲子小赤豆,玉容久洗自然平。

玉容散

白牵牛、团粉、白蔹、白细辛、甘松、白鸽粪、白及、白莲蕊、白芷、白术、白僵蚕、白茯苓各一两,荆芥、独活、羌活各五钱,白附子、鹰条白、白扁豆各一两,防风五钱,白丁香一两。

共研末。每用少许,放手心内,以水调浓搓搓面上,良久再以水洗面,早晚日用二次。

【方歌】

玉容散退鼆皯黵,牵牛团粉敛细辛,
甘松鸽粪及莲蕊,芷术僵蚕白茯苓。
荆芥独羌白附子,鹰条白扁豆防风。
白丁香共研为末,早晚洗面去斑容。

【方药剂量】 白牵牛、团粉(淀粉)、白蔹、白细辛、甘松、白鸽粪、白及、白莲蕊、白芷、白术、白僵蚕、白茯苓、白丁香、白附子、鹰条白(鹰屎中白毛)、白扁豆各 30g,荆芥、独活、羌活、防风各 15g。

【功效药理】 润泽肌肤,退黑祛斑。

【主治】 黑变病、黄褐斑、雀斑、痤疮等色素增加性皮肤病。

【制法】 分别制成最细粉,和匀,即得。

【用法】 取粉择加白桦树汁、水、乳、蛋清、蜂蜜调浓,涂搽患处,良久以清水洗去,早晚各 1 次,或做面膜用。

【方源】 ①《医宗金鉴·外科心法要诀》卷六十三,欧阳恒、袁兆庄、庄国康、张作舟、徐宜厚、金起凤等引录专著中,瞿幸引录在中医皮肤科教科书中;②《外科大成》艾儒棣引录专著中。

名149 五香散(陈实功)

【经典名方】 《外科正宗》卷之四,杂疮毒门,体气第一百三,五香散。

体气一名狐臭,此因父母有所传染者,又有胡胎而受生者,故不脱本来气质。凡此腋下多有棕纹数孔,出此气味。常用五香散擦之,内用蒜肚时常作馔食之,亦可解其味。可渐而退,此法常取效也。

【方歌】

五香散内用沉檀,还有零零并本香,
加上麝香功更捷,敢教体气不相妨。

沉香、檀香、木香、零陵香各三钱,麝香三分。

共为细末,每用五厘,津调搽擦两腋下,三日一次。或用香末二钱,绢袋盛贮,挂于腋下亦效矣。

【方药剂量】 沉香、檀香、木香、零陵香各10g,人工麝香1g。

【功效药理】 芳香除臭。

现代药理学研究,檀香、木香含倍半萜类化合物,是挥发油的主要成分,不仅可散发香味,且有抗炎作用;沉香、零陵香、麝香具有明显的抗炎、抗菌作用。本方用于除异味、抗炎、杀菌效果较好。

【主治】　腋臭、体臭、花斑癣。

【制法】　制成最细粉,和匀,即得。

【用法】　取药粉 1.5g,津调搽腋下,或用药粉装袋,挂于腋下。

【方源】　《外科正宗》卷之四,张作舟、邓丙戌、庄国康、徐宜厚、王玉玺等引录专著中。

名 150　玉盘散（顾世澄）

【经典名方】　《疡医大全》卷十二,颧脸部,雀斑门主方,玉盘散。

男妇面上雀斑、粉刺。

白牵牛、甘松、香附、天花粉各一两,藁本、白蔹、白芷、白附子、宫粉、白芨、大黄各五钱,肥皂一斤,捶烂同药和匀,每日擦面有效。

【方药剂量】　白牵牛、甘松、香附、天花粉各 30g,藁本、白蔹、白芷、白附子、铅粉、白芨、大黄各 15g,皂角 500g。

【功效药理】　祛风和血,润肌养肤。

现代药理学研究显示,白芷、白附子、白蔹、白芨、白牵牛、藁本能通过抑制酪氨酸酶的活性对黑素的生成有抑制作用,且能改善局部血液循环,促进色素颗粒消退。大黄具有抑菌、抗炎作用。天花粉可进行免疫调节、改善局部血流。甘松、香附,改善血液流变、抗氧化、抗炎、促透皮作用。

【主治】　黧黑斑（色素沉着）、雀斑、黄褐斑。

本方诸药合用可促进色素沉着消退。

【制法】　制成最细粉,和匀,即得。

【用法】　外扑患处,一日 1 次。取粉择加白桦树汁、水、乳、蛋清、蜂蜜、酸奶调浓,涂搽患处,良久以清水洗去,早晚各 1 次,或做面膜用。

【方源】　《疡医大全》卷十二,王玉玺、张作舟、庄国康等引录专著中。

名 151　玉容西施散（徐春圃）

【经典名方】　《医林方》（见《医部全录》卷 131）。

绿豆二两,白附子、白及、白蔹、白僵蚕、白芷、天花粉各一两,甘松、山奈子、茅香各半两,零陵香、防风、藁本各二钱,肥皂角（去皮弦）一挺。

【方药剂量】　绿豆 60g,白附子、白及、白蔹、白僵蚕、白芷、天花粉各 30g,甘松、山奈子、茅香各 15g,零陵香、防风、藁本各 6g,肥皂角（去皮弦）1 挺。

【功效药理】　祛风润肤,悦面消斑。

茅香,药名。出《本草拾遗》,为禾本科植物茅香的花序。《中药大辞典》作"茅香化",《本草纲目》名"香茅"。

现代药理学研究,本方可有效抑制酪氨酸酶活性,且无细胞毒作用,对皮肤刺激性较小;可通过改善皮肤毛细血管通透性及吸收性能,使局部皮肤及血清的 SOD 活性升高,清除多余氧自由基,使黑素形成受到抑制;药物中挥发油成分可降低血小板聚集和阻止附壁血栓形成,能够改善血液循环;能够调整皮肤微生态平衡,尤其是产色素的微球菌和需氧的革兰阴性杆菌数目减少,使其所产生的枯黄色素和褐色素减少。

【主治】 面上粉刺、黑黡、斑点。

【制法】 上为细粉,和匀,即得。

【用法】 取粉择加白桦树汁、水、乳、蛋清、蜂蜜、酸奶调浓,涂搽患处,良久以清水洗去,早晚各 1 次,或做面膜用。

【方源】 ①《医部全录》卷一三一引《医林方》,陈可冀、王玉玺等引录专著中;②《古今医统》卷六十六,名玉容散。

名 152　莹肌如玉散(王肯堂)

【经典名方】 《鲁府禁方》卷四,莹肌如玉散。

白丁香、白蒺藜、白牵牛、白及、白蔹、小椒各一两,香白芷七钱,当归梢、升麻各半两,楮实子四钱,白茯苓三钱,白附子二钱半,麻黄(去节)二钱,连翘一钱半。

上为细末。每用半钱,多少洗之。

【方药剂量】 白丁香、白蒺藜、白牵牛、白及、白蔹、小椒各 30g,白芷 21g,当归尾、升麻各 15g,楮实子 12g,白茯苓 9g,麻黄(去节)6g,白附子 7.5g,连翘各 4.5g。

【功效药理】 祛风除湿,洁肤脱垢,润肌增白。

【主治】 ①黧黑斑;②痤病(毛囊炎及疖疮);③粉刺(痤疮)。

【制法】 上药共为细粉,和匀,

即得。

【用法】 取粉加白桦树汁、水、乳、蛋清、蜂蜜、酸奶调浓,涂搽患处,良久以清水洗去,早晚各 1 次,或做面膜用。

【方源】 ①《鲁府禁方》卷四;②《证治准绳·疡医》卷三;②《医学纲目》卷二十。

名 153　四神散(王肯堂)

【经典名方】 《证治准绳·疡医》卷之五,紫白癜风。

雄黄、雌黄、硫黄、白矾各等分。

上研为细末。每用时,先浴令通身汗出,次用生姜蘸药擦患处良久,热汤洗。当日色淡,五日除根。

【方药剂量】 雄黄、雌黄、硫黄、白矾各等分。

【功效药理】 散风杀虫。

【主治】 白斑、花斑癣。

【制法】 制成最细粉,和匀,即得。

【用法】 先浴令通身汗出,次用生姜蘸药擦患处良久,热汤洗。

【方源】 《证治准绳·疡医》卷之五,庄国康引录专著中。

名 154　玉肌散(祁坤)

【经典名方】 《外科大成》卷三分治部下(小疵),玉肌散。

绿豆半升,滑石、白芷、白附子各二钱。

上为末,每用三匙,洗面时用之。

洗白屑风,及风湿雀斑酒刺。

《外科正宗》雀斑第八十二,玉肌散。

【方歌】

玉肌散用生绿豆,滑石白芷共成就,

碾末还兼白附子,肺风酒刺真不谬。

一切风湿、雀斑、酒刺、白屑风皮肤作痒者并效。

绿豆半升,滑石、白芷、白附子各二钱。

共为细末,每用三匙,早晚洗面时汤调洗患上。

【方药剂量】 绿豆 15～250g,滑石、白芷、白附子各 6g。

【功效药理】 清热除湿,疏风止痒,祛风退斑。

现代药理学研究,绿豆具有抗菌抑菌作用,绿豆衣提取液对葡萄球菌有抑制作用。白附子有抗炎和抑菌作用,其乙醇提取物可抑制酪氨酸酶活性和黑素生成;白芷对皮肤细菌、真菌感染、炎症具有良好的抑制作用,对酪氨酸具有抑制作用,其醚溶性成分可扩张动脉,使血行于面部,从而改善血液循环,进而治疗雀斑;滑石亦具有一定抗炎、抗菌作用;桦树汁促进人体新陈代谢、消除自由基有良好作用。

【制法】 制成最细粉,和匀,即得。

【用法】 取药粉少许,加白桦树汁调洗面部。《疡医大全》用鸡蛋清调搽。

【方源】 ①《外科大成》;②《外科正宗》卷十一;③《疡医大全》;④《年希尧集验良方》卷四,真绿豆粉 250g,滑石粉 30g,白芷 30g,白附子 15g。古代经典名方,药材相同,剂量不同,王玉玺、艾儒棣、陈可冀、徐宜厚、庄国康、张作舟、艾儒棣、邓丙戌等引录专著中。

名155 牡蛎散(徐春圃)

【经典名方】 《古今医统大全》卷之六十,牡蛎散。

治阴囊湿痒,搔之则汁水流珠,用此极效。

醋牡蛎一两,枯矾、硫黄各二钱,雄黄一钱,苦参二钱,蛇床子二钱。

上为细末,先用苍术椒盐水煎汤洗过,后用此药掺上。

蒸洗法治一切阴囊湿痒。

苍术椒盐水:陈茶一撮,苍术二钱,花椒、蛇床子各一钱,苍耳草量入,煨盐半两,皮硝三钱,白矾一钱。

上水四碗煎汁,去渣,入盐硝矾泡化,先蒸后洗,三四次绝痒。

【主治】 白屑风、雀斑、脂溢性皮炎、痤疮。

【方药剂量】 牡蛎散:醋牡蛎 30g,枯矾、硫黄各 6g,雄黄 9g,苦参、蛇床子各 6g。

苍术椒盐水:陈茶 6g,苍术 6g,花椒、蛇床子各 3g,苍耳草 6g,煨盐 15g,皮硝 9g,白矾 3g。

【功效药理】 温肾燥湿,杀虫止痒。

【主治】 男女外阴湿冷痒,女阴湿疹、阴囊湿疹。

【制法】 牡蛎散制成最细粉,和匀。陈茶、苍术、花椒、蛇床子、苍耳草加水 1000g,煎 20min,加盐硝矾溶化,制成汤剂。

【用法】 先用苍术椒盐水熏洗,外撒药粉,一日 2 次。

【方源】 《古今医统大全》卷之六十,夏应魁引用专著中。

第六节　软膏剂

【定义】　系指原料药物与油脂性或水溶性基质混合制成的均匀的半固体外用制剂。

因原料药物在基质中分散状态不同，分为溶液型软膏剂和混悬型软膏剂。溶液型软膏剂为原料药物溶解（或共熔）于基质或基质组分中制成的软膏剂；混悬型软膏剂为原料药物细粉均匀分散于基质中制成的软膏剂。

【药材】　中药饮片，中药配方颗粒，辅料：油质性辅料、水溶性辅料和乳状型辅料。外用中药辅料有蜂蜡、川白蜡、松香、植物油、动物油、白桦树汁、醋、蜜、鲜药汁、动物体液等。

【制法】

1. 熔和法　适用于含有固体油脂性基质或水溶性基质，或含固体药物量较多的软膏的调配。先将基质热融，60～45℃时加入细药粉，边加边搅，搅至冷凝成膏；

2. 研和法　适用于通过研磨基质能与药物均匀混合，或药物不宜受热的软膏的调配。将药粉分次加入基质中研匀，用倍量稀释法，在软膏板或乳钵中进行。

3. 调和法　适用于外用中药制剂的调配，如用醋加中药粉调配醋糊膏（醋调剂）、植物油加中药粉调配油糊膏（油调剂）等，为患者进行个体化治疗。

【功效药理】　保护和润滑作用，软化皮屑和痂皮，促进肉芽和上皮组织生长。

【主治】　干性、苔藓化、角化性、皲裂性皮损，慢性皮肤溃疡。

【用法】　涂搽、贴敷。

【注意事项】　糜烂渗出较多皮肤病，一般禁用。

名 156　生地黄膏（刘涓子）

【经典名方】　《刘涓子鬼遗方》卷第五，痈疽、诸疮、疥癣等证治方，生地黄膏。

生地黄四两，黄连五两，白蔹、芍药、白及各二两，苦参、升麻各三两。

上七味㕮咀，以猪脂二升半，纳诸药同煎，膏成去滓，候凝傅之。治热疮。

【方药剂量】　生地 60g，黄连 75g，白蔹、芍药、白及各 30g，苦参、升麻各 45g，猪脂 500g。

【功效药理】　清热解毒，润肤护手，营养肌肤。

生地可以抑制脂质过氧化及 NOS、SOD 的活性，调节免疫，延缓衰老。黄连具有降血糖、抗菌、抗氧化、消炎、抗肿瘤、调血脂、抗心律失常等药理活性。苦参中生物碱具有抗寄生虫、抗病毒、抗菌、抗肿瘤、抗心律失常等多种生理活性。升麻具有抗病毒、抗肿瘤、调节内分泌、抗骨质疏松、消炎等多种活性。白蔹现代药理研究表明具有抗菌、免疫调节及抗肿瘤等作用。白及具有显著收敛止血、消肿生肌的功效。白苷总苷具有抗炎、免疫调节、镇静、镇痛、耐缺氧、抗氧化和抗心肌缺血等作用。始从猪脂发展成膏,是最早的外用药,有凉血、润肤、解毒功效,明朝之前所有软膏中的基质,尤其适用于角化性皮肤病,当今也不失为较好的基质,优于乳膏。

【主治】 痈疽、热疮、疥癣等。

【制法】 中药饮片加工成粗粒或小饮片(饮片过细、沉锅底,易煳,不便过滤),留一片饮片待观察用,加猪脂同煎至饮片焦、黄、脆,用 120 目药筛过滤去滓。也可用等量精制玉米油或麻油浸泡粗粒药(夏三、春五、秋七、冬十),然后煎药,约加 10% 蜂蜡熔尽(8.5%～15%范围内调整,夏多加,冬少加)过滤,搅至 36℃成膏。另可做成乳膏,所用中药饮片水煎做成煎液,放于水相中,中药浓度在 5%～20%。

【用法】 涂患处,一日 2 次,或每晚封包 1 次。

【方源】 ①《刘涓子鬼遗方》卷第五,邓丙戌引录专著中;②《刘涓子鬼遗方》另一生地黄膏:生地黄、白蔹、白芷、黄连、升麻、黄芩、大黄各 14g,猪脂 250g。

名 157 野葛膏(刘涓子)

【经典名方】 《刘涓子鬼遗方》卷第五,痈疽、诸疮、疥癣等证治方,野葛膏方。

野葛皮、黄连、细辛、杏仁、茵草、芍药、藜芦、附子、乱发、芒茹、芎藭、白芷、蛇床子、桂心、藁本、乌头、白术、吴茱黄、雌黄、矾石、天雄、当归,已上各二两,斑蝥、巴豆(去皮、心)、蜀椒(去目、闭口)、黄柏各一两。

上二十六㕮咀,各捣筛,以猪脂五升于铜器内,微火煎诸药七沸七下,绞去滓更煎,搅匀成膏。以傅疮上,日四五。

【方药剂量】 野葛皮、黄连、细辛、杏仁、茵草、芍药、藜芦、附子、乱发、芒茹、川芎、白芷、蛇床子、桂心、藁本、乌头、白术、吴茱萸、雌黄、矾石、天雄、当归各 30g,斑蝥、巴豆(去皮、心)、花椒、黄柏各 15g,猪脂 1000g。

【功效药理】 清热解毒,杀虫止痒,解毒润肤。

黄连药材中提取的小檗碱在炎症、细菌和病毒感染等方面有广泛应用。蛇床子有抗菌、抗炎;抗病毒、抗肝损伤作用。藜芦提取的白藜芦醇具有抗癌、抗炎、抗氧化、免疫调节及神经保护作用等广泛的生物学效应。杏仁具有抗炎止痛、抗肿瘤、美容等作用。

【主治】 痈疮、湿疮、疥癣等。

【制法】 制成粗粉,以猪脂 1000g 微火同煎熬,七沸七下,过滤去滓,重煎,搅匀至冷凝成膏。

【用法】 涂患处,一日 2 次,或每晚封包 1 次。

【方源】 《刘涓子鬼遗方》卷第五,邓丙戌引录专著中。

名 158 将军铁箍膏(朱櫹)

【经典名方】 《普济方》卷二百七十二,诸疮肿门,将军铁箍膏,出《德生堂方》。

治诸恶毒疮。红肿突起,用药箍疮四围,不令滋蔓。走痓毒气。

南星一两,草乌三钱,川乌五钱,雄黄三钱,大黄一两,盐霜白梅一两,苍耳根一两,白及、防风、白蔹各五钱,上为细末。先用苍耳根、盐梅捣烂,和余药调成膏,如干,入醋调得所,于疮四围用药作铁箍涂上,止留疮高突处,药干,以鸡翎蘸水扫之,日换二三次。大妙,治诸疮肿、马毒疮,出本草。

【方药剂量】 天南星、大黄、苍耳根、盐霜白梅各 30g,白及、白蔹、防风、川乌各 15g,草乌、雄黄各 9g。

【功效药理】 解毒束疮,围箍透脓。

具有抗炎、抗菌作用。现代药理学研究显示,本品对金黄色葡萄球菌、乙型链球菌等多种致病菌均有明显抑制作用,且有明显的抗炎作用和镇痛作用。

【主治】 用于感染性、炎症性皮肤病的治疗,如诸恶毒疮、红肿突起。

【制法】 上为细末,先以苍耳根、盐霜白梅捣烂,和余药调成膏,即得。

【用法】 上药膏如干,入醋调得,于疮四周用药作铁箍涂上,只留疮高突处。如药干,再加水湿润,每日换药二三次。

【方源】 ①《德生堂方》(见《普济方》)卷二七二,王玉玺引录专著中;②《外科集验方》卷下;③《证治准绳·疡医》卷之一。

名 159 黄连膏(吴谦)

【古方】 《医宗金鉴·外科心法要

诀》卷六十五,黄连膏。

此证生于鼻窍内,初觉干燥疼痛,状如粟粒,甚则鼻外色红微肿,痛似火炙。由肺经壅热,上攻鼻窍,聚而不散,致成此疮。内宜黄芩汤清之,外用油纸捻粘辰砂定痛散,送入鼻孔内。若干燥者,黄连膏抹之立效。

黄连三钱,当归尾五钱,生地一两,黄柏三钱,姜黄三钱。

香油十二两,将药炸枯,捞去渣;下黄蜡四两溶化尽,用夏布将油滤净,倾入瓷碗内,以柳枝不时搅之,候凝为度。

【方歌】

香连膏润诸燥疮,归尾生地柏姜黄,
油炸去渣加黄蜡,布滤搅凝涂抹强。

【方药剂量】 黄连 10g,当归尾 15g,生地 30g,黄柏 10g,姜黄 10g,麻油 360g。

【功效药理】 润燥,清热,解毒,止痛。

现代药理学研究,本方黄连、黄柏具有广谱抑菌作用,能增强吞噬细胞的吞噬功能,发挥抗炎效应,与当归等药物共同使用可促进炎症消退、促进创面愈合。对皮肤感染具有有效抗炎、抗感染作用。

【主治】 阳性皮肤红肿热痛。

【制法】 上药除蜂蜡外,麻油中浸泡,用文火熬煎至药枯,去滓滤清,加蜂蜡,文火搅拌,冷凝为度。

【用法】 将药膏摊药布上,敷疮面。

【方源】 ①《医宗金鉴·外科心法要诀》卷六十五,李竞、褚国维、庄国康、徐宜厚、范瑞强、瞿幸等引录专著中;

②《外科备要》,邓丙戌收入专著中；③古代经典名方目录(第一批)唯一外用膏方；④《刘涓子鬼遗方》黄连膏：黄连、生胡粉各三两,白蔹、大黄、黄柏各二两。

名160 百部膏(顾世澄)

【经典名方】 《疡医大全》卷二十九,癫癣部,百部膏,治牛皮癣。

《外科十法》顽癣,乃湿热凝聚,虫行皮中。有顽浓坚硬者,俗称牛皮癣,是宜用百部膏搽之。

百部、白鲜皮、鹤虱、蓖麻仁、生地黄、黄柏、全当归各一两,麻油半斤。

入药熬枯去渣,复熬至滴水成珠,再下黄蜡二两,试水不散为度,拿起锅,入雄黄末,和匀,稍冷倾入磁钵中收贮,退火气听用。

【方药剂量】 百部、白鲜皮、蓖麻子仁、鹤虱、黄柏、当归、生地各30g,蜂蜡60g,雄黄末15g,麻油250g。

【功效药理】 杀虫止痒,清热解毒,润肤。

现代药理学研究显示,百部对各种寄生虫具有杀灭作用,同时具有抗菌功效。白鲜皮能有效杀虫、抗菌、抗变态反应。黄柏具有抑菌、调节免疫、抗炎的作用。鹤虱、雄黄具有显著杀虫、抑菌功效。当归、生地可抗炎、润肤、调节免疫、促进创面愈合。蓖麻子仁、麻油、蜂蜡润肤效佳。本方适用于各类原因引起的干燥性皮肤病治疗。

【主治】 神经性皮炎、皲裂、角化型手足癣。

【制法】 先将百部等七味药入油熬枯,过滤去滓,复将油熬至滴水成珠,再用蜂蜡熔尽,试水中不散为度,下降至50℃左右时,加入雄黄粉搅匀成膏,放入瓷钵中收贮。

【用法】 外涂患处,一日1次。

【方源】 ①《疡医大全》卷二十九；②《外科十法》王玉玺引录专著中。

名161 不龟手膏(祁坤)

【经典名方】 《外科大成》卷四,不龟手膏。

猪脂油四两,入白蜡二两,熔化,离火加白芷、升麻各一钱,猪牙皂一钱,丁香五分,麝香二分。

为细末,入前油蜡内和匀,先用葱汤洗手净,拭干,烘手热。取前膏一块,于手心内搓之,令手掌油润去药,则只手于火上烘之搓之,以油干为度。则裂痛立愈,更且滋润肌肤,胜裂口药多矣,治冬月手背裂痛。

【方药剂量】 猪油120g,白蜡60g,白芷、升麻、猪牙皂各10g,丁香1.5g,人工麝香0.6g(麝香改加白及10g)。

【功效药理】 生肌润肤,缓痛防裂。

【主治】 手足皲裂。

【制法】 猪油、白蜡热熔和匀,上药为细末,50℃入油蜡内和匀。

【用法】 先用葱汤洗手净,拭干,烘手热,取膏1块,患处搓之,令油润,去药,则只手于火上烘烤涂搓,以油干为度。

【方源】 ①《外科大成》卷四,庄国康引录专著中。

名 162　摩风黄芪膏(杨倓)

【经典名方】 《杨氏家藏方》卷二十,摩风黄耆膏。

黄耆、当归(洗,焙)、防风(去芦头)、檀香、栝蒌(去皮)、香白芷六味,各半两,甘松(去土)、零陵香、川芎、甘草、生干地、黄木香、藁本、白蔹八味,各一分、杏仁四十九(去皮尖)枚、赤芍药一钱、麻油(如水清者)一斤。

上件药,除油外,十六味皆锉碎,焙干,入油内慢火熬一伏时,去诸药不用,再称熬者油,每一两入黄明蜡四钱,再于火上化开蜡,熬少时,用新棉子滤去滓,盛于瓷器内,熬时不得用铜铁器,须是银石器内熬,嫩容去风面脂方。

【方药剂量】 黄芪、当归、防风、檀香、瓜蒌(去皮)、白芷各 15g,甘松、零陵香、川芎、甘草、生干地黄、木香、藁本、白蔹各 0.3g,杏仁 49 枚(去尖)、赤芍 3g,麻油 500g,蜂蜡适量。

【功效药理】 润肤祛风,止痒祛屑。

具有抗炎、改善局部微循环、调节免疫作用。

【主治】 面部脂溢性皮炎、银屑病等。

【制法】 将上药粉碎成粗药粒,焙干,加麻油中慢火熬枯,过滤去滓,每 50g 药油加入蜂蜡 8～12g 熔化,搅拌混合均匀,直至冷凝成膏。

【用法】 涂患处,1 日 2 次。

【方源】 《杨氏家藏方》卷二十,王玉玺引录专著中。

名 163　乌蛇膏(王怀隐)

【经典名方】 《太平圣惠方》卷第二十四,治风瘾疹诸方,乌蛇膏方。

乌蛇一两,天麻半两,附子半两,白僵蚕半两,乌喙半两,天南星半两,桂心半两,细辛半两,吴茱萸半两,羌活半两,当归一两,苍术半两,防风半两,牛膝半两,汉椒半两,干蝎半两,木鳖子一两,枳壳一两,大黄一两,白芷半两。

上件药,并生用,细锉,以头醋半升,拌浸一宿。用腊月炼成猪脂二升斤,于铛中入药,以慢火煎,看白芷变黄紫色,下火,滤去滓,令净,入于瓷盒中盛之,用摩涂于所患处,立效。

【方药剂量】 乌蛇、当归(去芦)、木鳖子(去壳)、枳壳(去穰)、大黄各 30g,天麻、附子、白僵蚕、乌喙、天南星、桂心、细辛、吴茱萸、羌活、苍术(去粗皮)、防风、牛膝、川椒、干蝎、白芷各 15g,陈醋 300g,猪脂 1000g。

【功效药理】 祛风止痒,化瘀消肿。

【主治】 荨麻疹、湿疹等。

【制法】 上件药并生用锉碎。以头醋 300ml,拌浸 1 宿。用腊月猪脂炼成 1000g 于铛中,入药以慢火煎,看白芷变黄紫色下火,过滤去滓,入于瓷盒内盛之。

【用法】 用手或纱布蘸取药膏,在患处按摩涂擦。每日数次。

【方源】 ①《太平圣惠方》卷第二十四;②《普济方》卷一百○八;③《证治准绳·疡医》卷之五,邓丙戌引录专著中。

名 164 硫黄膏(王肯堂)

【经典名方】 《证治准绳·疡医》卷之五,硫黄膏,治紫癜风。

硫黄、白矾(并细研)各一两、硇砂(细研)、白附子各半两,附子、雄黄细研,各七钱半,蛇蜕一条。

上为细末,入研令匀。用清油四两,黄蜡二两,先煎油三五沸,下蜡后入药末煎成膏。每取涂所患处,日三度用之。

【方药剂量】 升华硫、白矾各30g,硇砂、白附子各15g,附子、雄黄各23g,蛇蜕1条,清油120g,黄蜡60g。

【功效药理】 燥湿解毒,散风消斑。

【主治】 紫癜风、疥疮等。

【制法】 上药共为细末,再研令匀,备用。将清油煎三五沸,然后下蜡搅匀,50℃时加入药粉,搅匀成膏。

【用法】 每次取适量药膏涂敷于患处,一日3次。

【方源】 《证治准绳·疡医》卷之五,邓丙戌引录专著中。

名 165 摩风膏(吴谦)

【经典名方】 《医宗金鉴·外科心法要诀》卷六十三,面部,面游风燥热湿成,面目浮肿痒虫行,肤起白屑而痒极,破津黄水津血疼。摩风膏。

麻黄五钱,羌活一两,白檀香一钱,升麻二钱,白及一钱,防风二钱,当归身一钱。

用香油五两,将药浸五日,文火炸黄,即捞去渣,加黄蜡五钱,溶化尽,用绢滤过,搅冷涂抹疮上。

【方歌】
摩风膏抹游风证,麻黄羌活白檀升,
及防归身香油泡,炸黄去渣加蜡凝。

【方药剂量】 麻黄15g,羌活30g,升麻、防风各6g,当归9g,白及、当归、白檀香各3g,植物油150g,蜂蜡15g。

【功效药理】 润肤祛风,止痒祛屑。

【主治】 面部脂溢性皮炎、银屑病。

【制法】 将上药加麻油中,五日后文火熬枯,过滤去滓,加入蜂蜡加热熔化,搅拌混合均匀,直至冷凝成膏。

【用法】 涂患处,1日2次。

【方源】 ①《医宗金鉴·外科心法要诀》卷六十三,朱仁康、金起凤、庄国康等引用专著中;②《外科大成》;③《疡医大全》。

名 166 胡桃涂方(王怀隐)

【经典名方】 《太平圣惠方》卷第二十四,治白癜风诸方,胡桃涂方。

初生青胡桃五颗,硫黄半两,细研白矾一分,细研。

上件药都研为膏,日三两上涂之,瘥。

【方药剂量】 胡桃(初生青者)五颗,升华硫15g,白矾7.5g。

【功效药理】 祛风增色。

【主治】 白癜风,亦治紫癜风。

【制法】 硫黄、白矾为末,混匀,与胡桃共研为膏。

【用法】 一日2~3次,涂患处。

【方源】 《太平圣惠方》卷二十四。

名167 生肌凤雏膏(徐大椿)

【经典名方】 《徐评外科正宗校注》卷八,生肌凤雏膏。

用鸡蛋煮熟去白,用黄十余个,铜勺内熬油,倾入盏内,约油三钱,加轻粉末一钱,乳香、血竭、龙骨末各五分,共入油内和匀,每日早晚,鸡翎蘸入孔内,膏盖避风。深者半月可以完口。

徐曰:此膏用处极多。

【方歌】

生肌鸡卵凤雏膏,轻粉乳香龙骨调,
血竭同熬倾入盏,鸡毛涂上效堪操。

【方药剂量】 蛋黄油9g,轻粉3g,制乳香、血竭、煅龙骨末各1.5g。

蛋黄油有现代化生产的成品,可代替熬制的蛋黄油,亦可直接用乳香油。

赵炳南冰片鸡蛋油:蛋黄油30g加冰片1.5～3g。

【功效药理】 生肌固皮,消肿止痛,敛疮润肤。

【主治】 用于痔疮、痔瘘、慢性皮肤溃疡、各种瘘管。

【制法】 煮熟鸡蛋,取蛋黄,置铜锅内熬油,加入乳香、血竭、龙骨极细粉,搅匀成膏。

【用法】 敷疮面。

【方源】 ①《徐评外科正宗校注》卷八;②李时珍《本草纲目》记载除瘢痕;③《外科正宗》痔疮论第三十,药味、量相同。

名168 生肌玉红膏(陈实功)

【经典名方】 《外科正宗》肿疡主治方,生肌玉红膏。

【方歌】

生肌玉红膏更奇,其中淡味少人知,
芷草归身轻粉竭,白占紫草效堪推。

此膏专治痈疽发背,诸般溃烂,棒毒等疮,用在已溃流脓时。先用甘草汤,甚者用猪蹄药汤淋洗患上,软绢挹净,用抿脚挑膏于掌中捺化,遍搭新腐肉上,外太乙膏盖之。大疮早晚洗换二次,内兼服大补脾胃暖药,其腐肉易脱,新肉即生,疮口自敛。此乃外科收敛药中之神药也。

白芷五钱,甘草一两二钱,归身二两,瓜儿血竭、轻粉各四钱,白占二两,紫草二钱,麻油一斤。

先用当归、甘草、紫草、白芷四味,入油内浸三日,大勺内慢火熬药微枯色,细绢滤清,将油复入勺内煎滚,下整血竭化尽,次下白占,微火亦化。先用茶钟四枚,预顿水中,将膏分作四处,倾入钟内,候片时方下研极细轻粉,每钟内投和一钱搅匀,候至一伏时取起,不得加减,致取不效。

《医宗金鉴·外科心法要诀》卷六十二生肌类方,生肌玉红膏。

当归二两,白芷五钱,白蜡二两,轻粉四钱,甘草一两二钱,紫草二钱,瓜儿血竭四钱,麻油一斤。

【方歌】

生肌玉红膏最善,溃烂诸疮搽即收,
归芷蜡轻甘紫草,瓜儿血竭共麻油。

【方药剂量】 当归60g,甘草36g,白芷15g,紫草6g,血竭、轻粉各12g,麻油500g,虫白蜡(或蜂蜡)60g。

【功效药理】 活血祛腐,解毒镇痛,润肤生肌。白占即虫白蜡,甘、温,可生肌止血止痛,白蜡即蜂蜡,两者均可用做赋形剂。

现代药理学研究显示,本方具有抗炎、抑菌、改善创面周围微循环、提高机体免疫功能、调节生长因子水平以促进各类溃疡、创面愈合。可广泛用于感染性皮肤病、溃疡等疾病的治疗。

【主治】　痈疽发背、烫伤溃烂及慢性溃疡、蟑蛄疬、手足皲裂等。

【制法】　先将前三味药麻油内浸泡,文火熬微枯,至老黄色时离火,紫草加水浸润,放入油中片刻,过滤去渣,放入蜂蜡加热熔化,约50℃加入血竭、轻粉末,搅拌至均匀成膏,做成纱条备用。

【用法】　先用甘草汤洗,重者猪蹄汤淋洗,膏敷患处,外敷太乙膏,每日换药1～2次。

【方源】　①《外科正宗》卷一,天津南开医院作为院方,白恩贤、李竞、禤国维、朱仁康、庄国康、瞿幸、徐宜厚、范瑞强、王玉玺等均引录专著中;②《医宗金鉴·外科心法要诀》卷六十二,金起凤和周德英等引录专著中;③《集验良方拔萃》赵炳南、张志礼引录专著中,甘草、白芷、当归、紫草各30g,麻油500g,白蜡105g,血竭、轻粉各12g。

名169　猪蹄膏Ⅲ(朱橚)

【经典名方】　《普济方》卷五十一,面门,猪蹄膏,治洗面。

白芷、玄豆、栝蒌、白及、白蔹、零陵香、藿香、鳄梨。

上用猪蹄一副,刮去黑皮。切作细片。用慢火熬如膏黏。用罗子滤过。再入锅中。用蜜半盏,同梨入药末一处

再熬,滴水不散,方成,以绢滤过,临卧涂面,次日浆水洗面。

【方药剂量】　猪蹄1具,白芷、黑豆(去皮)、白及、白蔹、零陵香、藿香各30g,瓜蒌1个,鳄梨(切细)1个(可用鳄梨油10g代替鳄梨,制作药膏)。

【功效药理】　祛风除湿,生肌去垢,辟秽散湿,润泽肌肤,驻颜除皱。

【主治】　黄褐斑、皮肤黑变病。

【制法】　将猪蹄刮去黑皮,切作细片,用慢火熬如膏黏,滤过,再入锅内,加蜜100g,又将白芷、黑豆、瓜蒌、白及、白蔹、零陵香、藿香七味药研成细末,同梨入药一处,再熬,滴水不散方成,备用。

【用法】　上药膏用纱布过滤,临睡前涂于患处,次日洗去。

【方源】　①《普济方》卷五十一;②《儒门事亲》邓丙戌引录专著中;③《卫生简易方》。

名170　回阳玉龙膏(陈实功)

【经典名方】　《外科正宗》肿疡主治方,回阳玉龙膏。

【方歌】

回阳玉龙膏肉桂,白芷军姜仍在位,
草乌赤芍与南星,热酒同调功更倍。

草乌三两(炒),军姜三两(煨),赤芍(炒)、白芷、南星(煨)各一两,肉桂五钱。

《医宗金鉴·外科心法要诀》卷六十二,肿疡敷贴类方,回阳玉龙膏。

此膏治痈疽阴疮,不发热,不臀痛,不肿高,不作脓,及寒湿流注,冷痛痹风,脚气手足顽麻,筋骨疼痛,及一切皮

色不变,漫肿无头,鹤膝风等证。但无肌热者,一概敷之,俱有功效。

军姜(炒)三两,肉桂五钱,赤芍(炒)三两,南星一两,草乌(炒)三两,白芷一两。

上六味制毕,共为细末,热酒调敷。

【方歌】

回阳玉龙阴毒证,不热不疼不肿高,

军姜桂芍星乌芷,研末须将热酒调。

【方药剂量】 草乌(炒)、干姜(煨)各90g,赤芍(炒)、白芷、天南星(煨)各30g,肉桂15g。

艾儒棣取药粉20g加凡士林80g,制成软膏,外敷患处。亦可用蜂蜡基质调配成软膏。

【功效药理】 温经散寒,活血止痛。

现代药理学研究显示,草乌具有抗菌、抗炎、止痛、抑制肉芽肿增生的作用。干姜具有抗炎、抗菌、调节免疫、促进局部血液循环功效。赤芍能有效抗炎、调节血液循环、抗血栓形成、调节免疫。白芷内含有的香豆素类化合物可扩血管,对钙离子有拮抗作用,且具有抗炎、抗菌功效。肉桂油有舒张血管、改善循环,使血管阻力下降和镇静、镇痛、解痉等作用。天南星具有抗菌、抗炎等作用。本方诸药合用共同起到抗炎、调节免疫、改善局部血液循环、抗血栓形成等作用。

【主治】 硬皮病。

【制法】 制成最细粉,和匀,即得。

【用法】 热酒调敷,亦可掺入膏药同贴之。

【方源】 ①《外科正宗》,刘忠恕、马绍尧、欧阳恒、陈德宇引用专著中;②《外科集验方》,王玉玺、卢传坚引录专著中;《仙传外科集验方》邓丙戌引用专著中;③《医宗金鉴·外科心法要诀》夏应魁引用在专著中。

名 171 冲和膏(陈实功)

【经典名方】 《外科正宗》肿疡主治方,冲和膏。

【方歌】

冲和膏内紫荆皮,独活菖蒲赤芍宜,

白芷随方加减法,诸般百症可堪医。

治痈疽、发背,阴阳不和,冷热不明者,宜用此药。

紫荆皮五两(炒),独活三两(炒),赤芍二两(炒),白芷一两,石菖蒲一两半。

上为细末,葱汤、热酒俱可调敷。药中紫荆皮乃木之精,能破气、逐血、消肿;独活土之精,动荡凝滞血脉,散骨中冷痛,去麻痹湿;石菖蒲水之精,善破坚硬,生血止痛,破风消肿;白芷金之精,能去风生肌定痛;赤芍药火之精,能生血活血,散瘀除痛。盖血生则肌肉不死,血动则经络流通。故肌活不致烂痛,经通不致壅肿。此为散风行气,活血消肿,祛冷软坚之良药也。其中五行相配用者,再无不效之理,又流毒、骨疽冷症尤效。

【方药剂量】 紫荆皮(炒)150g,独活(炒)90g,白芷30g,赤芍(炒)60g,石菖蒲45g。

【功效药理】 行气疏风,活血止痛,散瘀消肿,祛寒软坚。

【主治】 邪毒壅遏以至阴阳气血

不得调和的痈疽发背、流注、诸肿毒冷热不明者、骨疽冷症,如玉枕疽、腋痈、石榴疽等。此方乃发背第一药也。

【制法】 分别制成最细粉,用前调配。

【用法】 葱汁、热陈黄酒调敷患处。

【辨证化裁】

1. 病极热,倍加紫荆皮;

2. 病极冷,微加赤芍、独活;

3. 有血疱成小疮,先用前四味敷,后撒,盖石菖蒲;

4. 疮口黑晕无血色,加肉桂、当归;

5. 疼痛不止,酒化乳香、没药于火上熔化,热涂;

6. 疮口赤肉突起,少加南星、姜汁酒调;

7. 热盛者,温冷相半用之,用本方加等量洪宝丹,葱汤调之。

【方源】 ①又名冲和散,首见《仙传外科集验方》;②《众妙仙方》;③《外科正宗》;④《本草纲目》卷三十七;⑤《景岳全书》卷之一;⑥《医宗金鉴·外科心法要诀》顾伯华、徐宜厚、邓丙戌、瞿幸、艾儒棣、王玉玺等引录专著中;⑦《证治准绳·疡医》卷一,邓丙戌引用专著中。

名 172 狼毒膏(陈实功)

【经典名方】 《外科正宗》肾囊风第七十二,狼毒膏。

【方歌】
狼毒膏中风子肉,槟榔五倍子相同,
川椒床子硫猪胆,油沸投硝共此求。

肾囊风乃肝经风湿而成。其患作痒,喜浴热汤,甚至疙瘩顽麻,破流脂水。

狼毒、槟榔、硫黄、五倍子、川椒、枫子肉、蛇床子各三钱。

上为末,用香油一大杯,煎滚入皮硝三钱,再煎滚,次下公猪胆汁一个,和匀调前药,搽擦患上。此药诸痒疮用之并效。

《医宗金鉴·外科心法要诀》卷六十九,下部,狼毒膏。

狼毒、川椒、硫黄、槟榔、文蛤、蛇床子、大风子、枯白矾各三钱。

共研细末,用香油一茶盅煎滚,下公猪胆汁一枚,和匀调前药擦患处。

【方歌】
狼毒膏擦绣球风,湿痒浸淫火燎疼,
椒硫槟蛤床风子,枯矾猪胆油调成。

【方药剂量】 狼毒、川椒、硫黄、槟榔、五倍子、蛇床子、大风子仁、枯矾各10g,公猪胆汁1枚,麻油130g。

【功效药理】 止痛解毒,温经燥湿。

【主治】 阴囊湿疹、皲裂性湿疹、角化性体癣、手足癣等。

【制法】 ①用麻油130g煎滚,下公猪胆汁1枚,蜂蜡25g,上药为末,60~45℃时加入,搅拌均匀成膏;②庄国康改良方:去枯矾,加芒硝9g,蜂蜡25g,麻油130g,将前七味药制成最细粉,另将麻油入锅内加温,逐渐加入芒硝(可起泡沫,当心外溢),然后加蜂蜡熔化,再加猪胆汁、七味药粉,调和成膏;③张志礼和袁兆庄,用祛湿药膏240g代替猪胆汁和麻油。

【用法】 外敷患处，一日 1 次。

【方源】 ①《外科正宗》卷七十二，②《医宗金鉴·外科心法要诀》卷六十九，朱仁康、赵炳南、庄国康、袁兆庄、徐宜厚、邓丙戊、张志礼、王玉玺引录专著中。

名 173 藜芦膏(孙思邈)

【经典名方】 《备急千金要方》第二十二，疔肿痈疽痈疽第二，治赤色肿有尖头者，藜芦膏方。

藜芦二分，黄连、矾石、雄黄、松脂、黄芩各八分。

上六味，末之，猪脂二升二合煎令烊，调和以敷上，痫癣、头疮极效，又治浅疮，经年抓搔成痒孔者。

《外科大成》卷二分治部上(痈疽)藜芦膏。

藜芦、苦参各一两，猪脂半斤，浸七日，煎十数沸，去渣。入松香一两化，离火。入雄黄末、枯矾末各一两，搅匀涂之，以瘥为度。

治痫疮痒痛，黄水浸淫。

《医宗金鉴·外科心法要诀》卷六十八，手部，藜芦膏。

藜芦、苦参各一两，猪脂油八两，将二味炸枯，滤去渣；入松香一两，熔化开，离火，再加枯矾末、雄黄末各一两，搅匀，候温涂之，以瘥为度。

【方歌】
藜芦膏用苦参良，脂油炸滤入松香，
再加枯矾雄黄搅，杀虫止痒抹痫疮。

【方药剂量】 藜芦、苦参各 30g，黄连、黄芩各 15g，松香、枯矾、雄黄各 30g，猪油 300g。

【功效药理】 杀虫止痒，解毒燥湿。具有显著的抗菌、抗炎、调节免疫功能，与此两种疾病发病机制相吻合。

【主治】 掌跖脓疱病、湿疮。

【制法】 取猪油将前四味药浸泡、炸枯，120 目药筛滤去药渣；入松香，化开，离火，重新过滤，50℃加枯矾、雄黄细粉，搅匀成膏，即得。

四种处方及制法：

1. 前四味药加猪油 300g，文火 (200W) 加热，不时翻动、搅拌，避免粘锅(最好用金属网装药)，药炸枯，120 目药筛过滤，加松香熔化，再过滤，加蜂蜡 10g 熔化，离火 50℃时加雄黄、枯矾，搅至 40℃成膏。

2. 前四味药加凡士林 300g，操作同上，成膏，稠度合适。

3. 前四味药加玉米油 300g 炸药枯，操作同上，加蜂蜡 30g，成膏。

4. 前四味药加水 300g，浸泡 12h，加玉米油 300g，加热至沸，200W 持续加热 3h，水油混合早期温度在 100℃之内，后期水基本驱尽，140℃之内，泡较小、较少，药枯，药筛过滤去渣，加松香、蜂蜡熔化，降温至 55℃，加雄黄、枯矾细粉，搅至 40℃成膏，陈化 12h，稠度合适。

【用法】 涂敷于患处，一日 1 次。

【方源】 ①《备急千金要方·疔肿痈疽》第二十二，用猪脂加药末做膏；②《外台秘要方》卷 32；③《外科大成》卷二，王玉玺引用专著中；④《医宗金鉴·外科心法要诀》卷六十八，邓丙戊引录专著中。

名174 附子膏(王焘)

【经典名方】《外台秘要》卷十五,白癜风方,附子膏方。

附子(炮)、天雄(炮)、乌头(炮)各三两,防风二两。

上四味,以猪膏三升合煎之,先服白癜散,上以膏傅之,一方无防风。

《太平圣惠方》卷第二十四,治白癜风诸方。

附子二两,去皮脐,生用天雄二两,去皮脐,生用川乌头二两,去皮脐,生用。

上件药细剉,以猪脂二斤煎,令附子色焦黄,去滓候冷,于瓷盒中盛,用摩风癜上,以瘥为度。

【方药剂量】 附子、天雄、乌头、防风各60g。

商陆散方:生商陆根100g,白蔹、炮天雄、黄芩各42g,干姜56g,炮附子、踯躅花(杜鹃花)各42g,酒服1g。

【功效药理】 祛风邪,通血脉。

附子、天雄、乌头三种乌头之品都有大毒,具有补火助阳、散寒止痛功效,共为君药。且温性药物能温养肌肤,抗衰防老。防风能解乌头之毒,缓和药性,同时有祛风止痛功效。

【主治】 白癜风。

【制法】 上药切后用猪脂600g,合煎,过滤去滓,即得。

【用法】 先服商陆散,再以膏贴患处。

【方源】 ①《外台秘要方》卷十五引《古今录验》;②《太平圣惠方》卷第二十四,名摩风膏,无防风,王玉玺引录专

著中。

名175 木兰皮膏(刘涓子)

《刘涓子鬼遗方》第五卷,木兰膏方。

木兰、防风、白芷、青木香、牛膝、独活、藁本、当归、芍药、杜衡、辛夷、川芎、细辛各一两,麝香一分,附子(炮)二分。

上十五味,㕮咀诸药,以腊月猪脂一升,微火煎三沸三上下,去滓,末下,搅令调,膏成,敷疮上,日三。

【经典名方】《太平圣惠方》卷第四十,治酒齇诸方。

治酒毒齇疱,木兰皮膏方。

木兰皮、防风去芦头、白芷、木香、牛膝去苗、赤芍药、独活、杜衡、当归、白附子、细辛、芎劳,已上各一两,麝香半两,细研。

上件药并细剉,以腊月猪脂二斤微火煎,以白芷黄为度,滤去滓,入麝香搅令匀,瓷盒中盛,每夜薄涂之。

【方药剂量】 木兰皮、防风、白芷、木香、牛膝、赤芍、独活、杜衡、当归、白附子、细辛、川芎各30g,人工麝香15g。

【功效药理】 杀虫止痒,养血活血。

现代药理研究:木兰皮中的辛夷油具有抗病原微生物的作用。禹白附具有抗肿瘤、镇静止痛、抗菌消炎、美白等多种功效。独活挥发油,具有止痛、消肿、散瘀功效。牛膝多糖的药理活性较多,主要为免疫调节作用和抗肿瘤作用。

【主治】 酒渣鼻。

【制法】 以上药为粗末,以腊月猪

脂 1000g，微火煎，以白芷黄为度，滤去滓，入麝香搅匀。

【用法】 每晚涂之。

【方源】 ①《刘涓子鬼遗方》卷四十；②《太平圣惠方》卷第四十。

名 176　面脂（孙思邈）

【经典名方】 《备急千金要方》卷第六，窍病面药第九。

面脂治面上皱黑，凡是面上之疾，皆主之方。

丁香、零陵香、桃仁、土瓜根、白蔹、防风、沉香、辛夷、栀子花、当归、麝香、藁本、商陆、芎䓖各三两，葳蕤一本作白及藿香（一本无白芷）、甘松香各二两半，菟丝子三两，白僵蚕、木兰皮各二两半，蜀水花、青木香各二两，冬瓜仁四两，茯苓三两，鹅脂、羊肾脂各一升，半羊髓一升，生猪脂三大升。

上二十九味，㕮咀，先以美酒五升，按猪胰六具，取汁渍药一宿，于猪脂中极微火煎之，三上三下，白芷色黄，以绵一大两纳生布中，绞去滓，入麝香末，以白木篦搅之，至凝乃止。任性用之良。

【方药剂量】 丁香、零陵香、桃仁（汤浸去皮）、土瓜根、白蔹、白及、防风、当归、沉香、辛夷、商陆、麝香（研）、藁本、栀子花、川芎各 90g，玉竹、藿香、白芷、甘松香各 75g，菟丝子、白僵蚕、木兰皮各 75g，蜀水花、青木香各 60g，白茯苓 90g，冬瓜子仁 120g，鹅脂、羊肾脂各 600g，羊髓 600g，猪胰 6 具，清酒（米酒）3000ml，生猪脂 1800g。

【功效药理】 祛风润肤，增白消斑。

现代药理学研究，本方具有显著的润肤、美白、抑制炎症后期肉芽组织增生、抗脂质过氧化、抗肿瘤、抗菌、抗辐射等作用。

【主治】 黑变病、黄褐斑等。

【制法】 先以蒸馏酒 3000g，捋猪胰六具，所列以上药，置猪胰汁渍药一宿，于生猪脂中煎三上三下，煎令白芷色黄为度，过滤去滓，盛于瓷盒内。

【用法】 涂面，一日 2 次。

【方源】 ①《备急千金要方·面药》卷六，名面脂，为面脂之始；②《外台秘要方》卷三十二，名面膏面脂，陈可冀引录专著中。药味基本相同，药量稍有差异。

名 177　丹参膏（葛洪）

【经典名方】 《肘后备急方》卷之五，治痈疽妒乳诸毒肿方，丹参膏。

疗恶肉，恶核，瘰疬，风结，诸脉肿。

丹参、蒴藋各二两，秦艽、独活、乌头、白及、牛膝、菊花、防风各一两，茵草叶、踯躅花、蜀椒各半两。

十二物，切，以苦酒二升，渍之一宿，猪膏四斤，俱煎之，令苦酒竭，勿过焦，去滓。以涂诸疾上，日五度，涂故布上贴之。

《备急千金要方》第二十二，疗肿痈疽痛疽方。

丹参、蒴藋、莽草、蜀椒、踯躅各二两，秦艽、独活、白及、牛膝、菊花、乌头、防己各一两。

上十二味㕮咀，以醋二升浸一宿，夏半日，如急要，便煎之。猪脂四升，煎令醋气歇，慢火煎之，去滓，用敷患上，日五六度。

《肘后备急方》用防风,不用防己,治恶肉、恶核、瘰疬、风结诸肿,云此膏亦可服。

【方药剂量】　丹参、蒴藋、莽草、杜鹃花、花椒各 60g,秦艽、独活、乌头、白及、牛膝、菊花、防风、防己各 30g,陈醋1200ml,猪脂 2400g。

【功效药理】　散寒除湿,消肿散结。醋合乙醇,是很好的溶媒,可增加乌头生物碱的溶解而发挥药效。

该方起源于《肘后备急方》,其中有蒴草叶,《备急千金要方·疗肿痈疽》《洪氏集验方》《医心方》等引录。蒴草即莽草。莽草,辛温,有毒,主治瘰疬结核、乳肿不消等。乌头和白及为古典名方原方药物,两味药属于记载的十八反中药,李根林报道乌头和白及并无配伍禁忌,如何使用尚待定、待观察。本方具有显著的抗菌消炎、消肿生肌、镇静、镇痛、解热、抗惊厥、抗过敏作用。

【主治】　恶肉,恶核,瘰疬,风结,诸脉肿(寒湿下注所致结节暗筋、经久不愈的结节红斑)。

【制法】　以上饮片,切,以陈醋1000ml 渍一宿,猪膏 2000g 微火煎之,醋竭,勿过焦,饮片焦黄即可,去滓成膏,即得。

【用法】　涂布上,贴患处,一日5 次。

【方源】　①《肘后备急方》卷之五,邓丙戌引录专著中;②《备急千金要方·疗肿痈疽》卷第二十二。

名 178　樟脑膏(申拱辰)

【经典名方】　《外科启玄》卷十二,

血风疮,潮脑膏。

治血风疮,一宿见效,三日全好。

黄连一两,白芷五钱,轻粉三钱,潮脑二钱,川椒三钱。

共为细末,用熟菜籽油调稠,摊在一个大碗底上,倒合将瓦高支,用艾四两,揉作十团,烧熏碗底,上药如油干,再添油拌再熏,必待艾尽,乘热搽在患处,外用油纸草纸包之,次日即消,不过三宿,神效。

【方药剂量】　黄连 30g,白芷 15g,樟脑 6g,川椒 9g,轻粉 9g。

【功效药理】　散寒燥湿,解毒止痒。

【主治】　猫眼疮、血风疮。

【制法】　制成最细粉,用熟植物油调稠,摊于碗底,将药碗覆于瓦上支起,以艾 120g,揉成十团,烧熏碗底。上药如油干,再添油拌,再烧熏,必待艾尽方成。

【用法】　乘药油热,搽在患处,油纸包扎。

【方源】　《外科启玄》卷十二,庄国康和王广津引录专著中。

名 179　水晶膏(刘裕铎)

【经典名方】　《医宗金鉴·外科心法要诀》卷六十三,面部,水晶膏。

矿子石水化开,取末五钱,又用浓碱水多半茶盅,浸于煅石末内,以咸水高煅石二指为度。再以糯米五十粒,撒于灰上,如咸水渗下,陆续添之,泡一日一夜,冬天两日一夜,将米取出,捣烂成膏。挑少许点于痣上,不可太过,恐伤好肉。

【方歌】

水晶膏能点黑痣,碱水浸灰入糯米,
一日一夜米泡红,取出捣膏效无比。

【方药剂量】 风化石灰 15g,浓碱水 75～100g,糯米 50 粒。

根据本方以现代科技化裁方。

1. 朱仁康方:糯米 10g,15%氢氧化钾 25g,浸 24h,捣烂成膏;

2. 张志礼改良方:糯米 20g,15%氢氧化钾溶液 50g,浸泡 24h,捣烂成膏;

3. 张作舟改良方:糯米 30g,40%氢氧化钾溶液适量,五倍子 1g,浸 24h,捣烂成膏。

方中二药反应生成氢氧化钾和碳酸钙沉淀。张志礼与张作舟直接用氢氧化钾溶液,腐蚀性强,用以破坏增生角质,腐蚀不可太过!

【功效药理】 软化浸润,腐蚀角质。

【主治】 黑痣、鸡眼、胼胝、寻常疣及其他角质增生性皮肤病。

【制法】 风化石灰加水化开,取石灰末 15g,加浓碱水浸泡,以碱水高石灰二指为度,撒糯米 50 粒于灰上,如碱水渗下,陆续添之,夏季泡 24h,冬季泡 48h,将米取出,捣烂成膏。

【用法】 先按皮损大小用橡皮膏套住周边正常皮肤,再将药膏薄涂病灶处,表面覆盖一层胶布,一日 1 次,以皮损坏死变黑为度。

【方源】 ①《医宗金鉴·外科心法要诀》卷六十三,王玉玺等引录专著中;②始于《备急千金要方》,历代稍许变化。

名180 延年松叶膏(王焘)

【经典名方】 《外台秘要方》卷三十二,延年松叶膏,疗头风鼻塞,头旋发落,白屑风痒,并主之方。

松叶切,一升,天雄去皮、松脂杏仁去皮、白芷各四两,莽草、甘松香、零陵香、甘菊花各一两,秦艽、独活、辛夷仁、香附子、藿香各二两,乌头去皮、蜀椒、川芎、沉香、青木香、牛膝各三两,踯躅花一两半,并剉。

上二十一味,㕮咀,以苦酒三升浸一宿,以生麻油一斗,微火煎三上三下,苦酒气尽膏成,去滓滤,盛贮。以涂发根,日三度摩之。

【方药剂量】 松香(切)600g,天雄(去皮)、松脂、杏仁(去皮)、白芷各120g,莽草、甘松香、零陵香、甘菊花各30g,秦艽、独活、辛夷仁、香附子、藿香各60g,乌头(去皮)、花椒、川芎、沉香、青木香、牛膝各90g,杜鹃花45g,陈醋1800ml,生麻油6000ml。

【功效药理】 祛脂活血,香肤生发。

现代药理研究,松香中化合物对金黄色葡萄球菌及大肠埃希菌具有良好的抗菌活性。秦艽具有抗炎、镇痛、保肝、免疫抑制、降血压、抗病毒、抗肿瘤等作用。牛膝具有抗肿瘤、抗病毒、抗炎、镇痛等多种临床药理作用。

【主治】 脱发症。

【制法】 上 21 味药,切碎。以苦酒(醋)1800ml 浸一宿,以生麻油6000ml 微火煎三上三下,苦酒气尽,过滤去滓,搅凝成膏。

【用法】　上药膏以涂发根并按摩，一日3次。

【方源】　《外台秘要方》卷三十二，邓丙戌引录专著中。

名181　近效韦慈氏方（王焘）

【经典名方】　《外台秘要方》第三十二卷，头发秃落方，近效韦慈氏疗头风发落，并眼暗方。

蔓荆实三两，研桑寄生、桑根、白皮各二两，韭根切，三合，白芷二两，甘松香、零陵香各一两，马髻膏三合，乌麻油一升，甘枣根白皮汁三升，松叶切，二合，五粒者。

上十一味，细切诸药，内枣根汁中浸一宿，数数搅令调，温匝以后，旦内油脂中缓火煎之，勿令火热，三五日候枣汁竭、白芷色黄膏成，去滓。每日揩摩鬓发及梳洗。其药浸经宿，临时以绵宽裹煎之，膏成去滓绵滤，以新瓷瓶盛，稠浊者即先用却，不堪久停，特欲近手，糜坏也。

【方药剂量】　蔓荆子90g，桑寄生、桑根白皮各60g，韭根60g，白芷60g，甘松香、零陵香各30g，马髻膏（马脂）60g，乌麻油600ml，甘枣根白皮汁1800ml，松叶（切）400g。

【功效药理】　祛风长发，润肌滋肤，养血补肾。

现代药理研究：桑寄生具有抗炎镇痛、抗肿瘤、降血脂、降血压、降血糖、保护神经等多种显著的药理作用。

【主治】　脱发症。

【制法】　上述药物细锉，放入枣根汁中浸泡一夜，搅匀，再放入油脂中缓火煎之，经枣汁干，白芷变黄，则膏成去滓绵滤。

【用法】　每日揩摩鬓发及梳洗。

【方源】　《外台秘要方》卷三十二，陈可冀引录专著中。

名182　三圣膏（许国祯）

【经典名方】　《御药院方》卷八，治杂病门，三圣膏，治鬓髪髭脱落令生长方。

黑附子（生）、蔓荆子、柏子仁各半两。

上药为细末，乌鸡脂和，捣研千下，于磁盒内密封，百日取出，涂住髭发落处，三五日即生，自然牢壮不落。

【方药剂量】　生黑附子、蔓荆子、柏子仁各15g。

【功效药理】　滋润头皮，养血生发。

【主治】　各种脱发，并具护发功效。

【制法】　上药粉碎成最细粉，乌鸡脂和匀，反复捣研，放于密闭容器内，密封百日后取出。

【用法】　涂头上发脱处，每日一至数次。

【方源】　①《御药院方》卷八，杨柳引录专著中；②《众妙仙方》卷一。

名183　肥油膏（吴谦）

【经典名方】　《医宗金鉴·外科心法要诀》卷六十三，头部肥油膏。

藜芦、当归、鲤鱼胆炸焦入蜡实奇方。

番木鳖六钱，当归、藜芦各五钱，黄

柏、苦参、杏仁、狼毒、白附子各三钱,鲤鱼胆二个。

用香油十两,将前药入油内,熬至黑黄色,去渣,加黄蜡一两二钱,溶化尽,用布滤过罐收。每用少许,用蓝布裹于手指,蘸油擦疮。

【方歌】

肥油膏能治肥疮,散风杀虫长发强,
黄柏苦参白附子,番鳖狼毒杏仁良,
藜芦当归鲤鱼胆,炸焦入蜡实奇方。

【方药剂量】 马钱子(番木鳖)20g,当归、藜芦各15g,黄柏、苦参、杏仁、狼毒、白附子各10g,鲤鱼胆2个,麻油300g,蜂蜡40g。

【功效药理】 杀虫止痒,清热解毒。

【主治】 头癣、手足癣、体癣等真菌感染性皮肤病,亦用于(白疕)银屑病。

【制法】 将药浸泡麻油内,煎熬至焦枯,过滤去滓,加蜂蜡40g,熔化尽,加鱼胆汁,和匀,滤过罐收。

【用法】 涂患处或包封。

【方源】 《医宗金鉴·外科心法要诀》卷六十三,王玉玺、欧阳恒和杨志波、喻文球引录专著中。

第七节 糊 剂

【定义】 又称糊膏、药糊、药膏、泥膏。系指大量的原料药物固体粉末(一般25%以上)均匀地分散在适宜的基质中所组成具有黏性的半固体或浆状制剂。

【药材】 同软膏剂。

【制法】 同软膏剂。多用调和法,用植物汁液、油调和药粉。

【功效药理】 吸收分泌物,保护疮面,软化皮肤,去痂皮鳞屑,不阻碍皮脂和汗腺分泌,尤其是夏季发病的儿童。

【主治】 亚急性、慢性期脓疱性、鳞屑皮肤病。

【用法】 涂搽药糊,再撒药粉,包封。

【注意事项】 稠度适宜,寒冷地区药粉不超过50%,不适用于毛发丛生部,如需要使用,应剪去毛发再用。

名 184 令人面悦泽方(孙思邈)

【经典名方】 《备急千金要方》卷第六,七窍病,令人面白净悦泽方。

白蔹、白附子、白术、白芷各二两,藁本三两,猪胰三具,水渍去汁尽,研。

上六味,末之,先以芜菁子半升,酒、水各半升,相和,煎数沸,研如泥,合诸药,纳酒、水中,以瓷器贮,封三日。每夜敷面,旦以浆水洗之。

【方药剂量】 白蔹、白附子、白术、白芷各60g,藁本90g,猪胰(《广韵》曰:豕息肉。今谓之猪胰)三具,芜菁子300g,酒300ml,水300ml。

【功效药理】 润燥泽肤,祛斑增白。

【主治】 黄褐斑、黧黑斑,皮肤护理。

【制法】 将前5味药制成最细粉,

猪胰水渍去赤汁尽,与药粉共研和,另取芜菁子加蒸馏酒、水各 300g,相和,煎数沸,研如泥,合诸药,内蒸馏酒中,以瓷器贮之,封 3 天后用。

【用法】　每夜敷面,旦以浆水洗之。

【方源】　《备急千金要方·面药》卷六,黄菲莉引录专著中。

名 185　顽癣必效方(陈实功)

【经典名方】　《外科正宗》卷之四,顽癣,顽癣必效方。

【方歌】

顽癣必效川槿皮,轻粉雄黄巴豆宜,

斑蝥大黄百药煎,阴阳水和海桐皮。

治多年顽癣,诸药熏擦搽洗不效者,用之即愈。

川槿皮四两,轻粉、雄黄各四钱,百药煎四饼,斑蝥(全用)一钱,巴豆去油,一钱五分,大黄二两,海桐皮二两。

上为极细末,用阴阳水调,抓损敷药,必待自落。

《医宗金鉴·外科心法要诀》卷七十四发无定处(下)必效散。

川槿皮四两,海桐皮、大黄各二两,

百药煎一两四钱,巴豆去油,一钱五分,斑蝥一个全用,雄黄、轻粉各四钱。

共研极细末,用阴阳水调药,将癣抓损,薄敷,药干必待自落。

【方歌】

必效大黄百药煎,川槿海桐巴豆斑,

雄黄轻粉阴阳水,调搽诸癣久年顽。

【方药剂量】　土荆皮 120g,海桐皮、大黄各 60g,百药煎 45g,巴豆(去油)5g,雄黄、轻粉各 15g,斑蝥 3g(一个)。

亦可做成药酒,上药加蒸馏酒至 3000ml,浸一周,过滤取药酒,或做成 30% 软膏,外用。

【功效药理】　除蕴湿,软坚。

【主治】　神经性皮炎、角化型手足癣。

【制法】　上药研为最细末,用阴阳水调,备用。

【用法】　将患处皮肤抓破,敷药,必待自落。

【方源】　①《外科正宗》卷之四,王玉玺、邓丙戌引录专著中;②《医宗金鉴·外科心法要诀》七十四,夏应魁引录专著中。

第八节　烟　熏　剂

【定义】　烟熏剂系指点燃饮片的烟熏外用制剂。

【药材】　中药饮片、中药配方颗粒、包装材料。

【制法】　将药粉制成丸状、条状、饼状、香烟状、香状烟熏剂。

【功效药理】　温经暖皮,活血化

瘀,祛风杀菌。

【主治】　鳞屑角化性皮肤病,如神经性皮炎、慢性湿疹、硬皮病等。

【用法】　点燃烟熏剂,烟熏皮损,以能耐受为度,每次 30min。

【注意事项】　温度适宜,避免烫伤,注意防火,保持通风。

名186　烟熏剂（吴谦）

【经典名方】　《医宗金鉴·外科心法要诀》卷七十四。

苍术一两半，苦参一两半，防风一两半，黄柏一两半，松香二两，五倍子二两半，鹤虱二两，白藓皮五钱，大枫子五两。

上药研成细末，用绵纸卷如烟卷状，点燃后烟熏患处。距离以不痛、舒适为度，每日一至三次，每次十至十五分钟。

【方药剂量】　苍术、苦参、防风、黄柏各 45g，松香 60g，五倍子 75g，鹤虱 60g，白鲜皮 15g，大风子 150g。

刘红霞用中药配方颗粒代替饮片。

【功效药理】　除湿散风，杀虫止痒软坚。

具有杀虫、改善微循环作用。

【主治】　神经性皮炎、慢性湿疹等。

【制法】　将以上诸药共研粗末，用草纸卷成药卷。

赵炳南制法：将以上诸药共研粗末，与等量艾绒混合，用草纸卷成艾条，或研细面制成药香，即得。也可将以上诸药置干馏器中，加热干馏成油，熏治。

【用法】　点燃药卷，烟熏患处，距离以不痛、舒适为度，每天 1～3 次，每次 10～15min。

【方源】　《医宗金鉴·外科心法要诀》卷七十四。

第九节　膏　药

【定义】　系指饮片、食用植物油与红丹（铅丹）或铅粉（官粉）炼制成膏料，摊涂于裱褙材料上制成的供皮肤贴敷的外用制剂。前者称为黑膏药，后者称为白膏药。

其他建议阅《中西皮肤外用制剂手册》第三章第十二节膏药的调配。

名187　加味太乙膏（陈实功）

【经典名方】　《外科正宗》卷之一，痈疽门，加味太一膏。

【方歌】

太一膏中桂芷归，乳没丹参地芍魏，
将军木鳖兼轻粉，血余槐柳共称奇。

治发背、痈疽及一切恶疮，跌扑伤损、湿痰流注、风湿、风温、遍身筋骨走注作痛，内伤风郁，心腹胸背攻刺作痛，腿脚酸软，腰膝无力，汤泼火烧、刀伤、棒毒、五损内痈，七伤外症，俱贴患处。又男子遗精，妇人白带，俱贴脐下。脏毒肠痈，亦可丸服。诸般疮疖，血风癫痒，诸药不止痛痒者，并效。

肉桂、白芷、当归、玄参、赤芍、生地、大黄、土木鳖各二两，真阿魏二钱，轻粉四钱，槐枝柳枝各一百段，血余一两，东丹四十两，乳香末五钱，没药末三钱。

上十味，并槐柳枝，用真麻油足称五斤，将药浸入油内，春五、夏三、秋七、冬十，候日数已毕，入洁净大锅内，慢火熬至药枯浮起为度。住火片时，用布袋滤净药渣,将油称准足数,将锅展净,用细旧绢将油又滤入锅内,要清净为美;将血余投下,慢火熬至血余浮起,以柳棒挑看似膏溶化之象,方算熬熟。净油一斤,将飞过黄丹六两五钱徐徐投入,火加大些,夏秋亢热,每油一斤加丹五钱,不住手搅,候锅内先发青烟,后至白烟,叠叠旋起,气味香馥者,其膏已成。即便住火,将膏滴入水中,试软硬得中,如老加熟油,若稀亦加炒丹,每各少许,渐渐加火,务要冬夏老嫩得所为佳。候烟尽,端下锅来,方下阿魏,切成薄片,散于膏面上化尽;次下乳、没、轻粉,搅匀倾入水内,以柳棍搂成一块,再换冷水浸片时,乘温每膏半斤扯拔百转成块,又换冷水投浸,随用时每取一块铜勺内复化,随便摊贴至妙。

【方药剂量】　玄参、白芷、肉桂、赤芍、大黄、生地、土木鳖各 60g,阿魏 6g,轻粉 12g,柳槐枝各 100 段,血余炭 30g,铅丹 1 200g,乳香 15g,没药 10g,麻油 2500ml。

【功效药理】　清肿消火,解毒生肌。

【主治】　一切疮疡已溃或未溃者。

【制法】　除铅丹外,余药加入油锅内,煎熬至药枯黄,滤去药渣,加入铅丹,每 500ml 药油加铅丹 195g,充分搅匀成膏。

【用法】　隔火炖烊,摊于纸上,随疮口大小贴于患处。

【方源】《外科正宗》卷之一,顾伯华、李竞、刘忠恕、马绍尧、欧阳恒、陈德宇、范瑞强、王玉玺等引用于专著或教材中。

名 188　骐驎竭膏(王怀隐)

【经典名方】《太平圣惠方》卷第六十三。

治一切痈疽发背,恶疮毒肿溃后,久脓水不住,肌肉不生,毒气未定,收毒止痛暖肌,骐驎竭膏方。

骐驎竭半两,雄黄半两,细研密陀僧半两,细研雌黄一分,细研乱发半两,朱砂半两,细研乳香一两,细研黄耆一两,白芍药一两,牡丹一两,连翘一两,丁香一两,木香一两,桂心一两,当归一两,牛膝一两,去苗细辛一两,白芷一两,松脂二两,蜡三两,黄丹一十二两,麻黄二两,油二斤半。

上件药黄耆等一十二味细剉,入油内浸一宿,后用文火煎诸药色黑,漉出,次下松脂、乳香、蜡消熔尽,以绵滤去滓,拭铛令净,却下药油以慢火熬,相次入黄丹,不住手以柳木篦搅,候色变,滴于水碗内,捻看软硬得所,歇良久,入骐驎竭、雄黄、雌黄、密陀僧、朱砂等末搅令匀,倾于瓷盒内,以纸上摊令匀,每日两上贴之。

【方药剂量】　血竭 15g,黄芪、白芍、牡丹皮、连翘、丁香、木香、桂心、当归、牛膝、细辛、白芷各 30g,麻黄 60g,雄黄、密陀僧、朱砂(皆研细)各 15g,雌黄(研细)7.5g,乱发 15g,乳香(研细)各 7.5g,松香 60g,蜂蜡 90g,铅丹 360g,油 1250ml。

【功效药理】　解毒止痛,托疮生肌。

【主治】　痈疮发背,及恶疮毒肿溃后,脓水不住,肌肉不生者。

【制法】 先将黄芪等12味中药制成粗颗粒,浸泡12h,后用文火煎诸药色枯焦,滤出;次下松香、蜂蜡,消熔尽,过滤去滓,拭锅令净,却下药油,以慢火熬;相次入铅丹,不住手以柳木篦搅,候色变,滴于水碗内,捻得软硬适中,60℃再入血竭、雄黄、雌黄、密陀僧、朱砂末、乳香末,倾入瓷盒内,摊纸上令匀。

【用法】 做成膏药,贴于患处。

【方源】 《太平圣惠方》卷六十三,王玉玺引用专著中。

名 189 蜂房膏(王怀隐)

【经典名方】 《太平圣惠方》卷第六十六,治瘰疬有脓诸方。

治瘰疬生头,脓水不干,疼痛,宜贴蜂房膏方。

露蜂房一两,蛇蜕皮半两,玄参半两,黄芪三分,杏仁一两,汤浸,去皮尖、双仁,研乱发如鸡子大,黄丹五两。

上件药细剉,用麻油一斤先煎,发及杏仁,候发消尽,即以绵滤去滓,却入铛中将前药煎令焦黄,又滤去滓,下黄丹以柳木篦不住手搅,候熬成膏,即倾于瓷盒中盛,旋取涂于帛上贴之。

【方药剂量】 露蜂房30g,蛇蜕15g,玄参15g,黄芪22.5g,杏仁30g(汤浸,去皮尖,双仁,研),乱发15g,铅丹150g,麻油500g。

【功效药理】 解毒疗疮,消肿软坚。

【主治】 瘰疬、鸦陷疮。

【制法】 上药制成粗颗粒,用麻油先煎,发及杏仁,候发尽,滤过去滓,下前4味药,煎至焦黄,滤净,然后下丹,搅至成膏,即贮瓷瓶中,用前做成膏药。

【用法】 贴疮上,每日一换。

【方源】 《太平圣惠方》卷六十六,王玉玺引录专著中。

名 190 阳和解凝膏(王维德)

【经典名方】 《外科证治全生集》卷一,阳和解凝膏。

香油十斤,取新鲜大力子根、叶、梗三斤,活白凤仙梗四两,入油煎枯去渣。次日以川附、桂枝、大黄、当归、肉桂、官桂、草乌、地龙、僵蚕、赤芍、白芷、白蔹、白及各二两,川芎四两,续断、防风、荆芥、五灵脂、木香、香橼、陈皮各一两,再煎,药枯沥渣,隔宿油冷,见过斤两。每油一斤,加炒透黄丹七两搅和,文火慢熬,熬至滴水成珠,不粘指为度。即以湿粗纸寻火,以油锅移放冷灶上,取乳香、没药末各二两,苏合油四两,麝香一两,研细入膏搅和,半月后,摊贴一应烂溃阴疽,冻疮贴一夜全消,溃者三张痊愈。

【方药剂量】 新鲜大力根、叶、梗1500g,活白凤仙梗120g,桂枝、大黄、当归、肉桂、官桂、草乌、地龙、僵蚕、赤芍、白芷、白蔹、白及各60g,川芎120g,续断、防风、荆芥、五灵脂、木香、香橼、陈皮各30g,炒透黄丹210g,乳香、没药末各60g,苏合油120ml,人工麝香30g,香油5000ml。

【功效药理】 温经和阳,行气活血,祛风散寒,化痰通络。

【主治】 用于烂溃阴疽、脓肿穿凿性头部毛囊周围炎、失荣(颈部恶性肿瘤等)、结节性红斑、基底细胞癌等。

【制法】 香油5000g,取新鲜大力

子根、叶、梗三斤,活白凤仙梗 120g,入油煎枯去渣,次日除乳香、没药、人工麝香、苏合油外,余药俱入锅内煎枯,去渣滤净,炼油至滴水成珠,隔宿油冷,称重,每 500ml 油加炒透黄丹 210g,搅匀,文火慢熬,熬至滴水成珠,不粘指为度,灭火,以油锅移放冷灶上,取乳香末、没药末、麝香末、苏合油,入膏搅和,半月后置铜勺内加热,烊化,摊贴于布上,做成膏药。

【用法】 贴敷于患处,每日或隔日1 次。

【方源】 ①《外科证治全生集》卷一,顾伯华、艾儒棣、邓丙戊等引录专著中;②《外科方外奇方》卷二。

名 191 琥珀膏(刘裕铎)

【经典名方】 《医宗金鉴·外科心法要诀》卷六十三,头部,发际疮,发际疮生发际边,形如黍豆痒疼坚,顶白肉赤初易治,胖人肌厚最缠绵。

琥珀膏

定粉一两,血余八钱,轻粉四钱,银朱七钱,花椒十四粒,黄蜡四两,琥珀末五分,麻油十二两。

将血余、花椒、麻油炸焦,捞去渣,下黄蜡熔化尽,用夏布滤净,倾入瓷碗内,预将定粉、银朱、轻粉、琥珀四味,各研极细,共合一处,徐徐下入油内,用柳枝不时搅之,以冷为度。绵燕脂摊贴,红绵纸摊贴亦可。

【方歌】

琥珀膏能治诸疮,活瘀解毒化腐良,
定血轻朱椒蜡珀,麻油熬膏亦疗疮。

【方药剂量】 铅粉30g,血余24g,轻粉 12g,银朱 21g,花椒 14 粒,蜂蜡120g,琥珀 1.5g,麻油 360ml。

【功效药理】 化腐生肌,祛瘀解毒。

【主治】 皮肤结核溃后及其他疮疡溃后。

【制法】 将血余、花椒放油中熬枯,去滓,下蜂蜡至溶,滤过,稍冷,约50℃,再将余下最细药粉,慢慢下入油中,搅匀,以冷成膏为度。

【用法】 掺药粉于患处,或与软膏伍用。

【方源】《医宗金鉴·外科心法要诀》卷六十三,王玉玺、庄国康引录专著中。

第十节 丹 剂

【定义】 简称丹。丹剂系指矿物药材经过加热升华或沉降提炼而成的一种化合制剂。是用丹砂、食盐、白矾、火硝、皂矾、水银、砒石等矿物药材,在高温条件下经烧炼制成的颗粒状或粉末状结晶的无机化合物,称为丹剂或丹药,如降丹、升丹、炼丹。丹制作过程称为炼丹术,是我国古代医学家发明的化学制药法,在世界上首次合成和分解了矿物质。广义的丹泛指多种剂型,是优秀制剂的代号。其他建议阅《中西皮肤外用制剂手册》第三章第十三节丹剂的调配。

名192　白降丹(刘裕铎)

【经典名方】 《医宗金鉴·外科心法要诀》卷六十二,去腐类方,白降丹。

腐者,坏肉也。诸书云:腐不去则新肉不生。盖以腐能浸淫好肉也,当速去之。如遇气实之人,则用刀割之取效;若遇气虚之人,则惟特药力以化之。盖去腐之药,乃疡科要药也。

此丹治痈疽发背,一切疔毒,用少许。疮大者用五、六厘,疮小者用一、二厘,水调敷疮头上。初起者立刻起疱消散,成脓者即溃,腐者即脱消肿,诚夺命之灵丹也。

朱砂、雄黄各二钱,水银一两,硼砂五钱,火硝、食盐、白矾、皂矾各一两五钱。

先将朱、雄、硼三味研细,入盐、矾、硝、皂、水银共研匀,以水银不见星为度。用阳城罐一个,放微炭火上,徐徐起药入罐化尽,微火逼令干取起。如火大太干则汞走,如不干则药倒下无用,其难处在此。再用一阳城罐合上,用绵纸截半寸宽,将罐子泥、草鞋灰、光粉三样研细,以盐滴卤汁调极湿,一层泥一层纸,糊合口四、五重,及糊有药罐上二、三重。地下挖一小潭,用饭碗盛水放潭底。将无药罐放于碗内,以瓦挨潭口四边齐地,恐炭灰落碗内也。有药罐上以生炭火盖之,不可有空处。约三炷香,去火冷定开看,约有一两外药矣。炼时关上如有绿烟起,急用笔蘸罐子盐泥固之。

【方药剂量】 朱砂、雄黄各6g,水银30g,硼砂15g,火硝、食盐、白矾、皂矾各45g。

丹剂为中医珍贵文化遗产,后继乏人,濒临灭绝,如何传承发展是摆在国家和国人面前的大事,不可等闲视之,应首先纳入国家医药法规中,采取科学方式传承发展。

【制法】 先将朱砂、硼砂、雄黄研细,入食盐、白矾、火硝、皂矾、水银,研匀。用阳城罐一个置炭火中,徐徐将药粉入罐,化尽,用微火焙干。再用一个阳城罐合上,外加一个阳城罐合上,外加盐泥老封固,炭火烧炼,刮下研细。

【功效药理】 腐蚀坚皮,化腐提毒,提拔瘘管。

【主治】 鸡眼、黑痣、疖痈成脓未溃、陈旧性皮肤窦道等。

【用法】 水调少许涂点脓头,致破溃引流,或加入红升丹内,或单独制成药线外用。

【注意事项】 对汞过敏者禁用。

【方源】 《医宗金鉴·外科心法要诀》六十二。

名193　红升丹(刘裕铎)

【经典名方】 《医宗金鉴·外科心法要诀》卷六十二,去腐类方,红升丹。

此丹治一切疮疡溃后,拔毒去腐,生肌长肉,疮口坚硬,肉黯紫黑,用丹少许,鸡翎扫上立刻红活。疡医若无红、白二丹,决难立刻取效。

朱砂五钱,雄黄五钱,水银一两,火硝四两,白矾一两,皂矾六钱。

先将二矾、火硝研碎,入大铜杓内,加火硝一小杯炖化,一干即起研细。另将汞、朱、雄研细,至不见星为度,再入硝矾末研匀。先将阳城罐用纸筋泥搪一指厚,阴干,常轻轻扑之,不使生裂纹,搪泥罐子泥亦可用。如有裂纹,以罐子泥补之,极干再晒。无裂纹方可入前药在内,罐口以铁油盏盖定,加铁梁盏,上下用铁鑻铁丝扎紧,用绵纸捻条蘸蜜,周围塞罐口缝间,外用熟石膏细末,醋调封固。盏上加炭火二块,使盏热罐口封固易干也。用大钉三根钉地下,将罐子放钉上,罐底下置坚大炭火一块,外砌百眼炉,升三炷香。第一炷香用底火,如火大则汞先飞上;二炷香用大半罐火,以笔蘸水擦盏;第三炷香火平罐口,用扇搧之,频频擦盏,勿令干,干则汞先飞上。三香完,去火冷定开看,方气足,盏上约有六、七钱,刮下研极细,瓷罐盛用。再予以盐卤汁调罐子稀泥,用笔蘸泥水扫罐口周围,勿令泄气。盖恐有绿烟起汞走也,绿烟一起即无用矣。

【方歌】

白降丹为夺命丹,拔脓化腐立时安,

朱雄汞与硼砂入,还有硝盐白皂矾,

若去硼盐红升是,长肉生肌自不难。

【方药剂量】　朱砂15g,雄黄15g,水银 30g,火硝 120g,白矾 30g,皂矾 20g。

【制法】　先将二矾、火硝研碎,入大铜杓内,加火硝一小杯炖化,一干即起,研细。另将汞、朱、雄研细,至不见星为度,再入硝矾末研匀。用阳城罐一个置炭火中,徐徐将药粉入罐,化尽,用微火焙干。再用一个阳城罐合上,外加一个阳城罐合上,外加盐泥老封固,炭火烧炼,刮下研细。

【功效药理】　腐蚀坚皮,化腐提毒,提拔瘘管。

【主治】　疖痈成脓溃后。

【用法】　少许红丹,撒于疮上。

【注意事项】　对汞过敏者禁用。

【方源】　《医宗金鉴·外科心法要诀》。

第十一节　锭　剂

【定义】　系指饮片细粉与适宜黏合剂(或利用饮片细粉本身的黏性)制成不同形状的固体制剂。

名 194　肥皂方(龚廷贤)

【经典名方】　《鲁府禁方》卷四,宁集·杂方·肥皂方。

专治粉刺、花斑、雀子斑,及面上黑靥,皮肤燥痒。此药去垢润肌驻颜。如年高得之,转老色如童子,似玉之光润,乃奇方也。

角子糯肥皂一斤十二两,去核,真排草一两五钱,如铁线者佳,绿升麻四两,白及五钱,楮实子二两五钱,白芷五钱,砂仁带壳,五钱,糯米半升,另研,绿豆五钱,另研,天花粉五钱,白丁香二钱半,杏仁一两五钱,去皮,研如泥,猪胰子五个,另研,甘菊花五钱,红枣肉去皮、核,一两五钱,零陵香五钱,大片脑、藿香各三钱,广木香三两,官粉一两半,梅桂七钱,南桂花一两半。

上为末,加蜂蜜半斤,金酒一钟,量末均调,得所捣为丸,龙眼大。照常洗面,润开搽脸。久用斑滞自消,面如玉色。

【方药剂量】 角子糯肥皂860g，真排草45g，绿升麻120g，白及15g，楮实子75g，白芷15g，砂仁15g，糯米500g，绿豆15g，天花粉15g，白丁香(雄麻雀屎)7.5g，杏仁45g(用杏仁油)，猪胰子5个(另研)，甘菊花15g，红枣肉45g，零陵香15g，冰片、藿香各9g，广木香90g，官粉45g，梅花21g，南桂花45g，蜂蜜250g，高浓度白酒100ml。

【功效药理】 消斑美白，润肤除皱，洁肤去垢，锁水保湿，去屑止痒。

【主治】 粉刺、雀斑、黑斑、黄褐斑及皮肤护理。

【制法】 药材制成细粉，冰片用高浓度白酒溶解，加蜂蜜，调配成龙眼大药丸。

【用法】 照常洗面，润开搽脸。

【方源】 《鲁府禁方》卷四，宁集·杂方，马振友、靖连新传承融新，用现代科学技术制成美白祛斑皂。

名195 玉容肥皂(顾世澄)

【经典名方】 《疡医大全》卷十二，颧脸部，雀斑门主方。

玉容肥皂去白瘢、黑点、白癣、诸般疮痕，令人面色好。

白芷、白附子、白蒺藜、白僵蚕、白及、白丁香、甘松、草乌、杏仁、绿豆粉各一两，儿茶三钱，密陀僧、樟脑各五钱，白蔹、三奈、猪牙皂各四钱，肥皂去裹外皮筋并子，只取净肉一茶盅，轻粉三钱。

先将肥皂肉捣烂入鸡子清和，晒去气息，将各药末同肥皂鸡子清和丸，擦面。

【方药剂量】 白芷、白附子、白蒺藜、白僵蚕、白及、白丁香、甘松、草乌、杏仁、绿豆粉各30g，儿茶9g，密陀僧、樟脑各15g，白蔹、山奈、牙皂各12g，肥皂50g，轻粉9g。

【功效药理】 消斑美白，润肤除皱，洁肤去垢，锁水保湿，去屑止痒。

【主治】 白斑、黑点、白癣、诸斑疮痕。

【制法】 先将皂角肉捣烂，入鸡子清和，晒去气息，将各药末同皂角、鸡子清和丸。

【用法】 涂面。

【方源】 《疡医大全》卷十二，宋兆友、徐宜厚、邓丙戌引用专著中。

名196 七白膏(王怀隐)

【经典名方】 《太平圣惠方》卷四十，令面光白腻润，去野黯面皱方。

白芷一两，白蔹一两，白术一两，白附子(生用)三分，白茯苓三分，白及半两，细辛三分。

上件药捣罗为末，以鸡子白和为挺子，每挺如小指大，阴干，每夜净洗面了，用浆水于瓮器中磨汁涂之，极效。

《御药院方》卷十，洗面药门，七白膏，令人面光润不皱，退一切诸野黯。

香白芷、白蔹、白术各一两，白茯苓(去皮)三钱，白及半两，白附子(生)三钱，细辛(去叶土)三钱。

上为细末，以鸡子白调丸，如弹子大，或如人小指状，阴干，每夜净洗了面，温浆水于瓮器内磨汁，涂之极妙。

【方药剂量】 香白芷、白蔹、白术各30g，白茯苓(去皮)10g，白及15g，生白附子 10g,细辛(去叶、土)10g。

【功效药理】 消斑美白,润肤除皱,洁肤去垢,锁水保湿,去屑止痒。

【主治】 诸黚䵟、䵘黑斑、黄褐斑等。

【制法】 上药粉碎为最细粉,以鸡蛋清调和,制药丸如弹子大,或如小孩手指状,阴干。

【用法】 酸浆水或白桦树汁磨汁,涂敷于患处,一日1次。

【方源】 ①《太平圣惠方》卷四十;②《御院药方》卷十,王玉玺、陈可冀、马振友等多人引录专著中。

七白膏现代科技,用七白膏用现代剂型和技术做成乳膏、凝胶、精华液,其他所有的经典名方都可改成现代剂型。

马振友传承经典名方,加以创新,用八散、七白膏制成十白膏,在此基础上开发成妆字化妆品白桦汁玉容日霜、白桦汁玉颜晚霜。

七白祛斑乳膏

白桦树汁通用乳膏基质 500g,七白药液 500g(七白药液取自七白膏饮片煎至 500g)。

【制法】 取白桦树汁通用乳膏基质加热至 60℃ 熔化备用,另取七白药液,加热至 90℃,俟降至 60℃,两液相混,边加边搅,冷水浴搅至 35℃成膏。

七白祛斑日霜

白桦树汁通用乳膏基质 500g,七白药液 310g,白桦树汁 100g,氨甲环酸 30g,纳米级二氧化钛 30g,丙二醇 30g。

【制法】 取白桦树汁通用乳膏基质加热至 60℃ 熔化备用,另取七白药液、白桦树汁、氨甲环酸加热至 90℃,俟降至 45℃,加入纳米级二氧化钛丙二醇分散物,与上液相加,边加边搅,冷水浴搅至 35℃ 成膏。白天涂于面部。

七白祛斑晚霜

白桦树汁通用乳膏基质 500g,七白药液 360g,曲酸二棕榈酸酯 30g,维生素 E 5g,辅酶 Q10 0.5g,EDTA 二钠 0.5g,燕麦多肽 30g,甘油 30g,丙二醇 50g,光甘草啶 0.5g,K350 复合防腐剂 0.5g,SEPIPLUS 400 乳化增稠剂 7g,DC345 挥发硅油 30g。

【制法】 取白桦树汁通用乳膏基质加热至 60℃ 熔化备用,另取余药相混,加热至 90℃,俟降至 60℃,与上液相加,边加边搅,冷水浴搅至 35℃ 成膏。晚间涂于面部。

七白祛斑凝胶

A 相 1:七白药液 578g,白桦树汁 200g,卡波 U-20 8.5g;A 相 2:海藻糖 20g,甜菜碱 20g,氨甲环酸 30g,甘油 30g;B 相:丙二醇 50g,氯苯甘醚 3g,IPBC-2 1g,PEG-60 氢化蓖麻油 5g,水溶氮酮 10g,香精 0.1g;C 相:10% 氢氧化钾溶液 40g,调 pH 5～6;D 相:白桦树汁 30g,水解蜂王浆蛋白 5g。

【制法】 ①将 A 相白桦树汁、鲜马齿苋液加入烧杯中,撒入卡波 U-20,待全部下沉后,搅拌升温至 80～90℃;②将 A 相 2 加入 A 相 1 中,搅拌升温至 90℃,搅匀,保持 20min,俟降温至 45℃;③将 B 相于 40℃ 搅拌溶解,加入上述体系中搅拌均匀;④加入 C 相,调节 pH 5～6,搅拌均匀后加入 D 相,搅匀,俟降至 35～40℃,即得。

七白祛斑面膜精华

A 相 1:白桦树汁 550g,卡波 U-20 1.6g,A 相 2:七白药液 250g,海藻糖 15g,甜菜碱 15g,EDTA 二钠 0.25g,甘油 30g,水解透明质酸钠 0.5g;B 相:丙二醇 30g,氯苯甘醚 1g,IPBC-2 0.5g,PHL 5g,PEG-60 氢化蓖麻油 1.5g,香精 0.05g;C 相:10% 氢氧化钾溶液 10g,调 pH 5～6;D 相:氨甲环酸 10g,

白桦树汁 100g。

【制法】 ①将白桦树汁加入烧杯中,撒入卡波 U-20,待全部下沉后,搅拌升温至 80～90℃;②将 A 相 2 加入 A 相 1 中,搅拌升温至 90℃,搅匀,保持 20min,俟降温至 45℃;③将 B 相于 40℃搅拌溶解,加入上述体系中搅拌均匀;④加入 C 相,调节 pH 5～6,搅拌均匀后加入 D 相,搅匀,再加入 E 相,俟降至 40～35℃,即得。

第十二节 其他剂型

名 197 美肤组方(许国祯)

【经典名方】 《御药院方》卷十,洗面药门,楮实散。

楮桃儿、土瓜根、商陆各等分。

上为细末,每日早晨用少许,如常洗擦患处,后用桃仁膏,去皱皱悦皮肤。

桃仁膏,桃仁汤浸,去皮尖,研如泥,不以多少。

上用桃仁膏,同蜜少许,一处用温水化开,涂抹患处,后用玉屑膏涂贴。

玉屑膏治面手指肌肤皴涩不泽。

轻粉、定粉各三钱,密陀僧二钱。

上三味研细末,用皂角子取白仁,以热浆水浸成膏子,调药稀得所,涂患处,涂贴无时。

【方药剂量】 ①楮实散:楮桃儿、土瓜根、商陆各等分;②桃仁膏:桃仁;③玉屑膏:轻粉、铅粉各 9g,密陀僧 6g。

【功效作用】 楮实散、桃仁膏、玉屑膏三联疗法,达到去皴皱,悦皮肤,祛斑护肤功效。

【主治】 治面颊、手指肌肤皴涩不泽。

【制法】 ①楮桃儿、土瓜根、商陆研为细末;②汤浸桃仁,去皮尖,研如泥;③轻粉、铅粉、密陀僧共研为细末,用皂角子白仁以热浆水,浸成膏子,调药稀稠得所。

【用法】 每日早晨用楮实散少许,常洗搽面部及手部患处,次取桃仁膏加蜜少许,用温水化开,涂抹患处后,用玉屑膏涂贴。

【方源】 《御药院方》卷十。三个经典名方为一组,三联法与现代美容护理程序一致,作者拟名美肤组方。陈可冀引录专著中。

名 198 夹纸膏(许克昌)

【经典名方】 《外科证治全书》卷三,臁疮,夹纸膏。

黄蜡五两,黄丹(飞)、铅粉各四两,轻粉、乳香、没药各五钱,冰片末三分,麻油(春夏二两、秋冬三两)。

上,先将蜡油煎五、六沸,下没、乳末,再二、三沸,下轻粉,随下丹粉,槐、柳枝搅十余次,取起冷定后,下冰片搅匀,瓶盛浸水中一宿,去火毒。用时先以苦茶洗疮,将膏用薄油纸较患处长阔一倍,以膏摊一面,余一面刺孔数十折束盖膏,以有孔一面,向患处贴,三日一换,三帖即愈。

【功效药理】　燥湿解毒,活血生肌。

【主治】　皮肤溃疡、臁疮。

【制法】　先将蜡油煎五六沸,下乳香、没药粉,再煎二三沸,下轻粉,随下铅丹,槐柳枝搅拌,俟冷,下冰片,浸水一宿,去火毒。

【用法】　先用苦茶搽疮面,将膏用薄油纸包扎,一边刺孔,刺孔油纸贴患处,3 日 1 换。

【方源】　《外科证治全书》卷三,邓丙戌引录专著中。

名 199　清凉膏(刘裕铎)

【经典名方】　《医宗金鉴·外科心法要诀》卷七十五,杂症部,清凉膏。

水泼开煅石灰末一升,加水四碗。

以筷顺搅数百转,其稠黏如糊,用鸡翎蘸扫伤处。

【方药剂量】　风化石灰 500g,清水 1000ml,香油 250ml。

原方为风化石灰一升,水四碗,马绍尧与赵尚华改成具体定量,易于掌握,可操作性强。

【功效药理】　清散风热,收敛润肤,消肿止痛。这是清代教科书方,当时应用广泛,当代也不失为较好的处方,称清凉油乳剂。据研究,石灰水与麻油相混成为油包水乳剂,生成钙皂及甘油。钙可以促使毛细血管收缩抑制体液外渗,甘油有吸水作用,使创面迅速干燥,油脂又能保护表皮减少空气对创面的刺激,有利于上皮生成。

【主治】　烫伤初期,皮肤潮红,或有燎疱出水者。治疗Ⅰ～Ⅱ度烧伤无感染者,其止痛及减少渗液之效显著,治疗大面积烧伤,初次涂药后患者可有针刺烧灼感,再次换药即有清凉感。亦可用于急性湿疹皮炎、丘疹性荨麻疹等。

【制法】　取石灰(陈者佳)加水搅浑,待澄清后,吹去水面浮水,取中间药液,加等量麻油,搅成乳状。

【用法】　每药液一份加麻油一份,顺时针搅调百遍,稠黏如糊,涂伤处。有脓腐者可加少许九一丹搅匀涂。

【方源】　①《医宗金鉴·外科心法要诀》卷七十五,庄国康、顾伯华、徐宜厚、马绍尧和赵尚华等引录专著中;②《外科大成》卷二,分治部上(痈疽)清凉膏:用煅石一块,凉水化开,加水打润,澄少时,取清水一钟,兑香油半钟,打数百成膏,加雄黄末少许,再打匀,用鹅翎蘸扫患处,立效;③1881 年嘉约翰《医学新报》治烫伤方,记载:"治法,用石灰半斤滤净,清水三四斤。"医学传教士也在学习、传承中医药学。

名 200　定年方(王怀隐)

【经典名方】　《太平圣惠方》卷第四十,治面皯𪒴诸方。

治面皯𪒴、粉刺及面皮皱,定年方。

白及二两半,白术五两,白芷二两,细辛二两,白附子(生用)二两,防风(去芦头)二两,白矾一两半,当归一两,藁本一两半,芎䓖一两半,白茯苓二两,白石脂二两,土瓜根二两,蕤仁二两,葳蕤二两,白玉屑(细研)半两,琥珀末半两,真珠末半两,钟乳粉半两。

上件药捣罗细研为末,取鸡子白并蜜等分和捻作挺子,入布袋盛,悬挂门上阴干,六十日后如铁即堪用,再捣研为末,每夜用浆水洗面,即以面脂调药涂之,经六十日,面如新剥鸡子。

【现代方剂】 白及 75g,白术 150g,细辛 60g,白附子 60g,生用防风 50g,去芦头,白矾各 45g,当归 30g,藁本 45g,川芎 45g,白茯苓 90g,白石脂 60g,土瓜根 60g,蕤仁 60g,玉竹 60g,白玉屑 15g,琥珀末 15g,珍珠末 15g,钟乳粉 15g。

【功效药理】 治面䵟𪒟、粉刺,及面皮皱。钟乳石之类矿物质药,含有人体必需的微量元素,其质纯气清,为营养皮肤之所必需。诸药相合为细末,调以鸡子白及蜜,阴干,涂面,确能消鼾黑斑、嫩肌肤,美颜色焕青春,可谓美容之佳品。

【主治】 面部黑变病,黄褐斑,面部护理。

【制法】 上述药,捣罗细研为末,取鸡子白并蜜等量和,捻作挺子,装入布袋,悬挂门上,阴干,60 日后如铁,即堪用。

【用法】 捣研为末,每夜白桦树汁调药涂之。

【方源】 《太平圣惠方》卷第四十。

第五章　近现代皮科内用验方

导　读

1. **分类**　收载皮科病证近现代内用验方百首,按功效分为 19 节,每首验方包括代号方名、验方、功效药理、主治、辨证[症]化裁、用法、注意事项、方源八项。

2. **代号方名**　采用作者所用方名,代号为验 001～100。

3. **验方**　方剂组成,剂量。

4. **功效药理**　主要作用,摘其要点概括描述。每种中药功效可参阅第八章皮肤常用中药饮片与配方颗粒。

5. **主治**　主要治疗的皮肤病证,为节省篇幅,多数用西医病名,相同、相似、相近中医病名请查本书第十章 ICD 皮肤病证分类与代码。

6. **辨证[症]化裁**　根据证候、症状调整用药,辨证为辨证选方,辨证为根据症状靶向用药。

7. **用法**　多数为汤剂,按传统煎法水煎 2 次,合一起,分 2～3 次温服,为节省篇幅,各方不另专门叙述,另有不同服法,则专列之。中医治疗皮肤病,针对病证、病机、病因、症状、病位等环节,不同皮肤病,综合施治,同病异治,异病同治。

8. **注意事项**　有特别的则注明,无则省略。

9. **方源**　①文献作者及文献名,见附录 B 近现代名医皮肤验方;②验方作者介绍,编辑在【方源】中,本书顾问、主审、主编、副主编在前面介绍,方中不另介绍。内容为姓名、生卒年、籍贯、单位、职称、职务、学术团体兼职、国家级社会职务、学术研究方向、主要著作、科技成果,以期读者对作者有大概了解,以便参阅作者著作、论文。

第一节　治疮疡方

验 001　疗疮方(丁甘仁)

【**验方**】　甘菊花 15g,紫花地丁 9g,赤芍 6g,薄荷叶 2.5g,生甘草 2g,浙贝母、炙僵蚕、金银花、连翘各 9g,草河车 4.5g,丝瓜络 6g,蟾酥丸(开水化服)2 粒。

【**功效药理**】　清解托毒。

【主治】 毛囊炎、疖、丹毒，顶虽溃，未曾得脓，四周肿硬疼痛。

证属湿火蕴结，血凝毒滞，证势非轻。

【方源】 丁甘仁验方。丁甘仁（1865—1926），名泽周，字甘仁，江苏武进孟河人。清末民初著名中医临床家、教育家，孟河医派的代表人物。最早主张伤寒、温病学说统一，经方、时方并用治疗急证热病，开中医界伤寒、温病统一之先河。1917 年创办上海中医专门学校，后又创办女子中医专门学校及沪南、沪北广益中医院，培养中医人才，成绩卓著，近代著名医家程门雪、黄文东、秦伯未、章次公等皆出其门下。出版《药性辑要》《孟河丁甘仁医案》等著作。

验 002　脱疽温阳汤（金起凤）

【验方】 肉桂 10g，熟地 15g，麻黄 9g，炮附子 15～30g，细辛 4g，生黄芪 30～60g，当归、丹参各 30g，白芥子、鹿角霜各 10g，牛膝 15g，络石藤 30g。

【功效】 温阳益气，散寒止痛，活血通络。

【主治】 血栓性闭塞性脉管炎。

证属虚寒型脱疽。病证方证：肢趾冰凉痛甚，面淡无华，喜暖怕冷，患肢沉重、酸痛、麻木、足趾刺痛，局部皮肤苍白，触之冰凉，舌淡，苔白腻，趺阳脉搏动减弱或消失，脉沉细而迟。

【用法】 水煎 3 次，首煎 1h，二、三煎各煎 30min。每日上午、下午、晚各服 1 次。外用脱疽洗方。

【辨证[症]化裁】

1. 若下肢阴寒较甚，少气，脉沉细无力者，加党参 20g，干姜 9g，以益气温阳，散寒止痛；

2. 若痛如针刺，舌质淡紫，脉沉涩者，加炙蜈蚣 3 条，马钱子 0.6g（吞服），以平肝定惊，解毒止痛。

【方源】 金起凤验方。金起凤（1922—2001），上海宝山人，早年拜师嘉定县黄墙名医朱永豳先生（是近代名医张山雷先生的师弟）门下学习中医，1941 年业成后，悬壶于故里从事皮外科专业。后任北京中医药大学东直门医院皮肤科教授、主任医师。1990 年被国家确认为全国有独特学术经验和技术专长的百名中医药专家之一。主编《中医皮肤病学》。

验 003　热毒炽盛证银屑病方（张学军）

【验方】 水牛角 30g，生地、玄参各 15g，黄连 5g，黄芩、丹皮各 10g，赤芍 12g，金银花、紫草、墨旱莲各 10g。

【功效药理】 以犀角地黄汤合黄连解毒汤辨证化裁组方，有泻火解毒作用。

【主治】 用于热毒炽盛证银屑病。

主证为全身皮肤潮红肿胀，灼热，大量脱屑，或泛发密集小脓疱；次证为壮热、畏寒、头痛、口干、便干、溲赤；舌红绛，苔黄腻或苔少，脉弦滑。主要用于红皮病型或泛发性脓疱型银屑病。

【方源】 《中国银屑病诊疗指南（2018 完整版）》，中华医学会皮肤性病学分会银屑病专业委员会共识方。编委会主任委员：张学军，1955 年生于安徽宿松。安徽医科大学校长，教育部重点皮肤病学实验室主任,主任医师、教授、博士生导师,国务院特殊津贴专家。兼任国际皮肤科学会联盟常委,国际银屑病协会常委,亚洲皮肤科学会主席、中华医学会皮肤性病学分会第 11、12 届主任委员,中国银屑病专业委员会主任委员兼首席专家。主编国家规划教材第 6～9 版《皮肤性病学》等数十部,获国家科技进步奖二等奖 1 项及国家名医称号。

验 004　消毒饮(杜锡贤)

【验方】　金银花、蒲公英各 30g,紫花地丁 15g,黄芩、黄柏、栀子各 9g,生地、丹参、紫草各 15g,皂角刺、白芷各 9g。

【功效药理】　以五味消毒饮、黄连解毒汤、犀角地黄汤辨证化裁而成,有清热泻火、凉血解毒、消肿排脓功效。

【主治】　痤疮、酒渣鼻、脂溢性皮炎、疖、毛囊炎、脓疱疮等感染性皮肤病。

【方源】　史传奎,范玉主编《杜锡贤/当代中医皮肤科临床家丛书》,杜锡贤验方。杜锡贤,1948 年生于山东。中、西医高等教育学历,山东省中医院主任医师、教授、博士生导师,山东省知名专家。中国中西医结合学会皮肤性病专业委员会第四届委员,《中国麻风皮肤病杂志》编委,山东省中西医结合学会皮肤性病专业委员会主任委员,2013 年当选山东省中医药师承教育项目第一批指导老师。研发的镇银膏荣获山东省教委科技进步奖一等奖。

验 005　加味七星剑(祝柏芳)

【验方】　野菊花 10g,苍耳子 6g,豨莶草 8g,半枝莲、紫花地丁各 10g,麻黄 5g,重楼、蒲公英各 10g,白芷 8g,乳香、没药各 3g,天葵子 8g,连翘 8g,53度谷酒 50ml。

【制法】　上药加水 500ml,浸泡 10min 后大火煮开,文火煎 45min,过滤,去滓,候服。

【功效】　清热解毒,活血化瘀,散结和营。

【主治】　头部脓肿性穿掘性毛囊炎及毛囊周围炎、疖病、聚合型痤疮等慢性顽固性炎症性皮肤病。

【用法】　煎服,早晚各 1 次。

【注意事项】　对乙醇过敏者慎用或者不加谷酒,服药后避免驾车或者高空作业。

【方源】　祝柏芳验方,Herbs Plus 英国皮肤中心协定方。祝柏芳,主任中医师。毕业于湖南中医药大学,硕士,曾任湖南中医药大学二附院皮肤科副主任,1994 年赴英国传播中医药。中华中医药学会皮肤科分会第四届委员会名誉副主任委员,世中联皮肤科分会委员,英国中医药学会资深会员,擅长白癜风、银屑病等中医药治疗。副主编《中医皮肤科古籍精选》《实用中医药浴疗法》《中西医皮肤性病学》,紫铜消白片治疗白癜风的临床运用研究(排名第二)获 1994 年中国国家中医管理局科技成果三等奖。

验 006　消渴并发痈疽疖肿方(仝小林)

【验方】　土茯苓 30g,苦参 10g,白鲜皮 30g,麦冬 9g,玄参 30g,生地 60g,生大黄(单包)20g,元明粉(冲服)5g,黄连 30g,干姜 15g,知母 45g,天花粉 30g。

【功效药理】 燥湿解毒,滋阴清热。

【主治】 糖尿病并发皮肤痈疽疖肿。

【辨证[症]化裁】

1. 若热毒炽盛者,加金银花、连翘各 12g,半枝莲、莲子心各 15g,以清热解毒,消肿溃坚;

2. 若阴虚内热者,加丹皮 12g,知母 10g,葛根 12g,地骨皮 15g,以清热养阴,生津止渴;

3. 若疼痛明显、脓肿已成未溃者,加青皮 12g,白芷 15g,皂角刺 15g,穿山甲 10g,以行气活血,托毒排脓;

4. 若瘀阻肿胀者,加桃仁、红花各12g,琥珀(冲服)6g,滑石 15g,防己 12g,以活血利水,消肿止痛;

5. 若气血亏虚、无力排脓者,加黄芪 30g,炒白术、党参各 15g,当归 12g,以益气补血,扶正托毒。

【方源】 仝小林验方。仝小林,1956 年生。教授、主任医师、博士生导师。中国科学院院士,中国中医科学院首席研究员,中国中医科学院广安门医院副院长。国家“973”计划首席科学家。中华中医药学会糖尿病分会名誉主任委员。长期从事糖尿病及其并发症的研究,建立了糖尿病前期到早中期至并发症期的中医诊疗体系。主编中医行业第一部专著指南《糖尿病中医防治指南》。获 17 项药物发明专利,2020 年被中宣部、中国科协等 6 部门授予 2020 年“最美科技工作者”荣誉称号。

第二节 解 表 方

辛凉解表方

验 007 血热证银屑病方(张学军)

【验方】 水牛角 30g,牡丹皮 12g,生地黄 15g,赤芍 12g,土茯苓 30g,生槐花、紫草、白鲜皮各 10g,赤芍 12g。

【功效药理】 以犀角地黄汤合凉血解毒汤化裁组方,有清热、凉血、解毒作用。

【主治】 血热证银屑病。

病证方证:主证为皮损鲜红,新出皮疹不断增多或迅速扩大;次证为心烦易怒,小便黄,舌质红或绛,脉弦滑或数。主要用于点滴状或斑块状银屑病进行期,亦用于玫瑰糠疹、急性湿疹皮炎等。

【方源】 《中国银屑病诊疗指南(2018 完整版)》,中华医学会皮肤性病学分会银屑病专业委员会共识方。

验 008 清热凉血方(管汾)

【验方】 水牛角 30g,生石膏、生地各 15g,赤芍 12g,知母、丹皮、黄芩、凌霄花各 10g。

【功效药理】 由犀角地黄汤合清营汤加减而成,具清热凉血,滋阴止痒功效。现代医学发现本方可以抗迟发过敏反应,抗皮肤血管炎,抗炎,抑制血小板凝集,降低毛细血管通透性,增加吞噬细胞的吞噬功能,抑制肥大细胞释放。

【主治】 玫瑰糠疹、血热型银屑病、特应性皮炎、湿疹皮炎等。

【辨证[症]化裁】

1. 玫瑰糠疹、点滴状银屑病,加金银花 12g,板蓝根 30g,牛蒡子 10g,以清热解毒;

2. 特应性皮炎,加荆芥、防风、徐长卿、菝葜各 10g,以消风止痒;

3. 银屑病,加鬼箭羽、鸡血藤各 10g,土茯苓 30g,以活血利湿;

4. 瘙痒著者,加蝉蜕 6g,僵蚕 10g 或乌梢蛇等虫类药,以搜风止痒。

【方源】 魏跃钢,闵仲生主编《管汾/当代中医皮肤科临床家丛书》,管汾验方。管汾,1930 年生于江苏太仓。江苏省中医院皮肤科主任、主任医师、研究员。兼任中国中西医结合学会皮肤性病专业委员会委员、中国中医皮肤美容专业委员会主任委员。1974 年建立江苏省中医院皮肤科,1981 年出版《实用中医皮肤病学》,1982 年创办江苏省中医皮肤科医师提高班,1992 年获江苏省名中西医结合专家。

验 009　凉血消风汤(张志明)

【验方】 金银花 15g,连翘 20g,荆芥(后下)、紫苏叶(后下)各 15g,炒栀子 20g,淡豆豉 6g,灯心草 9g,酒大黄、通草各 6g,丹皮 20g,赤芍、丹参、鸡血藤、延胡索各 15g,莪术 6g,徐长卿

12g,白鲜皮 9g。

【功效药理】 清热凉血,祛风止痒。

【主治】 血热型银屑病、玫瑰糠疹、特应性皮炎、湿疹皮炎等。

【辨证[症]化裁】

1. 若血分热盛,耗血伤阴,斑色鲜红,白屑较多,瘙痒明显者,加水牛角 20g,生地、白芍各 12g,玄参 15g,以滋阴凉血;

2. 若皮损偏于头面上肢者,加桑白皮 12g,石膏 15g,以祛风透邪;

3. 若舌红苔白腻、湿遏热伏,加防风 10g,秦艽 12g,皂角刺 15g,以祛风盛湿,透邪外出;

4. 若湿热内蕴,舌苔黄腻者,加土茯苓、草薢、地肤子各 15g,滑石 12g,泽泻 9g,以清热利湿;

5. 若皮损以下肢为主者,合用四炒散。

【方源】《中国中医药报》2021 年 4 月 26 日第四版,张志明验方。张志明,1964 年生于甘肃甘谷。主任医师,教授,博士生导师,长江学者,甘肃省名中医。甘肃省中医药大学附属医院院长。主持国家、省、部级课题 14 项,承担国家自然科学基金 1 项。获全国先进工作者荣誉称号。

验 010　加减消风散(喻文球)

【验方】 荆芥、防风、苍术各 10g,白鲜皮 15g,木通 10g,生石膏 30g,知母、当归各 10g,生地 15g,胡麻仁、丹皮各 10g,全蝎 3g,蜈蚣 2 条,刺蒺藜 15g,鱼腥草、紫草各 20g。

【功效药理】 疏风清热,解表止痒,养肤润燥。

【主治】 荨麻疹、湿疹、银屑病、玫瑰糠疹等。用于风湿风热浸淫血脉,郁于腠理的热盛血燥之证皮肤病。

【辨证[症]化裁】

1. 若偏于血分重者,重用生地30g,以凉血清热;

2. 若痒重者,加乌梢蛇、苦参各10g,白蒺藜12g,以祛风止痒;

3. 若大便干者,加少许生大黄,以泻下通便。

【方源】 龚丽萍,王万春主编《喻文球/当代中医皮肤科临床家丛书》,喻文球验方。喻文球,1950年生,江西临川人,清初名医喻昌后人。江西中医药大学附属医院教授、主任医师,江西省名中医,全国名老中医,硕士研究生导师,亚洲国际蛇毒医学研究会副会长,中华中医药学会皮肤科分会顾问,江西省中医药学会外科皮肤科学会主任委员。主编《中医外科学》《现代中医皮肤性病学》,曾主持玉容高级保健美容皂、美尔颜面霜研究并生产,传承炼丹,CCTV制作专题片。

验011 湿疹方(郑茂荣)

【验方】 生地15g,当归、泽泻、车前子各10g,大青叶、连翘、萆薢各15g,茯苓30g。

【功效药理】 清热凉血,祛风化湿。

【主治】 急性、亚急性湿疹皮炎。

【方源】 郑茂荣经验方。郑茂荣,1933年生于上海。第二军医大学长海医院主任医师、终身教授、博士生导师,国务院特殊津贴专家,中西医结合皮肤病专家。兼任中华医学会皮肤性病学分会常委及上海市主任委员、中国中西医结合学会皮肤性病专业委员会委员等职。编著《遗传性皮肤疾病》《英汉皮肤病学词汇》等专著。获军队科技进步二等奖3次,荣立三等功5次,2010年中华医学会皮肤性病分会授予"专家会员"荣誉称号。

验012 复方茯苓汤(涂彩霞)

【验方】 茯苓15g,泽泻、黄柏、栀子、赤芍、浮萍、当归各9g,甘草6g。

【功效药理】 清热凉血,祛风利湿。

在林熙然教授指导下利用小鼠DNFB变应性接触性皮炎(ACD)为动物模型,筛选出具有抗Ⅳ型变态反应作用的中药,进一步在细胞及分子水平探讨作用机制,组成兼有清热凉血、祛风利湿的复方茯苓汤,再进行动物实验及作用机制的探讨,显示复方茯苓汤对小鼠DNFB变应性接触性皮炎有显著抑制作用,可通过多个环节抑制Ⅳ型变态反应,经过临床的随机对照试验,证实其疗效优于抗组织胺剂。

【主治】 皮炎湿疹、荨麻疹等过敏性皮肤病。

【方源】 《中国中西医结合皮肤性病学杂志》,涂彩霞验方。涂彩霞,1956年生,大连医科大学附属第二医院教授、主任医师,中西医结合博士生导师。主要从事中西医结合皮肤科、皮肤美容、美容药物研究,2012年创建成国家中医药管理局中医皮肤病重点学科,主编《美容皮肤科学》(2004)、《美容药物学》(2010)全国教材。2010 年"中药复方茯苓方和数种单体治疗湿疹-皮炎的临床及实验研究"获中国中西医结合学会科学技术奖三等奖。

验 013　解毒消斑汤 (肖定远)

【验方】　金银花 18g,连翘 12g,生地、赤芍各 15g,丹皮 12g,防风 6g,牛蒡子 9g,蝉蜕 5g,蒺藜 12g,知母 9g,生石膏 18g,甘草 3g。

【功效药理】　祛风清热,凉血解毒。

【主治】　湿疹皮炎、急性荨麻疹,病毒性皮肤病发病初期。用于风热疮,外感风热,内蕴血热,凝聚腠理之证。

【辨证[症]化裁】

1. 若邪热炽盛,小便不利者,加黄芩、淡竹叶各 10g,以清热透散,燥湿解毒;

2. 若皮损色暗,瘙痒无度者,加苦参 10g,地肤子 15g,白鲜皮 10g,以加强祛风止痒之功。

【方源】　黄宁主编《肖定远/当代中医皮肤科临床家丛书》,肖定远验方。肖定远,1938 年生于福建福州。福建中医药大学教授,全国名中医。福建省第二人民医院常务副院长。中国民族医药学会皮肤科分会顾问、省分会主任委员,马来西亚中医学院客座教授,并在马来西亚行医一年。肖氏中医第七代传人,清代太曾祖立乔公,祖父肖治安为福建四大名医,肖定远精于中医临床、临方调配,曾为国家领导人提供保健医疗。

验 014　五叶汤 (白彦萍)

【验方】　大青叶 15g,桑叶、竹叶各 12g,荷叶 6g,枇杷叶 15g。

【功效药理】　清热解毒,凉血消斑。

【主治】　面部皮炎、泛发性皮炎、急性湿疹、日光性皮炎,多形红斑等病程较短、程度较轻的红斑性皮肤病。临床主要表现为浸润表浅,不甚肥厚的红斑、丘疹,合并瘙痒、脱屑者。

【方源】　周涛,徐景娜主编《白彦萍/当代中医皮肤科临床家丛书》,白彦萍验方。白彦萍,1962 年生于北京。医学博士,博士生导师,二级教授,主任医师,全国名老中医。1984 年毕业于北京中医药大学,在中日友好医院从事医教研,曾赴泰国、日本、美国、挪威等国研修和做访问学者。兼任中国中西医结合皮肤性病专业委员会副主任委员、中华中医药学会皮肤科分会副主任委员,国家自然基金评审专家,国家食品药品监督管理局保健食品评审专家。荣获中国中西医结合学会科学技术二等奖等奖项。

验 015　桂龙消玉汤 (喻文球)

【验方】　桂枝、白芍各 10g,甘草 6g,大枣 10 个,生龙骨、生牡蛎各 20g,荆芥、防风、苦参、蝉衣各 10g,生石膏 20g,全蝎 3g,蜈蚣 2 条,当归 6g,生黄芪 20g,炒白术 6g,王不留行、益母草、茯苓各 10g。

【功效药理】　本方由桂枝汤、桂枝甘草龙骨牡蛎汤、消风散、玉屏风散辨证加减而成,具有调和营卫,祛风和血功效。

【主治】 慢性荨麻疹、人工荨麻疹、慢性湿疹、银屑病、皮肤瘙痒症等病。

证属风寒表虚,营卫不和,包括内外科的慢性虚病。

【辨证[症]化裁】

1. 若自汗者,加浮小麦、五味子各15g,以收敛止汗;

2. 若挟风挟湿者,加徐长卿15g,苦参10g,地肤子15g,白鲜皮10g,以祛风止痒;

3. 若营血内虚者,加生地黄15g,白芍12g,以养血和营,养血息风;

4. 若睡眠不佳者,加生龙骨30g,炒酸枣仁15g,以重镇安神。

【方源】 龚丽萍,王万春主编《喻文球/当代中医皮肤科临床家丛书》,喻文球验方。

验016 麻防犀角地黄汤(刘爱民)

【验方】 麻黄9g,防风12g,水牛角30g,生地黄15g,牡丹皮15g,赤芍15g。

【功效药理】 本方由犀角地黄汤合麻黄汤加减而成,具有辛温解表,凉血清热功效。

【主治】 外寒内热(寒包火)证寻常型银屑病。

病证方证:皮损冬重夏轻,每至秋冬发作或加重,皮损多分布于躯干和四肢伸侧,舌红,脉不虚。形成风寒外束,内有血热之证候格局,传统治法是单纯凉血清热,本方则凉血清热的同时,辛温开宣,即一边撤炉火,一边开窗散热,使血热从内外二条途径消散,疗效迅捷。

【辨证[症]化裁】

1. 若红斑脱屑较重者,加栀子12g,紫草30g,以加强凉血清热之功;

2. 若皮损为斑块者,加蜈蚣2条,全蝎9g,以活血通络;

3. 若兼有肝经郁热者,加柴胡15g,栀子12g,薄荷3g,以疏肝清热;

4. 若舌苔黄腻或白腻者,加薏苡仁20g,土茯苓20g,厚朴10g,以除湿清热;

5. 若红斑鲜红伴轻度水肿,毒热较甚者,加拔葜30g,蜂房20g,以清热解毒;

6. 伴有畏寒肢冷,纳少便溏者,加附子、干姜各6g,炒山药30g,以温阳健脾;

7. 若无汗者,麻黄可加量至15～30g,以加强发表之力,令热从表出。

【方源】 刘爱民主编《皮肤病中医诊疗思路与病例分析》,刘爱民验方。刘爱民,1961年生于河南,二级教授,医学博士,博士生导师,河南省名中医。师从国医大师禤国维教授,日本九州大学皮肤科访问学者。曾任河南省中医院皮肤科主任,现任河南中医药大学皮肤性病研究所所长,国家自然基金同行评议人,兼任中华中医药学会皮肤科分会常委、河南省中医药学会皮肤科分会主任委员等。主编《皮肤病中医诊疗思路与病例分析》等专著3部,参编9部,发表核心期刊及SCI论文共140篇。

第三节 泻下方

验 017 痈疔百效丸（余无言）

【验方】 巴豆（去皮膜）、明雄黄、生大黄各 9g。

【制法】 各研细末，加飞罗面，醋糊为丸，如梧桐子大。

【功效药理】 泻下清热，凉血解毒。

【主治】 一切痈肿疔疮。

【用法】 轻者每服四五丸，重者每服七八丸，如极重或疔疮走黄者，可服十至十一二丸，用白开水送下，务使患者得三五次之大泻，证乃可愈。体虚，俟泻二三次后，与以冷开水或稀薄粥以饮之，泻可立止。每泻一次，则痛苦与肿势必减轻一次。即已走黄者，亦可救治，真为疔疮之特效方。

【方源】 张文康，余瀛鳌主编《中国百年百名中医临床家丛书·余无言》，余无言验方。余无言（1900—1963），原名余愚，字择明，江苏阜宁人。近现代我国著名中医学家，曾任中央国医馆名誉理事兼编审委员，先后任教职于上海中国医学院、中国中医学专修馆、苏州国医研究院、上海新中国医学院。新中国成立后在中医研究院、北京中医学院任职，并参加全国九种中医教材的编写与审订。临床上擅长伤寒、温病，为民国时期著名的"经方派"医家。出版《伤寒论新义》《金匮要略新义》等，对医界有较广泛的影响。

验 018 蚕沙九黄汤（徐宜厚）

【验方】 蚕沙、黄芪、生地黄、熟地黄、黄芩各 9g，黄柏、姜黄各 6g，生大黄、熟大黄、黄连各 3g。

【功效药理】 本方以黄连解毒汤化裁而得，有清热化湿、凉血解毒之功。

【主治】 掌跖脓疱病、连续性肢端皮炎等。

【辨证［症］化裁】

1. 若脓疱为主者，加苍、白术各 15g，赤小豆 20g，赤石脂 15g，以燥湿敛疮；

2. 若渗出糜烂者，加茯苓皮 20g，猪苓、泽泻各 12g，以清热利湿；

3. 若脓疱居多者，加服犀黄丸；

4. 若皮肤干燥脱屑者，加石斛 15g，制首乌 12g，以养血润燥；

5. 若病变在足跖部位者，加川牛膝、槟榔各 10g，以消瘀通络。

【方源】 徐宜厚主编《徐宜厚皮肤科文集》，徐宜厚验方。徐宜厚介绍见主审简介。

第四节 和解方

验 019 新冠病毒感染伴皮肤病方（方一汉）

【验方】 柴胡 24g，制半夏、人参各 9g，炙甘草 6g，黄芩、生姜各 9g，大枣 12 枚。

【功效药理】 和解少阳，降逆止呕，祛湿排毒，活血化瘀。

【主治】 新冠病毒（COVID-19）肺炎和感染伴发泛发性皮炎，以及手足血管炎等皮肤病。

【辨证[症]论治】 本次新冠病毒（COVID-19）感染，美国患病率全球第一，据美国CDC报道，至2021年8月7日发病36 433 558例，死亡632 614例，方一汉医生在美国接诊大量新冠病毒感染患者，其中部分合并皮肤病变，进行辨证论治，积累了一定经验，应邀为全美求诊医生会诊开方。对美国防治新冠病毒感染做了大量工作，对传播中医药治疗新冠病毒感染做出卓有成效的贡献，得到美国中医界和民众的称赞。

该病初起或者中期，多为少阳病证，大量病人，邪在半表半里，寒热往来，胸胁苦满，默默不欲饮食，心烦喜呕，口苦咽干，完全一派小柴胡汤证，且诸多病人伴有泛发性皮炎及手足血管炎、紫癜等。

1. 若伴发泛发性皮炎，躯干四肢大片红斑，舌苔黄厚腻者，加白鲜皮、丹皮各9g，大黄6g以清热凉血，祛湿排毒；

2. 若伴发手足血管炎，手足紫红肿胀，或伴紫癜，舌紫暗者，加桃仁、红花各9g，赤芍6g，以活血化瘀，清热排毒；

3. 若有肺热咳嗽者，加紫菀、冬花各9g，桔梗6g，以清肺止咳，宣气化痰。

【用法】 科学浓缩中药（中药配方颗粒）开水冲服，每日2次。

【方源】 张仲景《伤寒论》小柴胡汤加减，方一汉验方。方一汉，1956年生于湖北武汉，武汉第四医院皮科医师，南京中医学院皮肤科讲师，江苏省中医院主治医师，参编《中医外科方剂大辞典》。任世中联皮肤科专业委员会常务理事。1992年赴美国洛杉矶传播中医，先后成立大西洋中医皮肤研究所、新希望中医皮肤诊所，任研究员、主任医师。1998年获加州世界中国传统医学名医称号，入选美国洛杉矶华裔名人年鉴。为全美中医联合会、中医学会等皮科带头人，并常在美国各种媒体宣传中医皮肤基础知识，做中医皮肤病讲座，为中医皮科在美国发展做出杰出贡献。

验020　加味麻黄附子细辛汤（刘爱民）

【验方】 生麻黄、制附子各9g，细辛3g，紫草20g，赤芍15g，栀子12g，甘草6g。

【功效药理】 本方由麻黄附子细辛汤加紫草、赤芍、栀子而成，具有温阳解表，凉血清热功效。

【主治】 阳虚外寒，肌肤瘀热证寻常型银屑病、顽固性银屑病。

病证方证：皮损秋冬季发作或加重，既有红斑鳞屑，又有畏寒肢冷，舌淡胖，苔薄白，脉沉弱。形成既有阳虚表寒，又有肌表瘀热或血热之复杂的证候格局。本方既温阳解表，又凉血清热，寒温并用，表里同治。

【辨证[症]化裁】

1. 若皮损红斑鳞屑较重者，加水牛角30g，以增强凉血之功；

2. 若气虚、纳少、便溏者，加党参

15g,干姜 6g,炒白术 12g,茯苓 18g,炒山药 30g,以补气温脾止泻;

3. 若兼有抑郁或易怒者,加柴胡 12g,薄荷 3g,以疏肝解郁;

4. 若皮损肥厚或成斑块者,加蜈蚣 2 条,全蝎 9g,鬼箭羽 15g,以加强活血通络,解毒散结之功。

【方源】　刘爱民主编《皮肤病中医诊疗思路与病例分析》,刘爱民验方。

第五节　清 热 方

一、清热凉血方

验 021　湿疮方(丁甘仁)

【验方】　蝉蜕 2.5g,生地 12g,粉丹皮 4.5g,玉竹、茯苓皮各 9g,通草 2.5g,六一散(包)9g,苦参 4.5g,绿豆衣 9g。

【功效药理】　清营祛风,除湿清热。

【主治】　湿疮发于遍体,浸淫作痒,延今已久。证属血虚生热生风,脾弱生湿,风湿热蕴蒸于脾肺两经也。

【方源】　《丁甘仁医案》,丁甘仁验方。

验 022　天疱疮方(张赞臣)

【验方】　丹皮、板蓝根各 9g,金银花 12g,人中黄 4.5g,鲜生地黄 30g,麦冬 10g,知母 9g,天花粉 12g,碧玉散(包煎)9g,绿豆壳 12g。

【功效药理】　清热泻火,凉血解毒,养阴生津。

【主治】　天疱疮、类天疱疮等疱疹性皮肤病。证属心火脾湿蕴结,热毒内盛,熏蒸外越,郁结肌肤。

病证方证:颜面、周身泛发水疱,糜烂渗液,伴身热烦躁,胸闷纳呆,便结尿赤,舌干焦苔剥,脉滑数。

【用法】　内服。外用:加味柳花散(生地、生蒲黄、煅人中白、水飞青黛各 15g,硼砂 7.5g,蒲荷叶 4.5g,冰片 0.9g,制成粉。)外涂口腔黏膜;青灵散用青茶叶打汁调涂肌肤,每日 3～4 次。

【方源】　张赞臣验方。张赞臣(1904－1993),名继勋,字赞臣,晚号壶叟,江苏武进人,与谢利恒、恽铁樵、丁甘仁并称"医林四杰"。上海中医药大学终身教授。精通内、外、妇、儿、五官各科,尤以外、喉科见长。历任上海市中医文献馆馆长、上海市中医学会副理事长、中华全国中医学会理事等职。出版《张赞臣临床经验集》等十余部。

验 023　荆防凉血五根汤(张志礼)

【验方】　荆芥、防风各 10g,板蓝根、白茅根各 30g,紫草根、茜草根、生地黄炭、金银花炭、牡丹皮各 15g,赤芍 10g,生槐花 30g。

【功效药理】　凉血活血,解毒化斑。在赵炳南创制的凉血五根汤基方上化裁。

【主治】　多形红斑、结节性红斑、

过敏性紫癜、丹毒初期及一切红斑类皮肤病初期等皮肤病。

证属血热发斑,热毒阻络而病变偏于下肢者。

【方源】 娄卫海,周垒,刘矗主编《张志礼皮肤病临证笔谈》,张志礼验方。张志礼(1930—2000),北京中医医院主任医师、研究员、教授,国家名老中医。师从赵炳南先生,西安医学院和卫生部西学中研究班毕业,学贯中西、中西医并重,中西医融合,中西药并用,是中国中西医结合皮肤科学的创建者和开拓者之一,创建中国中西医结合学会皮肤性病专业委员会,首任主任委员,中华医学会皮肤性病学分会副主任委员。主编《赵炳南临床经验集》《简明中医皮肤病学》等专著。

验024 凉血消风汤(边天羽)

【验方】 生地30g,白芍12g,元参10g,生石膏30g,知母10g,白茅根30g,牛蒡子10g,荆芥、防风各10g,升麻6g,金银花15g,甘草10g。

【功效药理】 凉血清热,祛风解毒。

【主治】 全身性红斑性皮炎类皮肤病,包括泛发性湿疹、玫瑰糠疹、传染性湿疹样皮炎、自家敏感性皮炎、激素性皮炎、药物性皮炎、掌跖脓疱病、进行期银屑病、脂溢性皮炎。

证属血热夹风。病证方证:全身丘疹性皮疹,风团,水疱,渗出糜烂,结痂,同时伴有高热,心烦不安,口干,大渴喜冷饮,大便秘结,小便赤黄,热或出汗则瘙痒加重,舌红苔黄,脉洪大有力。

【方源】 边天羽验方。边天羽

(1923—2000),浙江诸暨人。主任医师,全国名老中医,国务院特殊津贴专家。天津医学院毕业,两次参加天津市西学中研究班。现代中西医结合皮肤科学创建人之一,历任天津南开医院皮肤科主任,天津长征医院院长,中国中西医结合学会皮肤性病专业委员会副主任委员、顾问,组建了中国第一个中西医结合皮肤病研究所和医院,在全国率先研制中药配方颗粒制剂,主编《中西医结合治疗常见皮肤病》等。

验025 酒渣鼻方(陈彤云)

【验方】 桑白皮、枇杷叶、黄芩、黄连各10g,丹参20g,赤芍、野菊花各15g,茵陈、虎杖、土茯苓、白花蛇舌草各20g,草决明、生侧柏叶各15g,白茅根20g。

【功效药理】 疏风宣肺,清热利湿。

【主治】 肺经风湿证酒渣鼻、痤疮。

病证方证:鼻及鼻周红斑、粉刺、脓疱等。

【方源】 陈彤云,曲剑华,刘清主编《陈彤云损美性皮肤病治验》,陈彤云验方。陈彤云,见顾问介绍。

验026 枇杷清肺解毒饮(李林)

【验方】 枇杷叶、桑白皮各15g,黄芩、黄连、栀子各10g,白花蛇舌草30g,野菊花、败酱草各15g,龙葵、虎杖各12g,生地30g,牡丹皮15g,当归12g,太子参15g,生甘草10g。

【功效药理】 清泄肺胃,凉血

解毒。

【主治】 痤疮、酒渣鼻之重证。

【用法】 每日 1 剂,水煎,早、中、晚各服 200ml。

【方源】 李林编著《实用中医皮肤病学》第二版,李林验方。李林,1942 年生于河北丰宁。1961 年考入北京中医学院,1978 年为朱仁康首届研究生,毕业后在北京广安门医院从事医教研,后应邀在英国行医 17 年,曾任英国中医药学会副会长及终生会员,主编《中医临床大全·外科》,参编《中医外科学》等 20 部,个人出版十部,其中有《牛皮癣中医疗法》中、英文版、《实用中医皮肤病学》中文简、繁体版、英文版。

验 027　紫癜一号方(杨志波)

【验方】 板蓝根、白茅根各 20g,紫草、茜草各 15g,生地黄、金银花、牡丹皮各 15g,赤芍 10g,槐花 6g,荆芥炭、防风各 10g。

【功效药理】 清热疏风,凉血活血。

【主治】 过敏性紫癜。

证属血热夹风。病证方证:皮疹突发,色红后变紫,微痒,伴咽痛、发热、全身不适,或有关节痛,苔薄黄,脉浮数。

【辨证[症]化裁】

1. 若大便秘结者,加生大黄、枳实各 10g,以泻火通便;

2. 若口干口苦者,加地骨皮 15g、生石膏 30g,以清热泻火;

3. 若关节肿痛者,加牛蒡子、黄芩各 10g,丹皮 15g,以凉血消肿;

【方源】 唐雪勇、王畅主编《杨志波/当代中医皮肤科临床家丛书》,杨志波验方。杨志波,见副主编杨志波介绍。

验 028　清淋合剂(朱良春)

【验方】 生地榆、生槐角、半枝莲、白花蛇舌草、大青叶各 30g,白槿花、飞滑石各 15g。

【功效药理】 清热泻火,凉血止血,渗利湿毒。

【主治】 淋证、淋病,急性泌尿系感染或慢性感染急性发作。

【辨证[症]化裁】

1. 重症剂量加倍;

2. 高热者加软柴胡 20g,炒子芩 15g,以增强泻火解毒,凉血止血之功。

【用法】 上药为 1 次剂量,煎成 100ml,2 次分服,急性者疗程 1 周,慢性急性发作者疗程 2 周。

【方源】 朱建平、王惟恒、马旋卿,等整理《朱良春精方治验实录》,朱良春验方。朱良春(1917—2015),江苏镇江人。早年拜师孟河御医世家马惠卿,毕业于上海中国医学院,师从章次公。首届国医大师,南京中医药大学教授。中医学家、中医临床家,建南通市中医院,任院长。发现和推出民间治蛇伤专家季德胜,研究和制成国家绝密的季德胜蛇药片。

验 029　痤疮方(陆德铭)

【验方】 生地 30g,玄参 12g,麦冬 9g,天花粉 15g,生首乌 30g,女贞子 15g,白花蛇舌草 30g,丹参 30g,生山楂 30g,茶树根 30g,虎杖 15g,苦参 12g,

黄芩 9g。

【功效药理】 养阴清热，清泻肺胃，化痰软坚。

【主治】 痤疮、酒渣鼻。

证属阴虚火旺，肺胃积热，血瘀凝滞肌肤。

【辨证[症]化裁】

1. 若皮疹色赤者，加赤芍 15g，丹皮 12g，连翘 15g，金银花 15g，以清热凉血；

2. 若有脓疱者，加金银花、半枝莲、蒲公英、野菊花各 15g，以清热解毒；

3. 若有结节囊肿者，加三棱、莪术各 15g，桃仁 12g，皂角刺 10g，海藻、夏枯草各 12g，浙贝母 10g，全瓜蒌 15g，以活血散结；

4. 若有皮疹作痒者，加白鲜皮 12g，苦参 10g，地肤子 15g，以祛风除湿；

5. 若皮脂溢出多者，加侧柏叶 15g，薏苡仁 30g，以清热利湿；

6. 便结者，加火麻仁 15g，郁李仁 12g，枳实、大黄各 10g，以泄热通便；

7. 若月经不调或经前皮疹加剧者，加当归 12g，红花 10g，益母草 20g，仙灵脾 12g，肉苁蓉、锁阳各 10g，以活血调经；

8. 若多发于鼻部者，加黄芩 9g，桑白皮 12g，地骨皮 15g，以清泻肺火；

9. 若口干唇燥者，加石斛 15g，沙参、天冬各 12g，以滋阴润燥；

10. 若神疲乏力者，加黄芪 30g，党参 15g，以益气健脾。

【方源】 《江西中医药》，陆德铭验方。陆德铭，1935 年生于浙江平湖。上海中医药大学教授、主任医师、博士生导师，全国名老中医。长期从事中医外科临床研究及教学工作，对乳房病、甲状腺病、皮肤病等疾病的治疗有丰富经验和独到见解。历任上海中医学院附属龙华医院副院长，上海中医学院院长，上海中医研究院院长，中华全国中医学会上海分会副理事长，全国名老中医。主编《中医外科学》教材，《实用中医外科临床手册》等专著多部。

验030 生地凉血汤（周仲瑛）

【验方】 生地、地骨皮各 12g，制首乌、制黄芪、玄参、苦参、白鲜皮、赤芍、牡丹皮各 10g，地肤子、玉米须、桑叶各 15g，生甘草 3g。

【功效药理】 养阴清热，疏风解毒。

【主治】 药疹，亦可用于急性湿疹、皮炎。

证属虚实夹杂。病证方证：左氧氟沙星药疹，糖尿病患者，双前臂、后背大量脱屑、瘙痒，脱皮后局部暗红、口干、心烦，舌质暗红，舌苔薄脉细弦。

【方源】 崔应珉，邓为，武桂梅主编《中华名医名方薪传》，周仲瑛验方。周仲瑛，1928 年生于江苏如东，1941 年随父周筱斋教授学医，1947 年就学于上海中国医学院中医师进修班，1955 年江苏省中医进修学校学习。南京中医药大学校长，教授、主任医师、博士生导师，首届国医大师。第七届全国人大代表，国务院学位委员会学科评议组（中医）二、三届成员，卫生部药品审评委员会一至四届委员。

二、清热利湿方

验031 龙蚤清渗汤(金起凤)

【验方】 龙胆草10g,重楼30g,黄芩、炒山栀各10g,牡丹皮15g,鲜生地黄30g,赤芍12g,白鲜皮、地肤子各30g,苦参、六一散(包)各15g。

【方歌】

龙蚤清渗黄芩栀,鲜地丹芍白鲜饶,
苦参六一地肤子,肝经湿热服之消。

【功效药理】 清热利湿,凉血解毒,消风止痒。

【主治】 急性过敏性、瘙痒性皮肤病,如急性湿疹、药疹、脂溢性皮炎、神经性皮炎等。

【辨证[症]化裁】

1. 若病人痒剧者,加全虫6g,海桐皮10g,以熄风止痒;

2. 若心中烦热显著者,加黄连6g,炒山栀10g,以清心除烦;

3. 若渴喜凉饮、脉滑数大者,加生石膏30g,知母10g,以清气分之热;

4. 若皮疹色鲜红,舌质红赤为血热较重者,加玳瑁20g,以加强凉血解毒;

5. 若大便干结者,加生大黄9g,以泻下通便;

6. 若药后大便溏薄者,加山药30g,以补脾止泻。

【用法】 每日早晚(饭后)各服1次。如局部皮肤糜烂渗出、色红痒剧,可同时取药渣煎汤待凉,冷湿敷患处,日2次,可较快减轻症状。

【方源】 金起凤验方。

验032 祛毒除湿汤(赵辨)

【验方】 大青叶、板蓝根、紫草、薏苡仁各30g。

【功效药理】 清热解毒,除湿祛疣。以上中药有抗病毒、抗炎、提高免疫、促进病变溃疡愈合作用。

【主治】 尖锐湿疣,亦用于扁平疣及其他乳头瘤病毒感染性疾病、EB病毒等病毒性疾病。

作者于2009—2010年期间单纯口服祛毒除湿汤治疗尖锐湿疣8例,均在6周左右治愈,为了进一步验证其疗效,经院伦理委员会审查通过,于2012年3月—2013年9月,制定规范的临床研究方案,每2周复查1次,并拍照记录,未用外用药和其他疗法,共治疗11例,均在2～8周治愈。治疗其他病毒性皮肤病依然有效。

【方源】 赵辨验方。专利号:ZL 2011 1 0210335.2。赵辨,见主审介绍。

验033 紫癜二号方(杨志波)

【验方】 茵陈15g,栀子10g,茜草15g,槐花6g,牛膝、生地黄各15g,牡丹皮10g,山药、薏苡仁各20g,赤小豆15g。

【功效药理】 清热利湿,凉血活血。

【主治】 过敏性紫癜。

证属湿热熏蒸。病证方证:皮疹多见下肢,间见黑紫血疱,疱破糜烂,腹痛较著,便血,纳呆,恶心,呕吐,舌红带紫,苔黄腻,脉濡数。

【辨证[症]化裁】 便血著者,加地

榆炭、生地炭各 10g,以凉血止血。

【方源】 唐雪勇,王畅主编《杨志波/当代中医皮肤科临床家丛书》,杨志波验方。杨志波,见副主编介绍。

验 034　白鲜皮饮(赵纯修)

【验方】 金银花 12g,连翘、黄芩各 15g,黄柏 9g,茵陈 15g,苦参 9g,木通 6g,土茯苓 15g,白鲜皮、地肤子各 21g,苍术、荆芥、白芷各 12g,甘草 6g。

【功效药理】 清热解毒,祛风除湿。

【主治】 急性湿疹、皮炎,亦用于急性荨麻疹、寻常型银屑病。

证属湿热夹风。病证方证:皮疹丘疹、水疱,舌质红,苔黄腻,脉滑。

【辨证[症]化裁】

1. 若水疱、糜烂明显者,去生地黄、丹参,重用苦参、茵陈、木通,以祛湿清热;

2. 若瘙痒明显者,重用地肤子、白芷、刺蒺藜,以祛风止痒;

3. 若伴脾虚者,加薏苡仁 50g,茯苓 15g,以健脾除湿。

【方源】 杨志波《皮肤病名家医案妙方解析》,赵纯修验方。赵纯修,1936年生,1964 年毕业于山东中医学院。山东中医药大学中医系主任,附属医院院长、教授、主任医师,全国名老中医,中医药学会名医学术研究及外治法专业委员会副理事长,中国中西医结合学会皮肤性病专业委员会理事。主编《中医皮肤病学》(英文版)《皮肤科学》,参编六版全国教材《中医外科学》及其他外科著作 6 部。

三、清热燥湿方

湿热蕴结证银屑病方

【验方】 金银花、川草薢、丹皮各 10g,黄柏、赤芍各 12g,土茯苓 30g,鱼腥草、蒲公英、生地、玄参各 15g。

【功效药理】 由草薢渗湿汤合五味消毒饮辨证化裁组方,有清热、利湿、解毒功效。

【主治】 用于湿热蕴结证银屑病。

病证方证:主证皮损好发于掌跖或皱褶部位,局部脓疱,或潮红,浸渍,糜烂,自觉瘙痒;次证可伴有胸闷纳呆,神疲乏力,舌红或暗红,苔黄腻,脉滑数。主要用于局限性脓疱型或反向银屑病。

【方源】 中国银屑病基金会验方。

验 035　激素皮炎汤(庄国康)

【验方】 炙黄芪、黄精各 10g,生地 30g,玄参 15g,生石膏 30g,黄连、黄芩、黄柏各 6g,天冬、麦冬、玉竹、石斛、通草、滑石、生甘草、淡竹叶、炒栀子、苦参、蛇床子各 10g。

【功效药理】 活血通络,养血复脉。

【主治】 激素依赖性皮炎、湿疹皮炎。

【方源】 刘瓦利主编《庄国康/当代中医皮肤科临床家丛书》,庄国康验方。庄国康,1932 年生于福建福清。北京医学院和卫生部西学中研究班毕业,中国中医科学院广安门医院主任医师、研究员、博士生导师,全国名老中医,国务院特殊津贴专家。师从阎效然、朱仁康、段馥亭,尽得真传,1989—1991 年受国家委派在英国伦敦进行临床治疗及研究工作,将中医皮科传至西方,居功至伟。任首届中国中西医结合学会皮肤性病专业委员会副主任委员。

第六节　润　燥　方

一、养血润燥方

验036　消银方(夏应魁)

【验方】　当归、川芎、赤芍、白芍各 10g,首乌藤 20g,炒枣仁 15g,鸡血藤 15g,红花、防风各 10g,白鲜皮 30g,浮萍 6～10g,全蝎 6g,刺蒺藜、苦参各 15g,黄芪 25g,地肤子、生地各 15g。

【功效药理】　养血活血,祛风除湿,安神止痒。

【主治】　寻常型泛发性银屑病。

【方源】　夏应魁,乌日娜,马振友主编《皮肤病中医方剂制剂手册》,夏应魁验方。夏应魁,1926 年生于辽宁沈阳。毕业于中国医科大学。中国医科大学教授、硕士生导师。中国中西医结合学会皮肤性病专业委员会委员及辽宁分会主任委员,1956 年译苏联《皮肤性病学》教材,2016 年出版《皮肤病中医方剂制剂手册》,主持治疗银屑病国家新药"氨肽素"及"制银灵"的研制,个人事迹入录 60 余部辞书,2018 年荣获中国医师协会皮肤科分会杰出贡献奖。

二、生津润燥方

验037　血燥证银屑病方(张学军)

【验方】　当归 12g,生地黄 15g,白鲜皮 10g,土茯苓 30g,生甘草 6g,丹参 15g,赤芍、牡丹皮各 12g,防风 10g,白芍 15g。

【功效药理】　由养血解毒汤合当归饮子辨证化裁组方,有养血润燥解毒作用。

【主治】　用于血燥证银屑病。

病证方证:主证皮损淡红,鳞屑干燥;次证为口干咽燥,舌质淡,舌苔少或薄白,脉细或细数。主要用于点滴状或斑块状银屑病退行期及静止期。

【方源】　《中国银屑病诊疗指南(2018 完整版)》,中华医学会皮肤性病学分会银屑病专业委员会共识方。

验038　毛发红糠疹方(顾伯华)

【验方】　大生地 30g,玄参 15g,天花粉 12g,丹皮 9g,沙参、玉竹各 12g,紫草 9g,白花蛇舌草 30g,虎杖 15g,土茯苓 30g,粉草薢 15g,制苍术 9g。

【功效药理】　养阴,凉血,清热。

【主治】　毛发红糠疹、慢性湿疹、老年皮肤瘙痒症等。

证属阴虚血热,肌肤失养。

【方源】　朱世增主编《顾伯华论外科》,顾伯华验方。顾伯华(1916 — 1993),上海市人,世代业医,1936 年毕业于上海中医学院。教授,主任医师。我国现代中医外科学奠基人,顾氏外科第三代杰出传承人。对中医外科有高深造诣,倡导整体观念、辨病与辨证相结合、内治外治相结合。在疮疡、皮肤病、周围血管病等疾病治疗上有丰富经验与独特建树。历任上海中医学院外科教研组主任、龙华医院外科主任,第五届全国政协委员等职。曾主编我国第一部《中医外科学讲义》及《中医外科学》等著作。

第七节 祛暑方

验039 清暑解毒汤(顾伯华)

【验方】 紫花地丁 30g,野菊花 6g,金银花 12g,连翘 9g,黄芩 9g,绿豆衣 4.5g,黑山栀 12g,半枝莲 30g,六一散(包)12g。

【功效药理】 清暑,凉血,解毒,利湿。

【主治】 多发性疔、多形日光疹、日光性荨麻疹、热激红斑、痱子、夏季皮炎。

证属夏令时节,暑湿外侵,热毒内蕴,阻于肌肤。病证方证:头面、颈、背、臀遍发疔肿,肿胀疼痛,常此愈彼起,病程缠绵;舌苔黄腻,脉弦滑。

【用法】 水煎内服,每日 2 次,外用千捶膏、九一丹、太乙膏、三黄洗剂(见三黄洗剂)。

【方源】 《顾伯华学术经验集》,顾伯华验方。

验040 银花汤(刘红霞)

【验方】 金银花、黄芩各 10g,连翘 15g,槐花、炒白术各 10g,生薏苡仁 30g,茯苓、皂角刺、夏枯草、丹皮、丹参各 10g,菊花 6g。

【功效药理】 清热,解毒,祛湿。

【主治】 痤疮、玫瑰糠疹、头面部银屑病、酒渣鼻、脂溢性皮炎、头面部带状疱疹等上焦疾病。

证属肺胃蕴热。

【方源】 刘朝霞主编《刘红霞/当代中医皮肤科临床家丛书》,刘红霞验方。刘红霞,1960 年生,四川岳池人。新疆维吾尔自治区中医医院主任医师、教授、博士生导师,岐黄学者,全国名老中医,国务院特殊津贴专家。兼任中华中医药学会皮肤科分会副主任委员、中国民族医药学会皮肤科分会副主任委员、世中联皮肤性病专业委员会副主任委员等职务。荣膺全国首届杰出女中医师、全国医德标兵、全国医药卫生系统先进个人等十余项国家级奖项。

第八节 温里方

验041 阳和通脉汤(赵尚华)

【验方】 炮附子、桂枝各 10g,麻黄 8g,丹参、鸡血藤各 30g,川牛膝、红花、地龙、当归、赤芍、炮甲珠各 10g,甘草 15g。

【功效药理】　温阳散寒,活血通脉。

【主治】　脉管炎、雷诺病等。

病证方证:患处苍白冰冷疼痛,患肢沉重,间歇跛行,跌阳脉搏动减弱或消失者。

【方源】　赵尚华验方。赵尚华,1943 年生于山西原平,毕业于北京中医学院。主任医师、教授,第四批全国名老中医。出版《中医外科学》《中医外科外治法》等 30 多部,精于中医外科,总结出箍围消散法、透脓祛腐法、生肌收口法三大治法。

验 042　丹栀消风汤(韩世荣)

【验方】　丹皮、栀子、当归各 10g,白芍 20g,柴胡 10g,茯苓 20g,白术、羌活各 10g,白蒺藜 20g,甘草 6g。

【功效药理】　疏肝解郁,健脾养血,祛风止痒。

【主治】　神经性皮炎、湿疹、银屑病、瘙痒症等。疾病发生或者加重与情绪波动、失眠多梦等有关,女性常在月经前后发作或者加重的病证均可选择使用。

【辨证[症]化裁】

1. 若瘙痒剧烈者,加蝉蜕、荆芥、防风、乌梢蛇各 10g,以祛风止痒;

2. 若失眠多梦者,加合欢皮 12g,酸枣仁 15g,以安神止痒;

3. 若瘙痒夜甚,夜卧不安者,加珍珠母 20g,龙齿 30g,以重镇安神;

4. 若湿热较重者,加苦参 10g,以燥湿止痒;

5. 若在月经前后加重者,加益母草、丹参各 15g,墨旱莲 12g,以活血调经;

6. 若病位在下半身者,羌活易独活。

【方源】　闫小宁、李争红主编《韩世荣/当代中医皮肤科临床家丛书》,韩世荣验方。韩世荣,1952 年生于陕西洋县。原陕西省中医院皮肤科主任、二级主任医师、陕西省名中医。现任陕西中西医结合学会理事、陕西中医药科技开发研究会常务理事兼任名医传承专委会主任委员,世中联皮肤专业委员会第二届常务理事,中华中医药学会皮肤科分会常务委员,陕西省中医药专家师带徒指导老师。

验 043　温阳化气方(张毅)

【验方】　熟附片 10 ~ 30g,赤芍 40g,茯苓 15g,炒白术 10g,生姜 5g,青蒿 40g。

【制法】　熟附片、生姜先煎 1h;然后加入赤芍、茯苓、炒白术,煎煮 30min,再加入青蒿后,小火煮沸 10min。

【功效药理】　温阳行水,清热凉血。在《伤寒论》真武汤的基础上,根据《药典》、现代理论探索临床应用的经验方。

【主治】　寻常型银屑病失治误治,长期使用苦寒、寒凉之品,造成素体阳气虚弱、免疫力低下,尤其是老年人的红皮病型银屑病。

【用法】　口服,一日 3 次,饭后服药。连续使用 1~2 周。如果使用后舌质出现红、鲜红,加玄参 10g。熟附片的用量根据患者体质、医生经验决定。

【方源】　张毅验方。张毅,1956 年生于四川绵阳。四川省中医药科学院主任中医师(二级岗),成都中医药大学博士生导师,四川省第三届十大名中医、省学术技术带头人。国家奖励评审专家,全国第五、六批中医师带徒指导教师,全国名老中医药专家传承人,国务院特殊津贴专家。曾任世界中医药学会联合会皮肤科专委会副主任委员,中国临床药理学会副会长,四川省中医药学会副会长,成都市中医药学会副会长。中国发明专利 5 项。

第九节 和 解 方

验 044　七虫三黄汤(肖定远)

【验方】　全蝎 5g,蜈蚣 3g,乌梢蛇、露蜂房各 5g,僵蚕 9g,地龙 5g,穿山甲 3g,黄连 6g,黄柏 9g,黄芩、丹参各 12g,红花 5g,夏枯草 18g,苦参 15g,白鲜皮 12g,夜交藤 18g,川芎、当归各 6g。

【功效药理】　除湿解毒,疏风止痒,破血软坚。

【主治】　用于湿毒凝结,经络阻塞,气血凝滞结节,如结节性痒疹、痒疹等。

【方源】　黄宁主编《肖定远/当代中医皮肤科临床家丛书》,肖定远验方。

验 045　四物消风散(刘巧)

【验方】　柴胡、黄芩、荆芥、防风各 10g,薄荷 3g,蝉蜕 6g,生地黄 15g,川芎、赤芍、当归、刺蒺藜、地肤子各 10g,甘草 6g。

【功效药理】　清热凉血,疏风止痒。

【主治】　慢性湿疹、皮肤瘙痒症、痒疹、荨麻疹等。

证属血热风盛。

【辨证[症]化裁】

1. 若伴纳呆者,加山药、陈皮各 10g,以健脾消食;

2. 若痒剧者,加珍珠母、酸枣仁、合欢皮、柏子仁各 10g,以重镇安神,养心安神。

【方源】　张明,赵晓广主编《刘巧/当代中医皮肤科临床家丛书》,刘巧验方。刘巧,1962 年生于江西新余。江西中医药大学第二附属医院副院长、教授、主任医师、博士生导师,全国名老中医,国务院特殊津贴专家。曾任海南省皮肤病医院院长,兼任中华中医药学会皮肤科分会副主任委员,世界中医药学会联合会皮肤科专业委员会副主任委员等。编著《中西医结合皮肤病治疗学》等共五部,发明院外用制剂数十种,荣膺全国五一劳动奖章、马海德奖。

第十节 理 气 方

验 046　带状疱疹止痛方(方大定)

【验方】　白芍 40g,炙甘草、郁金各 15g,醋延胡索 20g,生黄芪 30g,炒白术、炒薏苡仁、丹参、板蓝根各 20g。

不同病变部位适当加引经药,见王莒生白癜风方。

【功效药理】　养阴止痛,理气活络,固表健脾,除湿解毒。

【主治】　带状疱疹后遗神经痛,包括其他慢性反复发作的疼痛病例。

【方源】　方大定验方。方大定(1931—2020),江苏扬州人。主任医师。毕业于江苏医学院,曾在上海杨国亮教授主持的皮肤高级师资班培训期满。1954年到中央皮肤性病研究所工作,师从赵炳南,为随赵老学习之西医第一人,从事中西医皮科研究,在赵炳南、马海德指导下进行黑布药膏、拔膏、熏药研究,后到复兴医院工作。发表论文49篇,参编《中医外科学》教材等十余部。

验047　芪桂止痛方(杨素清)

【验方】　黄芪50g,芍药15g,桂枝10g,白芥子、丝瓜络、桃仁、红花、生姜各10g,大枣6枚。

【方歌】

　芪桂止痛芍络通,桃红姜枣芥子从。

【功效药理】　温阳和血,散寒化瘀。

【主治】　带状疱疹后遗神经痛。

阴阳俱微,寒凝血瘀,并侧重于内有诸虚之不足,外存寒瘀之实滞。

病证方证:疼痛得温则减,伴有面色苍白,畏寒肢冷,手足凉,口干口黏不欲饮或喜热饮,小便清长,尿少无力,大便稀薄,舌质淡或暗,苔薄白或白腻,脉沉涩。

【辨证[症]化裁】

1. 若带状疱疹后遗神经痛病程较长,疼痛剧烈者,加全蝎6g,蜈蚣5g,土鳖虫、地龙各10g,以活血通络;

2. 若睡眠欠佳者,加龙骨、牡蛎各20g,灵磁石30g,以重镇安神;

3. 若伴余毒未清者,加败酱草15g,甲珠10g,以清热解毒;

4. 若胁肋部疼痛明显者,加瓜蒌、延胡索各15g,夜交藤20g,以宽胸理气;

5. 若上肢疼痛明显者,加片姜黄、桑枝、羌活,以祛风通络;

6. 若下肢疼痛明显者,加牛膝15g,独活12g,防己10g,以通经止痛。

【方源】　杨素清主编《中医皮科流派丛书——龙江中医皮肤科流派》,杨素清传承王玉玺教授学术思想所创验方。杨素清,1964年生于黑龙江。黑龙江中医药大学附属第一医院二级教授、医学博士、博士生导师,黑龙江省名中医,龙江名医,全国首届杰出百名女中医师,第四批全国名老中医专家学术经验优秀继承人(师从王玉玺教授),第一批黑龙江省名中医学术经验继承工作指导老师,2019年成立杨素清黑龙江省名中医专家传承工作室。现任中华中医药学会皮肤科分会副主任委员、黑龙江省中医药学会皮肤病专业委员会主任委员。

第十一节　祛风方

验048　风湿痹阻证银屑病方(张学军)

【验方】　独活、羌活、桑寄生、杜仲、川牛膝、秦艽各10g,忍冬藤、鸡血藤、桑枝各15g,土茯苓30g,防风、川芎各10g,当归、赤芍12g。

【功效药理】　由独活寄生汤辨证

化裁组方,有祛风燥湿,清热通络功效。

【主治】 用于风湿痹阻证银屑病。病证方证:关节红肿热痛,或晨僵、变形、活动功能障碍,主证为侵犯手足小关节,严重者膝、踝、脊柱等大关节亦可受累,皮肤红斑、丘疹、鳞屑;次证为瘙痒,舌质红,苔黄厚腻,脉滑数。主要用于关节病型银屑病。

【方源】 《中国银屑病诊疗指南(2018完整版)》,中华医学会皮肤性病学分会银屑病专业委员会共识方。

验049　蛇蚣败毒饮(王玉玺)

【验方】 乌蛇30g,荆芥、防风、麻黄、羌活、独活各10g,当归15g,川芎、红花各10g,木通6g,苍术15g,苦参20g,白鲜皮30g,火麻仁、蝉蜕各15g,甘草10g,蜈蚣2条。

【方歌】

蛇蚣败毒红归芎,荆防羌独麻木通,
麻仁苍蝉苦鲜草,解毒化瘀又祛风。

【功效药理】 祛风除湿,活血解毒。

【主治】 静止期银屑病。

病证方证:病程较长,皮肤干燥脱屑,皮损色淡暗,瘙痒不著,身无汗或有畏寒,口干便干,舌淡,苔润薄白,脉沉细弱。

【辨证[症]化裁】

1. 若瘙痒明显者,加生首乌10g,白蒺藜15g,地肤子20g,蛇床子10g,以祛风除湿;

2. 若下肢(膝以下)发凉者,加川乌6g,肉桂10g,以温经通络;

3. 若皮肤干燥明显者,加鸡血藤

15g,威灵仙10g,以养血润燥。

【方源】 王玉玺经验方。王玉玺,见顾问介绍。

验050　灭风汤(王玉玺)

【验方】 生地15g,当归10g,赤芍12g,川芎5g,生黄芪15g,生首乌10g,防风、荆芥各6g,苦参10g,刺蒺藜15g,地肤子20g,蛇蜕、蛇床子各10g,甘草5g,白鲜皮15g。

【方歌】

灭风汤用当归饮,苦地二蛇白鲜皮。

【功效药理】 养血润燥,祛风止痒。

【主治】 慢性荨麻疹,无论何型,凡久治不愈反复发作者,均可以此方为基础辨证化裁应用。

【辨证[症]化裁】

1. 凡遇热加重或复发者,重用生地,用量加至30～60g,并加入银花、连翘各10g,以增强疏散风热之力;

2. 若对极严重不愈顽固者,加水牛角30g,羚羊角粉(吞)0.6g,以凉血清热;

3. 若遇寒加重者,加桂枝10g,麻黄3～10g,以疏风散寒;

4. 若对湿象较重者,加苍术9g,土茯苓30g,以燥湿清热。

【方源】 王玉玺经验方。

验051　搜风除湿汤(赵炳南)

【验方】 全蝎6～12g,蜈蚣3～条,海风藤、川槿皮、炒黄柏、炒白术各9～15g,炒薏苡仁15～30g,枳壳9～15g,白鲜皮、威灵仙各15～30g。

【功效药理】 搜内外风,除湿止痒。

【主治】 慢性湿疹、慢性单纯性苔藓,年久而致色素暗淡沉着、皮肤粗糙、显著瘙痒感的皮肤瘙痒症、皮肤淀粉样变病伴明显痒感者、结节性痒疹。

【方源】 北京中医医院《赵炳南临床经验集》,赵炳南验方。

验 052 荆防苍朴汤(瞿幸)

【验方】 荆芥、防风各 10g,蝉衣 6g,浮萍、苍术、厚朴、枳壳各 10g,茯苓 12g,乌梅、黄芩各 10g,生甘草 6g。

【功效药理】 祛风,燥湿,止痒。

【主治】 风湿证荨麻疹。

病证方证:皮肤红色风团,瘙痒,时起时伏,或伴纳差、腹胀腹泻,舌苔白腻或淡黄而腻,脉弦滑或滑。

【辨证[症]化裁】

1. 若风团色红,伴心中烦热者,加丹皮、栀子各 10g,白茅根 20g,以清心凉血;

2. 若风团色淡,水肿隆起显著,属湿盛外溢皮肤,加桑白皮、大腹皮各

10g,以利水消肿;

3. 若纳呆、舌苔厚腻者,加陈皮、焦三仙、鸡内金各 10g,以理气消导;

4. 若饮食不洁、腹痛腹泻者,加黄连 6g,以清热燥湿解毒;

5. 若瘙痒剧烈、夜寐不宁者,加钩藤 10g,珍珠母 30g,以息风镇静;

6. 夏季去生甘草,改六一散 10g;

7. 若风团反复发生、舌质淡者,症状缓解后加当归、白芍、首乌藤各 10g,以养血息风。

【方源】 瞿幸验方,《北京中医药大学学报》1994:(6)。瞿幸,北京中医药大学东直门医院皮肤科主任医师、教授、硕士研究生导师,原皮肤科主任。获国家发明专利 1 项。曾任北京中医药学会皮肤科专业委员会和北京中西医结合学会皮肤科专业委员会副主任委员,中华中医药学会美容分会常委,世中联皮肤科专业委员会常务理事、美容专业委员会理事等。主编全国创新教材《中医皮肤性病学》,副主编《今日中医外科(第 2 版)》,获中华中医药学会学术著作一等奖。

第十二节 祛 湿 方

验 053 八生汤(张志礼)

【验方】 生白术、生枳实各 10g,生薏苡仁 30g,生芡实 10g,生地 30g,生栀子、生黄柏、生扁豆各 10g,白鲜皮 30g,桑白皮、冬瓜皮、地骨皮、车前子、苦参、地肤子、泽泻各 15g。

【功效药理】 健脾除湿,佐以

清热。

【主治】 脾失运化,湿热内蕴,湿盛于热皮肤病,如亚急性湿疹、脂溢性皮炎、汗疱疹、疱疹样皮炎、天疱疮等病。

【辨证[症]化裁】

1. 若皮肤肿胀渗液重者,加赤苓皮 10g,冬瓜皮 20g,以除湿清热;

2. 若湿热较重者,加茵陈 10g,土茯苓 20g,以清利湿热;

3. 若女性白带多而清稀者,加萆薢、赤石脂各 10g,以收湿止带。

【方源】 安家丰,张芃主编《张志礼皮肤病医案选萃》,张志礼验方。

验 054　祛湿生发汤(魏跃钢)

【验方】 生地 15g,丹皮、茯苓、泽兰、泽泻各 10g,生侧柏叶 15g,石菖蒲、木瓜各 10g,丹参、生薏苡仁、首乌藤、墨旱莲各 15g,菟丝子 10g,生甘草 5g。

【功效药理】 清热祛湿,健脾生发。

【主治】 雄激素性脱发、斑秃及其他脱发。

证属湿热蕴结。

【方源】 魏跃钢验方。魏跃钢,1958 年出生于浙江余姚。南京中医药大学第一临床医学院教授、主任医师、博士生导师。任中华中医药学会皮肤科分会常务委员及江苏省分会主任委员、荣誉主任委员,世中联皮肤科分会副会长,中国整形美容协会中医美容分会副会长,中国中医药研究促进会皮肤科分会副主任委员,江苏省整形美容协会美容中医分会主任委员,江苏省整形美容协会毛发分会副主任委员。主编《现代中医皮肤性病学》等多部著作。

验 055　健脾渗湿方(禤国维)

【验方】 太子参、茯苓、怀山药各 15g,薏苡仁 20g,防风 10g,布渣叶 15g,甘草 5g,生地 10g,徐长卿、苏叶各 15g,蝉蜕 10g。

【功效药理】 健脾和胃,益气滋阴,淡渗化湿。以参苓白术散辨证化裁。

【主治】 特应性皮炎、婴儿湿疹、湿疹等病。

证属脾虚气阴不足。

【方源】 陈达灿,李红毅,欧阳卫权主编《国医大师禤国维》,禤国维验方。

验 056　三豆饮(刘复兴)

【验方】 绿豆、红饭豆各 30g,制黑豆 15g,白鲜皮、土茯苓各 30g,乌梅、槟榔各 15g,蜈蚣 2 条,茵陈、刺蒺藜各 30g。

【功效药理】 健脾除湿,祛风止痒。

【主治】 用于脾虚风湿证,如丘疹性荨麻疹、皮肤瘙痒症、慢性湿疹等。

【辨证[症]化裁】

1. 若痒甚者,加地肤子、千里光、昆明山海棠各 30g,以除湿止痒;

2. 若大便干者,加生首乌 10g,火麻仁 15g,以润肠通便;

3. 若纳差者,加神曲 30g,砂仁 15g,以健脾益气;

4. 若睡眠差者,加合欢皮 15g,夜交藤 30g,以养心安神;

5. 若妇人经期或经前期者,加丹皮、炒栀子、益母草各 15g,以活血调经。

【方源】 欧阳晓勇主编《刘复兴/当代中医皮肤科临床家丛书》,刘复兴验方。刘复兴(1939—2009),生于印度尼西亚,祖籍广东。主任医师,教授,全国名老中医。兼任中华中医药学会美容分会常委。云南省政协常委,中国中西医结合学会疡科分会委员。精于外科皮肤科,研发院制剂内服方14种、外用方6种,主编西班牙中医系列教材《中医学》。1982年被评为全国先进华侨。

验057 阴蚀煎剂(吴绍熙)

【验方】 白鲜皮、金银花各15g,青连翘12g,龙胆草、山栀子、粉丹皮、杭白菊各6g,生薏苡仁12g,生黄柏9g,木通6g,滑石15g,生甘草6g。

【功效药理】 清热解毒,除湿止痒。

【主治】 急性女阴溃疡。

证见湿热重症。

【方源】 张怀亮主编《吴绍熙/当代中医皮肤科临床家丛书》,吴绍熙验方。吴绍熙,1929年生于江苏苏州。中国医学科学院皮肤病研究所研究员、教授、博士生导师,首批国务院特殊津贴专家。毕业于上海医学院,师从杨国亮教授,卫生部第三届西学中研究班毕业,与屠呦呦同学。在中央皮肤性病研究所从事中医、中西医结合皮肤病医教研,为全国著名中西医结合皮肤病专家、皮肤真菌学专家。中国中西医结合学会皮肤性病专业委员会咨询顾问委员会主任委员,中国微生物学会理事,真菌专业委员会副主任委员,曾参加全国科学大会并获奖。

验058 白塞病治方(陈学荣)

【验方】 生白术、生枳壳各10g,生薏苡仁30g,萆薢10g,苦参15g,滑石15~30g,车前子15g,茯苓、金银花、连翘、胆草、黄柏、栀子各10g,板蓝根30g,锦灯笼10g。

【功效药理】 清脾除湿,清热解毒。

【主治】 口、眼、生殖器变的白塞病,亦用于同样证型的红斑狼疮等免疫系统病。

病证方证:头昏头沉,下肢肿胀或有红斑,胸腹痞满或胀闷,女子带下黄而臭,阴部溃疡或口舌生疮,目赤肿痛,心烦不眠,小便黄赤,大便干,口淡苔腻,脉弦滑或缓。

【辨证[症]化裁】

1. 若阴虚重者,用生地、元参、玉竹、天冬、麦冬、枸杞子各10g,龟甲、鳖甲各20g,以养阴清热;

2. 若高热不退者,加水牛角30g,玳瑁粉15g,金银花炭、生地炭各10g,以凉血清热;

3. 若热毒炽盛者,加金银花、连翘、蒲公英、重楼各10g,以清热解毒;

4. 若口腔、舌溃疡者,加金莲花15g,马蔺子、金果榄、西青果各10g,马勃6g,挂金灯15g,以清热泻火;

5. 若目赤多泪者,加蔓荆子、密蒙花各10g,以清肝明目;

6. 若赤障翳肿者,加菊花、青葙子各15g,墨旱莲10g,以明目退翳;

7. 若前房积脓者,加黄芩15g,紫花地丁30g,浙贝母10g,茵陈15g,穿

心莲 20g,以透脓解毒;

8. 若并发结膜炎者,加枸杞子、青葙子各 15g,石斛夜光丸,以清肝明目;

9. 若外阴溃疡,加赤石脂、乌贼骨、金樱子各 15g,莲须 5g,煅龙牡 10g,以收湿敛疮;

10. 若脓成未溃者,加皂角刺 10g,紫花地丁 20g,川芎 10g,以透脓外出;

11. 若溃后日久者,加沙参、石斛各 10g,龟甲 20g,西洋参 10g,白花蛇舌草 30g,以益气养阴;

12. 若小腿结节,加桃仁 15g,泽兰、夏枯草、青皮、红花、络石藤、丝瓜络各 10g,以活血散结;

13. 若头痛者,加白芷、川芎、苍耳子、蔓荆子各 10g,以祛风止痛;

14. 若关节疼痛者,加秦艽、杜仲各 10g,以祛风胜湿;

15. 若体虚畏寒者,加巴戟天、黄芪各 15g,党参 10g,以温阳益气;

16. 若气虚者,加人参 10g,生黄芪 15g,白术 10g,黄精 15g,以补中益气;

17. 若夜尿频数者,加补骨脂、桑螵蛸各 10g,以固精缩尿。

【方源】 陈学荣主编《中西医结合治疗皮肤病》,陈学荣验方。陈学荣(1933—2021),江苏太仓人。北京大学第三医院教授、主任医师、硕士生导师,国务院特殊津贴专家。1955 年毕业于北京医学院医疗系,1984—1986 年美国芝加哥伊利诺伊大学医学院皮肤科访问学者。曾任中国中西医结合学会皮肤性病专业委员会委员。从事中西医结合皮肤病研究,获国家中医药管理局科技进步三等奖等奖项,主编《中西医结合治疗皮肤病》。

验 059　健脾消脂汤(李元文)

【验方】 苍术、白术各 10g,生薏苡仁 15g,陈皮、枳壳各 10g,茯苓 20g,半夏 9g,生山楂、葛根各 20g,泽泻 10g,荷叶、青蒿各 15g,枇杷叶、生侧柏叶各 10g,白花蛇舌草 30g。

【功效药理】 健脾化湿,消脂清热。

【主治】 脾虚湿热阻滞证,如脂溢性皮炎、雄激素性脱发等。

【辨证[症]化裁】

1. 若面部潮红重者,加丹皮、赤芍各 10g,以清热散瘀;

2. 若毛细血管扩张者,加玫瑰花、白茅根各 15g,以活血化瘀;

3. 若合并痤疮、毛囊炎者,加野菊花、紫花地丁、连翘各 10g,以清热解毒;

4. 若大便干结者,加生大黄 5g,决明子 10g,以润燥通便;

5. 瘙痒明显者,加苦参、白鲜皮各 15g,以清热止痒;

6. 脱发重者,加女贞子、墨旱莲各 10g,以滋补肝肾;

7. 气短乏力者,加生黄芪、绞股蓝、党参各 15g,以益气健脾。

【方源】 张丰川、李楠主编《李元文/当代中医皮肤科临床家丛书》,李元文验方。李元文见主编介绍。

第十三节 理 血 方

一、活血化瘀方

验060 血瘀证银屑病方(张学军)

【验方】 紫草 10g,赤芍 12g,白芍、鸡血藤各 15g,牡丹皮 12g,莪术 9g,丹参 15g,桃仁、红花、川芎各 10g,白花蛇舌草 15g。

【功效药理】 由活血散瘀汤、桃红四物汤、活血散瘀消银汤辨证化裁组方,有活血化瘀解毒功效。

【主治】 用于血瘀证银屑病。

主证为皮损暗红,肥厚浸润,经久不愈;次证为肌肤甲错,面色黧黑或唇甲青紫,女性月经色暗,或夹有血块,舌质紫暗或有瘀点、瘀斑,脉涩或细缓。主要用于点滴状或斑块状银屑病静止期。

【方源】 《中国银屑病诊疗指南(2018完整版)》,中华医学会皮肤性病学分会银屑病专业委员会共识方。

验061 三藤方(秦万章)

【验方】 雷公藤(去根皮)、鸡血藤、红藤各 30g。

【功效药理】 凉血,活血,养血。

秦万章教授是全国雷公藤研究的开启者、先行者,著名临床及药学专家,历经数十年,先行原创汤剂使用至今,同时做成雷公藤片、三藤糖浆,投放市场取得良效。雷公藤祛风除湿、通络止

痛、解毒杀虫,鸡血藤行血调经,红藤凉血活血补血,三药相辅相成,可促进双相免疫调节作用,同时弥补不良反应,临床起到满意疗效。

【主治】 各型红斑狼疮。

【方源】 李斌主编《秦万章/当代中医皮肤科临床家丛书》,秦万章验方。秦万章,见顾问介绍。

验062 活血方(秦万章)

【验方】 桂枝 9g,生地 15g,当归 9g,益母草、丹参各 30g,雷公藤 15g,鸡血藤 30g,生甘草 6g。

【功效药理】 温阳散寒,活血通络。

【主治】 主要用于治疗顽固性皮肤病,如血瘀型银屑病等。

证属寒凝经脉,营卫不和,血瘀络道。

【方源】 李斌主编《秦万章/当代中医皮肤科临床家丛书》,秦万章验方。

验063 硬皮病方(苑鞭)

【验方】 ①紫丹参 30g,鸡血藤 30g,郁金 15g,泽兰 10g,益母草 30g,苏木 10g。②桃仁 15g,红花 5g,当归 12g,生地 12g,川芎 5g,白芍 5g。

【功效药理】 活血化瘀,养血润肤。

【主治】 硬皮病。

【辨证[症]化裁】

1. 若气虚者,加黄芪 15g,党参、白

术、茯苓各 10g，以补气健脾；

2. 若血虚者，加当归、白芍、熟地、首乌、阿胶各 10g，以补气养血；

3. 若肾阴虚者，加元参、女贞子、墨旱莲各 10g，龟甲 15g，以滋阴补肾；

4. 若肾阳虚者，加附子 10g，肉桂 5g，仙茅、淫羊藿各 10g，以补肾壮阳；

5. 若脾胃虚弱者，加黄精、白术、山药、砂仁、陈皮各 10g，以补脾健胃；

6. 若脾胃虚寒者，加干姜 10g，吴茱萸 5g，肉豆蔻 10g，以温中散寒；

7. 若阴虚肺燥者，加沙参、天冬、麦冬、百合各 10g，川贝母 2g，杏仁 10g，以滋阴润燥。

【方源】 袁兆庄主编《中医皮肤病证治》，苑勰验方。苑勰，1931 年生于北京，祖籍湖北沛水。北京协和医院皮肤科教授，国务院特殊津贴专家，她主持的"中药治疗全身性硬皮病"被评为 1964 年国家科委成果奖，"活血化瘀治疗硬皮病的研究"被授予 1978 年全国科学大会奖。

验 064　硬皮病汤（朱钵）

【验方】 当归、川芎各 10g，鸡血藤 30g，丹参 15g，川断、杜仲、泽泻、桑寄生各 12g，伸筋草 30g，生地 10g，熟地 30g。

【功效药理】 活血化瘀，养血润肤。

【主治】 硬皮病。

【方源】《现代医学诊疗精编》，朱钵验方。朱钵，1930 年生于辽宁新民。河南省人民医院皮肤科教授、主任医师。曾任中华医学会皮肤科学会第四

至七届委员、第八届常务委员，自学中医，从事中西医结合皮肤病临床、科研，研制成功白癜风丸、湿疹膏等十余种独特方剂。2009 年中华医学会皮肤性病学分会授予"专家会员"荣誉称号，2010 年获中国皮肤科医师协会"杰出贡献奖"。

验 065　解毒活血方（袁兆庄）

【验方】 金银花 20g，生地黄 12g，连翘、牡丹皮、赤芍、当归、桃仁、红花、甘草各 10g。

【方歌】

解毒银翘芍丹地，活血桃红归草益。

【功效药理】 清热解毒，活血化瘀。

【主治】 结节性红斑，热毒聚疖等。

证见热毒瘀结血脉，肌肤红肿热痛。

【辨证[症]化裁】

1. 若结节性红斑发在上肢者，加姜黄、桂枝各 10g，以温经通脉；

2. 若发在下肢者，加牛膝 15g，木瓜 10g，用以引经，以急性期为宜；

3. 若慢性血虚者，加四物汤，以养血活血；

4. 若皮损慢性顽固者，加三棱、莪术各 10g，水蛭 3g，虻虫（有大毒）1.5g 之类，以软坚散结；

5. 若合并湿疹者，加四苓汤，以清热利湿。

【方源】 袁兆庄，贾力，张晓薇主编《中医皮肤病类证治疗》，袁兆庄验方。袁兆庄，1931 年生于河南开封。

北京协和医院皮肤科教授,全国名老中医,国务院特殊津贴专家。师从赵炳南先生。全国中西医结合皮肤病专家,中央保健局医师。"文革"前在中国医学科学院皮肤病研究所从事医教研,兼任中国中西医结合学会皮肤性病专业委员会副主任委员、中华医学会皮肤性病学分会常委。

验066　活血化瘀方(张玉环)

【验方】　当归 15g,丹参、鸡血藤、夜交藤各 30g,丹皮 15g,大青叶 30g,白芍、赤芍各 15g,三棱、莪术各 9g,白花蛇舌草、土茯苓各 30g,蜂房 15g,白鲜皮 30g,苦参 15g,菝葜、重楼各 9g。

【功效药理】　活血化瘀,软坚散结,清热凉血。

【主治】　血热及血瘀型银屑病、慢性湿疹、结节性痒疹等病。

【方源】　张玉环验方。张玉环,女,1951 年生,主任医师,天津中医药大学博士生导师,国务院特殊津贴专家。毕业于天津医科大学,曾任中国中西医结合变态反应专业委员会主任委员,现任天津市中西医结合学会副主任委员,曾任天津市中医药研究院党委书记、天津市长征医院党委书记兼院长。培养博士、硕士 25 名。获第二届中国中西医结合贡献奖,中国中西医结合学会科技进步三等奖 1 项,天津市科技进步一等奖 1 项等奖项。

验067　活血止痛汤(李元文)

【验方】　柴胡 10g,当归、白芍各 30g,徐长卿 20g,全蝎 6g,泽兰、泽泻、

穿山甲各 10g,生牡蛎 30g,威灵仙 15g,炙甘草 10g。

【功效药理】　活血通络,养血复脉。

【主治】　带状疱疹后遗神经痛,证属血虚络病、脉络损伤。

【辨证[症]化裁】

1. 若气虚者,加黄芪 30g,党参 15g,以补气活血;

2. 若大便秘结、小便黄赤者,加生大黄 15g,木通 6g,以泄热通便;

3. 若舌苔黄腻、脘腹胀满者,加砂仁 6g,生薏苡仁 20g,苍术 15g,以燥湿运脾;

4. 若疼痛剧烈者,加细辛 3g,白芷、秦艽各 10g,延胡索 12g,以活血止痛。

【方源】　张丰川,李楠主编《李元文/当代中医皮肤科临床家丛书》,李元文验方。李元文,见主编介绍。

验068　乌蛇荣皮汤(李可)

【配方】　生地(酒浸)、当归各 30g,桂枝 10g,赤芍 15g,川芎、桃仁、红花各 10g,丹皮、紫草各 15g,乌梅、蒺藜、白鲜皮、乌蛇肉各 30g(蜜丸先吞),炙甘草、鲜生姜各 10g。

【功效药理】　养血润燥,活血祛瘀,调和营卫,滋补肝肾。

【主治】　手足皲裂、银屑病、神经性皮炎、白癜风、寻常疣、黄褐斑等。

【辨证[症]化裁】

1. 鹅掌风等角化性皮肤病,加狼毒 3g,黑芥穗、皂刺各 10g,黄芪 45g,以清热润燥,杀虫止痒;

2. 白癜风,加狼毒 3g,黄芪 100g,克白散(沙苑子 750g,豨莶草 500g,乌蛇 250g,乌梅、蒺藜各 150g,三七 100g,藏红花、乌贼骨、白药子、苍术、重楼、降香、紫草、甘草各 50g,制粉),每次 5g,一日 3 次,以养血祛风,活血通络;

3. 寻常疣、扁平疣,加麻黄 10g,生薏苡仁 45g,杏仁、白芷各 10g(后下),炮甲珠 5g(冲服),以活血散结,除湿解毒;

4. 小腿溃疡,加黄芪 45g,白蔹 12g,薏苡仁 30g,黄柏、牛膝各 10g,苦参 30g,土茯苓 120g,白鲜皮 30g,外敷臁疮膏,以清热利湿,托毒生肌;

5. 斑秃,加骨碎补 30g,白芷 5g,制首乌、女贞子各 10g,黄精 15g,菟丝子 12g,黄芪 30g,以填精养血,乌须生发;

6. 黄褐斑,加枸杞子、菟丝子、盐补骨脂、仙灵脾各 30g,白芷、降香各 10g,黄酒 250g,加水共煎,以滋补肝肾,化瘀消斑;

7. 传染性湿疹样皮炎,加双花 90g,土茯苓 120g,薏苡仁 15g,白鲜皮 90g,木鳖子 30g,狼毒 3g,以清热解毒,祛风除湿。

【方源】 《李可老中医急危重症疑难病经验专辑》,李可验方。李可(1930—2013),山西灵石人。毕业于西北艺专文学部,早年参军,逆境学医,经全省统考取得中医本科学历。曾任灵石县中医院院长九年,《中医药研究》特邀编委,香港《中华医药报》医事顾问,世界华人交流协会特邀研究员。对疑难重症病证治疗数万名,治疗传承创新,大胆突破用方药,使众多病人起死回生。

验069 治硬皮病方(邓铁涛)

【验方】 熟地 24g,淮山药 30g,茯苓 15g,山萸肉 12g,泽泻、丹皮、阿胶(烊化)各 10g,百合 30g,太子参 30g。

【功效药物】 温阳补肾健脾,活血软坚散结。

【主治】 硬皮病。

证属脾肾不足,气血两虚,血脉瘀滞。

【辨证[症]化载】

1. 若心血不足者,加熟枣仁、鸡血藤各 15g,以养血安神;

2. 若胃阴不足者,加石斛、麦冬各 12g,以益胃养阴;

3. 若痰湿壅肺者,加橘络 12g,百部 15g,紫菀 15g,五爪龙 30g,以宣肺化痰;

4. 若兼血瘀者,加丹参 15g,牛膝 12g,以活血通络;

5. 若兼肾虚者,加鹿角胶 6g,鳖甲 15g,以补肾益精;

6. 若兼气虚者,加黄芪 30g,桂枝 9g,以益气温阳。

【方源】 邓铁涛验方。邓铁涛(1916—2019),广东开平人。首届国医大师,广州中医药大学终身教授、博士生导师、广东省名中医。曾历任广州中医学院副院长,中国中医药学会常务理事,中国中医药学会理论整理研究委员会副主任委员,中国中西医结合学会第二、三届理事会名誉理事等职。2003年获中国科协授予全国防治"非典"优秀科技工作者。1989 年被英国剑桥名人中心载入世界名人录。

验070 活血除湿方（曹毅）

【验方】 丹参 10g，益母草 10g，桃仁 10g，红花 6g，川芎 10g，忍冬藤 10g，威灵仙 10g。

【辨证［症］化裁】

1. 若上肢瘢痕者，加姜黄 12g，羌活 10g，桂枝 10g，以温经通络；

2. 若躯干瘢痕者，加延胡索、三棱、莪术各 10g，以活血化瘀；

3. 若下肢瘢痕者，加独活 10g，牛膝 15g，以祛湿通络；

4. 若瘢痕痛痒明显者，加全蝎 6g，白僵蚕 10g，乌梢蛇 10g 等虫类药，以搜风止痒。

【功效药理】 由补阳还五汤加减化裁而成，具活血化瘀，祛湿通络作用。中医认为本方可散血瘀，祛湿邪，解络毒。现代医学发现本方能抑制成纤维细胞的增殖，同时具有抗炎作用，降低伤口毛细血管通透性，达到减少炎性渗出，从而抑制炎症病理过程中的肉芽组织增生，改善肥厚性瘢痕中的微循环障碍，降解瘢痕细胞外基质中的胶原蛋白，清除瘢痕组织中的自由基，降解增生瘢痕组织中的纤维组织。

【主治】 增生性瘢痕、瘢痕疙瘩等。

【方源】 根据清代王清任《医林改错》补阳还五汤和吴谦《医宗金鉴》桃红四物汤化裁而成的曹毅验方。曹毅，浙江省中医院皮肤科主任医师、教授、博士生导师，浙江省名中医。师承全国名老中医吉良晨、范永升、鲁贤昌教授。现任中华中医药学会中医美容分会主任委员、浙江省中医药学会副会长、浙江省医学会及医师协会皮肤性病学分会副主任委员，《中国皮肤性病学杂志》等期刊编委。主持国家级自然科学基金项目 2 项。传承并发展浙江"余氏外科"学术经验，系统开展中医皮科专病诊疗技术的继承和创新。

二、疏肝解郁方

验071 颜玉饮（刘复兴）

【验方】 女贞子 30g，墨旱莲 15g，玉竹 45g，冬瓜仁 30g，丹参、肉苁蓉、白芍各 30g，水蛭 15g，玫瑰花 10g。

【功效药理】 滋养肝肾，疏肝解郁，调和气血。

【主治】 黄褐斑、黑变病等色素沉着性皮肤病。

【方源】 欧阳晓勇主编《刘复兴/当代中医皮肤科临床家丛书》，刘复兴验方。

验072 清肝饮（皮先明）

【验方】 青蒿 15g，柴胡、黄芩、丹皮、橘叶、络石藤、刺蒺藜、川楝子、夏枯草各 10g。

【功效药理】 清热解毒凉血，疏肝理气止痛。

【主治】 带状疱疹、单纯疱疹、神经性皮炎、脂溢性皮炎、多形红斑等。

证属血热郁滞者。

【方歌】

柴丹夏橘络石芩，蒺藜青蒿川楝子。

【辨证[症]化裁】

1. 若皮损处疼痛者,可加延胡索、川芎各 15g,以活血止痛;

2. 若痒甚者,可加蝉蜕、防风各 12g,以祛风止痒;

3. 若皮损在颜面者,可加大青叶、野菊花各 15g,以疏散风热;

4. 若在腹部者,可加苍术 15g,黄柏 10g,以清热燥湿。

【方源】 程秋生,皮先明主编《皮肤病中医治法与方剂》,皮先明经验方。皮先明,1953 年生于湖北浠水。湖北省中医院主任医师(二级岗位)、教授,第五批全国名老中医,湖北省中医大师,中华中医药学会皮肤科分会常委,世中联皮肤科分会常务理事,主编《皮肤性病中西医结合治疗》等专著六部,自血穴位注射配合放血疗法治疗痤疮为国家中医药管理局推广应用技术。

验 073　疏肝活血汤(边天羽)

【验方】 柴胡、薄荷、黄芩、山栀各 10g,当归 30g,赤芍、红花、桃仁、三棱、莪术、陈皮、甘草各 10g。

【功效药理】 疏肝理气,活血化瘀。

【主治】 盘状红斑狼疮、日光性皮炎、慢性荨麻疹、脂溢性皮炎、酒渣鼻、丘疹性痤疮、囊肿性痤疮、神经性皮炎、远心性环状红斑、黄褐斑。

证属肝郁血滞。病证方证:面部及躯干可有盘状红斑及炎症后色素沉着样斑片,风团,丘疹,结节,囊肿性皮损。同时伴有头晕目眩,两胁胀痛,不思饮食,呃逆,少腹胀满,脾气急躁,心烦失眠,口苦咽干,妇女可伴有月经不调,痛经,颜色紫暗,量少有血块,舌红苔黄,有瘀点或紫斑,脉弦滑有力。

【方源】 卢桂玲主编《边天羽/当代中医皮肤科临床家丛书》,边天羽验方。

验 074　脉痹汤(奚九一)

【验方】 青蒿 15g,紫草 30g,徐长卿、生地各 15g,地骨皮、土茯苓各 30g,玄参、生甘草各 15g,制大黄 10g。

【功效药理】 凉血解毒,养阴祛风。

【主治】 银屑病伴结节性血管炎。

【方源】 《奚九一谈脉管病》,奚九一验方。奚九一(1923—2018),生于江苏省无锡。我国著名的中西医结合脉管病专家和学术带头人,经多年研制,筛选内服及外用制剂 77 种,用于治疗治疗血栓闭塞性脉管炎、肢体动脉硬化性闭塞症、糖尿病足坏疽等脉管疾病 30 余种,其临床总有效率达到 95% 以上,对疑难脉管病坏疽二级以上的重症,其截肢率平均降至 2%~4%,达到国内领先水平;"奚氏糖尿病足"等课题研究达国际领先水平。

验 075　消银汤(马绍尧)

【验方】 水牛角、生地各 30g,赤芍、丹皮各 9g,紫草、茜草各 15g,板蓝根、白茅根各 30g,柴胡、黄芩各 9g,白鲜皮 15g,苦参 10g,焦六曲(包煎)15g,半枝莲 15g,土茯苓 30g,生甘草 6g。

【功效药理】　疏肝清热,凉血解毒。

【主治】　银屑病进展期。

【方源】　李咏梅主编《马绍尧/当代中医皮肤科临床家丛书》,马绍尧验方。马绍尧,1937年生于安徽淮南。上海中医学院毕业。上海中医药大学附属龙华医院主任医师、教授,全国名老中医。兼任世界中医药联合会皮肤科专业委员会顾问。师从顾伯华,得其真传,上海华山医院进修皮肤科,掌握中西医皮肤科技术。主编《实用中医皮肤病学》《现代中医皮肤病诊疗大全》等专著。

验 076　皮肤淀粉样变病方(冯宪章)

【验方】　当归20g,桃仁、红花各10g,鳖甲20g,赤芍10g,茜草、生山楂各20g,僵蚕、白芥子、皂角刺、路路通各10g,鬼箭羽20g,荆芥穗10g,薏苡仁20g,甘草10g。

【功效药理】　活血化瘀,养阴润肤,祛风止痒。

【主治】　皮肤淀粉样变病。

【辨证[症]化裁】

1. 若大便干者,加枳壳10g,生槐花12g或生大黄6g,以泻下通便;

2. 若咽干者,加麦冬10g,桑白皮12g,以养阴利咽;

3. 若月经不调者,加香附12g,益母草20g,以活血调经;

4. 若燥热口干者,加生石膏30g,玳瑁9g,以清热除烦;

5. 若皮损坚硬角化者,加穿山甲

10g,侧柏叶15g,以活血软坚。

【方源】　宋群先,刘学伟主编《冯宪章/当代中医皮肤科临床家丛书》,冯宪章验方。冯宪章,1935年生于河南长垣。河南中医学院教授、主任医师、硕士生导师,河南中医药大学第一附属医院外科、皮肤科主任,第四批全国名老中医。兼任河南省中西医结合皮肤病协会总顾问。研发的消癣气雾剂获河南省科技进步二等奖。

验 077　紫藤化瘀汤(瞿幸)

【验方】　紫草、大青叶各15g,赤芍12g,丹参15g,当归10g,鸡血藤15g,莪术10g,鬼箭羽10g,半枝莲30g,白花蛇舌草30g。

【功效药理】　凉血活血,解毒消斑。

【主治】　静止期斑块状银屑病。

病证方证:皮肤暗红色斑块持续不退,浸润肥厚,鳞屑较厚附着紧密,舌质暗红可见瘀斑,脉弦滑。

【辨证[症]化裁】

1. 若皮损瘙痒剧烈,加白蒺藜12g,全蝎3～5g,或乌蛇10g,以息风止痒;

2. 若急躁易怒、夜寐不安、失眠多梦,加生龙骨、生牡蛎各30g,或珍珠母30g,以平肝潜阳,重镇安神;

3. 女性患者月经色暗红,夹有血块,或经期皮损加重,加香附12g,益母草15g,泽兰12g,以理气、活血、调经。

【方源】　瞿幸验方。

第十四节　消　食　方

验078　消疳润燥汤(李玉奇)

【验方】　大黄 5～10g,茯苓、白术、乌梅、胡黄连各 10g,生侧柏叶 10～15g,泽兰叶 10～15g,焦山楂 15g,鳖甲 10g,莪术 5g,黑丑 5g,神曲 15g,藿香 10g,砂仁 5～10g,鸡内金 15g。

【功效药理】　消疳扶脾,润燥生津。

【主治】　各种脱发证。

病证方证:饱食伤脾,脾胃积热,耗津伤液,血燥脱发。

【用法】　水煎服,伍用洗头生发方。

【方源】　张文康,李玉奇主编《中国百年百名中医临床家丛书·李玉奇》,李玉奇验方。李玉奇(1917—2011),辽宁铁岭人。辽宁中医药大学教授、博士生导师,首届国医大师,全国首批名老中医,国务院政府特殊津贴专家,中华中医药学会终身理事。曾任辽宁省卫生厅中医处处长、辽宁中医药大学副校长兼附属医院院长、辽宁省中医学会会长等职。精通百家学说,对诸多领域均有深入研究和重大建树,获斯里兰卡 24 届世界传统医学大会"红宝石勋章"和"传统医学博士学位"。

验079　加味桂枝汤(董廷瑶)

【验方】　桂枝、炒白芍各 9g,生姜 3 片,红枣 3 枚,清甘草 6g,太子参 9g,焦白术、生扁豆、炒谷芽各 9g。药量据年龄酌情增减。

【功效药理】　调和营卫,醒脾健胃。

【主治】　小儿厌食症,亦常用于急慢性荨麻疹、皮肤瘙痒、小儿汗症、雷诺病等。

证属营卫不和者。

【辨证[症]化裁】

1. 若如舌红花剥、阴液不足者,加玉竹、百合、石斛、麦冬、生扁豆、生地各 10g,以益胃生津;

2. 若鼻衄加白茅根 20g,藕节 10g,以凉血止血;

3. 若便秘加生首乌 10g,以润肠通下;

4. 若寝汗淋漓加麻黄根、糯稻根各 10g,以收敛止汗;

5. 若虚寒腹痛,芍药加饴糖各 10g,以缓急止痛;

6. 若舌淡阳虚者,加附子 10g,以温阳散寒。

【方源】　张文康,王霞芳,邓嘉成主编《中国百年百名中医临床家丛书·董廷瑶》,董廷瑶验方。董廷瑶(1903—2000),字德斌,浙江鄞州区人。上海中医药大学教授、主任医师。全国首批名老中医,国务院政府特殊津贴专家。曾任上海市中医文献馆馆长、上海市中医研究院专家委员会名誉委员。从事中医工作 70 余年,被尊为当代中医儿科泰斗,对小儿厌食症辨证分型论治,结合针刺穴位外治等,疗效显著,在同道中享有盛誉。

验080　培土清心方(陈达灿)

【验方】　太子参、炒白术各 10g,山药 15g,薏苡仁 20g,连翘 10g,白茅根 15g,白鲜皮 10g,珍珠粉 0.3g 冲服,甘草 5g。

【功效药理】　健脾清心,祛风止痒。

【主治】　用于治疗特应性皮炎、湿疹。

证属脾虚心火旺患者。

【辨证[症]化裁】

1. 若皮疹鲜红者,酌加金银花、马齿苋各 15g,以清热解毒;

2. 若有渗液者,酌加萆薢 15g,土茯苓 20g,以祛风利湿;

3. 若眠差者,酌加柏子仁 20g,酸枣仁 15g,以养心安神;

4. 若纳差者,酌加鸡内金、独脚金各 10g,以健胃消食。

【用法】　水煎服,珍珠粉另冲服。

【方源】　陈达灿专利验方(专利号:ZL201310328668.4)。陈达灿,见副主编介绍。

第十五节　祛痰方

验081　加味二陈汤(何清湖)

【验方】　法半夏、橘红各 15g,茯苓 20g,炒白术 15g,制海藻 12g,昆布 15g,浙贝母 12g,白芷 15g,白花蛇舌草 30g,黄芩 15g,夏枯草 20g,赤芍 15g,丹参 20g。

【功效药理】　健脾化痰,清热利湿,涤痰软坚。

【主治】　皮肤结核、脂肪瘤。

证属痰湿郁阻,日久化热,痰火凝结,结聚肌肤。

【治法】　煎汤口服,伍用阳和解凝膏(见第四章)掺黑退消(见第六章)外贴。

【方源】　何清湖主编《中医外科学》,何清湖验方。何清湖,1965 年生于湖南耒阳。教授,主任医师,博士生导师,国务院特殊津贴专家。曾任湖南中医药大学副校长,现任湖南省政协常委、湖南医药学院院长、中华中医药学会中医外科专业委员会副主任委员。以中医、中西医结合研究见长,在中医男科和中医文献研究、亚健康等领域内均取得较大成绩,主持和参加国家级及省厅级科研课题 20 余项,获省部级科研、教学成果奖 8 项。

验082　化痰软坚散结方(朱良春)

【验方】　炒白芥子 10g,生半夏 6g,炙僵蚕、制海藻、昆布、紫背天葵、夏枯草各 12g,生牡蛎(先煎)30g,老鹳草 20g,薏苡仁 30g,生姜 2 片,红枣 5 枚。

【功效药理】　蠲痰通络,化痰软坚。

【主治】　结节病,皮肤肿块。

证属痰瘀凝聚,痹阻肌肤。病证方证:皮下结节,呈对称、串珠状,推之可移,按之坚硬,皮色不变,无特殊疼痛。

【辨证[症]化裁】

1. 若夹瘀者,加赤芍 12g,炮山甲 6g,当归 10g,地鳖虫 9g,露蜂房 10g,以化瘀散结;

2. 若夹气滞者,加青皮 10g,陈皮 15g,姜黄 12g,以理气化痰;

3. 若阴虚者加麦冬、天冬各 12g,百合 15g,功劳叶 12g,以益气养阴;

4. 若肾阳虚者,加鹿角胶 10g,仙灵脾 15g,熟地黄 9g,巴戟天 12g,以温阳化痰。

【方源】 朱步先,何绍奇等主编《朱良春用药经验集》,朱良春验方。

验 083　消结节方(张士舜)

【验方】 王不留行 30g,白英 20g,牡蛎 15g,三棱、莪术、白芥子、醋北柴胡、黄芪各 10g,炙甘草 5g。

【功效药理】 软坚散结,活血通经,涤痰破结,补肺益肾。

【主治】 皮肤结节病,亦用于乳腺结节、甲状腺结节等结节病。

【辨证[症]化裁】

1. 若痰湿较重者,加清半夏、紫菀、陈皮各 10g,以加强理气化痰之力;

2. 若瘀血较重者,如川芎、赤芍各 10g,以加强活血化瘀之力;

3. 若气滞明显者,加大醋柴胡用量,另加郁金、香附、佛手、香橼各 10g,以加强理气化滞之力;

4. 乳腺结节者,加蜂房 5g,路路通 10g,以引药入相应病灶;

5. 甲状腺结节者,加夏枯草 10g,以引药入相应的病灶。

【方源】 《中国中医药报》2021年 4 月 16 日第 4 版。张士舜验方。张士舜,1939 年生,主任中医师,第三、四批全国名老中医,河北省首届名中医,现任石家庄世舜中医肿瘤医院首席专家。1962 年毕业于河北中医学院,从事中医治疗肿瘤近 60 年,出版专著 12 部,发表论文百余篇,获专利 13 项。首倡"三辨论治"理论,多年来临床上对良恶性肿瘤的治疗颇有研究。

第十六节　固　涩　方

验 084　益肾固血汤(王宗仁)

【组成】 熟地 24g,山萸肉、牡丹皮、茯苓各 12g,白芍、醋艾炭各 15g,血余炭 12g,泽泻 9g,白茅根 15g,玉米须 20g。

【功效药理】 补肾固血。

【主治】 紫癜性肾炎。

【方源】 王宗仁验方。王宗仁,空军军医大学西京医院教授、主任医师、博士生导师、中医师承博士导师,陕西省名中医。以第一作者及通讯作者在国内外期刊发表论著 160 余篇,以第一负责人主持国家自然科学基金课题 3 项,军队"十一五"重大临床攻关课题 1 项,国家中医药管理局及省、部级课题 8 项。撰写医学专著 9 部。第一完成人研发国家新药芪丹通脉片。获中国中西医结合突出贡献奖、陕西省科技进步二等奖、总后育才银奖。

第十七节　安神方

验 085　加味柴胡龙骨加牡蛎汤(颜德馨)

【验方】　柴胡 15g,黄芩 12g,桂枝 9g,茯苓 20g,半夏 30g,大黄 10g,龙骨、牡蛎各 20g,党参 12g,生姜 3 片,大枣 3 枚。

【功效药理】　重镇安神,疏泄肝胆,清热化痰。

【主治】　肝胆郁热,痰气内扰之神经功能障碍性皮肤病,如神经性皮炎、皮肤瘙痒症、结节性痒疹等。

【方源】　张文康,颜德馨主编《中国百年百名中医临床家丛书·颜德馨》,颜德馨验方。颜德馨(1920 — 2017),江苏丹阳人。上海同济大学医学院主任医师、教授、博士生导师,首届国医大师,首批全国名老中医。曾任中国中医药学会理事、国家中医药管理局科技进步奖评审委员、中国医药研究会学术顾问等职。提出了"气为百病之长,血为百病之胎""久病必有瘀,怪病必有瘀"的学术观点及调气活血为主的"衡法"治则,相关课题研究被列入国家"973"计划。

第十八节　补益方

一、补气方

验 086　内托生肌散(张锡纯)

【验方】　生黄芪 120g,甘草 60g,生乳香、生没药各 45g,生白芍 60g,天花粉 60g,丹参 45g。

【功效药理】　补气养血,化腐生肌。

【主治】　治瘰疬疮疡破后,气血亏损不能化脓生肌,或其疮数年不愈,外面疮口甚小,里边溃烂甚大,且有窜至他处不能敷药者。

【用法】　上七味共研细末,开水每次送服 9g,日 3 次。若将散剂变作汤剂,须将花粉改用 144g,一剂分作八次煎服,较散剂生肌尤速。

【方源】　张锡纯《医学衷中参西录》,张锡纯验方。张锡纯(1860 — 1933),字寿甫,河北盐山人。近现代中国中医学界泰斗,中西医汇通学派的代表人物。曾在奉天创办中国近代第一家中医院——立达医院,疗效卓著;后又在天津开办国医函授学校。应邀为当时各地医刊撰稿并发表创见性论著,反响强烈,享誉盛名。衷中参西,中西汇通为其全新的治学观点。极负盛名的《医学衷中参西录》,为凝结了其一生刻苦向学、研究医学的心血结晶。

验 087　健脾活血汤(边天羽)

【验方】　黄芪 30g,党参、白术、茯苓、苍术各 15g,当归 30g,何首乌 15g,赤芍、红花各 10g,牛膝、鸡血藤、刺蒺藜各 15g,甘草 10g。

【功效药理】 健脾利湿,补气养血,活血化瘀。

【主治】 过敏性紫癜、慢性口腔溃疡、白塞病、结节性痒疹、扁平苔藓、掌跖皲裂性湿疹、老年皮肤瘙痒症、慢性湿疹、银屑病、黄褐斑、白癜风、脂溢性皮炎、秃发性毛囊炎,囊肿性痤疮。

证属脾虚血瘀。病证方证:面色苍白或微黄,食欲不振,四肢无力,心慌气短,腹胀便溏,下肢浮肿,反复发生下肢瘀斑或紫癜皮疹,口腔反复发生溃疡,舌质淡嫩,胖大多津液,舌边有齿痕。皮肤呈肥厚苔藓样皮疹,瘙痒脱屑,皲裂,结节,斑块样皮损,瘀斑,脉沉细少力。

【方源】 边天羽验方。

验 088　生发效验方(江海燕)

【验方】 女贞子(酒制)30g,制首乌 10g,黄芪 30g,当归 10g,山楂 12g,甘草 6g。

【功效药理】 益气养血,滋补肝肾。

【主治】 斑秃、全秃、雄激素性脱发。

【辨证[症]化裁】

1. 男性型早秃,初期风湿热象明显者加黄芩 12g,丹皮 10g,荆芥 12g,猪苓 15g,以清热除湿祛风;

2. 后期病久阴伤,可去猪苓,加枸杞 15g,以养阴护津;

3. 斑秃,多因情志因素而诱发,可加柴胡、薄荷各 12g,以疏肝解郁;

4. 斑秃早期,多兼血热,可加黄芩 12g,丹皮 10g,北沙参 15g,以清热养阴,防止后期阴虚;

5. 治疗全过程加胡荽子 15g,以益阴生发。胡荽子又称元荽子,含岩芹酸,能抑制 5-α 还原酶,促进毛发生长。

【方源】 江海燕主编《皮肤病常用中药药理及临床》,江海燕验方。江海燕,1937 年生于重庆。主任医师,教授。曾任成都中医药大学附属医院副院长。四川省中西医结合学会皮肤性病专业委员会主任委员。完成朴腋香喷雾治疗腋臭、洁尔阴洗液治疗湿疹皮炎等临床研究或临床验证 42 项,获四川省中医管理局科技成果奖、四川省科学大会奖。主编《皮肤病常用中药药理及临床》,参编《中西医结合皮肤性病手册》等专著五部。

验 089　紫铜消白方(欧阳恒)

【验方】 铜绿 0.1g,紫丹参 15g,紫草 10g,紫背浮萍 15g,紫苏 10g,紫河车、核桃仁各 15g,红花、郁金各 10g,鸡血藤 25g,豨莶草 15g。

食疗方:黑豆、黑芝麻、核桃仁各 30g,黑枣 10 枚,路路通 7 个。

【功效药理】 调和气血,滋补肝肾。

试验表明可调节白癜风患者的免疫活性、改善微循环、补充机体必需微量元素、及时清除体内过多的自由基、提高自由基能力的综合作用,增加黑素细胞功能。治疗 197 例,总有效率 93.40%,获部级三等奖。

【主治】 白癜风。

【用法】 主药煎汤服,每日 1 剂,或水泛为丸,每次 10g;食疗方,先将路路通洗涤,煎水滤液,再将其他纳入滤液中煮烂,加入冰糖或胡椒调味,1 个月为一疗程,可连服 3 个月。伍用紫铜消白酊。

【方源】 杨志波主编《欧阳恒/当代中医皮肤科临床家丛书》,欧阳恒验方。欧阳恒(1939—2015),湖南中医药大学第二附属医院院长、主任医师、博士生导师,全国名老中医,国务院特殊津贴专家。兼中国中西医结合学会常务理事、皮肤性病专业委员会、疡科专业委员会主任委员等。"紫铜消白方治疗白癜风的临床应用观察"获 1994 年中国中医药科技进步三等奖。

二、补血方

验 090 鱼鳞汤(周鸣岐)

【验方】 生黄芪 30g,桂枝 12g,黄精 25g,山药 30g,生地 20g,熟地、制首乌、枸杞各 15g,当归 12g,黑芝麻 20g,红花 10g,丹参 20g,生麻黄 6g,蝉蜕、苍术各 9g,白鲜皮 25g,威灵仙 12g,甘草 9g。

【功效药理】 补气养血,畅荣肌肤。

【主治】 鱼鳞病等角化性皮肤病。证属脏腑气血虚及气血失和者。

【辨证[症]化裁】

1. 若气虚甚者,加人参 10g,白术 15g,以补养后天之气;

2. 若脾胃弱、大便溏稀者,减生熟地、枸杞、黑芝麻,加炒白术 15g,鸡内金 10g,以助健脾胃,消食化积;

3. 若血虚而失神所养者,加炒枣仁 15g,合欢皮 12g,以养血、安神、止痒;

4. 若皮腠血滞甚者,证属肤色黯红,鳞屑黑褐坚厚,痛痒,加川芎 12g,鸡血藤 15g,以活血祛风润燥。

【方源】 周升平等编著《当代名医周鸣岐疑难病临证精华》,周鸣岐验方。周鸣岐(1919—1992),山东掖县人。自幼学习中医,1954 年参加国家卫生部北京中医进修学校学习,任职大连市中医院、大连市中西医结合医院,主任医师,全国第一批名老中医,1987 年鱼鳞汤获国家科技进步二等奖,1990 银屑汤获国家中医药管理局科技进步二等奖。

三、气血双补方

验 091 治脱发方(邓铁涛)

【验方】 制首乌 30g,黑豆 30g,大枣 4 枚,甘草 5g,黄精 15g,熟地 24g,桑椹子 12g,五爪龙 30g,鸡血藤 24g。

【功效药理】 养血生发。

【主治】 斑秃、脱发、白发。

内服配合外治法:

1. 每天晨起用白兰地酒搽全头全脚,脱发处多搽;

2. 脱发处配合运用毫针平压挑刺患部。其针法是先用一寸毫针由后斜刺百会穴,并留针至结束;继而选用一寸毫针 3～5 枚,并排在拇、食指间,然后平压在患部皮肤上,再齐平一起提起,此时患部的皮肤则被轻轻挑起,如此往返操作,把整个患部的皮肤压挑刺一遍,每天或隔天一次。

【方源】 邓铁涛验方。

验092　加味益气凉血汤（夏少农）

【验方】　生地 12g，紫草 9g，丹皮 6g，地骨皮 30g，龟甲、鳖甲各 15g，南沙参、北沙参、麦冬各 9g，黄芪、党参各 12g，白术 9g，山药 12g。

【功效药理】　益气养阴，凉血清热。

【主治】　皮肌炎、红斑狼疮等。

证属气阴两虚，阴虚生热。

【方源】《中医外科心得》，夏少农验方。夏少农（1918—1998），浙江德清人，第一批上海市名中医，夏氏外科第五代传人，其父为誉满江、浙、沪的著名外科名家夏墨农。幼承庭训，游学沪上，从父襄诊，精研夏氏外科学术，尽得秘传心法。执医 60 载，崇尚经典，勤求古训，注重实践，善于总结，继承和发扬了夏氏外科的学术思想，提出了诸多独到的学术见解，如"邪正学说""治正气因四法""治邪气因十一法""内外合治，邪之早去"等。

四、补阴方

验093　益阴丸（李秀敏）

【验方】　菟丝子、女贞子各 300g，墨旱莲 200g，生地、熟地各 150g，丹皮 150g，桑寄生 300g，当归 120g。

【功效药理】　滋水涵木，养血润燥。上药为细末，炼蜜为丸。

【主治】　肾虚型黄褐斑、皮肤瘙痒症。

【方源】　段行武，瞿幸主编《李秀敏/当代中医皮肤科临床家丛书》，李秀敏验方。李秀敏，1940 年生，北京人。北京中医药大学东直门医院皮肤科主任、教授、主任医师。曾多次赴日本、泰国、埃及、荷兰等国行医及学术交流，任中国中西医结合学会皮肤性病专业委员会委员，中华中医药学会皮肤美容分会委员，北京市政府专家顾问团顾问，日本富山医药集团客座研究员。研发院内、外用制剂十余种。

五、补阳方

验094　白癜风方（王莒生）

【验方】　白蒺藜 30g，桑白皮 15g，白芷 10g，白僵蚕 15g，补骨脂 10g，首乌藤 10g，生侧柏叶 15g，沙苑子、黑芝麻、桑椹各 10g，全蝎 6g，防风 6g。

【功效药理】　滋补肝肾，活血化瘀，消白增色。

【主治】　白癜风。

【辨证[症]化裁】

1. 若血瘀阻络者，加蜈蚣 2 条，地龙、鸡血藤、丹参各 10g，以化瘀通络；

2. 若脾气虚弱者，加黄芪 15g，茯苓、白术、山药各 10g，薏苡仁 15g，以健脾益气；

3. 若肝气郁滞者，加柴胡、郁金、香附各 10g，合欢皮 15g，以疏肝理气；

4. 若肝火旺盛者，加龙胆 6g，黄芩、丹皮、生地各 10g，以清肝泻火；

5. 若肝阳上亢者，加紫石英、紫贝齿各 10g，生龙骨、珍珠母各 30g，以平肝潜阳；

6. 若肝肾阴虚者，加枸杞子、沙

参、玉竹、山萸肉、熟地各 10g,以滋肝补肾;

7. 若肾阳不足者,加菟丝子、女贞子、墨旱莲、覆盆子各 10g,以温肾壮阳;

8. 若风邪外袭者,加荆芥、防风各 10g,以祛风除湿;

9. 引经药,根据发病部位可选用引经中药(本章其他方亦可用以下部位引经中药):头部,加藁本或川芎各 10g;面部,加菊花、凌霄花各 10g;眼睑部,加谷精草 10g;眉棱骨,加白芷 10g;鼻部,加辛夷花 10g;耳轮,加龙胆草 6g;口唇,加芡实 15g;胸部,加厚朴 10g;腰部,加杜仲 10g;背部,加厚朴或杜仲 10g;腹部,加姜厚朴 10g;乳房,加橘皮、橘叶 12g;阴囊,加车前子 15g;女阴,加蛇床子 12g;上肢或手,加片姜黄 10g;下肢,加木瓜 10g;四肢,加桑枝 12g。

【方源】　周冬梅主编《王莒生/当代中医皮肤科临床家丛书》,王莒生验方。王莒生,1948 年生于山东莒县。北京中医医院院长、主任医师、教授、博士生导师、北京市中医研究所所长、全国名老中医、国务院特殊津贴专家、中央保健委员会会诊专家。2005—2008 年承担国家自然科学基金项目:滋补肝肾方调节黑素细胞酪氨酶表达及其信号转导的分子机制研究,2007—2011 年承担国家银屑病研究,2009 年获全国最佳影响力院长,获北京科学进步三等奖 2 项、二等奖 1 项。

验 095　光疗方(段逸群)

【验方】　白芷、菟丝子各 15g,补骨脂 10g,威灵仙 15g。

【功效药理】　软坚散结,补肾壮阳,增加光感,调节免疫。

【主治】　白癜风、慢性湿疹、神经性皮炎、皮肤淀粉样变病、结节性痒疹、银屑病,与光疗伍用,代替化学药光敏剂。

【方源】　李凯,周小勇主编《段逸群/当代中医皮肤科临床家丛书》,段逸群验方。段逸群,1952 年生于湖南。武汉市第一人民医院副院长,二级教授,国务院特殊津贴专家,中华中医药学会皮肤科分会创会主任委员。参加武汉第一医院皮肤科建设,成为全国重点学科,善于向名家学习中西医内科、皮肤科,精于皮肤药临方调配,发明院制剂数十种。获中国医师奖、全国五一劳动奖章。

六、阴阳并补方

验 096　白癜风治验方(江海燕)

【验方】　女贞子 30g,北沙参 10g,补骨脂、菟丝子、鸡血藤各 30g,桃仁 10g,刺蒺藜 30g,独活、苍术各 10g,甘草 6g。

【功效药理】　滋补肝肾,养血活血,祛风除湿。

【主治】　白癜风。

【辨证[症]化裁】

1. 若发病急,病程短,夹风湿热者,可加白芷、透骨草、赤芍各 15g,黄芩 12g,以增强清热、祛风、除湿;

2. 若因情志诱发,肝郁气滞者,加

薄荷 12g,夏枯草 10g,川芎 12g,以疏肝、理气、解郁;

3. 若病久瘀滞明显,皮损周边色沉中心黑点久不增加扩散,加丹参20g,黄芪 30g,自然铜 15g,以活血、化瘀、通络;

4. 若食欲不振,舌苔厚腻,或为防药碍伤胃气,可加无花果、山楂各 10g,以醒脾、开胃、消食。

【方源】 江海燕主编《皮肤病常用中药药理及临床》,江海燕验方。

第十九节　民族医药方

验 097　洋菝葜根蜜膏(阿西热江·斯迪克)

【验方】 洋菝葜根 120g,黄诃子、诃子、毛诃子、盒果藤根皮、菟丝草、番泻叶、西青果、地锦草、普通水龙骨各30g,蜂蜜 1350g。

【制法】 以上药材适当粉碎成极细粉,蜂蜜温火溶解成液体状,药粉加入到液体蜂蜜中,混合后做成膏剂。

【功效药理】 燥湿生热,调节异常黏液质,祛寒止痛,利尿退肿,散风止痒。

洋菝葜皂苷具有较强的抗真菌活性,对果生核盘素菌、麦角菌、稻瘟菌、变色多孔菌和大霉菌都有抑制作用;也有一定抗细菌作用。洋菝葜皂苷对血细胞有溶解作用,对大鼠瓦克癌发育抑制的半数有效量(ED50)在非口服给药情况下为 50mg/kg;对大鼠的半数致死量(LD50)为 80mg/kg。

【主治】 湿寒性或黏液质疾病,如银屑病、皮炎湿疹、皮肤瘙痒、痤疮、手足癣等皮肤病,亦用于湿寒性脑病、肺病,头痛目眩,坐骨神经痛,各种伤寒,全身水肿等。

【用法】 每次 10g,每日 3 次口服。

【方源】 《药物之园》,阿西热江·斯迪克验方。阿西热江·斯迪克,1954年生于新疆喀什。维吾尔医主任医师,特聘教授,喀什地区维吾尔医医院皮肤科主任,第四、第六批全国皮肤科名老中医,中国民族医药学会常务理事,《中国医学百科全书·维吾尔医药》编委,中国民族医药学会皮肤科分会常委。主编维吾尔文《维吾尔医治疗白癜风经验汇编》《银屑病的维吾尔医治疗》《维吾尔医治疗皮肤病实用手册》,主要研究治疗白癜风、银屑病,发明国药 3 种,百种区、院制剂及临方调配药,成就及于全国。

验 098　复方艾力勒思亚散(阿西热江·斯迪克)

【验方】 西青果、黄诃子、余甘子各 70g,诃子、黑种草子、黑芝麻、巴丹仁各 50g,白砂粉 820g。

【制法】 以上药材适当粉碎,与白砂粉混合制成丸剂。

【主治】 白癜风、斑秃、早白发、花斑癣等皮肤病。

【用法】　每次 5～10g,每日 2～3 次口服。

【方源】　阿西热江·斯迪克验方。

验 099　加味钦汤方(李格尔布)

【验方】　五灵脂 45g,关木通 30g,三子、红花各 25g,熊胆粉 6g。

【制法】　蒙医特殊使用炮制木通。蒙医使用木通,每年的 9 月到第二年 3 月之间采摘,只用木通的把子,即把木通的把子切下,把最外面皮刮干净,在阴凉处晒干使用,经临床观察和实验室检查,从未发生对肾脏损害。前四味药干燥、粉碎、过筛,制成极细粉,每份 3g,加熊胆粉 0.15g,装胶囊(3.15g)备用。

【功效药理】　清肝泻火,凉血止血。

【主治】　用于肝热引起的各种皮肤病、肝脏疾病,尤其用于过敏性紫癜、血管瘤、紫癜、皮炎、黄褐斑、黑变病、肝癌。

【用法】　每日顿服 3.15g。

【方源】　原系内蒙古名老蒙医李格尔布秘方,经花日、乌日娜传承整理而成。李格尔布,蒙古族,1926 年生,喇嘛蒙医,在民间以蒙医药、秘方行医,1959 年入职包头市第一医院,创蒙医科。花日,1968 年生,蒙医主任医师,内蒙古自治区第二、第三批名老蒙医学术继承传承指导老师。中国民族医药学会皮肤科分会副会长,内蒙古皮肤病学会副主任委员。主持国家十二五支撑课题"蒙医特色疗法治疗银屑病"1

项,副主译《皮肤性病学》蒙文大学教材。

验 100　加味孟根沃斯 18 方(李格尔布)

【验方】　水银(制)60g,草乌(制)60g,硫黄(制)45g,金诃子 60g,文冠木膏 45g,白芸香(制)45g,决明子 45g,苘麻子 45g,光木香 30g,石菖蒲 21g,石灰华 12g,白豆蔻 2g,西红花 9g,肉豆蔻 9g,黑云音 9g,草果仁 9g,麝香 9g。

【制法】　先行将水银、草乌、硫黄精制去毒。

1. 水银制法:取纯铅置容器内,加热熔化,用铁铲拨去上层黑渣,倒入水银,搅匀后倒出,放凉,研成细粉。水银与铅比例 10:4;

2. 草乌制法:取净草乌,大小分开,用水浸泡至内无白心,口尝微有麻舌感时,取出,晾至六成干,切薄片,干燥,筛去碎屑;

3. 硫黄制法:①豆腐制法:取净硫黄块与适量豆腐同煮至豆腐呈黑色或墨绿色为度,取出,漂净,晾干或阴干。硫黄与豆腐比例 1:2;②萝卜制法:取净硫黄与萝卜煮至萝卜烂时,取出,干燥。硫黄与萝卜比例 10:4;③猪大肠制法:取硫黄灌入猪肠内,煮后晾干,或将硫黄放入生猪肠内,两端扎紧,放热汤中煮 3h,反复 3 次,每次另换猪肠。

特制去毒药与上述药粉碎、混匀,制成极细药粉,每份 2.5g 加人工麝香、牛黄各 0.13g。

【功效药理】　燥黄水,杀黏虫。

【主治】　银屑病、扁平苔藓、红斑

狼疮、皮肤恶性肿瘤（黑色素瘤）、湿疹、聚合性痤疮等。

【用法】 每日 1 次，口服 1 份药粉。

【注意事项】 孕妇、年老者、婴幼儿、体弱者禁用。

【方源】 原系内蒙古名老蒙医李格尔布秘方，据蒙医传统方剂孟根沃斯-18 丸改成加味孟根沃斯，经乌日娜、花日传承整理而成。乌日娜，蒙古族，1956 年生，蒙医药博士，二级教授，主任医师，硕士生导师。曾任内蒙古医科大学附属医院皮肤科主任，中华医学会皮肤性病分会常委及内蒙古自治区分会主任委员，现任中国民族医药学会皮肤科分会副会长。主编《皮肤性病学》蒙文大学教材，研发蒙药三子系列护肤化妆品，获得自治区科技进步奖 6 项，第四次世界妇女大会嘉奖，获得国家发明专利 10 项。

第六章　近现代皮科外用验方

导　读

1. **分类**　按剂型分类,便于医药人员调配,建议参阅《中西皮肤外用制剂手册》第一章第三节外用制剂分类。

2. **代号方名**　采用作者所用方名,代号验 101～200。

3. **验方**　方剂组成,剂量。

4. **制法**　除参阅本书第四章各剂型制法外,建议参阅《中西皮肤外用制剂手册》第三章外用制剂的调配。所有汤剂均可用中药饮片煎制,先包饮片,浸泡 1～3h,煎 30min,过滤去滓,即得。也可用中药配方颗粒,取中药配方颗粒,直接加水,加热至 90℃煮沸,全部熔化,即得。

5. **功效药理**　统一用中医功效术语,少数西药药理,详见本书第八章皮肤常用中药饮片与颗粒分类。

6. **主治**　西医皮肤病名词,相同、相似、相近中医皮肤病名称详见本书第十章 ICD-11 中西医皮科病证分类与代码。

7. **辨证[症]化裁**　根据证或症状调整用药,无者略。

8. **用法**　用法请参阅《中西皮肤外用制剂手册》第一章第十一节皮肤美容外用药物外治技法。

9. **注意事项**　有特别的则注明,无则省略。

10. **方源**　同皮科内用百首现代验方,主要选用近现代医学大家的外用方,源于其著作,为进一步学习临方调配,可学习其著作,从中获取更多外用方,开展中药临方调配。

第一节　洗　剂

验 101　伸筋草洗液(赵炳南)

【验方】　伸筋草 30g,透骨草 15g,蕲艾 30g,刘寄奴 25g,肉桂 15g,苏木 9g,穿山甲 15g,草红花 8g。

【制法】　取本方诸药放煎药袋中,加水 1500ml,浸泡 1h,煎 30min,过滤去滓,即得。

【功效药理】　活血通络,软坚散结。

【主治】　硬皮病、下肢静脉曲张、象皮肿、结节性红斑等。

【用法】　熏洗、洗浴、热敷,一日 1剂,一日 3 次。

【方源】　北京中医医院编《赵炳南

临床经验集》，赵炳南验方。

验102　鸦胆子液（朱仁康）

【验方】　鸦胆子40g。

【制法】　①鸦胆子连壳粉碎，置烧瓶中加水80ml，在酒精灯上煮沸10min，过滤去滓，取药液约40ml，即得；②将鸦胆子仁捣烂，浸泡于乙醚内3～5d，乙醚挥发后即成鸦胆子油。

【功效药理】　解毒杀虫，腐蚀去疣。

【主治】　寻常疣、扁平疣、传染性软疣。

【用法】　点涂疣体，一日2次，三日后疣体干枯、脱落。

【方源】　《中医外科外治法》，朱仁康、边天羽、张作舟等验方。朱仁康（1908—2000），字行健，江苏无锡人。中国中医研究院研究员、广安门医院主任医师，1981年被国务院批准为首届博士生导师，全国著名中医皮外科专家，国务院特殊津贴专家。曾任第六届全国政协委员、中华全国中医学会外科学会主任委员、中华医学会皮肤科学会委员。师从章治康先生，1956年调卫生部中医研究院。最早从事数字皮科研究，创建"名老中医智能模拟应用软件——朱仁康专家系统"，著《中西医学汇综》（1931）《中医外科学》教材，《朱仁康临床经验集》等。1990年获墨西哥世界文化理事会"阿尔伯特·爱因斯坦"世界科学奖。

验103　六味洗方（徐汉卿）

【验方】　五倍子、黄柏、苦参、地榆、苍术、西青果各20g。

【制法】　取本方诸药放煎药袋中，加水2000ml，浸泡1h，煎30min，过滤去滓，即得。

【功效药理】　清热解毒，收湿敛疮，杀虫止痒。

【主治】　急性湿疹、皮炎糜烂渗出期、传染性湿疹样皮炎、足癣合并感染等其他糜烂渗出性皮肤病、掌跖脓疱病等皮肤病。

【辨证［症］化裁】　渗出重者可加白矾15g。

【用法】　浸浴、沐浴、湿敷、罨包患处，一日1～3次。

【方源】　徐汉卿主编《微量元素与皮肤病》，徐汉卿验方。徐汉卿（1930—2021），陕西西安人。1954年毕业于西北医学院。西安交通大学第二附属医院主任医师、教授、硕士生导师，国务院特殊津贴专家。历任中华医学会皮肤性病学分会常务委员、中国中西医结合学会皮肤性病专业委员会副主任委员、全国微量元素与健康学会理事。师从刘蔚同、于光元等教授，主编《微量元素与皮肤病》，全国中西医结合著名专家，2009年获中华医学会皮肤性病学分会"专家会员"荣誉称号。

验104　侧柏洗剂（张志礼）

【验方】　侧柏叶100g，苦参、楮实子各50g，大皂角、透骨草各25g。

【制法】　取本方诸药放煎药袋中，加水2000ml，浸泡1h，煎30min，过滤去滓，即得。

【功效药理】　清热除湿，收敛

止痒。

【主治】　银屑病、慢性角化性皮肤病。

【用法】　药浴、蒸气浴 30min，或罨包 1h，或搽洗患处。一日或隔日 1 次。

【注意事项】　温度不宜过高，潮红渗出性皮肤病禁用。

【方源】　《张志礼皮肤病临床经验辑要》，张志礼验方，又称药浴一号。

验 105　白苦洗剂（张志礼）

【验方】　白鲜皮 100g，苦参、地肤子、花椒各 50g，丹参 30g，马齿苋 40g，藁本 50g。

【制法】　取本方诸药放煎药袋中，加水 2000ml，浸泡 1h，煎 30min，过滤去滓，即得。

【功效药理】　清热消肿，去风止痒。

【主治】　皮肤瘙痒症、湿疹皮炎。

【用法】　药浴、蒸气浴 30min，或搽洗患处。一日 1 次或隔日 1 次。

【方源】　《张志礼皮肤病临床经验辑要》，张志礼经验方，又称药浴二号。

验 106　三子洗剂（张志礼）

【验方】　苍耳子、地肤子各 50g，蛇床子、苦参、花椒、防风、败酱草各 25g。

【制法】　取本方诸药放煎药袋中，加水 2000ml，浸泡 1h，煎 30min，过滤去滓，即得。

【功效药理】　清热解毒，杀虫止痒。

【主治】　慢性湿疹、阴囊湿疹、女阴湿疹、女性阴道炎、女阴瘙痒症。

【用法】　药浴、蒸气浴 30min，或搽洗患处。一日或隔日 1 次。

【方源】　《张志礼皮肤病临床经验辑要》，张志礼经验方，又称药浴三号。

验 107　消炎止痒外洗方（禤国维）

【验方】　苦参、地榆、大黄、大飞扬、地肤子、蛇床子、荆芥各 30g，枯矾 15g，甘草 30g。

【制法】　取本方诸药放煎药袋中，加水 2000ml，浸泡 1h，煎 30min，过滤去滓，即得。

【功效药理】　清热燥湿，祛风止痒。

【主治】　过敏性瘙痒性皮肤病，如湿疹、皮炎、荨麻疹、皮肤瘙痒症等。

【用法】　浸浴、沐浴患处，一日 1 次。

【方源】　陈达灿，李红毅，欧阳卫权主编《国医大师禤国维临床经验实录》，禤国维验方。

验 108　零陵香秀发汤（徐宜厚）

【验方】　零陵香、皂角、五倍子、王不留行各 15g，楮实子（叶）、芒硝、桑椹子、侧柏叶各 12g。

【制法】　取本方诸药放煎药袋中，加水 1500ml，浸泡 1h，煎 30min，过滤去滓，即得。

【功效药理】　散风除垢，祛屑秀发。

【主治】 头部脂溢性皮炎、发干枯、头屑多等病证。

【用法】 趁热洗头,泡洗,包头60min,清洗2次,第二次清洗温水加醋10ml,再进行清洗1次,春夏三天1次,秋冬五天1次。

【方源】 徐宜厚主编《徐宜厚皮肤科文集》,徐宜厚验方。

验109 掌跖脓疱病方(王玉玺)

【验方】 地骨皮、秦艽各30g,白矾、花椒各40g,五倍子20g,生百部、黄柏各40g,雄黄20g,地肤子、土荆皮、苍耳子、苍术、黄精各30g,木通20g,白鲜皮30g,苦参40g。

【制法】 取本方诸药放煎药袋中,加水3000ml,浸泡1h,煎30min,过滤去滓,即得。

【功效药理】 清热解毒,收湿敛疮,杀虫止痒。

【主治】 掌跖脓疱病、连续性肢端皮炎。

【用法】 外洗及浸泡手、足患处,2d1剂。

【方源】 杨素清,苗钱森主编《王玉玺/当代中医皮肤科临床家丛书》,王玉玺验方。

验110 消炎止痛汤(艾儒棣)

【验方】 桂枝、透骨草、三棱、莪术、八角枫、昆明山海棠各30g。

【制法】 取本方诸药放煎药袋中,加水2000ml,浸泡1h,煎30min,置温后加陈醋50ml,温湿敷患处,2日1剂。

【功效药理】 软坚散结,活血止痛。

【主治】 各种皮肤痛症、病毒性皮肤病、皮肤包块、脓肿等,如带状疱疹、尖锐湿疣、扁平疣、传染性软疣、神经性皮炎、皮肤软组织挫伤、腱鞘囊肿等。

【辨证[症]化裁】

1. 若痛因寒甚者,加川乌、草乌、威灵仙各30g,以散寒止痛;

2. 若痛因热甚者,加大黄、栀子、薄荷各30g,以清热止痛;

3. 若水疱者,加苦参、紫草各30g,以收湿敛疮;

4. 若丘疹多者,加贯众、重楼、皂角刺各30g,以清热解毒;

5. 若囊肿或皮疹厚者,加海藻15g,生甘草9g,乌梅30g,蜈蚣4条,以软坚散结;

6. 若热肿明显者,加大黄、千里光、薄荷各30g,以清热消肿。

【用法】 用消毒纱布药液温洗患处,或反复淋洗,或浸浴。每次30min,一日2～3次。

【方源】 艾儒棣验方。

验111 湿疹外洗方(李林)

【验方】 蛇床子、地肤子、白鲜皮、土荆皮各30g,苦参20g,荆芥、黄柏各10g,皂角刺20g。

【制法】 取本方诸药放煎药袋中,加水2000ml,浸泡1h,煎30min,取药液500ml,再加水1200ml,再煎30min,取药液500ml,两液合并,每剂用2d。

【功效药理】 清热,祛湿,止痒。

【主治】 湿疹皮炎急性期。

【用法】　搽洗,常温湿敷,一日2次。

【方源】　《湿疹彩色图谱与李林中医疗法》,李林验方。

验 112　酒渣鼻洗方(邓丙戌)

【验方】　地骨皮、黄柏各15g,桑白皮10g,苦参、土大黄、百部各15g。

【制法】　取本方诸药放煎药袋中,加水2000ml,浸泡1h,煎30min,过滤去滓,即得。

【功效药理】　清热燥湿,凉血解毒,杀虫止痒。

【主治】　用于肺胃积热,郁于血分证酒渣鼻、痤疮。

【用法】　局部搽洗、湿敷、喷雾,一日1次。

【方源】　孙丽蕴,姜春艳主编《邓丙戌/当代中医皮肤科临床家丛书》,邓丙戌验方。邓丙戌,1946年生。北京中医医院主任医师、硕士生导师、国家药典委员。师从精诚大医赵炳南先生,深得赵老真传,精通中医外用制剂。对皮肤病中医外治疗法有精深研究,编著《皮肤病中医外治学》《皮肤病中医外治方剂学》等,在全国传授中医传统制剂和赵老的外用制剂绝技、鲜药的配制和应用,传承古方古法,并加以创新。

验 113　干燥角化病外治方(李斌)

【验方】　干燥皮肤病方:生地黄、熟地黄、制首乌、黄精、积雪草、苦参、黄柏各15g。角化性皮肤病方:丹参、红花、莪术、制首乌、鸡血藤各15g。

【制法】　取本方诸药放煎药袋中,加水2000ml,浸泡1h,煎30min,过滤去滓,即得。

【功效药理】　清热消肿,养阴润燥,疏通腠理。

【主治】　干燥皮肤病方,用于干燥性皮肤病,如老年皮肤瘙痒证;角化性皮肤病方用于角化性皮肤病,如结节性痒疹、痒疹。视病情而定,单用或合用。

【用法】　搽洗,药浴,蒸气浴。

【方源】　李福伦,李欣主编《李斌/当代中医皮肤科临床经验丛书》,李斌验方。李斌见副主编介绍。

验 114　消炎止痛方(刘复兴)

【验方】　桂枝、透骨草、三棱、莪术、八角枫、昆明山海棠各30g。

【功效药理】　软坚散结,消炎止痛。

【主治】　各种皮肤疼痛、苔藓样皮炎、痛症、病毒性皮肤病、皮肤包块、脓肿等,如带状疱疹、尖锐湿疣、扁平疣、传染性软疣、苔藓样皮炎、皮肤软组织挫伤、外伤肿胀、腱鞘囊肿等。

【用法】　冷水浸泡1h,煮沸5min,置温后加陈醋50ml,湿敷患处,2日1次。

【辨证[症]化裁】

1. 若痛因寒甚者,加川乌、草乌、川芎、威灵仙各30g;

2. 若痛因热甚者,加生大黄、生栀子、冰片各30g;

3. 若水疱多者,加苦参、紫草各30g,白矾15g;

4. 若丘疹多者,加贯众、重楼、皂

角刺各 30g;

5. 若囊肿或皮疹厚者,加海藻15g,生甘草9g,乌梅30g,蜈蚣4条;

6. 若热重明显者,加生大黄、千里光、冰片各30g。

【方源】 欧阳晓勇主编《刘复兴/当代中医皮肤科临床家丛书》,刘复兴验方。

验 115　颜玉饮外用方(刘复兴)

【验方】 益母草、百合、杏仁(冲)、桃仁(冲)、玉竹、冬瓜仁、滑石、皂角刺、红玫瑰花、芫荽各30g。

【功效药理】 滋补肝肾,疏肝解郁,调和气血。

【主治】 黄褐斑、黑变病等色素沉着性皮肤病。

【用法】 冷水浸泡1h,煮沸5min,湿敷患处,2日1次。

【方源】 欧阳晓勇主编《刘复兴/当代中医皮肤科临床家丛书》,刘复兴验方。

验 116　解毒止痒方(刘红霞)

【验方】 马齿苋、连翘、白鲜皮、茯苓、黄柏各30g。

【功效药理】 清热解毒,除湿止痒。

【制法】 取本方诸药放煎药袋中,加水2000ml,浸泡1h,煎30min,过滤去滓,即得。

【主治】 急慢性湿疹、接触性皮炎、糖皮质激素依赖性皮炎、静止期银屑病、慢性单纯性苔藓、结节性痒疹等

皮肤病。

【用法】 冷湿渍溻或浸浴患处。

【方源】 刘朝霞主编《刘红霞/当代中医皮肤科临床经验丛书》,刘红霞验方。

验 117　活血化瘀方(刘红霞)

【验方】 丹参15g,当归15g,鸡血藤30g,桃仁15g,茯苓30g,枳壳15g。

【功效药理】 活血化瘀,养血润肤。

【制法】 取本方诸药放煎药袋中,加水600ml,浸泡1h,煎30min,过滤去滓,即得。

【主治】 慢性湿疹、玫瑰糠疹、寻常型银屑病、副银屑病、慢性单纯性苔藓、神经性皮炎、结节性痒疹、硬皮病等皮肤病。

【用法】 冷湿渍溻或浸浴患处,每日1次。

【方源】 刘朝霞主编《刘红霞/当代中医皮肤科临床经验丛书》,刘红霞验方。

验 118　藿黄散洗方(喻文球)

【验方】 藿香、黄精、苦参、茵陈、枯矾各30g。

【制法】 取本方诸药放煎药袋中,加水2000ml,浸泡30min,煎30min,滤过取药液。

【功效药理】 芳香化湿,杀虫解毒,疏解表邪,理气和中。

进行科学试验研究,3～5d真菌阴性或减少,5～10d临床治愈,角化性手足癣痊愈或显效率88%。

【主治】　手足癣、体癣、甲癣等真菌感染性皮肤病。

【用法】　泡洗,每日 1 次。

【方源】　龚丽萍,王万春主编《喻文球/当代中医皮肤科临床家丛书》,喻文球验方。

验 119　艾大洗剂(刘巧)

【验方】　艾叶、大黄、千里光、苦参、地肤子、白鲜皮、马齿苋、防风各 20g。

【制法】　取本方加清水 2000ml,煎至 1500ml,过滤去渣即得。

【功效药理】　清热解毒,利湿,祛风止痒。

【主治】　湿热浸淫,湿重于热型急性湿疹、特应性皮炎。皮损症见潮红、水疱、糜烂渗出明显,边界弥漫。也用于接触性皮炎糜烂渗出明显者。

【用法】　先熏后洗或者湿敷患处10～15min,每日 2 次。

【方源】　张明,赵晓广 主编《刘巧/当代中医皮肤科临床家丛书》,刘巧验方。

验 120　百花洗剂(刘巧)

【验方】　百部、苦参、蛇床子、大黄、地肤子、苍耳子、花椒、皂角刺各 15g。

【制法】　取本方诸药放煎药袋中,加水 2000ml,浸泡 1h,煎 30min,过滤去滓,即得。

【功效药理】　祛风燥湿,杀虫止痒。

【主治】　慢性湿疹、神经性皮炎、皮肤瘙痒症等。

【用法】　先熏后洗,一日 2 次。

【方源】　张明,赵晓广主编《刘巧/当代中医皮肤科临床家丛书》,刘巧验方。

验 121　黑豆方(杜锡贤)

【验方】　黑豆 60g,大风子、白及、马齿苋、黄柏、白鲜皮各 30g,大胡麻、桃仁、地骨皮、红花、甘草、硼砂各 15g。

【制法】　取本方诸药放煎药袋中,加水 2000ml,浸泡 1h,煎 30min,过滤去滓,即得。

【功效药理】　养血润燥,祛湿敛疮,杀虫止痒。

【主治】　手足慢性湿疹、手足癣、慢性单纯性苔藓等。

【用法】　熏洗、洗浴、热敷,一日 1剂,一日 3 次。

【方源】　史传奎,范玉主编《杜锡贤/当代中医皮肤科临床家丛书》,杜锡贤验方。

验 122　带状疱疹洗方(李元文)

【验方】　Ⅰ号方:大青叶、马齿苋各40g,野菊花、蒲公英各 30g,细辛 3g。

Ⅱ号方:川芎、丹参各 30g,细辛3g,肉桂、川乌各 10g,白芷 30g。

【制法】　取以上中药配方颗粒细粉,分别加白桦树汁 200ml,加热溶化,过滤去滓,放温凉后备用。

【功效药理】　清热解毒,活血化瘀。

【主治】　带状疱疹。Ⅰ号方用于带状疱疹早期,见水疱者;Ⅱ号方用于带状疱疹后期,症见结痂、疼痛者。

【用法】 搽洗,湿敷,罨包。一日2次。

【方源】 《李元文/当代中医皮肤科临床家丛书》,李元文验方。

验123 消痤方(孙浩)

【验方】 苦参15g,芦荟、紫草各10g,白鲜皮、地肤子、赤芍各15g,连翘10g,生薏苡仁、生山楂各15g。

【制法】 取本方诸药放煎药袋中,加水2000ml,浸泡1h,煎30min,过滤去滓,即得。

【功效药理】 清热祛湿,凉血活血,解毒消疮。

【主治】 痤疮、酒渣鼻。

【用法】 每日1剂,药水先清洗疮面,然后用药纱布敷患处,每次10~15min。

【方源】 《中国中医药报》2021年3月31日第四版。孙浩验方。孙浩,1928年生于江苏仪征。江苏省仪征市中医院主任医师,南京中医药大学特聘博士生导师,全国第四、五批全国名老中医,江苏省非物质文化遗产——仪征市"臣"字门第五代中医儿科第五代传承人。尤专中医外治法。

验124 脱疽洗方(金起凤)

【验方】 苏木、红花、肉桂、川乌、细辛、乳香、没药各15g,透骨草、生艾叶、酒桑枝各30g,樟脑(后下)15g。

【功效药理】 活血化瘀,温阳止痛,通筋活络。

【制法】 取本方诸药放煎药袋中,加水2000ml,浸泡1h,煎30min,过滤去滓,即得。

【主治】 血栓闭塞性脉管炎。

【用法】 水煎,先熏后洗,一日2次,每次30min。

【方源】 金起凤验方。

验125 脉痹洗方(奚九一)

【验方】 紫草30g,徐长卿15g,青风藤30g,地骨皮20g。

【功效药理】 凉血解毒,养阴祛风。

【制法】 取本方诸药放煎药袋中,加水2000ml,浸泡1h,煎30min,过滤去滓,即得。

【主治】 银屑病伴结节性血管炎。

【用法】 外洗,一日2次,每次30min。

【方源】 奚九一验方。

验126 止痒洗方(王玉玺)

【验方】 苦参60g,白鲜皮50g,蛇床子40g,花椒30g,百部40g,白芷15g,黄柏20g,苍耳子、蒲公英各40g,地肤子30g,土荆皮40g,白矾20g,菊花60g,石菖蒲30g。

【功效药理】 燥湿祛风,解毒止痒。

【主治】 手足癣、荨麻疹、湿疹等瘙痒甚者皮肤病。

【用法】 浸泡、湿敷、熏蒸。

【注意事项】 患者糜烂溃疡者慎用。

【方源】 杨素清,苗钱森主编《王玉玺/当代中医皮肤科临床家丛书》,王玉玺验方。

验127　清热止痒洗剂(杨达)

【验方】　黄柏 15g,茵陈蒿 20g,川椒 10g,苦参 12g,地榆、鼠尾草、金盏菊各 10g。

【功效药理】　清热利湿,止痒杀菌。

【主治】　湿疹、真菌病、瘙痒性皮肤病。

【方源】　杨达验方。

验128　润肤止痒洗剂(杨达)

【验方】　紫草 10g,当归 15g,人参 5g,干地黄 10g,黄芩、丹皮各 15g,苦参 10g,薏苡仁 15g。

【功效药理】　养血润肤,凉血止痒。

【主治】　干燥瘙痒性皮肤病。

【方源】　杨达验方。

验129　艾矾洗方(祝柏芳)

【验方】　艾叶 20g,明矾、白鲜皮、木贼各 50g,鸦胆子(打碎)20g,地骨皮 30g。

【制法】　取上药加水 2000ml,浸泡 30min,煎煮 50min,过滤去滓,即得。

【功效药理】　除湿祛风,解毒去疣,杀虫止痒。

【主治】　扁平疣、寻常疣、跖疣、体癣、手足癣等各种病毒性和真菌性皮肤病。

【用法】　先趁热蒸汽熏患处 10min 后,浸泡并淴洗患处 20min。手足甲癣可以加 50ml 食醋一并浸泡,每日 2 次,连用 2 周。体癣药液湿敷患处。

【注意事项】　浸泡时水温以略高于皮温为主(38～39℃)。面部洗浴时避免药液溅入眼口。

【方源】　祝柏芳验方,Herbs Plus 英国皮肤中心协定方。

验130　洗头生发方(李玉奇)

【验方】　皂角 10g,藿香 20g,泽兰叶 25g,苦参 20g,白鲜皮 25g,甘草 20g。

【功效药理】　散风除垢,祛湿止痒,祛屑秀发。

【主治】　各种脱发证。

【用法】　中药饮片加水 2000ml,煮沸 30min,滤过澄清,趁温时洗发。日 2 次,洗后勿用水冲洗,以免破坏药效。

【方源】　张文康,李玉奇主编《中国百年百名中医临床家丛书·李玉奇》,李玉奇验方。

验131　银屑病洗方(闫小宁)

【验方】　生地榆、白鲜皮、威灵仙、野菊花、蒲公英、地肤子、紫草各 30g,商陆 20g。

【功效药理】　清热燥湿,凉血消斑,祛风止痒。

【制法】　粉碎成细药粉,混合均匀,密封贮藏。

【主治】　血热内盛证及血热兼风证银屑病,亦用于玫瑰糠疹等证候皮肤病。

【用法】　头部外洗时取药粉 50g,煎药袋包裹,在 2000ml 约 40℃温水中浸泡淋洗头皮;半身药浴取药粉 100g

在 4000ml 约 40℃左右温水中化开清洗患处;全身药浴取药粉 200g 在 8000ml 约 40℃左右温水中化开,泡洗全身或熏蒸 30min。隔日 1 次。

【方源】 闫小宁验方。该方在陕西省中医医院皮肤科临床应用 10 余年,是寻常型银屑病(血热证)治疗中使用的经典临床验方,该方已纳入皮肤科白疕(寻常型银屑病)诊疗方案。闫小宁,1971 年生于陕西,医学博士,主任医师,中组部"西部之光"访问学者,硕导,国务院特殊津贴专家。任陕西省中医医院科教处处长、皮肤病院院长、皮肤科主任。兼任陕西省政协委员,中华中医药学会皮肤科分会副主任委员、中整协中医美容学会副会长、陕西省中西医结合学会秘书长及皮肤病专委会主任委员,主持国家省市各级科研课题 20 余项,获省科技进步二等奖等多项奖励。主编《皮肤病中医特色诊疗》《古今中医名家皮肤病医案》等著作。

验 132　五味甘露

【验方】 阴甘露——藏麻黄,圆甘露——圆枝柏,土甘露——青蒿,水甘露——水柏枝,草甘露——杜鹃叶(花)。

【功效药理】 清热祛风,杀虫止痒,除湿通痹。

【制法】 五味饮片按 1∶1∶2∶2∶2 比例配制,经发酵处理。

【主治】 从古传今的藏药浴基本方,各种药浴方以此方为基础加减衍生,在《四部药典》已有记载。方中藏麻黄甘涩凉,清热止血,解表止咳,用于药浴;圆枝柏叶清胃热、解毒、除湿,果清肝热及肺热,用于痈疗肿毒;青蒿凉血止血,用于痈疗瘙痂痒,恶疮,杀虱抗疟;水柏枝清热解毒,用于一切热病、瘟疫时疫;杜鹃叶(花)解毒消肿。

【用法】 用药量大,以斤论之,以此为基药,加其他药煎药做药浴。

【方源】 《中国藏药浴》验方。联合国教科文组织保护非物质文化遗产政府间委员会第 13 届常委会于 2018 年 11 月 28 日将藏药浴列入联合国教科文组织人类非物质文化遗产代表作名录。

第二节　醋　剂

验 133　复方二矾醋剂(欧阳恒)

【验方】 枯矾、皂矾各 30g,儿茶 20g,侧柏叶 30g,地骨皮 20g,土荆皮 30g,丁香 12g,黄精 10g,黄柏 30g,苦参 20g。

【制法】 取本方诸药碾碎浸入食醋中(中药与食醋的比例为 1∶10)。一周后过滤,药渣再次浸入食醋中,一周后再过滤,将 2 次过滤所得液体混匀,即得。

【功效药理】 收敛燥湿,杀虫止痒。

【主治】 手癣、体癣、足癣。

【用法】 将患处放入盆中浸泡半小时,然后倒掉药液,一日 2 次。

【方源】 《欧阳恒/当代中医皮肤科临床家丛书》,欧阳恒验方。欧阳恒

(1939—2015),湖南中医药大学第二附属医院院长、主任医师、博士生导师,全国名老中医,国务院特殊津贴专家。兼中国中西医结合学会常务理事、皮肤性病专业委员会、疡科专业委员会主任委员等。"紫铜消白方治疗白癜风的临床应用观察"获 1994 年中国中医药科技进步三等奖。

验 134　中药足浴疡汤(李斌)

【验方】　当归、鸡血藤、络石藤各 30g,红花 10g,木瓜、威灵仙、伸筋草、千年健、钻地风、粉萆薢、佩兰、夏天无、虎杖各 15g。

【制法】　取本方诸药放煎药袋中,加水 2000ml,浸泡 1h,煎 30min,过滤去滓,即得。

【功效药理】　清热解毒,活血通络,祛风止痒。

【主治】　各种足病、寒冷性多形红斑。上药加蛇床子 15g,鹤虱、苦参各 10g,加老陈醋 2000ml,浸泡 1 周,过滤取汁,主治手足癣,浸患处。

【用法】　取温热药液先熏后洗患处,熏洗各 15～30min。一日 1 剂,1 周为 1 个疗程。

【方源】　李斌验方。

第三节　酊(酒)剂

验 135　酒渣酒剂(干祖望)

【验方】　升华硫 25g,轻粉 5g,白矾 5g,纯白酒 300ml。

【制法】　取本方诸药放煎药袋中,加 70% 乙醇,浸泡 1 周,过滤去滓,即得。

【功效药理】　清热祛脂,杀虫止痒。

【主治】　寻常痤疮、脂溢性皮炎、酒渣鼻、毛囊炎。

【用法】　涂搽患处,一日 2 次。

【方源】　陈志强主编《干祖望中医外科》,干祖望验方。干祖望(1912—2015),我国著名中医耳鼻喉科专家,中医现代耳鼻喉学科奠基人之一,中华中医药学会耳鼻喉学科分会名誉主任委员,南京中医药大学教授,国务院特殊津贴专家,中国百年百名临床家,国医大师,全国名老中医。

验 136　土槿皮酊(赵炳南,吴绍熙)

【验方】　土槿皮 180g,75% 乙醇 360ml。

亦可加化学抗真菌剂,加 12% 水杨酸、6% 苯甲酸,组成中西药复方抗真菌剂。

【制法】　取土荆皮粗粉,加 75% 乙醇,浸泡 1 周,过滤去滓,即得。

【功效药理】　杀虫止痒,有抗真菌作用。

【主治】　皮肤真菌病,如手足癣、体癣、股癣、花斑癣等。

【用法】　涂搽患处,一日 2～4 次。

【方源】　张怀亮主编《吴绍熙/当

代中医皮肤科临床家丛书》，赵炳南、吴绍熙验方。吴绍熙为新中国第一批研究生，师从杨国亮教授，进行土槿皮抗真菌研究，杨国亮以其研究成果被邀参加苏联学术会议。

验137　苦参酒（朱仁康）

【验方】　苦参 60g，百部、野菊花、凤眼草各 20g，樟脑 25g。

【制法】　取苦参、百部、野菊花、凤眼草装入磨口瓶中，加白酒 1000ml，浸泡 1 周，过滤去滓，加樟脑溶化，即得。

【功效药理】　杀虫，祛屑，止痒。

【主治】　脂溢性皮炎、皮肤瘙痒症、单纯糠疹、玫瑰糠疹。

【用法】　涂搽患处，一日 1～2 次。

【方源】　《朱仁康临床经验集》，朱仁康验方。

验138　苦蛇酊（金起凤）

【验方】　苦参、蛇床子各 30g，土荆皮、土大黄、大枫子各 20g，川椒、三棱各 15g。

【制法】　上药共锉粗末，用 60% 乙醇 1000ml 浸泡在大瓶内一周后过滤，外抹患处，日 2～4 次。

【功效药理】　清热燥湿，祛风止痒。

【主治】　皮肤瘙痒症、神经性皮炎、银屑病（头部）、慢性亚急性湿疹等瘙痒性皮肤病。

【注意事项】　急性皮炎湿疹不宜应用。破溃糜烂皮损不宜应用。

【方源】　《名医经验录》，金起凤验方。

验139　酒渣酊（陈彤云）

【验方】　丹参、苦参、蒲公英、野菊花、大黄、黄连、白蔹、连翘、百部各 15g，70% 乙醇适量，制成 1000ml。

【制法】　取本方诸药放煎药袋中，粗粉，加 70% 乙醇 1000ml 浸泡 10d 左右，过滤去滓，加 70% 乙醇至 1000ml，即得。

【功效药理】　活血祛瘀，杀虫祛脂。

【主治】　酒渣鼻、寻常痤疮。

【用法】　先行净面，清粉刺，按摩，并可离子导入。涂搽患处，每日早中晚各 1 次，2 周为 1 个疗程。加丹参、百部各 15g，制成煎剂，亦可制成 13.5% 洗剂、乳膏、面膜、凝胶。

【方源】　曲剑华主编《陈彤云/中国现代百名中医临床家丛书》，陈彤云验方。

验140　紫铜水白酊（欧阳恒）

【验方】　铜绿 0.5g，紫丹参、紫草各 15g，紫背浮萍各 10g，紫河车 15g，紫苏、红花各 10g，核桃仁 15g，郁金 10g，鸡血藤 30g，路路通 10g，75% 乙醇 1000ml。

【制法】　取本方诸药粗粉放煎药袋中，加 75% 乙醇 1000ml，浸泡 10d 左右，过滤去滓，即得。

【功效药理】　调和气血，滋补肝肾。

【主治】　白癜风。

【方源】　杨志波主编《欧阳恒/当代中医皮肤科临床家丛书》，欧阳恒验方。

验 141　复方阿纳其根酊（阿西热江·斯迪克）

【验方】　阿纳其根 50g，白花丹、驱虫斑鸠菊、茜草根各 25g，阿育魏实 10g，75% 乙醇 500ml。

【制法】　以上药材粉碎成粗粉，加入到 450ml 的 75% 乙醇中浸泡 7d，这期间每天把药物均匀摇匀 1 次，使得药物成分充分浸泡，过滤去滓取药液，即得。

【功效药理】　温肤散寒，疏经通络，活血化瘀，增加光敏感性。

【主治】　各种类型白癜风（白热斯）。

【用法】　涂搽白斑处，每日 2 次。有条件时涂搽药物后适当日光照射（日光浴）或者中波紫外线照射治疗。

【方源】　阿西热江·斯迪克验方。

第四节　油　剂

验 142　祛湿药油（丁德恩，赵炳南）

【验方】　苦参、荆芥穗、连翘、威灵仙各 12g，白芷、大黄、苍术、鹤虱草、薄荷各 9g，防风 6g，白鲜皮、五倍子（碎）各 15g，大风子（碎）30g，麻油（或精制玉米油）1000ml。

【制法】　将本方诸药加麻油中浸泡，文火炸黄焦，过滤去滓，每 500ml 药油加青黛 1.5g。

【功效药理】　清热除湿，润肤止痒。

【主治】　湿疹、皮炎、皮肤瘙痒症等。

【用法】　涂搽患处，一日 2 次。加 15%～20% 蜂蜡调配成油膏；加凡士林、羊毛脂调配成软膏；或取以上饮片水煎，制成药液 500ml，加白桦汁乳膏基质 500g，重新乳化，调配成乳膏。

【方源】　北京中医医院编《赵炳南临床经验集》，赵炳南传承丁德恩验方。丁德恩（1854 — 1917），又名丁庆三，北京人。清末民初北京外科名医，社会活动家、民族教育家，精于炼丹，在花市大街开设德善医室，为穷人下层百姓免费医疗，疗效显著，誉满京城，其门人弟子有哈锐川、赵炳南等。祛湿药油为中央皮肤性病研究所、北京中医医院院方。

验 143　化坚油（赵炳南）

【验方】　透骨草、刘寄奴各 3g，伸筋草、木通、紫草各 7.5g，茜草、昆布、地榆各 6g，麻油 360ml。

【制法】　将本方诸药（紫草除外）加麻油（或精制玉米油）浸泡，文火炸黄焦，离火，80℃加湿润紫草，浸 2h，过滤去滓，即得。

【功效药理】　活血化瘀，通络软坚。

【主治】　烧伤后大面积瘢痕、红斑鳞屑角化性皮肤病。

【用法】　涂搽患处，一日 2 次。

【方源】　北京中医医院编《赵炳南

临床经验集》,赵炳南验方。

验 144　复方甘草油膏(王萍)

【验方】　生甘草 20g,当归、苦杏仁各 10g,紫草、独活各 5g,植物油(麻油、山茶油、花生油等任选)150ml,医用白凡士林、动物脂(猪脂、羊脂、羊毛脂等任选)、蜂蜡适量。

【制法】　1. 复方甘草油:将生甘草、当归、苦杏仁、紫草、独活加入植物油 150ml 中浸泡 3d,用文火将群药炸至焦黄,过滤去滓,入容器中贮存备用。

2. 复方甘草油膏:按复方甘草油100g,加入白凡士林 270g、动物油或羊毛脂 30g、蜂蜡 10~20g(冬季 10g,夏季 20g)的比例混合,加热至 70℃熔化,顺时针搅匀,置温后分装,夏季时需冷凝成膏。需考虑季节、皮损、患者等因素,随时调节油膏浓度。

【功效药理】　润肤、解毒。

【主治】　手足皲裂、银屑病、脂溢性皮炎、鱼鳞病、皮肤淀粉样变病等。

【辨证[症]化裁】

1. 若鳞屑性红斑颜色鲜红者,复方甘草油膏中加入 1%~2% 青黛面;

2. 若皮疹暗红者加入 1%~2% 三七粉。

【用法】　任选油、膏涂搽患处,一

日 2 次;手足皲裂者,可配合封包疗法,每日或隔日 1 次。可用复方甘草油直接涂搽,清洁疮面;或制成复方甘草青黛油纱条邮票法贴敷。

【方源】　王萍经验方。王萍,1955年生,主任医师,硕士生导师,第二批国家级名老中医张志礼教授学术继承人,首都名中医。曾任首都医科大学附属北京中医医院皮肤科主任,长期从事临床、教学、科研工作。任中国民族医药学会皮肤科分会会长,中国中西医结合学会皮肤性病专业委员会第四、五届副主任委员,北京中西医结合皮科专业委员会主任委员等学术团体职务。

验 145　皲裂油(杨素清)

【验方】　白及 30g,大黄 10g,甘草10g,麻油(或其他植物油)200ml。

【制法】　本方药物加入麻油或其他植物油中浸泡,文火炸至焦黄,过滤去滓即得,入容器中贮存备用。

【功效药理】　润肤止痒,解毒生肌。

【主治】　皮肤皲裂、糜烂、溃疡,各种烧烫伤、冻疮,或慢性湿疹、银屑病、皮肤干燥等引起的皲裂、疼痛。

【用法】　涂搽患处,一日 3~4 次。

【方源】　杨素清验方。

第五节　散　剂

验 146　皮黏散(文琢之)

【验方】　煅炉甘石 60g,朱砂、琥珀各 6g,硼砂 4.5g,熊胆、珍珠各

1.2g,冰片 0.6g,人工麝香 0.9g。

【制法】　本方诸药分别粉碎后研成极细末,炉甘石要在火中烧红七次,置 10% 冷黄连煎液煅淬七次,阴干后

水飞法做炉甘石极细粉,否则伤口有痛感,更不能用于皮肤黏膜处;熊胆餐巾纸包扎,放石灰内24h,俟其自然干燥;朱砂水飞成极细粉,先用煅炉甘石粉饱和研钵,放冰片加煅炉甘石研细,依次放入其余细粉,研匀,递加煅炉甘石研匀,过筛混合,即得。

【功效药理】 通络止痛,敛疮收口。

【主治】 适用于皮肤黏膜溃疡,如口腔溃疡、女阴溃疡、压(褥)疮、臁疮等。

【用法】 撒布疮面,膏药贴敷,或搽患处,口腔应先用凉茶漱口,然后搽药。

【方源】 艾儒棣主编《文琢之》《中医外科特色制剂》,文琢之验方。文琢之(1911—1991),四川射洪人。川派外科第三代掌门,全国中医界名宿。民国时师从川派方外名医释灵溪上人,入室八年,尽得真传,悬壶成都,1957年在成都中医学院任教,1963年入职成都中医学院附属医院,创建中医外科,任教授、硕士生导师,精于中医外科皮肤科,亲手制作膏丹丸散40余种,著《医林人物剪影》《文琢之中医外科经验论集》等专著。

验147 疥药散(文琢之)

【验方】 雄黄30g,蛇床子75g,大枫子45g,轻粉15g,蛤蚧、白芷、花椒各30g。

【制法】 共研细末,混匀,过筛,装瓷瓶备用。

【功效药理】 消风杀虫,解毒止痒。

【主治】 适用于一切皮肤瘙痒及疥疮、肛门瘙痒及湿疹、阴囊湿疹。

【用法】 杀虫止痒,功效卓著。一般可用生猪板油1块,或生肥肉1块,或核桃仁捣烂,和药粉6g,搅匀,用布包紧烤熨患处,熨后擦去油渍。调成油膏用于肛门瘙痒、肛门湿疹等搽之立能止痒。治疗疥疮加10%硫黄粉,效更佳,治疗阴囊湿疹可加5%狼毒粉。

【方源】 艾儒棣主编《文琢之》,文琢之秘方。

验148 祛湿散(朱仁康)

【验方】 黄柏、白芷、轻粉各30g,煅石膏60g,冰片5g。

【制法】 各药粉碎成极细粉、混合均匀。

【功效药理】 祛湿止痒。

【主治】 湿疹皮炎。

【用法】 干撒渗水多处皮损,渗水少时用植物油调糊外搽,常与五石膏、玉黄膏、湿毒膏配伍同用。

【方源】 北京广安门医院《朱仁康临床经验集》,朱仁康验方。

验149 斩疣丹(朱钵)

【验方】 血竭1份,鸦胆子仁2份,生石灰5份。

【制法】 按比例取药,用电动粉碎机粉碎,制成粉红色细粉,即得。

【功效药理】 蚀肉消疣,生肌敛疮。

【主治】 寻常疣。

【用法】 打孔胶布贴于疣体四周

皮肤,药粉直接敷于疣体,术者用胶布或手套护手,直接搓擦,快者数秒,长不过1min,疣体脱落,创面于皮肤平行,深浅以疣体脱落为度,消毒创口,润肌油包敷,一周愈合。

【方源】 《中华皮肤科杂志》《健康报》,朱钵验方。

验150 七白散(白彦萍)

【验方】 香白芷、白蔹、白术、山药各10g,白及5g,细辛、白茯苓、当归各3g。

【功效药理】 活血化瘀,补气健脾,祛斑美白。抑制酪氨酸酶,抗感染,抗炎,促进代谢。

【主治】 黄褐斑、黑变病等。

【制法】 制成极细粉,混匀。

【用法】 以白桦汁和成稀糊状,睡前敷面30min。

【方源】 周涛,徐景娜主编《白彦萍/当代中医皮肤科临床家丛书》,白彦萍验方。

验151 软皮热敷散(韩世荣)

【验方】 血竭10g,生艾叶20g,桂枝30g,三棱10g,刘寄奴15g,料姜石30g,浮萍15g,山豆根20g,地鳖10g,水蛭15g,生麻黄15g,红花10g,黄药子、穿山龙、马笼头、穿地龙、落得打各15g,附子10g。

【制法】 将以上中药粉碎成粗颗粒剂,每包300g。

【功效药理】 温阳活血通络,散寒祛湿止痛。

【主治】 硬皮病、冻疮、雷诺病、带状疱疹后遗神经痛、肩周炎、关节型银屑病、皮肤淀粉样变病等病。

【用法】 根据患处皮损形状及范围做成相适应的条状及饼状热敷包,每次1包,加适量黄酒(疼痛为主的使用适量醋)拌湿蒸热后在局部热敷,外加热水袋以保温,每次30min,一日2次。

【注意事项】 软皮热敷散无明显副作用,仅少数患者用后可能出现皮损部位疼痛、肿胀,停用或缩短热敷时间或降低温度即可消失。硬皮病患者若用后皮损处发痒如虫行或者轻微疼痛,是治疗有效之征,不必停药。局部有破损或高热患者忌用,孕妇及月经期禁用或慎用,严禁内服。

【方源】 闫小宁,李争红主编《韩世荣/当代中医皮肤科临床家丛书》,韩世荣验方。

验152 甲字提毒粉(房芝萱)

【验方】 轻粉、红粉各30g,冰片6g,麝香0.9g,朱砂、琥珀各9g,血竭12g。

【制法】 以上诸药分别研成极细药面,以不见金星为度;混匀后再研,越细越好,置密闭瓷罐中备用,用时用绵纸做成药捻。

【功效药理】 化腐提毒,生肌收口,杀虫回阳,脱管消肿。

【主治】 适用于诸凡疔疮、痈疽,不论疮面之新久与大小;也适用于慢性溃疡、外伤感染、漏管、腐肉未脱、愈合迟缓的疮面或烧伤后期肉芽创面等;各部位瘘管。

不论阴证、阳证创面均可使用。

【用法】 可干撒药面,药捻插入瘘管。一般用药后,患处分泌物和脓液反而增多,属于"煨脓长内",是局部组织的活化现象,经数次换药后,水肿即消退,分泌物渐少,肉芽变平,原来暗红、污秽或苍白的创面,会变成新鲜红润、血液循环良好的创面,创面逐渐缩小,边缘变干,呈环状干痂,痂下有上皮组织,最后整个创面结痂愈合。

【注意事项】 对汞过敏者禁用,口腔黏膜、阴茎创面禁用。

【方源】 房芝萱《房芝萱外科经验》,房芝萱祖传秘方,献给北京中医医院成为院方,为北京中医医院必备外用药之一。房芝萱(1909—1983),直隶武清(今属天津)人。房芝萱三世业医,自成一家,以中医外科见长,对内科、妇科、儿科、皮肤科、五官科等多科疾病均能诊治。1965年应聘任北京中医医院外科副主任,历任北京第二医学院中医系教授,北京市中医学校副校长,首创用计算机诊治血管病。研制定型的方药甲字提毒粉、痛疽膏、溃疡粉、吃疮粉、生肌止痛散,为中医外科常用药物。著《房芝萱临床经验汇编》。

验 153 溃疡粉(房芝萱)

【验方】 陈石灰、寒水石各 30g,京红粉 9g,滑石 12g,黑芝麻、赤石脂各 15g,冰片 9g,人工麝香 1.5g。

【制法】 以上诸药分别研成极细药面,混匀后再研,越细越好,置密闭瓷罐中备用。

【功效药理】 化腐生肌,收干止痛,祛湿敛疮。

【主治】 褥疮、各种皮肤溃疡。

【用法】 清洁患处,用针密刺细孔的消毒药棉,贴于创面上,再用麻油调药敷于纸上,包扎,每日 1 次。

【注意事项】 对汞过敏者禁用,口腔黏膜、阴茎创面禁用。

【方源】 房芝萱《房芝萱外科经验》,房芝萱祖传秘方。

验 154 止痛生肌散(房芝萱)

【验方】 乳香、没药、龙骨、冰片、象皮各 9g,儿茶、三七、琥珀各 12g,朱砂 9g,血竭 6g,人工麝香 1.5g。

【制法】 以上诸药分别研成极细药面,混匀后再研,越细越好,置密闭瓷罐中备用。

【功效药理】 活血止痛,化瘀生肌,解毒敛疮。

【主治】 褥疮、各种皮肤溃疡,尤其对三期脉管炎溃疡止痛效佳。

【用法】 清洁患处,药面撒于创面,包扎,每日 1 次。

【注意事项】 原方有象皮 9g,现禁用象药。

【方源】 房芝萱《房芝萱外科经验》,房芝萱验方。

验 155 黑退消(何清湖)

【验方】 生川乌、生草乌、生南星、生半夏、生磁石、公丁香、肉桂、制乳香、制没药各 15g,炒甘松、硇砂各 9g,冰片、人工麝香各 6g。

【方歌】
阴证未溃黑退消,两乌星夏磁丁桂,
乳香没药甘松炒,硇砂冰片及麝香。

【制法】 上药除冰片、人工麝香外,各药研细末后和匀,再将冰片、人工麝香研细后加入和匀,用瓶装置,不使出气。

【功效药理】 行气活血,祛风逐寒,消肿破坚,舒筋活络。

【主治】 主要用于治疗痰瘀互结成核之属于阴证者,主治一切阴证未溃者,如骨痨、流痰、附骨疽、环跳疽、瘰疬、瘿瘤、乳痰、乳癖等,儿童乳房肥大症。

【用法】 用时将药粉撒于膏药或油膏上敷贴患处。用于儿童乳房肥大症,将黑退消药粉撒于烊化阳和解凝膏药上敷贴患处,7 日换药 1 次,1 个月为一个疗程,连续治疗三个疗程。

【方源】 《实用中医外科学》,何清湖验方。

验 156 三黄散(李元文)

【验方】 黄连、生大黄各 10g,人工牛黄 0.6g

【制法】 将以上药物研末成细粉,备用。

【功效药理】 清热解毒,逐瘀止痛。

【主治】 带状疱疹急性期、单纯疱疹。中医证属湿热证、血瘀证者,病证方证:红斑、水疱或血疱,水疱破溃可见糜烂潮红。

【用法】 取适量药粉,加入重楼解毒酊药液或炉甘石洗剂中,调至牛奶状,均匀涂抹患处,每日用药 2 次。

【方源】 张丰川,李楠主编《李元文/当代中医皮肤科临床家丛书》,李元文验方。

验 157 加味颠倒散(文琢之)

【验方】 生大黄 9g,雄黄、硫黄各1.5g,紫雪丹 0.3g。

【制法】 将以上药物研成细粉,备用。

【功效药理】 凉血解毒,杀虫祛痘。

【主治】 痤疮、酒渣鼻。

【用法】 取适量药粉,白桦汁调成糊状,外搽患处。

【方源】 艾儒棣《文琢之外科经验论集》,文琢之验方。

验 158 消风导赤散(范瑞强)

【验方】 生地黄、赤茯苓各 15g,牛蒡子、白鲜皮、金银花、薄荷、木通各10g,黄连、甘草各 3g,荆芥、肉桂各6g。

【制法】 粉碎,混合,过 80 目筛,备用。

【功效药理】 祛风止痒,清热解毒。

【主治】 亚急性及慢性湿疹皮炎、皮肤瘙痒症、神经性皮炎等。

【用法】 2～4g 敷脐,2 日 1 次,连用 3 次。

【方源】 陈信生主编《范瑞强/当代中医皮肤科临床家丛书》,范瑞强验方。范瑞强,1954 年生于广东龙川。主任医师,教授,博士生导师。为广东省中医院原皮肤科主任,曾任香港仁济医院中医科暨科研中心主任,现任中国中医药研究促进会皮肤性病学分会主任委员、世中联皮肤性病学分会副主任委员、中国中西医结合学会皮肤性病专业委员会副主任委员。主编《中医皮肤病学》《实用皮肤病性病验方精选》等十余部。

验159 养颜祛斑方（庄国康）

【验方】 白菊花15g,白僵蚕60g,白附子30g,白扁豆60g。

【制法】 烘干,粉碎,制成极细粉。

【功效药理】 祛风散结,润肤祛斑,生肌美白。

【主治】 黄褐斑、黑变病等色素沉着性皮肤病。

【用法】 取药粉,加30%淀粉,还可加适量珍珠粉、天花粉,加白桦汁,或蜂蜜,或蛋清调成药糊,敷于面部30min,每周2次。

【方源】 刘瓦利主编《庄国康/当代中医皮肤科临床家丛书》,庄国康验方。

验160 蛇串疮方（马振友）

【验方】 三七、蛇蜕、全蝎、蜈蚣、醋延胡索各10g,重楼20g,雄黄(水飞)、白矾各30g,白桦汁或马油抑菌液适量。

【制法】 三七、蛇蜕、全蝎、蜈蚣、醋延胡索、重楼烘干,粉碎,制成极细粉,雄黄水飞制成细粉,白矾研细,所有药粉充分混匀。

【功效药理】 清热解毒,活血止痛,祛风止痒,定惊消肿。

【主治】 带状疱疹,亦可用于单纯疱疹、虫咬皮炎、隐翅虫皮炎、皮肤皲裂等。

【用法】 取药粉,加白桦汁或马油抑菌液调成药糊,敷于患部,每日2次。患病第一次敷药加复方倍他米松注射液或曲安奈德注射液1支调药,或每次加盐酸利多卡因注射液100mg调药。敷药前先做火针,或做棉火灸,即用细棉在患处点燃灸治片刻,是邓铁涛发明的疗法。

【方源】 马振友验方。

【注解】 王玉玺研发全蝎膏,以全蝎、蜈蚣、冰片、凡士林调配成软膏,成为黑龙江中医药大学附属医院特色制剂,对角化性皮肤病有较好疗效。

验161 加减消风玉容散（刘辉）

【验方】 绿豆粉90g,白菊花、白附子、白芷各30g,熬白食盐15g,冰片1.5g,珍珠粉、茯苓各10g,白僵蚕8g,白术10g,白及8g,白蔹、玉竹、当归、益母草各10g,铁皮石斛20g。

【制法】 制成极细药粉,过筛,混合。

【功效药理】 祛风润肤,消斑美白。

【主治】 单纯糠疹、黄褐斑、雀斑、痤疮色素沉着斑、黑变病等。

【用法】 每日代肥皂洗面,睡前用白桦树汁调匀敷面30min洗去。皮肤油性者,加蛋清调匀成糊状;皮肤干性者加牛奶或蜂蜜调匀成糊状,敷面避开眉毛、眼睛。

【方源】 刘辉据《医宗金鉴》卷七十四传承创新方。刘辉,1970年生于山东临沂。系"同春堂"第七代传人。"同春堂"系明代宫廷御医刘景章于1609年创建,乾隆御题。刘辉现任北京同春堂中医院、北京同春堂皮肤病研究院院长、主任医师,编著《同春堂皮肤病临床经验集》等,传承的"同春堂皮肤病诊疗方法"被列入北京市非物质文化遗产名录。

验 162　祛斑散(欧阳恒)

【验方】　白芍、白鸡冠花、白茯苓、白术各 30g,白僵蚕 10g,天花粉 30g,白及 20g,薏苡仁 30g,白芥子 2g,白升麻 20g。

【制法】　制成极细粉,过筛,混匀,即得。

【功效药理】　润泽肌肤,退黑祛斑。

【主治】　黄褐斑、雀斑等色素沉着性皮肤病。

证属肝郁脾虚。

【用法】　用白桦汁加粉和成药糊,敷面 30min,每晚 1 次,每周用 5d。

【方源】　杨志波主编《欧阳恒/当代中医皮肤科临床家丛书》,欧阳恒验方。

第六节　软膏剂

验 163　湿毒膏(朱仁康)

【验方】　青黛 15g,黄柏粉、煅石膏粉各 31g,炉甘石粉 18g,五倍子粉 9g,凡士林 200g。

【制法】　先将青黛和黄柏粉研细混合,后加三种药粉研和,再加凡士林研和,调成 30% 油膏。或将凡士林加热熔化,俟降至 50℃ 时,加入药粉,搅至冷凝成膏,即得。

【功效药理】　收湿止痒。

【主治】　慢性湿疹、皲裂性湿疹。

【用法】　涂搽患处,一日 2 次;包封,一日 1 次。常与其他药调配使用治疗皮肤病。

【方源】　中医研究院广安门医院编《朱仁康临床经验集》,朱仁康验方。

验 164　玉黄膏(朱仁康)

【验方】　当归、甘草各 30g,白芷 10g,姜黄 90g,甘草 30g,轻粉、冰片各 6g,蜂蜡 90～120g,麻油 500ml。

【制法】　取当归、姜黄、白芷、甘草放麻油中浸泡,用文火将药炸枯黄,过滤去滓,加蜂蜡(夏季加 120g,冬季加 90g)熔化,搅拌,俟降至 50℃ 时,加入冰片液状石蜡分散物、轻粉,搅至冷凝成膏,即得。

【功效药理】　润肤止痒。

【主治】　皮肤皲裂、银屑病、掌跖脓疱病等。

【用法】　涂搽患处,一日 2 次;包封,一日 1 次。常与其他药调配使用,治疗皮肤病。

【注意事项】　轻粉含汞,对汞过敏者禁用。

【方源】　中医研究院广安门医院编《朱仁康临床经验集》,朱仁康验方。

验 165　新五玉膏(朱仁康)

【验方】　祛湿散 156g,硫黄粉、五倍子粉、铅粉各 15g,玉黄膏 220～250g。

【制法】　四种药粉混匀备用,玉黄膏加适量麻油加热熔化,50℃时加药粉搅至冷凝成膏,即得。

【功效药理】　润肤止痒。

【主治】　脂溢性皮炎、神经性皮炎。

【用法】　涂搽患处,一日2次;包封,一日1次。

【注意事项】　轻粉含汞,对汞过敏者禁用。

【方源】　中医研究院广安门医院《朱仁康临床经验集》,朱仁康验方。

验166　清吹口散油膏(顾伯华)

【验方】　煅石膏、煅人中白各9g,青黛3g,薄荷0.9g,黄柏2.1g,黄连1.5g,煅月石18g,冰片3g。

【制法】　先将前三味药研至无声为度,和匀,水飞,晒干,再研细,又将余味药各研细,和匀,瓶装,封固不漏气。取清吹口散6g,加凡士林30g,调成油膏,即得。

【功效药理】　收敛除湿,解毒止痒。

【主治】　瘙痒症、慢性湿疹等。

【用法】　蘸取药膏涂搽,一日数次。

【方源】　上海中医药大学中医文献研究所《外科名家顾伯华学术经验集》,顾伯华验方。

验167　黑豆馏油软膏(刘辅仁)

【验方】　黑豆馏油30～200g,氧化锌100g,冰片10g,凡士林加至1000g。

【制法】　按比例取药,凡士林放容器中加热熔化,50℃时加黑豆馏油、氧化锌细粉、冰片细粉,搅匀,即得。亦可用麻油、蜂蜡做基质,做成油膏;也可用煤焦油、松馏油、糠馏油代替黑豆馏油。

【功效药理】　解毒收敛,凉血止痒,润肤护肤。

【主治】　3%用于婴儿湿疹,5%用于亚急性湿疹,10%～20%用于慢性湿疹、神经性皮炎、银屑病、角化性皮肤病。

【用法】　涂搽或包封患处,一日1次。

【方源】　刘辅仁主编《实用皮肤科学》,西安医学院《皮肤病方剂制剂手册》,刘辅仁验方,创制黑豆馏油软膏,被列为国家非处方药。刘辅仁(1916—2010),河南开封人。西安交通大学医学院第二附属医院教授、主任医师、硕士生导师,国务院特殊津贴专家。曾任中华医学会皮肤科学会副主任委员,中国中西医结合学会皮肤性病专业委员会顾问。主编《实用皮肤科学》等,创办《中国皮肤性病学杂志》及《中国医学文摘·皮肤科学》。曾获中华医学会授予特殊贡献老专家奖,中国皮肤性病医师协会杰出贡献奖,中华医学会皮肤性病学分会专家会员荣誉称号。

验168　黄芩膏(管汾)

【验方】　黄芩(饮片或中药配方颗粒)20g,枯矾5g,青黛5g,冰片1g,凡士林加至100g。

【制法】　取前四味药研成极药粉,过筛,制极细粉备用。①软膏:化凡士林,60～45℃加入极细药粉,搅至冷凝成膏,即得;②油膏:药粉加精制玉米油、蜂蜡至100g;③乳膏:药粉加白桦汁通用乳膏基质,制成乳膏。

【功效药理】 清热解毒,凉血止痒。

【主治】 斑块状银屑病、慢性湿疹。

【用法】 外涂或包敷患处。

【方源】 魏跃钢,闵仲生主编《管汾/当代中医皮肤科临床家丛书》,管汾验方。

【注解】 顾伯华、马绍尧亦做成25%黄芩乳膏,杨志波亦研发黄芩乳膏。

验169 天麻膏(金起凤)

【验方】 天麻、草乌各19g,木鳖子28g,钩藤、川芎、狼毒、轻粉各19g,麻油750ml,蜂蜡195g,凡士林95g。

【制法】 取前六味药加麻油中浸泡、加热炸枯,过滤去滓,加蜂蜡、凡士林熔化,60～45℃加轻粉搅至成膏。

【功效药理】 消肿散结,除湿解毒,杀虫止痒。

【主治】 慢性湿疹、皲裂疮、掌跖角化症。

【用法】 外涂或包敷患处。

【方源】 金起凤,周德瑛主编《中医皮肤病学》,金起凤验方。

验170 白热斯软膏(阿西热江·斯迪克)

【验方】 地肤子50g,补骨脂、黑种草子各25g,骆驼峰子12g,西红花1g,牛骨髓250g。

【制法】 以上药材粉碎成极细粉,牛骨髓在另锅溶化成稀糊状,俟降至

50℃时,均匀撒药粉,边撒边搅至成膏,即得。

【功效药理】 温肤散寒,疏经活络,活血化瘀。清除异常黏液质。

【主治】 各种类型白癜风(白热斯),尤其适合于面颈部、手足部位的白斑治疗疗效更好。

【用法】 涂搽到白斑处,每日2次。有条件时涂搽药物后适当日光照射(日光浴),或者进行中波紫外线照射治疗。

【方源】 阿西热江·斯迪克验方。

验171 复方土茯苓软膏(阿西热江·斯迪克)

【验方】 土茯苓100g,硫黄50g,黄连30g,朱砂、儿茶、阿育魏实各10g,蜂蜡50g,凡士林450g。

【制法】 中药饮片粉碎成极细粉,凡士林、蜂蜡加热熔化,俟降至50℃时,均匀撒药粉,边撒边搅至成膏,即得。

【功效药理】 清热燥湿,活血祛风,止痒消炎。

【主治】 寻常型银屑病、关节型银屑病、头皮银屑病,亦用于脂溢性皮炎、慢性湿疹。

【用法】 取药膏涂搽银屑病皮损处,每日2～3次。

【方源】 阿西热江·斯迪克验方。

验172 生肌玉黄膏(鲁贤昌)

【验方】 当归60g,白芷15g,紫草56g,甘草36g,血竭12g,轻粉6g,白蜂蜡60g,麻油500ml。

【制法】　将当归、白芷、甘草加麻油浸泡,文火炸黄焦,离火,80℃加湿润紫草,浸 2h,过滤去滓,加白蜂蜡熔化,60℃时加血竭细粉、轻粉,搅至成膏,即得。

【功效药理】　活血去腐,生肌止痛,润滑肌肤。

【主治】　带状疱疹。

【用法】　涂敷患处,一日 2 次。

【方源】　曹毅主编《鲁贤昌/当代中医皮肤科临床家丛书》,鲁贤昌验方。鲁贤昌,1939 年生,浙江中医药大学附属医院中医外科主任、教授、主任医师,全国名老中医。浙江省中医药学会中医外科学会主任委员。师从余步卿先生,善于用丹药治疮疡。长期从事医教研工作,主持多项研究课题,获国家中医药管理局科技成果三等奖。

验 173　五虎膏(宋兆友)

【验方】　番木鳖 240g,蜈蚣 30条,天花粉 9g,细辛 9g,生蒲黄 3g,紫草、穿山甲片、雄黄各 1.5g,白芷 3g。

【制法】　先将番木鳖去皮毛、切片、晒干备用,用麻油 300g,加其他七味药(紫草留用),煎至焦枯,去药渣,再入番木鳖炸松黄色,不令焦黑,80℃加入水湿紫草浸泡 2h,过滤留油,加蜂蜡加热熔化(冬加 30g,夏加 60g),搅至冷凝成膏,即得。

【功效药理】　蚀肉破疮,杀虫抗癌,换肤更新。

【主治】　皮肤基底细胞癌、鳞状细胞癌。

【用法】　先用甘草药液洗净患处,拭干,包敷药膏于患处,约分许厚,一日 2~3 次,外用药膏后,癌块开始脱落,此属正常现象,时有不同刺痒刺痛,但可忍受,当癌块脱净时,基底肉芽可能有少许出血现象,换药时不能硬性擦洗,可用脱痂油脱痂,有少许出血可用成药"九分散"撒药粉止血。

【方源】　宋兆友《皮科临证心要》,宋兆友验方,临床观察五例均治愈。宋兆友(1936—2018),安徽全椒人。蚌埠医学院附属第三人民医院教授、主任医师,蚌埠皮肤病研究所所长,兼任安徽省皮肤科学会副主任委员。出版《中医皮肤病临床手册》《皮肤病中药外用制剂》十余部,参编朱仁康《中医外科学》,精于皮肤病外用制剂调配和研究,有数十种用于临床,对我国皮肤外用制剂发展做出杰出贡献。

验 174　酒渣鼻软膏(艾儒棣)

【验方】　轻粉 6.5g,苦杏仁 8.5g,樟脑、大枫子仁、核桃仁、蓖麻子仁各 12g,羊毛脂 12g,凡士林加至 100g。

【制法】　各味中药焙干研极细,混合,过 100 目筛,羊毛脂、凡士林熔化,50℃加主细药粉,搅匀成膏。

【功效药理】　解毒杀虫,祛痘止痒。

【主治】　酒渣鼻、痤疮等。

【用法】　蘸取药膏涂搽。一日 2次。晚上可用百部 30g 煎水湿敷。

【注意事项】　汞过敏者禁用。

【方源】　陈明岭,艾华主编《艾儒棣/当代中医皮肤科临床家丛书》,艾儒棣验方。

验 175　狼莪五甘软膏（马振友）

【验方】　狼毒 100g，莪术、五倍子、甘草各 50g，冰片 5g，精制玉米油 1000g，蜂蜡 180g，紫归甘抑菌液加至 1000g。

【制法】　前四味中药加入精制玉米油中常规浸泡，文火炸至焦黄，过滤去滓，约收取药油 600g，加蜂蜡熔化，冰片加适量乙醇溶解，药油 50℃时加入，马油抑菌液加至 1000g，搅至成膏，即得。去除五倍子（制乳膏破乳），取其他饮片水煎或中药配方颗粒加水加热熔化，加等量白桦汁乳膏基质可调配成狼莪甘乳膏。

【功效药理】　解毒祛风，杀虫止痒，祛屑润肤，消肿止痛，收湿敛疮，软坚抗癌，调和诸药。

狼毒首载《神农本草经》，有逐水祛痰、破积杀虫功效。明代医学家陈实功用狼毒膏治疗阴囊湿疹，主要成分为狼毒、五倍子，朱仁康用莪术、五倍子软膏治疗银屑病，实验与钙泊三醇软膏效果相同，广安门医院开发成院制剂，市场上曾有狼毒膏、狼毒酊、狼毒注射液等，均有效。狼毒有抑制细胞有丝分裂作用，因此对银屑病效佳，马振友皮肤病研究所及其百多名研修班学员临床试验证实与钙泊三醇倍他米松软膏效果相同，而无激素副作用，刘都喜系统观察 18 例，单纯外用本方用于寻常型银屑病，10～60d 临床治愈。文琢之、金起凤、韩世荣在临方调配中药也多用狼毒，均未发现

其对肝肾损害，均收到很好疗效。紫归甘抑菌液中含当归、紫草、奶酥油等，有润肤护肤作用。

【主治】　银屑病、神经性皮炎、皲裂性湿疹、角化性手足癣、蚊虫叮咬等。

【用法】　涂搽患处，一日 3～4 次。

【注意事项】　肝肾功能不良者、小儿、孕妇、待孕妇女禁用，禁止全身大面积应用、久用。外用药后避免日晒。

【方源】　马振友验方。

验 176　四白拔毒膏（王远红）

【验方】　珍珠粉 40g，枯矾 50g，葛根粉 30g，冰片 5g，麻油 250ml，蜂蜡 30g。

【制法】　取麻油加蜂蜡加热熔化，俟降至 50℃时加四味极细药末，搅匀成膏。

【功效药理】　解毒消肿，燥湿拔毒，收敛止痒。

【主治】　急、慢性湿疹，皮炎，多发性毛囊炎等。

【用法】　蘸取药膏涂搽。一日数次。

【注意事项】　慎用于颜面部。

【方源】　王远红经验方。王远红，1965 年生于黑龙江。龙江名医，教授，主任医师，医学博士，药学博士后，博士生导师。师从白郡符先生。被美国国际医药大学聘为客座教授。现任黑龙江中医药大学附属第一医院皮肤科副主任，兼任黑龙江省龙江医派研究会皮肤性病分会主任委员、世中联中医临床思维专业委员会副会长等，主持国家自

然及省市各级科研课题十余项,获省科技进步二等奖等多项奖励。主编《白郡符皮肤病学术经验集》《中医外科疾病源流考》等著作多部,参编英文版译著《千方千药》等多部。

验177 大散膏(肖定远)

【验方】 煅石膏 100g,飞滑石、赤石脂、炉甘石各 250g,煅月石、煅龙骨、白芷各 125g,黄连、黄芩、大黄、儿茶、琥珀、铅丹各 60g,制乳香、制没药、血竭各 45g,冰片、朱砂各 18g,麻油 2500ml,黄蜡(或川白蜡)冬用 150g、夏用 210g。

【功效药理】 提脓解毒,消肿止痛,敛疮生肌,活血化瘀。

【制法】 ①煅石膏、飞滑石、赤石脂、炉甘石、煅月石、煅龙骨、制乳香、制没药分别粉碎成细粉,混匀备用。②朱砂、血竭、冰片分别研成细粉,混匀,装磨口瓶中封存备用。③黄连、黄芩、大黄、白芷放麻油中浸泡,煎熬,过滤,入黄蜡熔化,60℃时加入煅石膏等药粉,边加边搅,勿令沉淀,40℃加入朱砂、血竭、冰片细粉。

【主治】 皮肤化脓感染、各种溃疡、烧伤、冻伤等,对部分皮肤肿瘤溃疡有止痛、消炎作用。

【用法】 用盐、花椒水熏洗患处,若有水疱、脓疱先刺破排出,药膏摊于纱布上敷创面,每日换药 1～3 次。初用时分泌物增多,渐少至痊愈。

【方源】 《肖定远/当代中医皮肤科临床家丛书》,肖定远祖传方,历 200 年,临床验证疗效显著。

验178 臁疮膏(李可)

【验方】 铜绿、轻粉、松香、乳香、没药、蜂蜡(或川白蜡)、患者指甲、阿魏、人发各 3g,麻油 75ml。

【功效药理】 敛疮生肌,活血化瘀。

【制法】 先将麻油倾入锅内炼沸,倒入粉末,煎熬 15min,桑树枝搅拌,放入白麻纸或纱布块,挑出凉冷备用。

【用法】 用盐、花椒水熏洗患处,敷药纱布,每日换药 1 次。

【方源】 《李可老中医急危重症疑难病经验专辑》,李可验方。

验179 青石止痒软膏(李元文)

【验方】 煅炉甘石 60g,青黛 20g,煅石膏、关黄柏、苦参各 30g,冰片 10g。

【制法】 将煅炉甘石、青黛、煅石膏、关黄柏、苦参研末成细粉末,过 100 筛目后混匀,将冰片研细与上述细粉配研混匀,另取橄榄油 745.5g,加入蜂蜡 74.5g,加热融化,待冷却至 40～50℃时,加入细粉,搅匀分装。

【功效药理】 清肝泻火,燥湿止痒。

【主治】 神经性皮炎、湿疹、银屑病等证属肝郁化火证、湿热证者,病证方证:红斑、丘疹、鳞屑、自觉瘙痒、皮损肥厚、皮纹增粗等。

【用法】 取适量药物,均匀涂抹患处,轻揉数分钟,至药物全部吸收,每日用药 2 次。

【方源】 张丰川,李楠主编《李元文/当代中医皮肤科临床家丛书》,李元文验方。

验180 二白膏(李元文)

【验方】 白及、白鲜皮、三七各10g。

【制法】 将以上药物研末成细粉,兑入凡士林50g,搅拌均匀即可。

【功效药理】 养血,活血,祛风。

【主治】 角化性湿疹、手足皲裂。

证属血虚风燥证者,病证方证:手足皮肤干燥、皲裂、角化过度。

【用法】 取适量药物,均匀涂抹患处,轻揉数分钟,涂药后用保鲜膜封包患处1h左右,每日用药2次。

【方源】 张丰川,李楠主编《李元文/当代中医皮肤科临床家丛书》,李元文验方。

第七节 糊 剂

验181 湿疹糊(张作舟)

【验方】 甘草、煅石膏粉、滑石粉各10g,樟丹2.5g,黄蜡4g,麻油40ml。

【制法】 黄蜡、麻油加热熔化,俟降至50℃,加入细药粉,搅至冷凝成膏,即得。

【功效药理】 除湿敛疮,杀虫止痒。

【主治】 用于亚急性湿疹、皮炎。

【用法】 外涂或包敷患处。

【方源】 张作舟,张大萍主编《张作舟/中国现代百名临床家丛书》,张作舟验方。张作舟(1923—2010),北京人。中国中医研究院广安门医院皮肤科主任医师、教授、博士生导师,全国名老中医,国务院特殊津贴专家。任中国中西医结合学会理事、中华中医外治法学会副主任。师从哈锐川、赵炳南,1941年毕业于北京国医学院,1957年毕业于北京医学院。精通外用制剂,著成《皮肤病中医外治法及外用药的配制》。

验182 复方紫草油糊(卢勇田)

【验方】 紫草、生地榆各30g,黄柏、大黄各15g,蛋黄油适量。

【制法】 制成极细药粉,混匀,烘干消毒,容器密封贮存。

【功效药理】 清热解毒,收敛止痛,祛腐生肌。

【主治】 亚急性、慢性炎症性皮肤损害,传染性湿疹皮炎,2度烧伤,久治不愈的皮肤溃疡、压疮等。

【用法】 取药粉加蛋黄油,搅成稀糊状,患处常规处理后,涂于药糊于患处,每天2次。

【方源】 卢勇田验方。卢勇田,1946年生,山东平原人,主任医师,享受渭南市政府特殊津贴专家。1970年毕业于西安医学院,曾任中华医学会陕西省皮肤科学会副主任委员、渭南市中心医院皮肤科主任。师从刘蔚同、李洪迥、刘辅仁教授,主编和参编专著20多部,发表论文300余篇、科普文章千余篇,创制国药准字新药十余种。获渭南市科学技术进步奖十余项,荣膺陕西省优秀科技工作者、渭南市有突出贡献专业技术拔尖人才等光荣称号。

第八节　乳膏剂

验183　白桦汁通用乳膏基质(液体敷料)(马振友)

【验方】

组分	名称	份数	组分	名称	份数
A组分	340B	25	B组分1	三乙醇胺	1
	B22	15		尿囊素	3
	M68	10		海藻糖	20
	鲸蜡硬酯醇	10		木糖醇	25
	肉豆蔻酸异丙酯	30		乳糖酸	4
	单硬脂酸单甘酯	5		葡萄糖酸内酯	8
	硬脂酸	15		精氨酸	8
	聚二甲基硅氧烷	5		白桦树汁	130
	霍霍巴油	10	B组分2	甘油	40
	角鲨烷	15		黄原胶	1.0
	精制玉米油(或马油抑菌液)	50	C组分1	透明质酸钠	0.5
	辛酸癸酸甘油酯	10		丙二醇	40
	月桂氮䓬酮	15		白桦树汁	40
	维生素E	5	C组分2	K350	5
	丙二醇	20		苯氧乙醇	5
	丁羟甲苯	0.15		丙二醇	20

【制法】　先将B组分2混合、搅拌溶解;C组分1混合、搅拌、加热40℃溶解;C组分2中苯氧乙醇加丙二醇溶解,加K350备用。①取A组分,先加固体成分,后加液状成分,搅拌后加热至83℃,备用;②取B组分2,加热至85℃,加入B组分1搅匀,备用;③A组分加入B组分,边加边搅拌2min,均质3min,冷水浴降温,50~45℃依次加入C组分1、2,边加边搅拌,均质1min,持续搅拌至36℃,即得乳膏基质。

【功效药理】　具有润肤、抗皱、保湿、护肤、抗敏、祛斑等功效。

桦树汁作为天然植物自古以来既是药物,也是食物,近几十年来,中外科学工作者研究发现,桦树汁可以作为化妆品原料,逐渐取代水,成为无水化妆品。

269

大宋第一部官修药典——《开宝本草》记载："桦木皮，苦，平，无毒。主诸黄疸，浓煮汁饮之良。"李时珍《本草纲目》载：桦木"主伤寒时行毒疮……治乳痈、乳痈初发、乳痈腐烂……肺风毒疮，遍身疮疖如疬，及瘾疹瘙痒，面上风刺，妇人粉刺，并用桦皮散主之。"

桦树成为俄罗斯国树。20世纪60年代俄罗斯始用桦树汁，取代桦树皮煮水用法，应用广泛，纳入药典。捷克、波兰、加拿大、罗马尼亚、日本、美国等国家也在应用。中国于20世纪80年代始用桦树汁，吉林省纳入地方标准（吉Q/JL.B66-001-88）。桦树汁含丰富的营养成分，如同人的血液，为天然的生理活性水，神奇桦树汁能维持树的生长发育，而人类则用桦树汁补充营养、治病、保健、美容。

桦树汁含人体需要的21种氨基酸，科研人员对苏氨酸、缬氨酸、异亮氨酸、蛋氨酸、亮氨酸、苯丙氨酸、赖氨酸、色氨酸人体必需氨基酸，以及组氨酸、精氨酸等共18种氨基酸进行检测，氨基酸总量171～696mg/L，全部纳入国家食品药品监督管理总局收录的已使用化妆品原料目录。含油酸、亚麻酸、亚油酸等11种，含钾K、钠Na、钙Ca、锗Be等矿物质和微量元素20余种，含维生素B_1、B_2、C、E、PP等。由于桦树野生在山区，无污染，无砷、汞、铅、镉有毒物质。科研人员解决了桦树汁的开采、加工、保鲜、贮藏等难题。这些天然物质维持人体的生理功能，补充营养，参与人体代谢，增强免疫功能，减轻衰老，治疗癌症、高血压、糖尿病、肝炎、毒

虫叮咬、外伤、皮肤疮疡等疾病，预防动脉硬化。

桦树汁被林区民众在日常野外劳动中所使用，取得极佳效果，民间流传用桦树汁洗脸可增白祛斑，使皮肤白皙。医药工作者、化工专家等受此启发用于化妆品的研究开发。白桦树汁中富含烟酸（CAS59-67-6）、桦木脑（白桦酯醇，CAS 473-98-3），被国家食品药品监督管理总局2015年发布的《关于已使用化妆品原料目录的公告》列入，有显著护发、抗衰、护肤、助渗作用。桦木酸（白桦脂酸，CAS 472-15-1），中国香化协会2010年版《国际化妆品标准中文名称目录》列入。以上提到的氨基酸、矿物质、微量元素等，产生综合的美白、保湿、生发、去屑、抗炎、抗过敏作用，具有光洁、润滑皮肤、治疗痤疮、黄褐斑、皮肤黑斑的功能，破解了广大民众用桦树汁美容的秘密和理论基础。制成乳膏、乳液、水剂、精华液、面膜、凝胶、香波等所有剂型的化妆品，并用于皮肤美容护理和外用中药临方调配。

桦树在我国和全球分布广泛，其汁液取之不尽，用之不竭，用作药品、食品、化妆品，必定大放异彩，结出累累硕果。

【主治】 ①广泛用于制备中、西药乳剂；②临方调剂皮肤科、美容科外用制剂或高级化妆品，尤其适用中药制剂；③适用所有皮肤类型，尤其适用干性皮肤、角化性皮肤病；④用于皮脂分泌异常引起的皮肤不适，皮肤干燥不适及特殊皮肤的日常护理。

【用法】 调配后使用。

【注意事项】 ①配制比例1:1,总量基本不变,也可根据配制成品稠度,加中药液、化学药、纯化水,增减5%左右;②手工搅拌或用搅拌机搅拌均可,机械搅拌质量优于人工搅拌;③加中药按辨证施治和药物功效加中药饮片或中药配方颗粒,通常占药物总量的5%～15%,如加大至15%以上,要充分实验,最多可加至30%,饮片做成煎剂,中药配方颗粒袋上标明比例,加纯化水中加热溶解,抗氧化,可加依地酸二钠0.1g、亚硫酸氢钠0.25g、维生素C5.0g在水中和;④化学药溶于纯化水或中药液中,不溶于水的化学药、超微粉碎或气流粉碎中药加丙二醇、丁二醇、甘油等溶剂分散后60～45℃加入膏体中;⑤加0.5%～1%冰片薄荷脑,取冰片、薄荷脑各半,放置乳钵中研磨液化,在乳剂降至60℃时加入,持续搅拌至36℃;⑥手工搅拌,手持两根玻璃棒,按顺时针方向搅拌,通用乳膏基质加热不能超过60℃,可得到细腻的乳膏;⑦如用均质器,乳膏可加热至80℃,均质1min,持续搅拌至36℃。

【方源】 马振友主编《中西皮肤外用制剂手册》,马振友验方。马振友,见主编介绍。

验184 复方苦黄乳膏(马振友)

【验方】 白桦汁通用乳膏基质(液体敷料)500g,苦参、黄芩各50g,马齿苋、甘草各25g,适量白桦树汁或水。

【制法】 ①将以上中药或等量配方颗粒,取适量白桦汁或水制成煎液500g,放入A烧杯中,边加热边搅拌至90℃,俟降至50～60℃;②将通用乳膏基质(液体敷料)加入到B烧杯中,边加热边搅拌至50～60℃;③两烧杯中药液温度相当,将A烧杯中溶液缓缓加入到B烧杯中,边加边搅,冷水浴降温,顺时针搅拌,俟降至50℃时,持续搅拌至32℃,即得。

本方中药饮片先煎成煎液500ml,中药配方颗粒为相当于饮片重量,调配时以中药配方颗粒净重计算量,通用乳膏基质与其他药品为1:1,制定配方记住这个原则,因药物不同,应根据稠度适当调整比例。

【功效药理】 保湿、护肤、抗敏。

【主治】 湿疹皮炎等,皮肤护理。

【用法】 涂患处,一日2次。

【方源】 马振友主编《中西皮肤外用制剂手册》,马振友验方。

验185 祛疤霜(曹毅)

【验方】 丹参30g,川芎15g,桃仁、红花各30g,益母草15g。

【制法】 按比例取中药,用10倍量的60%乙醇浸渍24～72h后缓缓渗漉,滤过,在50～80℃的减压回收乙醇后,加入卡波姆粉末,保持50～70℃温度下搅拌使其充分溶胀,再加入一定比例的甘油、羟苯乙酯、凡士林,并调节pH值至6.5～7.5,最后用纯净水补足重量至1000g,搅拌静置,分装,即得。

【功效药理】 活血化瘀,通络止痛。有抗炎、抗增生作用。

【主治】 增生性瘢痕、瘢痕疙瘩。

【用法】 涂搽患处，每日 2 次。

【方源】 根据清代王清任《医林改错》的补阳还五汤和清代吴谦编撰的《医宗金鉴》的桃红四物汤化裁，曹毅经验方，浙江省中医院院内处方。

第九节 烟 熏 剂

验 186 癣症熏药（赵炳南）

【验方】 苍术、黄柏、苦参、防风各 10g，大风子、白鲜皮各 30g，松香、鹤虱草各 12g，五倍子 15g。

【制法】 将以上诸药共研粗末，用草纸卷成纸卷。或用中药配方颗粒卷成纸卷。

【功效药理】 祛风除湿，杀虫止痒，软坚润肤。

【主治】 神经性皮炎、慢性湿疹、皮肤淀粉样变病、神经性皮炎等。

【用法】 燃烟熏皮损处，一日 1～2 次，每次 15～30min，温度以患者能耐受为益。

【方源】 赵炳南验方。方大定，赵炳南，马海德，胡传揆．中医熏药治疗神经性皮炎的初步报告，中华皮肤科杂志，1958（1）：1-7。中央皮肤性病研究所中西医药专家系统研究，共发表数篇文章，与拔膏棍、黑布药膏并称赵炳南三大独特疗法，北京中医医院张志礼等得以传承发展应用。

验 187 回阳熏药（赵炳南）

【验方】 肉桂、炮姜、人参、川芎、当归各 10g，白芥子、白蕲艾各 30g，白芨、黄芪各 15g。

【制法】 将以上诸药共研粗末，与等量艾绒混合，用草纸卷成艾条，或研细面制成药香，用中药配方颗粒卷成纸卷。

【功效药理】 益气养血，回阳生肌。

【主治】 久不收口之阴疮寒疮、顽固性瘘管、顽固性溃疡、慢性汗腺炎所致瘘管、结核性溃疡、踝关节结核。

【方源】 赵炳南验方。

验 188 子油熏药（赵炳南）

【验方】 大风子、地肤子、蓖麻子、蛇床子、蕲艾各 30g，苏子、苦杏仁各 15g，银杏、苦参子各 10g。

【制法】 诸药制细成粉，用厚草纸卷药粉成纸卷。或用中药配方颗粒卷成纸卷。

【功效药理】 软坚润肤，杀虫止痒。

【主治】 银屑病、鱼鳞病、皮肤淀粉样变病。

【用法】 燃烟熏皮损处，一日 1～2 次，每次 15～30min。

【方源】 王萍，张芃，娄卫海主编《精诚大医张志礼》，赵炳南验方。北京中医医院编《赵炳南临床经验集》

第十节 膏 药

验189 拔膏棍(赵炳南)

【验方】 ①群药类:鲜土大黄梗叶、大风子、百部、皂角刺各60g,鲜凤仙花、羊踯躅花、透骨草、马钱子、苦杏仁、银杏、蜂房、鸦胆子各30g,炒穿山甲、川乌、草乌、全蝎、斑蝥各15g,金头蜈蚣15条;②面药类:白及面30g,藤黄面、轻粉各15g,硇砂面9g;③铅丹300g,松香60g,铅粉适量。

【制法】 取麻油3800ml,生桐油960ml,铁锅内煎药袋或不锈钢煲汤篮浸泡群药3d,文火炸至焦黄色,捞取煎药袋或不锈钢煲汤篮,离火沥油;再将药油置铁锅内,武火炼至滴水成珠(280℃),然后下丹,成药后去火毒,搓成小指粗药棍,药棍粗细以使用方便为宜。

黑色拔膏棍:每500ml药油加铅丹300g,药面90g,松香60g。

脱色拔膏棍:每500ml药油加铅粉420g,铅丹、药面、松香各60g。

稀释拔膏棍:每500ml药油加铅粉210g,铅丹、药面各30g,松香60g。

【功效药理】 杀虫止痒、除湿解毒、通经止痛、破瘀软坚。黑色拔膏棍作用较强;脱色拔膏棍作用与之相同,因脱去黑色,外贴时较为美观;稀释拔膏棍作用较为缓和。

【主治】 多发性毛囊炎、结节性痒疹、寻常疣、甲癣、瘢痕疙瘩、局限性神经性皮炎、带状疱疹后遗神经痛等。

【用法】 先以2cm宽胶布贴于皮损外正常皮肤加以保护。①热滴法:将拔膏棍烤热熔化,滴于皮损上,外贴胶布;②摊贴法:热药油依据皮损大小滴于胶布上摊平、摊匀,速贴于皮损处;③蘸烙法:将拔膏棍适当热熔,快速蘸烙患处,上贴胶布;④加药法:拔膏棍放容器中水浴加热,俟完全熔化,兑入药物。一般3～5d换药1次,用水杨酸蓖麻油清拭药膏。

【注意事项】 慎用于急性糜烂渗出性皮损及对拔膏棍不耐受者。对汞过敏者禁用。敷药面积应小于皮损,勿接触健康皮肤。

【方源】 北京中医医院编《赵炳南临床经验集》,获全国科学大会奖。赵炳南验方。赵炳南(1899—1984),山东德州人。1926年在北京开设赵炳南医馆,时任华北国医学院外科教授等职。新中国成立后,被聘为北京医院、中央皮肤性病研究所等单位中医顾问。赵炳南先后担任北京中医医院皮外科主任、副院长,兼任全国中医学会副理事长。第四、五届全国人大代表。为中医皮外科著名专家,现代中医皮肤科奠基人,弟子遍及华夏。

验190 黑布药膏(赵炳南)

【验方】 五倍子344g,金头蜈蚣2.5条,陈醋1000ml,蜂蜜72g,冰片1.2g。

【制法】 取五倍子粉碎,过100目

筛,加陈醋 500ml,浸 24h,持续搅拌1h,粗筛过滤,五倍子鞣质充分水解,取粉备用;另取蜂蜜加热,炼熟至透明有光泽,均匀不分层状,备用;另将 500g 陈醋置砂锅中加热,微沸 1h,俟陈醋颜色加深、气味浓烈时,缓缓加入备用五倍子细粉,边加边搅,先武火加热40min,后文火加热 2h,并用搅棒顺时针持续搅拌,当挑起药膏时呈片状脱落,透自然光观察,膏体呈黑色光泽,加入备用蜂蜜,离火,降温至 40℃ 时,兑入蜈蚣细粉、冰片粉,搅拌均匀后装入瓷罐或玻璃容器内,密封贮存。调配与换药禁用金属器具,换药成层脱皮属于正常现象,有助于提高疗效。

【功效药理】 破瘀软坚。老黑醋软坚解毒,五倍子收敛解毒,蜈蚣以毒攻毒,冰片镇痛止痒、解毒透皮,蜂蜜调和诸药。

【主治】 带状疱疹后遗神经痛、慢性单纯性苔藓、结节性痒疹、寻常疣、胼胝、瘢痕疙瘩、疖、痈、乳头状皮炎等角化肥厚性皮肤病。

【用法】 用竹刀或木刀涂药膏2～3mm 厚,上覆黑布或厚布;2～3d换药 1 次,对于化脓性皮肤病,常与化毒散软膏各半调和外用。如有皮肤发红痒,甚至糜烂时可暂缓几天后再使用,疮周渗出较多者慎用。

【方源】 北京中医医院编《赵炳南临床经验集》,徐宜厚《跟师赵炳南手记》,赵炳南验方。胡传揆、方大定、赵炳南(指导中医师)、叶干运、马海德。中华皮肤科杂志,1955(4):247-248。20 世纪 50 年代中央皮肤性病研究所中西医药专家进行系统研究,发表几篇文章,并送苏联观察,为新中国第一个传向国际的外用中药。先后为中央皮肤性病研究所和北京中医医院的院制剂。

验 191　白鲫鱼膏药(徐楚江)

【验方】 白芷 20g,蓖麻子 80g,巴豆 10g,蟾蜍 4 个,独活 20g,鲫鱼 170g,铅粉 1200g,麻油 1667ml。

【制法】 取白芷、蓖麻仁、巴豆、独活破碎后加麻油浸 3d,再将蟾蜍浸12h,临熬时加入鲫鱼,放入铁锅内文火炸至老黄色,去渣取油滤过,滤油再放入锅内文火炼至表面泡沫快速合并,青烟浓集时离火,极细铅粉筛入锅内,边加边搅匀,使油粉充分混合;再移火上加热,至表面泡沫状再离火;待冷时再加热 1 次,至表面呈致密纹时,取膏滴于水中,用手指试之不黏、不散,呈韧性柔和时离火,倾于清洁容器内。冷后放入冷水中去"火毒"1～4 周,微火加热制成小膏药,每张重 0.6g。

【功效药理】 提毒,消肿,生肌。

【主治】 痈肿、溃疡久不愈合者。

【注意事项】 汞过敏者禁用。

【方源】 艾儒棣主编《中医外科特色制剂》,徐楚江验方。徐楚江(1921—2004),四川成都人。教授,全国首批名老中医,第五届药典委员会委员。当代著名中医药炮制专家,中药炮制学科创建人之一,曾担任全国高等医药院校教材编审委员会委员,主编《中药炮制学》统编教材第一、二版,《全国中药炮制学规范》编委,在中药、炮制、制剂等方面有高深造诣，有当代"药王菩萨"之美称，在遣方用药方面有丰富的理论知识和临床经验，为当代医药结合的典范。

验192　白氏解毒膏（白郡符）

【验方】　群药：赤芍、白芷、玄参、当归、大黄、生地各20g，木鳖子40g，降香、皂角各10g，鲜大力叶梗、鲜独角莲叶梗各100g。

冬季或夏季加肉桂20g，夏季另加柳条枝30cm长1枝。

其他药：乳香、没药、血竭各20g，血余10g，松香200g。

【制法】　取群药加麻油1000ml浸泡1个月，煎熬时加血余，炸至枯褐色，过滤去药渣，将药油入锅加松香，待松香熔化后入铅丹，每100ml药油加铅丹36～42g，50℃时加乳香、没药、血竭细粉，出锅后去火毒。

【功效药理】　活血化瘀，解毒消肿，止痛生肌。

【主治】　痈肿、溃疡久不愈合者。

【注意事项】　对汞过敏者禁用。

【方源】　王远红主编《白郡符皮肤病学术经验集》，白郡符家祖传秘方。白郡符（1921—1998），回族，吉林省扶余县人，自幼随父从医，在中医外科领域见解独到。曾任黑龙江中医学院附属医院外科副主任、黑龙江省中医外科学会主任委员、全国中医外科学会委员等。被评为黑龙江著名中医外科专家，龙江医派杰出医家，一生淡泊名利，潜心学术，外科皮肤科造诣誉满龙江。

第十一节　丹　剂

验193　白降丹（艾儒棣）

【验方】　水银、火硝、白矾各30g，皂矾15g，食盐30g。

【制法】　上列药研细以不见水银星点为度，放入阳城罐中（现在我们专用四川省荥经砂罐炼丹溜胎，烤胎好用且更耐用，有2000多年历史，是国家非物质文化保护遗产），置小火上不停慢慢转动，至熔融完后沸腾时离火，将罐身略呈倾斜45度左右，将熔浆粘贴罐内壁（罐之下部1/3）贴附均匀，慢慢转动，时时上微火烤，烤至青烟散尽，起黄烟时直立不倒，药物表面有蜂窝状时离火，待候冷，倒置覆于瓷盘上，桑皮纸塞缝，盐泥（1∶6）或熟石膏封口，放于面盆中。盆中央放砖石1～2块，注水于盆中，水淹过砖石一指以上，盘放砖上，四周以瓦片搭满或装置白降丹专用沙盘，散放布燃红之杠炭于周围及罐顶各一块，半小时布燃红之杠炭一次，四次后用燃红杠炭将罐身外露部分全部盖满，火力集中于罐身及顶部，有灰化者即以燃炭补充。如此加热4～6h，燃红之杠炭烧尽后去火，冷后撤除炭灰及封闭物（勿震动），露出药罐，取出药罐瓷盘，扫尽瓷盘内杂物，揭开药罐，反应物则紧贴于盘内为白色结晶状物或为针状结晶物（这是最好的丹药！），这就是白降丹，刮下，任择一法退去火毒，称丹重量，贮存于容器中，即得。

白降丹制作注意事项：

1. 所用容器，如铁锅、阳城罐或荥经砂罐、瓷盘、碗，不得有裂缝，以避免加热炼制、加工时汞蒸气逸出，污染环境及引起操作者中毒。

2. 操作时应随时检查密固处是否漏气，如发现有烟逸出，应立即封固，以避免中毒，且有药物走泄。

3. 白降丹炼制时火力须适当，一般是文火结胎，溜胎，烤胎，武火炼制成丹，火力大而持久者佳，火力过小，均对白降丹的产量及质量有影响。

4. 炼丹时以青杠炭为佳。

5. 操作人员要采取防护措施，戴防毒面具和防护服，注意安全，防止丹药入眼、鼻、口内。

6. 炼制的白降丹，使用前还需退火毒，以减少丹药对皮肤的刺激反应。根据需要可用配制需要的浓度。

【功效药理】 化腐蚀管，提脓消肿，燥湿杀虫，生肌长肉。

【主治】 用于疮疡初溃脓腐多或有死肌顽肉堵塞疮口、久病漏管形成者

都可使用；其提脓祛腐及溃后生肌敛疮效果明显；已成、未成、已溃、未溃均可配伍使用；对部分皮肤病，尤其疥癣之类，亦可适当应用。

【用法】 少量、均匀、撒布于溃疡或皮损处，具体使用方法应视病情而定。

【注意事项】

1. 严格掌握适应证，对丹药过敏者禁用。

2. 五官九窍及窍口附近部位禁用！耳中、鼻内、乳头、脐中与关节部位，均禁用丹药！

3. 除用于去腐、化瘘管时用量稍重外，其余应用时均宜少、宜轻、外掺3～5次为宜。

4. 婴幼儿、妇女头面皮肉细嫩，年老体弱者，均不可用丹药！

5. 丹药贮存多以有色瓷或玻璃瓶密闭、避光保存。

6. 千万别久用！

【方源】 艾儒棣主编《中医外科特色制剂》。陈明岭，艾华主编《艾儒棣/当代中医皮肤科临床家丛书》。艾儒棣根据古方和张觉人等先生传承创新而成。

第十二节 其他剂型

验194 驱疫香囊（李秀敏）

【验方】 松香、百部、艾叶、雄黄、木香、胡芦巴、石菖蒲各等量，冰片1%。

【制法】 诸药制细成粉，兑入冰片，布袋包装，外加丝绢袋包装。

【功效药理】 驱蚊杀虫，除瘟辟秽。

【主治】 预防蚊虫叮咬，传染病

消毒。

【用法】　贴身放置或悬挂室内。

【方源】　段行武，瞿幸主编《李秀敏/当代中医皮肤科临床家丛书》，李秀敏验方。

验195　香柏香波（李元文）

【验方】　香附40g，生侧柏叶40g。

【制法】　将以上配方颗粒药物兑入250ml洗发香波中摇匀，制成香柏香波。

【功效药理】　清热凉血，祛风止痒。

【主治】　头部脂溢性皮炎、头部银屑病、脂溢性脱发等。头部红斑、丘疹、鳞屑、脱发、自觉瘙痒者。

【用法】　取适量香波，揉搓1min，停留5min，然后用水洗净，每周用药3次。

【方源】　张丰川，李楠主编《李元文/当代中医皮肤科临床家丛书》，李元文验方。

验196　痤疮面膜方（方一汉）

【验方】　栀子、黄芩、蒲公英、大黄、薄荷、当归尾、珍珠粉（15万目）各5g。

【制法】　取以上极细科学浓缩中药（中药配方颗粒），酌量加绿豆粉、蜂蜜、少许白桦汁或纯化水，调成稀糊状。

【功效药理】　清热解毒，祛痘美颜。

【主治】　寻常型痤疮、聚合型痤疮、脂溢性皮炎、酒糟鼻、毛囊炎等。

【用法】　可内服中药同时，配合糊状面膜，内外药同用。药糊涂于面部，盖上面膜纸，每天1次，每次20～30min，尔后清水洁面。以上药量可分两次使用。

【方源】　美国《杏林论坛》期刊，方一汉验方。

验197　归元散贴（韩世荣）

【验方】　肉桂、吴茱萸各等份，冰片少许。

【制法】　制成极细粉，装瓶密封备用。

【功效药理】　透皮引经，导龙入海，引火归原。

【主治】　痤疮、酒渣鼻、面部激素依赖性皮炎、化妆品皮炎、日晒疮等面部皮肤病，口腔溃疡、舌炎、鹅口疮、唇炎等口腔黏膜病。

【用法】　用时取药粉2g，以醋调为膏状，可加少许氧化锌粉以增加黏性，做成药饼，贴敷涌泉穴，男左女右，胶布固定，每晚1次。

【方源】　李宁，李美红主编《韩世荣皮肤病临证实录》，韩世荣验方。

验198　熏蒸方（宋兆友）

【验方】　土茯苓、白鲜皮、苍术、生地、三棱、黄柏、红花各30g，赤芍20g，荆芥、防风、莪术各10g，生甘草15g。

【制法】　取药放入自控熏蒸自控仪中，加水800～1000ml。

【功效药理】　清热解毒，活血化瘀，软坚散结。

【主治】　慢性湿疹、神经性皮炎、掌跖角化症等局限性皮肤病。

【用法】 熏蒸患处，每次 30min，每日 1 次，也可煎水药浴、浸泡，治疗后外用软膏、油膏。

【方源】 宋兆友主编《皮肤病五十年临证笔录》，宋兆友验方。

验 199 美白祛斑皂（靖连新）

【验方】 皂角肉 15g，糯米粉 11g，绿豆粉 8g，楮实子 1.5g，山柰 0.15g，原丹皮 0.15g，白及 0.6g，甘松 0.2g，白丁香 0.15g，猪胰 10g，香精少许，氨基酸透明皂基加至 100g。

【制法】 先将以上成分粉碎、混合备用，氨基酸透明皂基放置容器中加热，温度掌控在 70℃ 左右，加入混合药搅匀，俟温度降至 60℃ 时加入适量植物香精，混匀，立即倒入模具中，自然风干或放冷水中浸浴，冷水浴 40min 即可成形。

【功效药理】 消斑美白，润肤除皱，洁肤去垢，锁水保湿，去屑止痒，香身除秽。

传承龚廷贤的肥皂方、顾世澄玉容肥皂等方，结合现代科技，安国振友中医皮肤医院临方调配成日用药皂，并在医联体中对 581 例黄褐斑、面部黑变病、皮肤瘙痒症、神经性皮炎辅助用药，进行临床试验，有效率 93％，对色素沉着斑有不同程度改善。

【主治】 黄褐斑、面部黑变病等色素沉着性皮肤病，皮肤瘙痒症，神经性皮炎，掌跖角化症，手足皲裂症，日常沐浴。

【用法】 日常洗浴用涂搽。

【方源】 靖连新验方。靖连新，1974 年生于河北。主任医师，毕业于河北医科大学（原河北省中医学院），四代中医世家，潜心研究中医外治皮肤病 20 余年，正式研发生产 60 多种中药制剂。任安国振友中医皮肤医院院长、北京靖氏净肤国际中医研究院创始人，建立全国 561 家分院，均取得良好的社会、经济效益，任中国民族医药协会皮肤专业委员会外用制剂组组长，常年在药都安国进行外用制剂培训和教学。

验 200 通络止痛方（孙占学）

【验方】 通络止痛汤：川乌、草乌、附子各 10g，细辛 3g，花椒、透骨草各 10g，鸡血藤 30g，薄荷 10g。

通络止痛膏：川乌、草乌、附子各 10g，细辛 3g，花椒、透骨草各 10g，鸡血藤 30g，薄荷 10g，医用凡士林或药油（润肌油、马油抑菌液）50g。

【制法】 取通络止痛汤配方颗粒 1 剂，放入 1000ml 药杯中，加入 500ml 纯净水（或白桦汁，或 0.9％氯化钠溶液），加热熔化，如用中药饮片，则煎成药液，浸泡 6～8 层无菌纱布块备用。取通络止痛膏配方颗粒 1 剂，研磨成极细粉，取医用凡士林 50g，加热溶解，于 50℃ 时加入颗粒极细粉，搅至成膏，或加药油搅成药糊备用。

【功效药理】 温经通络，化瘀止痛。

【主治】 带状疱疹后遗神经痛等。

【用法】 采用湿包疗法，取浸泡于通络止痛汤中的无菌纱布，拧至纱布欲滴水未滴水状态，展开药纱布湿敷于皮损处，若纱布干燥，及时更换，每次湿敷

20min,然后清理局部皮损,用通络止痛膏包封,每日2次。

湿包疗法是孙占学传承溻渍、包封疗法,两者结合创新的湿包疗法,在北京中医药大学附属东方医院、第三医院广泛地进行临方调配。

湿敷古称"溻渍",溻渍疗法是溻疗和渍疗的组合,溻是将药纱布或药棉敷于患处,渍是将患处浸泡药液之中。溻渍相当于西医的湿敷。封包是用药油、油糊或软膏包封于皮肤,外用材料包扎。

目前对湿敷、封包报道较多,对于中药湿包疗法尚未见文献报道。中药湿包疗法是先用中药溶液湿敷病变皮肤或黏膜后,再根据皮损选用相应的药油、油糊或软膏封包于一体的序贯综合外治方法。湿包疗法中的中药溶液湿敷皮损可以发挥创面清洁、解毒消肿、收敛干燥、止痒止痛功效,中药湿敷完毕后进行封包,所用脂肪或聚合油的外用赋形剂能减少局部水分蒸发,药油或药糊外涂可达到润泽保护、解毒止痒、生肌敛疮的功效,而中药膏剂可以起到保护润滑、杀菌止痒、脱屑去痂、生肌敛疮的功效。

中药湿敷与油剂配合之湿包疗法适用于急性湿疹、亚急性湿疹、特应性皮炎、接触性皮炎、颜面再发性皮炎、带状疱疹早期等伴有红斑、丘疹、水疱、渗出的皮肤病,中药湿敷与软膏配合之湿包疗法适用于银屑病、慢性肥厚性皮肤病、手足皲裂症、带状疱疹后遗神经痛等慢性皮肤病。

【方源】　李元文,孙占学主编《实用配方颗粒临床调剂外治学》,孙占学验方。孙占学,见副主编介绍。

第七章　中药配方颗粒

第一节　中药配方颗粒发展历程与展望

一、定义

中药配方颗粒是由单味中药饮片经提取浓缩制成的、供中医临床配方用的颗粒。国内以前称单味中药浓缩颗粒剂，商品名及民间称呼还有免煎中药饮片、新饮片、精制饮片、饮料型饮片、科学中药等。是单味中药饮片经过水提、分离、浓缩、干燥、制粒而成的颗粒，实施备案管理，不实施批准文号，在上市前由生产企业报所在地省药品监督管理部门备案。国家药典委员会结合试点工作经验组织审定颗粒的国家标准。中药配方颗粒在医疗机构内使用。中药配方颗粒以因使用方便、质量稳定可控，越来越受到全球和全国医药工作者的欢迎，使用范围越来越广泛，为传统中药与现代科技结合的结晶。

二、国内发展概况

中药配方颗粒行业目前有江阴天江药业、广东一方、北京康仁堂、华润三九、四川新绿色和广西培力6家试点生产企业。发展历程可大致分为三个阶段，分别是研究试制阶段（1992—2000）、逐步规范化管理阶段（2001—2014）和试点生产待放开阶段（2015—）。

1993年，国家科委和国家中医药管理局将中药配方颗粒列入"星火计划"，1994年3月，国家中医药管理局批准广东一方和江阴天江药业为"全国中药饮片剂型改革试点单位"由于在研究试制阶段得到了国家中医药管理局的高度重视和国家各部委的大力支持，以及通过与科研院所及高校的合作，中药配方颗粒在工艺、质量标准、药效、单煎共煎临床对比研究等方面取得了很大成效。

2001年4月，《中药配方颗粒管理暂行规定》颁布，之后陆续批准企业试点生产中药配方颗粒。2012年9月国家药典委员会起草了《中药配方颗粒质量标准研究制定技术要求（征求意见稿）》，按此文件要求，至2015年，试点生产企业完成了681个品种工艺标准统一。

2001年原国家药品监督管理局颁

布的《中药配方颗粒管理暂行规定》明确了"中药配方颗粒将从 2001 年 12 月 1 日起纳入中药饮片管理范畴";2016 年 8 月国家药典委颁布《中药配方颗粒质量控制与标准制定技术要求(征求意见稿)》,也明确了"中药配方颗粒是对传统中药饮片的补充"。

2015 年 12 月,原国家食品药品监督管理总局下发了《中药配方颗粒管理办法(征求意见稿)》,拟对中药配方颗粒的试点生产限制性放开;2016 年 2 月 26 日,国务院又印发了《中医药发展战略规划纲要(2016—2030)》,明确将中药配方颗粒纳入国家中医药发展战略规划内容之中,中药配方颗粒成为了医药圈炙手可热的话题;2015 年 10 月中国中药控股完成了对广东一方和天江药业的收购。自 2015 年起,全国已有河北、浙江、黑龙江、吉林、安徽、陕西、河南、重庆、江西、广东等多个省份批准相关企业在省内开展中药配方颗粒科研生产试点及医疗机构临床使用。这也从一个侧面反映出整个行业对中药配方颗粒放开的迫切要求。

2016 年 8 月 5 日,国家药典委员会发布了《中药配方颗粒质量控制与标准制定技术要求(征求意见稿)》,全面启动中药配方颗粒国家标准研究,共有包括国家 6 家试点企业在内的多家企业参与了国家标准的研究,中药配方颗粒国家标准的研究与制订,对于规范中药配方颗粒生产、促进中药配方颗粒标准统一、加快全面市场化的确立,以及推进中医药的现代化进程,具有重要意义。

中药配方颗粒与中药饮片水煎汤剂药效物质一致,是对中药饮片的传承。中药配方颗粒是用符合炮制规范的中药饮片作为原料,经水提取、浓缩、干燥、制粒等现代制药生产技术制成,其性味归经、主治功效均与中药饮片一致。按照 2016 年 8 月药典委公布的《中药配方颗粒质量控制与标准制定技术要求(征求意见稿)》的要求,中药配方颗粒药效物质与中药饮片标准汤剂必须保持一致,符合质量一致性原则,药材、饮片、中间体、中药配方颗粒成品的药效物质指纹或特征图谱和含量测定的成分均应以中药饮片标准汤剂为基准进行合理评价,有确定的量值传递相关性和转移率范围,因此中药配方颗粒与中药饮片是不同形态的同一物质(同质不同形)。

中国中药公司中药研究院中药配方颗粒技术中心副主任魏梅说,现代人的生活质量不断提高,中药饮片煎煮过程繁琐、服用量大、不便于携带保存,已经难以适应现代人的生活节奏。中药配方颗粒恰恰解决了这一难题,广东一方和江阴天江药业联合申报的"中药配方颗粒产业化关键技术研究与应用"项目于 2011 年荣获国家科技进步二等奖。

多年的临床使用结果表明:中药配方颗粒作为中药饮片的补充形式,具有安全、有效、方便、稳定可控等优点。尤其在调剂、使用等方面优于饮片,解决了人们长期服用中药饮片汤剂不方便的难题。

国家中医药管理局最早开展的中药配方颗粒科研项目是 20 首经典方单煎与合煎的比较,分别从单煎与合煎的化学成分、药理和临床疗效进行了比较，于1999年完成课题验收，研究结果表明：这20首经典方单煎与合煎的比较在化学成分、药理和临床疗效三方面均没有显著性差异。传统中医认为中药在合煎过程中产生了新的物质，而这种新的物质又对临床疗效有重要作用，比如，严永清、陈可冀、余伯阳、李连达、朱丹妮等人对生脉散（人参、麦冬、五味子）进行了一系列研究，发现生脉散合煎时产生了新成分5-羟甲基-2-糠醛，且这种化合物可能是"益气生脉"的物质基础。

孙冬梅告诉记者，将广东一方生产的人参配方颗粒、麦冬配方颗粒、五味子配方颗粒按照生脉散的剂量混合热水冲服后测定5-羟甲基-2-糠醛，也能达到合煎剂量，说明如果合煎能产生新物质，那么在单煎后再混合热水溶解也能产生同样的新物质。

单煎与合煎是否影响疗效的焦点，在于中药在合煎的过程中，成分之间是否发生物理或化学变化，使汤剂中的一些成分含量增加或减小，或产生新的化学成分，从而影响药效。合煎后产生成分变化的多集中在少数几种含单宁类、生物碱类及部分皂苷类的药材，比如中国药典2015版一部收载的一清颗粒处方为黄连、大黄、黄芩，与《金匮要略》中的泻心汤药味相同，但一清颗粒的工艺是三味药分别水煎煮，浓缩干燥混合制粒，之所以采用分煎工艺就是由于黄连生物碱与黄芩中黄酮化合物产生沉淀，如果合煎，在生产过程中就会将沉淀过滤掉，从而降低了黄连生物碱和黄芩中

黄酮化合物等有效成分含量，影响临床效果，因此并不是所有的品种合煎都是最好的。

近几年，中药配方颗粒保持了快速增长态势，未来市场空间广大。2006—2016年，中药配方颗粒全国销售额由2.28亿元上升到118.25亿元，复合增长率为48.42%，远高于同期中药饮片26.7%的复合增速。

其中，2009年全国中药配方颗粒年试制产量超过1万吨，且出口到欧美等30多个国家和地区，逐渐形成产业化优势。2016年中药配方颗粒销售额约为118.25亿元，同比增长46.3%；2018年市场销售额150亿元。行业整体处于高速发展阶段。

目前全国有60余厂生产中药配方颗粒，国家集中采购。

2019年12月湖北发生新冠肺炎，2020年1月全民防治，2020年2月20日达到7万多例，中医参与治疗率几乎达到百分之百，发挥了中药配方颗粒的优势，多以配方颗粒进行治疗，在方舱医院可现场临方调配，发挥了重要作用。中药配方颗粒制成方剂，发放新冠病毒感染疫区进行预防和治疗，对我国疫情防治起到重要作用。

三、中国台湾、香港地区发展概况

1. 台湾 20世纪80年代发展迅速，尤其以中药配方颗粒为主，在当地被称为"科学中药"。约有单味药450种和常用复方300种。采用复方加减、单味浓缩中药等形式，国际市场上参与中

药贸易流通的除中成药、饮片外,主要见到的是台湾各"浓缩中药厂"数百种复方、单味系列品种。现在比较大规模的"科学中药"制药企业有六家:台北的顺天、中坜的胜昌、平镇的科达、台中的明通、台南的港香兰和屏东的庄松荣。

台湾的一些药厂亦有多向发展,产品有中药颗粒、保健品与西药。如台湾生产的紫云膏,源自明代陈实功的《外科正宗》,由紫草、当归、冰片、胡麻油等组成,是治疗湿疹等皮肤疾病的良方,现在已经是中国台湾与日本家庭的常备药。紫云膏应用在"麦粒灸"治疗时,可防止烫伤,效果很好。

2.香港　中药颗粒为香港中药的一种,主要以复方颗粒为主,以单味颗粒加减为辅。其中复方颗粒属于固有药类别,单方颗粒属于非固有药类别。内地进入香港中药市场,主要是传统制剂:丸、散、膏、酒,后为片剂、冲剂、胶囊及保健品;1997年起、开始进入颗粒剂,单味颗粒和复方颗粒并重。目前一般剂量100g/瓶,做到临证配方不用煎煮,容易调剂,令患者更易于接受和掌握的用法,适用于香港中药师调配使用。

四、日本中药配方颗粒概况

日本20世纪70年代便开始研制颗粒剂,在日本因掌握中医理论辨证论治的汉方医生不多,故大多生产使用复方颗粒剂,并以传统经典方命名组方。1972年,日本厚生省从张仲景的《伤寒杂病论》和《金匮要略》中选出210个经典古方作为非处方药(OTC)批准使用。1976年,又以"业已经3000年的

人体临床检验"为由,在未经通常的新药临床试验审批的情况下,破例将146个汉方药收录到国家药典,并纳入国家健康保险(NHI)作为医疗保健品应用。到目前为止,已有233种汉方制剂被纳入到NHI中。日本百姓相信汉方药能治未病,可增强体质,对防治高血压、高血脂、更年期综合征、急性上呼吸道感染、慢性肝炎、慢性支气管炎等具有明显效果。最常使用的汉方药主要有葛根汤、补中益气汤、小柴胡汤、小青龙汤、加味逍遥散、当归芍药散等。

日本汉方药生产有三大特点:一是品种和剂型较为集中。由不同厂家生产的汉方制剂共计900多个品种,但主要以小柴胡汤、柴朴汤等"七汤二散一丸"10个品种的产量最高,约占全部汉方制剂产量的一半以上。适用于医保的汉方制剂主要有7种剂型。二是产业集中高。目前日本拥有110多家汉方制剂生产企业,津村、钟纺、大杉、帝国、本草、内田约10家企业占汉方药总产值的98%以上,其中有数百年历史的津村制药最强,约占80%。三是企业整体素质较高。尽管日本汉方药的市场规模不大,但汉方药生产企业在生产工艺、质量控制、科研投入、标准制定、营销策略、内部管理等方面匠心独运,颇具特色,达到了世界一流水平。

五、皮肤中药配方颗粒发展历程及展望

早在20世纪80年代,天津市长征医院的我国著名中西医结合皮肤科专家边天羽院长率先开展颗粒剂研发生

产,发明生产数十种中药颗粒复方院内制剂,由此影响到全国中医、中西医结合皮肤科机构,其他医院相继生产中药颗粒剂院内制剂,成为院中金牌药品,受到医患的欢迎,成为当地门诊量最高的单位,其中武汉市第一医院、杭州市第三医院年门诊量都在百万以上。近年来随着中药配方颗粒单方的上市,开启了中药配方颗粒临方调配工作,基本三甲中医医院皮肤科都在开展内服中药配方颗粒。李元文、张丰川教授2016年撰写《李元文配方颗粒治疗皮肤病经验》,将北京中医药大学东方医院应用中药配方颗粒的经验向全国介绍。与此同时,北京中医药大学东方医院、上海中医药大学岳阳医院、重庆市中医院、北京中医医院等数十家皮肤科机构开展中药配方颗粒外用制剂的临方调配,许多基层皮肤科机构、个体诊所也在进行中药配方颗粒的临方调配。2017年后马振友主办的全国皮肤美容化妆品制剂研修班将中药配方颗粒外用制剂临方调配作为重点培训内容,李元文、孙占学等教授应邀授课。中医、中西医结合皮肤科学术团体将中药配方颗粒的应用作为重点科研项目,很多知名专家教授在全国性学术会议上讲授应用配方颗粒治疗疾病经验及心得,受到广泛好评。华润三九、江阴天江药业、北京康仁堂等企业,也开展应用中药配方颗粒在皮肤病内外用药方面的临床研究。

中药配方颗粒研发应用是国际使用中医中药的潮流,中医药传至世界,用现代科技加以传承创新,中药配方颗

粒为典范,日本率先在20世纪70年代启动,中国港台80年代开始,中国内地90年代才开始运作,目前在国际中药市场上日本、韩国、中国港台占主要市场份额,中国内地不足5%,应当看到在中药发展中国所处的严峻态势,日本将中药方剂列入日本药典,当今我国不急起直追,将会永远落后于国际,真要永远向日本学习中医药了。

中药配方颗粒研发使用是中国发展中医药的国策之一,是中药+现代科技的典范,现得到中国政府的医药政策支持,发展中药饮片与中药配方颗粒处于同等位置。通过制定统一和完善的质量标准,建立药效学和安全性评价体系,中药配方颗粒由药厂正式生产,层层把控,去糟存精,保证了中药有效成分,具有疗效可靠、使用方便、质量保证优势。中药配方颗粒的研发是发展现代中医中药的必然趋势,目前虽然有长足的进步,还有待于我们继续奋进。中药颗粒制剂正是业界推动中医药现代化、推动中医药走向世界卓有成效的最新努力。

中药配方颗粒在临床上应用为皮肤科医师提供了更多的中药处方手段;皮肤病中医外治中可现场调配经典名方、名老中医验方等,既方便了治疗,又便于开展中医科研。我国传统上都是医药结合,医药并用,医师既会医病,又会配药,如古代葛洪、孙思邈、李时珍,现代赵炳南、朱仁康、李洪迥等。由于政策所限,近30多年禁止医生亲自调配,现国策鼓励支持医师自行临方调配中药外用制剂,中药配方颗粒调配方

便,不受场地、时间、设备限制,可随时,随地,利用量杯、研钵简单设备即可临方调配各种剂型,可极大提高疗效,降低医药成本,使广大患者受益。

皮肤美容方兴未艾,医疗美容队伍不断扩大,数倍于皮肤专科医师。生活美容院遍及全国,生活美容更是广大群众的日常生活。运用中药配方颗粒配制的汤药、粉类、膏类、溶液、面膜等美容制剂达到祛斑除皱、养颜驻容、延缓肌肤老化的美容目的。与现代化妆品相比较,利用中草药提取物作为有效成分的美容护肤化妆品具有显著的优势。中药应用于皮肤美容具有药效稳定、持久、对皮肤作用温和、刺激性小、安全性高、疗效显著等特点。近年的研究结果表明中药在美白祛斑、防晒、延缓皮肤衰老、痤疮及瘢痕的治疗等方面有着显著的作用。

中药配方颗粒方便携带,有效成分浓度高,患者依从性好,不用买药锅,不用耗时煎煮,不用怕药味满屋,既发挥了传统中药汤剂个体化治疗、因人施治的优势,又兼顾了现代中药携带方便、使用简单快捷的特点。中药配方颗粒深受大众喜爱,尤其是年轻人、职场人士,更是中药配方颗粒的主力粉丝。

2017年7月1日,《中华人民共和国中医药法》开始实施,迎来皮肤科外用制剂发展的春天。皮肤科机构普建中药临方调配室,人人会临方调配中药外用制剂的目标一定实现。沿着"一带一路"将中药临方调配传至全球,造福世界民众。

第二节 中药配方颗粒剂的调配

一、适用范围

中药配方颗粒由制药厂生产,供制剂室和调配室或患者个人调配,所使用的中药颗粒调配成汤剂(煎剂)、溶液、洗剂、乳剂、凝胶、涂膜、软膏、油膏、油剂、糊剂、酊(酒)剂、搽剂、散剂等剂型。

二、药物辅料

中药配方颗粒、水、油、乙醇、粉、软膏基质、乳剂基质、凝胶基质等辅料。

三、调配技术

(一)精选中药配方颗粒

选有生产资质生产厂的中药配方颗粒,使用国家中药通用名称,保证质量纯正。中药配方颗粒在袋上有标记,中药配方颗粒每袋重量×克,相当于中药饮片×克,是以《中华人民共和国药典》收载的中药材和饮片和其他常用中药所标定的内用常用量为依据制成。

(二)中药配方颗粒的再加工

1. **加水加热溶解** 以水做基质的中药配方颗粒加水中加热至90～100℃,搅拌30s至1min,俟完全溶解,备用。

2. **调配成散剂** 用于调配半固体(软膏、糊剂等)、油剂、油调剂、醋调剂,中药配方颗粒干燥、粉碎、过120目筛,制成极细粉,备用。

3. 分散备用 超微粉碎或气流粉碎的贵重中药,如珍珠、牛黄、熊胆等;不溶于水的矿物中药,如硫黄粉、琥珀粉、龙骨粉、赤石脂粉等;植物中药,如血竭粉、乳香、没药、冰片、樟脑等,先用植物油、液状石蜡分散后,在基质60~45℃时加入,搅拌均匀。

(三)调配制剂

中药配方颗粒比例,折算饮片比例,是按袋上标明的相当于饮片×克折算的,通常占调配制剂总量5%~30%,最高可达50%,如调配50%百部酊,所有处方仍按饮片用量,括号内为配方颗粒量(袋),调配制剂是按袋上标明的实际重量的,依据中药药性、病证、配伍而异,具体比例要通过试验结果而定。在调配前处方换成相当饮片量和配方颗粒量。

洗剂(汤药和混悬型洗剂),按外用制剂处方单味药量,以成品标定的比例折算使用量,将中药配方颗粒分别投放在水中,加热至90~100℃,达到溶解度最大化。必要时过滤(混悬型洗剂无须过滤,洗剂中成分起治疗作用,如炉甘石洗剂)。

乳剂、水性软膏、膜剂、涂剂等凡配制中需要用水的制剂,将计算比例后的溶于水的中药配方颗粒投放在白桦树汁中,加热至90~100℃完全溶解,过滤取药液,制成所需要的水相量,按各型调配技术分别制成乳液、乳膏、水性软膏、涂膜、凝胶等制剂。不溶于水或贵重中药配方颗粒极细粉加丙二醇、甘油或液状石蜡分散后加入。

软膏、糊剂制剂,先将中药配方颗粒干燥,过120目筛,混匀,制成极细粉,备用,分别加入软膏、糊剂基质中,制成相应制剂。

药油,药油加热90~100℃消毒灭菌,降至60~45℃时,按比例折算后的中药配方颗粒极细粉直接投放在药油中,搅拌均匀。或将中药配方颗粒加油中沉淀,用前摇匀。饮片做成的油剂强于颗粒油剂。

油性软膏,先制作软膏基质,或将软膏基质化开,在60~45℃时,按比例后折算的中药配方颗粒极细粉直接投放在软膏中,搅拌均匀。

醋剂,中药配方颗粒先加水加热溶解,加醋中制成醋剂,必要时过滤取药汁。

散剂,先计算处方的药味、数量,在散剂中所占比例、赋形剂(氧化锌、炉甘石、滑石粉等)、中药配方颗粒先制成极细粉,与赋形剂混合均匀,干燥、粉碎、过120目筛,即得。

乙醇(酒)制剂,包括酊剂、酒剂、搽剂。先计算制剂总量,取20%~30%白桦树汁,加入折算后中药配方颗粒,加热至90~100℃溶解,加入乙醇或高度白酒至全量(100%),搅匀,充分溶解,过滤(真空过滤最佳)除去糊精等辅料,即成相应制剂。中药配方颗粒加乙醇中沉淀,取上清液外用。饮片做成的乙醇制剂强于颗粒乙醇制剂。

调配示例:百部酊,调配50%百部酊,百部颗粒每袋1g,相当于10g。

【处方】 百部(相当于饮片量)50g(颗粒5袋),白桦树汁30ml,乙醇加至100ml。

【制法】　取百部(相当饮片量)50g
(配方颗粒 5 袋)加白桦树汁 30ml,加
热至 90～100℃溶解,搅拌 1min,俟完
全溶解,加乙醇至 100ml,搅拌均匀,过
滤取药液,再补加乙醇至 100ml,即得。

四、注意事项

原料药物与辅料应均匀混合。含
药量小或含毒、剧毒药的颗粒剂,应根
据原料药物的性质采用适宜方法使其
分散均匀。

除另有规定外,中药饮片应按各品
种项下规定的方法进行提取、纯化、浓
缩成规定的清膏,采用适宜的方法干燥
并制成细粉,加适量辅料(不超过干膏
量的 2 倍)或饮片细粉,混匀并制成颗
粒;也可将清膏加适量辅料(不超过清
膏量的 5 倍)或饮片细粉,混匀并制成
颗粒。

凡属挥发性原料药物或遇热不稳
定的药物在调配过程应注意控制适宜
的温度条件,凡遇光不稳定的原料药物
应遮光操作。

除另有规定外,挥发油应均匀喷入
干燥颗粒中,密闭至规定时间或用包合
等技术处理后加入。

根据需要颗粒剂可加入适宜的辅
料,如稀释剂、黏合剂、分散剂、着色剂
和矫味剂等。

颗粒剂应干燥,颗粒均匀,色泽一
致,无吸潮、软化、结块、潮解等现象。

颗粒剂的微生物限度应符合要求。

根据原料药物和制剂的特性,除来
源于动、植物多组分且难以建立测定方
法的颗粒剂外,溶出度、释放度、含量均
匀度等应符合要求。

除另有规定外,颗粒剂应密封,置
干燥处贮存,防止受潮。生物制品原
液、半成品和成品的生产及质量控制应
符合相关品种要求。

第八章 皮科常用中药饮片与配方颗粒

本章记述皮科常用中药饮片与配方颗粒的内用药和外用药两大部分，其中内服药以内用药为主，也包括少部分内、外兼用药，共分21类，开药药、涌吐药未纳入，按皮肤用药功效分类纳入18类。外用中药以外用药为主，也包括少量外、内兼用药，共七类。

精选常用皮科中药饮片577种，其中中药配方颗粒455种，书末有皮科常用中药饮片与配方颗粒中文索引，另以二维码纳入中药索引表，可作为中药名词名词词典使用，可检索中文、汉语拼音、拉丁文、英文中药名词。

每种中药用包括：

1. 中药名词 以《中华人民共和国药典》名词为准，包括中文名词，汉语拼音名词，拉丁文名词，英文名词，本章中药名词来源于2015 Volume I *PHARMACOPOEIA OF THE PEOPLE'S REPUBLIC OF CHINA* 和2020年版《中华人民共和国药典》，依原文录入，并经严格审核，其中《中华人民共和国药典》未录入的，以通用名词为准；

2. 味、性、毒 味：辛、甘、酸、咸、苦、涩；性：寒、热、温、凉、平；毒性：有大毒、有小毒、有毒、无毒不标示；

3. 归经 分别归心、肝、脾、肺、肾、胆、小肠、胃、大肠、膀胱经；

4. 功效 主要功效，按中医叙述；

5. 主治病证 主要治疗中医皮肤病证，按中医病证、西医皮肤病名记述；

6. 用量 内用饮片用量，2020《中华人民共和国药典》收入的中药，按药典用量，其他的为常用量，开方由中医者根据病证和经验化裁加减；

7. 颗粒 中药配方颗粒现无国家标准，暂以江阴天江药业数据记载，每包相当于饮片量，多为1∶10，为开方者提供参考；

8. 药理 中药有效成分的化学药主要药理作用，选主要的记载。

288

第一节　内用药

一、解表药

【定义】凡以发散表邪为主要功效，常用以治疗表证的药物，称为解表药，又称发表药。

【性能特点】本类药物多为轻扬辛散之品，主入肺或膀胱经。善走肌表，疏达腠理，可使表邪由汗出而解或从外而散，从而达到治疗表证的目的。主要功效为解表、发散风寒与发散风热等。

所谓解表，又称发表，是指轻扬辛散的药物外散表邪以解除表证的作用。其中，药性偏温，主要用以治疗风寒表证的作用，称发散表寒、又称散风寒、疏散表邪、散表邪等；若发汗作用较温散表或辛温解表等。若发汗作用较明显者，称为发汗解表，以祛风为主者，以祛风为主者，解表散风、解表祛风、发表祛风等，常称为祛风解表，又称疏风解表。药性偏寒凉，主要用以治疗风热表证或温病卫分证的作用，称发散风热、又称辛凉解表、疏散风热、散风热、疏风热或辛凉解表等。

【主治病证】适用于六淫、时行之邪，经皮毛、口鼻侵入人机体所致的表证。证见恶寒发热、头痛身痛、苔薄脉浮等。

【药物分类】解表药根据其药性特点及主治病证不同，分为辛温解表与辛凉解表两类。

【应用原则】由于表证有风寒、风热之分，故使用解表药时应针对表证的不同类型辨证选用。同时应根据四时气候的不同特点及患者的禀赋差异配伍进行配伍用药，如夏季多湿，秋季多燥，可适时配伍化湿药或润燥药。

【注意事项】使用解表药要注意中病即止，不可过剂或久服，以免气伤阴。因汗与津血同源，故对体虚汗出、淋证，失血及年老、孕妇、产后等津血亏耗者，应慎用发汗作用较强的药物。解表药多为辛散轻扬之品，一般不宜久煎，以免药性耗散而降低药效。

【现代研究】解表药能增加汗腺分泌，促进或改善血液循环而促进发汗，具有不同程度的解热，降温作用。此外，部分药物尚有抗菌、镇痛、镇静、抗炎、抗过敏、免疫调节的药理作用。

辛温解表药

辛温解表药，又称发散风寒药。药物多性味辛温，能开腠发汗，以发散肌表的风寒邪气为主要作用。适用于风寒表证，证见恶寒发热、无汗或汗出不畅、头身疼痛、鼻塞流涕、舌苔薄白的皮肤病。见表8-1。

表8-1 辛温解表药

中药名词	拼音名词	拉丁文名词	英文名词	性味	归经	功效	主治病证	用量(g)	颗粒(g)	药理
白芷[典]	Baizhi	Angelicae Dahuricae Radix	Dahurian Angelica Root	辛,温	胃,大肠,肺	散风除湿,消肿排脓	疮疡肿痛,鼽鼻黑斑	3~10 外用	6	抗炎,抗菌,祛斑
苍耳子[典]	Cangerzi	Xanthii Fructus	Siberian Cocklebur Fruit	辛,苦,温 有毒	肺	散寒通窍,祛湿止痛	风疹瘙痒,鼽鼻黑斑	3~10 外用	10	抗炎,免疫抑制,止痒
炒苍耳子[典]	Chaocangerzi	Stir-baking Xanthii Fructus	Stir-baked Frucctus xanthii	辛,苦,温 有毒	肺	散寒通窍,祛湿止痛	风疹瘙痒	3~10	10	止痒
防风[典]	Fangfeng	Saposhnikoviae Radix	Divaricate Saposhni-kovia Root	辛,甘,微温	膀胱,肝,脾	解表祛风,胜湿止痛,止痉	风疹瘙痒,湿疹	5~10	10	抗过敏,调节免疫
藁本[典]	Gaoben	Ligustici Rhizoma et Radix	Chinese Lovage	辛,温	膀胱	祛风,散寒,除湿止痛	风寒证,等麻疹	3~10	10	祛斑,抗炎,镇痛
桂枝[典]	Guizhi	Cinnamomi Ramulus	Cassia Twig	辛,甘,温	心,肺,膀胱	发汗解肌,温通经脉	风寒感冒,关节痹痛	3~10	6	抗菌,抗炎,抗过敏
荆芥[典]	Jingjie	Schizonepetae Herba	Fineleaf Schizonepeta Herb	辛,微温	肺,肝	解表散风,透疹,消疮	麻疹风疹,疮疡初发	5~10	10	抗过敏,抗炎,抗菌
荆芥穗[典]	Jingjiesui	Schizonepetae Spica	Fineleaf Schizonepeta Spike	辛,微温	肺,肝	解表散风,透疹,消疮	麻疹风疹,疮疡初发	5~10	10	抗过敏,抗炎
荆芥穗炭[典]	Jingjiesuitan	Schizonepetae Spica Carbonisata	Carbonized Fineleaf Schizonepeta Spike	辛,涩,微温	肺,肝	收敛止血	便血,崩漏,产后血晕	5~10	10	抗过敏,抗炎

（续 表）

中药名词	拼音名词	拉丁文名词	英文名词	性味	归经	功效	主治病证	用量 (g)	颗粒 (g)	药理
绿豆	Ludou	Phaseolus Radiatus L	Mung Bean	辛、微苦、温	肺、膀胱	清热解毒、消暑利水	湿疹、皮炎、药疹	2～10	15	降脂、解毒抑菌
麻黄[典]	Mahuang	Ephedrae Herba	Ephedra	辛、微苦、温	肺、膀胱	发汗散寒、利水消肿	风水浮肿等麻疹	2～10	6	抗炎、抗菌、抗过敏
蜜麻黄	Mimahuang	Ephedra Sinica Stapf	Honey-fried Ephedra	辛、微苦、温	肺、膀胱	发汗解表、利尿消肿	风水浮肿等麻疹	6～9	6	抗过敏
羌活[典]	Qianghuo	Notopterygii Rhizoma et Radix	Incised Notopterygium Rhizome or Root	辛、苦、温	膀胱、肾	解表散寒、祛风除湿	风湿痹痛、风寒证	3～10	6	抗炎、抗凝血、抗菌
生姜[典]	Shengjiang	Zingiberis Rhizoma Recens	Fresh Ginger	辛；微温	肺、脾、胃	解表散寒、活血生发	风热证等麻疹、皮炎	3～10 外用	3	抗炎、抗菌、生发
细辛[典]	Xixin	Asari Radix et Rhizoma	Manchurian Wildginger Root	辛；温	心、肺、肾	祛风散寒、止痒止痛	风寒证、风湿痹痛	1～3	3	抗炎、抗菌、抗过敏
香薷[典]	Xiangru	Moslae Herba	Chinese Mosla	辛；微温	肺、胃	发汗解表、化湿和中	暑湿感冒、恶寒发热	3～10	10	抗菌
辛夷[典]	Xinyi	Magnoliae Flos	Biond Magnolia Flower	辛；温	肺、胃	散风寒、通鼻窍	单纯疱疹	3～10	6	抗过敏、抗炎、抗菌
紫苏叶[典]	Zisuye	Perillae Folium	Perilla Leaf	辛；温	肺、脾	解表散寒、行气和胃	风寒感冒、鱼蟹中毒	5～10	10	抗炎、抗菌、抗氧化

药物多性味辛凉，以发散风热为主要作用，其发散之力

辛凉解表药

较发散风寒药缓和。适用于风热表证及温病初起，证见发热、微恶风寒，咽干口渴，头痛目赤，舌边尖红，舌苔薄黄，脉浮数等。见表 8-2。

表 8-2 辛凉解表药

中药名词	拼音名词	拉丁文名词	英文名词	性味	归经	功效	主治病症	用量(g)	颗粒(g)	药理
薄荷[典]	Bohe	Menthae Haplocalycis Herba	Peppermint	辛,凉	肺,肝	疏风,止痒,透疹	瘙痒症·湿疹	3~6	6	透皮止痒
柴胡[典]	Chaihu	Bupleuri Radix	Chinese Thorowax Root	辛,苦,微寒	肝,胆,肺	疏散退热,疏肝升阳	寒热往来,发热	3~10	6	抗炎,抗菌,调节免疫
醋柴胡	Cuchaihu	Bupleuri Radix-Vinegar	Vinegar Chinese Thorowax Root	苦,微寒	肝,胆	和解表里,疏肝升阳	寒热往来,发热	3~6	6	退热,抗过敏
蝉蜕[典]	Chantui	Cicadae Periostracum	Cicada Slough	甘,寒	肺,肝	疏散风热,利咽,透疹	麻疹不透,风疹瘙痒	3~6	6	免疫调节,抗过敏
淡豆豉[典]	Dandouchi	Sojae Semen Praeparatum	Fermented Soybean	苦,辛,凉	肺,胃	解表,除烦,宣发郁热	感冒,寒热头痛	6~12	10	退热,抗过敏
浮萍[典]	Fuping	Spirodelae Herba	Common Ducksmeat Herb	辛,寒	肺	宣散风热,透疹,止痒	麻疹不透,风疹瘙痒	3~9 外用	10	退热,抗过敏
葛根[典]	Gegen	Puerariae Lobatae Radix	Kudzuvine Root	甘,辛,凉	脾,胃,肺	解肌退热,生津,透疹	麻疹,风疹,药疹	10~15 外用	10	解热,抗氧化,抗过敏
菊花[典]	Juhua	Chrysanthemi Flos	Chrysanthemun Flower	甘,苦,微寒	肺,肝	清热解毒,消痈疗疮	风热证,湿疹,皮炎	5~10	10	抗炎,免疫调节,抗菌
苦丁茶	Kudingcha	Foliumllicis Latifoliac		苦,寒	心,肝,大肠	杀虫止痒,收湿疗癣	疔疮痈肿,痈疽发背	3~6	10	退热,抗过敏
蔓荆子[典]	Manjingzi	Viticis Fructus	Shrub Chastetree Fruit	辛,苦,微寒	膀胱,肝,胃	疏散风热,清利头目	银屑病,脱发	5~10	10	镇痛,抗菌

（续表）

中药名词	拼音名词	拉丁文名词	英文名词	性味	归经	功效	主治病证	用量(g)	颗粒(g)	药理
炒蔓荆子	Chaomanjingzi	Stir-baking Viticis Fructus	Stir-baked Fructus viticis	辛、苦、微寒	膀胱、肝、胃	疏散风热，清利头目	银屑病、脱发	5~10	10	退热、抗过敏
木贼[典]	Muzei	Equiseti Hiemalis Herba	Common Scouring Rush Herb	甘、苦、平	肺、肝	清热解毒、凉血祛疣	病毒性皮肤病	3~9	3	抗菌、抗病毒
牛蒡子[典]	Niubangzi	Arctii Fructus	Great Burdock Achene	辛、苦、寒	肺、胃	疏散风热、解毒利咽	麻疹风疹、痈肿疮毒	6~12	10	抗菌、调节免疫
炒牛蒡子	Chaoniubangzi	Stir-baking Fructus Arctii	Stir-baked Burdock	甘、凉	心、肝	疏散风热、宣肺透疹	麻疹风疹、痈肿疮毒	6~12	10	抗炎、抗过敏
蕤仁[典]	Ruiren	Prinsepiae Nux	Hedge Prinsepia Nut	甘、微寒	肝	疏风散热、养肝明目	目赤肿痛、睑弦赤烂	5~9		抗炎
升麻[典]	Shengma	Cimicifugae Rhizoma	Largetrifoliolious Bugbane Rhizome	辛、微甘、微寒	肺、脾、胃、大肠	发表透疹、清热解毒	阳毒发斑、麻疹不透	3~10	6	抗炎、抗过敏、抑菌
西河柳[典]	Xiheliu	Tamaricis Cacumen	Chinese Tamarisk Twig	甘、辛、平	心、肺、胃	发表透疹、祛风除湿	麻疹不透、风湿痹痛	3~6 外用		退热、抗过敏
野菊花[典]	Yejuhua	Chrysanthemi Indici Flos	Wild Chrysanthemum Flower	苦、辛、微寒	肝、心	清热解毒、消痈疔疮	疔疮痈肿、痤疮酒渣	9~15	10	抗菌、抗炎、清除自由基

二、清热药

【定义】凡以清解里热为主要功效，常用以治疗里热证的药物，称为清热药。

【性能特点】本类药物皆属寒凉，多具苦味、寒可清热，苦则清泄，故善清泄里热。凡外无表邪、内无积滞，热在

293

动血生风，易生肿疡等，可因证配伍益气养阴，生津润燥，凉血止血，息风止痉和应的解毒消肿等药物同用。若里热兼有表证者，宜配伍相应的解表药以表里同治，或先解表后治里里热兼有胃肠积滞者，宜配伍苦寒泻下药同用，以通腑泄热。

[注意事项] 性多寒凉，易伤脾阳，故脾胃虚弱、食少便溏者及阴虚患者慎用，故阴虚患者慎用于阴盛格阳或真寒假热之证。

[现代研究] 清热药物一般具有抗菌、抗细菌毒素、解热、抗炎及抗病毒性细胞因子，以及增强抗感染免疫功能等作用。此外，还有抑制血小板功能、抑制血凝、抗DIC及降压、抗肿瘤、降脂、降糖、抗氧化和保肝、利胆等作用。

清热泻火药

药物多性味甘寒或苦寒，入气分，走脏腑。以清泄温热病气分实热为主要作用。适用于温热病气分实热证，证见高热、汗出、烦渴、脉洪大有力，甚或神昏谵语等。因药物作用部位的不同，又可用于各脏腑之实热证，如热邪壅肺之咳嗽喘息、胃火上炎之头痛、肝火上炎之目赤肿痛、头痛眩晕、心火上炎之口舌生疮等火热证。见表8-3。

脏腑，或在气分、血分，或实热、虚热，皆能使之清解。本类药物的主要功效为清热泻火、清热燥湿、清热解毒、清热凉血及清虚热等。

所谓清热，是指寒凉药物能清解里热，以治疗里热证的作用，又称清泄里热。其中，以清气分实热为主的作用，称清热泻火；以清各脏腑实热毒为主的作用，称为清热解毒；以清营、血分实热为主的作用，称清热凉血，也称凉血。性热凉血为主的作用，又称清退虚热；以清疗湿热为主的作用，称清热燥湿，又称苦寒燥湿。

[主治病证] 适用于火热之邪内侵，或体内阳热有余，营血为主的实热证，以及阴液亏虚、虚火内生之虚热证。证见高热烦渴、湿热痢、温毒发斑、痈肿疮毒及阴虚发热等里热证。

[药物分类] 根据清热药的药性特点及主治病证不同，分为清热泻火药、清热燥湿药、清热解毒药、清热凉血药、清虚热药五类。

[应用原则] 使用清热药时，首先应辨明热证的虚实、各脏腑，同时应根据火热之邪的致病特点进行配伍用药。如火热邪气易耗气伤阴，有针对性地选用不同的清热药进行治疗。

表8-3 清热泻火药

中药名词	拼音名词	拉丁文名词	英文名词	性味	归经	功效	主治病证	用量(g)	颗粒(g)	药理
淡竹叶[典]	Danzhuye	Lophatheri Herba	Lophatherum Herb	甘、淡，寒	心、胃、小肠	清热泻火、利尿通淋	热病烦渴、口舌生疮	6~10	10	退热、抑菌
谷精草[典]	Gujingcao	Eriocauli Flos	Pipewort Flower	辛、甘，平	肝、肺	疏散风热、明目退翳	风热目赤、风热头痛	5~10	10	
寒水石	Hanshuishi	Cold Stone	Cold Water Stone	甘，平	心、肝、肺	清热解暑、祛湿敛疮	热疮、痱痦、湿疹敛疮	6~12	10	抗炎
决明子[典]	Juemingzi	Cassiae Semen	Cassia Seed	甘、苦、咸，微寒	肝、大肠	清热燥湿、杀虫止痒	大便秘结、湿疹皮炎	9~15	10	抗菌、泻下
炒决明子	Chaojuemingzi	Stir-baking Cassiae Semen	Stir-baked Cassia seed	甘、苦、咸，微寒	心、肝、胃、大肠、膀胱	清热燥湿、杀虫止痒	大便秘结、湿疹皮炎	9~15	10	导泻、抗过敏
芦根[典]	Lugen	Phragmitis Rhizoma	Reed Rhizome	甘，寒	肺、胃	清热生津、除烦、止呕	热病烦渴、热淋涩痛	15~30	10	解热、保肝
石膏[典]	Shigao	Gypsum Fibrosum	Gypsum	甘、辛、大寒	肺、胃	清热消肿、除烦解渴	外感热病、高热烦渴	15~60	30	解热、生肌、抗炎
天花粉[典]	Tianhuafen	Trichosanthis Radix	Snakegourd Root	甘、微苦、微寒	肺、胃	清热生津、消肿排脓	热病烦渴、疮疡肿毒	10~15	10	抗病毒、保肤扩肤
西瓜霜[典]	Xiguashuang	Mirabilitum Praeparatum	Mirabilitum Praeparatum	咸，寒	肺、胃、大肠	清热泻火、消肿止痛	咽喉肿痛、喉痹口疮	0.5~1.5 外用		抗炎
夏枯草[典]	Xiakucao	Prunellae Spica	Common Selfheal Fruit-Spike	辛、苦，寒	肝、胆	清肝泻火、散结消肿	瘰疬瘿瘤、乳痈肿痛	9~15	10	抗菌、抗凝血
鸭跖草[典]	Yazhicao	Commelinae Herba	Common Dayflower Herb	甘、淡，寒	肺、胃、小肠	清热解毒、利水消肿	热淋涩痛、痈肿疔毒	15~30	15	抗炎

（续表）

中药名词	拼音名词	拉丁文名词	英文名词	性味	归经	功效	主治病证	用量(g)	颗粒(g)	药理
知母[续]	Zhimu	Anemarrhenae Rhizoma	Common Anemarrhena Rhizome	甘,苦,寒	肺,胃,肾	清热泻火,滋阴润燥	外感病病,高热烦渴	6~12	10	抗菌,抗炎
栀子[续]	Zhizi	Gardeniae Fructus	Cape Jasmine Fruit	苦,寒	心,肺,三焦	凉血解毒,清热利尿	火毒疮疡,热病心烦	6~10 外用	10	抗病毒,抗炎
炒栀子[续]	Chaozhizi	Stir-baking Gardeniae Fructus	Stir-baked Cape Jasmine Fruit	苦,寒	心,肺,三焦	凉血解毒,清热利尿	火毒疮疡,热病心烦	6~9	10	抗菌,抗炎
焦栀子[续]	Jiaozhizi	Gardeniae Fructus Praeparatus	Charred Cape Jasmine Fruit	苦,寒	心,肺,三焦	凉血止血,清热利尿	火毒疮疡,热病心烦	6~9 外用	10	抗菌,抗炎

清热燥湿药

药物性味苦寒,清热之中燥湿力强,多数药物兼能泻火解毒。适用于湿疮皮炎,阴肿阴痒,舌苔黄腻等诸湿热证,疮痈肿毒等热毒证,身热不扬,头身困重,胸脘痞闷,呕吐泻痢,黄疸尿赤,以及各脏腑之火热证。

因其寒性较甚,苦燥性强,易损脾阴,易损脾胃伤阴,故脾胃虚弱及阴津不足者当慎用。见表8-4。

表8-4 清热燥湿药

中药名词	拼音名词	拉丁文名词	英文名词	性味	归经	功效	主治病证	用量(g)	颗粒(g)	药理
白鲜皮[续]	Baixianpi	Dictamni Cortex	Densefruit Pittany Root-bark	苦,寒	脾,胃,膀胱	清热燥湿,祛风解毒	湿疹风疹,疥癣疮毒	5~10 外用	10	抗菌,抗炎,免疫抑制
黄柏[续]	Huangbo	Phellodendri Chinensis Cortex	Chinese Cork-tree	苦,寒	肾,膀胱	清热燥湿,解毒疗疮	痈肿疔毒,湿疹皮炎	3~12 外用	6	抗菌,抗炎,抗过敏
黄连[续]	Huanglian	Coptidis Rhizoma	Golden Thread	苦,寒	肺,脾,胃,肝,胆	清热燥湿,泻火解毒	痈肿疔毒,湿疹皮炎	2~5 外用	3	抗菌,抗炎

（续表）

中药名词	拼音名词	拉丁文名词	英文名词	性味	归经	功效	主治病证	用量(g)	颗粒(g)	药理
黄芩[典]	Huangqin	Scutellariae Radix	Baical Skullcap Root	苦,寒	肺,胆,脾,大肠,小肠	清热燥湿,泻火解毒	湿温暑温,痈肿疮毒	3～10	10	抗菌,抗炎,抗过敏
黄芩炭	Huangqintan	Scutellariae Radix Carbonisatum	Charred Baical Skullcap Root	苦,寒	肺,胆,脾,大肠,小肠	清热燥湿,泻火解毒	湿温暑温,痈肿疮毒	外用	10	抗菌,抗过敏
酒黄芩	Jiuhuangqin	Scutellaria Baicalensis Georgi Wine	Wine Baical Skullcap Root	苦,寒	肺,胆,脾,大肠,小肠	清热燥湿,泻火解毒	湿温暑温,痈肿疮毒	6～12	10	抗菌,抗过敏
苦参[典]	Kushen	Sophorae Flavescentis Radix	Lightyellow Sophora Root	苦,寒	心,肝,胃,大肠	清热燥湿,杀虫止痒	阴肿阴痒,湿疹疥癣	4.5～9 外用	10	抗菌,抗炎,抗过敏
龙胆[典]	Longdan	Gentianae Radix et Rhizoma	Chinese Gentian	苦,寒	肝,胆	清热燥湿,泻肝胆火	湿疹瘙痒,阴肿阴痒	3～6	6	抗菌,抗炎

清 热 解 毒 药

药物多为苦寒之品,清热之中更长于解毒,以清解火热毒邪为主要作用。适用于各种热毒证。如疗疮痈疽、丹毒、咽喉肿痛,热毒下痢,水火烫伤,以及蛇虫咬伤,癌肿等。因其药性苦寒凉,应中病即止,以免伤及脾胃。见表8-5。

表8-5 清热解毒药

中药名词	拼音名词	拉丁文名词	英文名词	性味	归经	功效	主治病证	用量(g)	颗粒(g)	药理
白花蛇舌草[典]	Baihuasheshecao	Herba Oldenlandiae	Oldenlandia	苦,甘,寒	胃,大肠,小肠	清热解毒,利湿消肿	痈肿疔疮,利酒渣	10～15 外用	15	抗菌,抗炎,免疫增强
白蔹[典]	Bailian	Ampelopsis Radix	Japanese Ampelopsis Root	苦,微寒	心,胃	清热解毒,消痈散结,敛疮生肌	痈疽发背,疔疮,瘰疬,烧烫伤,黧黑斑	5～10 外用	5	抗菌,祛斑美白

（续 表）

中药名词	拼音名词	拉丁文名词	英文名词	性味	归经	功效	主治病证	用量(g)	颗粒(g)	药理
白头翁[典]	Baitouweng	Pulsatillae Radix	Chinese Pulsatilla Root	苦、寒	胃、大肠	清热解毒、凉血止痢	热毒血痢、阴痒带下	9～15	10	抗炎、杀虫
败酱草	Baijiangcao	Herba Patriniae	Patrinia	苦、平	胃、大肠、肝	清热解毒、祛瘀排脓	热毒疮疡	10～15	15	抗菌、增强免疫力
板蓝根[典]	Banlangen	Isatidis Radix	Isatis Root	苦、寒	心、胃	清热解毒、凉血利咽	温毒发斑、丹毒、痈肿	9～15	15	抗病毒、抗菌、抗炎
半边莲[典]	Banbianlian	Lobeliae Chinensis Herba	Chinese Lobelia Herb	辛、平	心、小肠、肺	清热解毒、利尿消肿	痈肿疔疮、蛇虫咬伤、湿疹	9～15	15	抗菌、抗真菌
半枝莲[典]	Banzhilian	Scutellariae Barbatae Herba	Barbated Skullcup Herb	辛、苦、寒	肺、肝、肾	清热解毒、化瘀利尿	疔疮肿毒、蛇虫咬伤	15～30	15	抗菌、抗真菌
北豆根[典]	Beidougen	Menispermi Rhizoma	Asiatic Moonseed Rhizome	苦、寒；有小毒	肺、胃、大肠	清热解毒、祛风止痛	病毒性皮肤病	3～9	5	抗菌、抗病毒
穿心莲[典]	Chuanxinlian	Andrographis Herba	Common Andrographis Herb	苦、寒	心、肺、大肠、膀胱	清热解毒、凉血、消肿	痈肿疮疡、蛇虫咬伤	6～9 外用	10	抗菌、抗炎
大青叶[典]	Daqingye	Isatidis Folium	Dyers Woad Leaf	苦、寒	心、胃	清热解毒、凉血消斑	发斑发疹、丹毒、痈肿	9～15	15	抗菌、抗炎、调节免疫
大血藤[典]	Daxueteng	Sargentodoxae Caulis	Sargentgloryvine Stem	苦、平	大肠、肝	清热解毒、活血、祛风止痛	热毒疮疡、风湿痹痛、血管病	9～15 外用	15	抗菌、抗炎
地锦草[典]	Dijincao	Euphorbiae Humifusae Herba	Creeping Euphorbia	辛、平	肝、大肠	清热解毒、凉血止血	疮疖痈肿、湿热黄疸	9～20	15	抗菌、抗炎

（续表）

中药名词	拼音名词	拉丁文名词	英文名词	性味	归经	功效	主治病证	用量(g)	颗粒(g)	药理
荷叶[典]	Heye	Nelumbinis Folium	Lotus Leaf	苦,平	肝,脾,胃	清暑化湿,凉血止血	暑热烦渴,暑湿泄泻	3~10	10	抑菌,抗病毒
金银花[典]	Jinyinhua	Lonicerae Japonicae Flos	Japanese Honeysuckle Flower	甘,寒	肺,心,胃	清热解毒,疏散风热	痈肿疔疮,温病发热	6~15	10	抗菌,抗病毒,抗过敏
苦地丁[典]	Kudiding	Corydalis Bungeanae Herba	Bunge Corydalis Herb	苦,寒	心,肝,大肠	清热解毒,散结消肿	疔疮肿痛,痈疽发背	9~15		抗菌,抗炎
苦瓜干	Kuguagan	Momordica Charantia L.	Dried Balsam Pear	苦,寒;有小毒	肺,大肠	清热,祛湿,解毒	湿疹疖疮,痈肿发背	3~4.5	10	抗菌,抗炎
苦木[典]	Kumu	Picrasmae Ramulus et Folium	Insian Quassiawood	苦,寒;有小毒	肺,大肠	清热解毒,燥湿杀虫	湿疹,疮疖,毒蛇咬伤	枝3~4.5 叶1~3		抗菌
藜芦	Lilu	Veratum Nigruml	Hellebore	辛,微苦,寒;微寒	肝,肾,膀胱	清热解毒,散瘀消肿	疮痈肿痛,跌打损伤	15~30 外用		抗菌,抗炎
连翘[典]	Lianqiao	Forsythiae Fructus	Weeping Forsythia Capsule	苦,微寒	肺,心,小肠	清热解毒,消肿散结	温病初起,痈疽,瘰疬,丹毒	6~15 外用	10	抗菌,抗炎,抗氧化
蓼大青叶[典]	Liaodaqingye	Polygoni Tinctorii Folium	Indigoplant Leaf	苦,寒	心,胃	清热解毒,凉血消斑	发斑发疹,丹毒痈肿	9~15		抗菌,抗病毒
漏芦[典]	Loulu	Rhapontici Radix	Uniflower Swisscentaury Root	苦,寒	胃	清热解毒,排脓消痈	痈疽发背,瘰疬疮毒	5~9 外用	10	抗菌,抗炎
马勃[典]	Mabo	Lasiosphaera, Calvatia	Puff-ball	辛,平	肺	清肺利咽,止血	风热郁肺咽痛	2~6 外用	5	止血,抗炎,抑菌
毛诃子[典]	Maohezi	Terminaliae Bellericae Fructus	Belleric Terminalia Fruit	甘,涩,平	肺	清热解毒,收敛养血	各种热证	3~9		抗菌,抗炎

（续　表）

中药名词	拼音名词	拉丁文名词	英文名词	性味	归经	功效	主治病证	用量(g)	颗粒(g)	药理
木兰	Mulan	Magnolia Liliflora Desr	Magnolian	甘,淡,凉	大肠	清热利湿·解毒疗疮	泄泻,痔疮出血	6~9		抗菌·抗炎
木棉花[典]	Mumianhua	Gossampini Flos	Malabarica Flowel	甘,淡,凉	大肠	清热利湿·解毒	泄泻,痔疮出血	6~9	8	改善微循环
南板蓝根[典]	Nanbanlangen	Baphicacanthis Cusiae Rhizoma et Radix	Baphicacanthus Root	苦,寒	心,胃	清热解毒·凉血消斑	温病发斑,丹毒	9~15		抗菌·抗病毒
蒲公英[典]	Pugongying	Taraxaci Herba	Dandelion	苦,甘,寒	肝,胃	清热解毒·消肿散结	疔疮肿毒,痈疽发背	10~15 外用	15	抗菌·抗氧化·免疫调节
千里光[典]	Qianliguang	Senecionis Scandentis Hebra	Climbing Groundsel-Herb	苦,寒	肺,肝	清热解毒·祛湿止痒	痈肿疮毒,皮肤湿疹	15~30 外用		抗菌·抗炎
青黛[典]	Qingdai	Indigo Naturalis	Natural Indigo	咸,寒	肝	清热解毒·除湿消肿	温毒发斑,黏膜溃疡	1~3 外用	1	抗菌·抗炎
拳参[典]	Quanshen	Bistortae Rhizoma	Bistort Rhizome	苦,涩,微寒	肺,肝,大肠	清热解毒·消肿止血	痈肿瘰疬,蛇虫咬伤	5~10	10	抗菌·抗炎
忍冬藤[典]	Rendongteng	Lonicerae Japonicae Caulis	Honeysuckle Stem	甘,寒	肺,胃	清热解毒·疏风通络	痈肿疮疡,风湿热痹	9~30	15	抗菌·抗炎
三白草[典]	Sanbaicao	Sauriri Herba	Chinese Lizardtail Herb	甘,辛,寒	肺,膀胱	清热解毒·消肿止痛	疮疡肿毒,湿疹	15~30 外用		抗菌·抗炎
山慈菇[典]	Shancigu	Cremastrae Pseudobulbus, Pleiones Pseudobulbus	Appendiculate Cremastra Pseudobulb, Common Pleione Pseudobulb	甘,微辛,凉	肝,脾	清热解毒·化痰散结	痈疽疔毒,瘰疬,蛇虫咬伤	3~9 外用	10	抗菌·抗癌

（续表）

中药名词	拼音名词	拉丁文名词	英文名词	性味	归经	功效	主治病证	用量(g)	颗粒(g)	药理
山豆根[典]	Shandougen	Sophorae Tonkinensis Radix et Rhizoma	Vietnamese Sophora Root	苦,寒;有毒	肺,胃	清热解毒,消肿利咽	病毒性皮肤病	3~6 外用	5	抗炎,抗菌,抗病毒
山银花[典]	Shanyinhua	Lonicerae Flos	Honeysuckle Flower	甘,寒	肺,心,胃	清热解毒,疏散风热	痈肿疔疮,丹毒	6~15		抗病毒,抗菌,抗炎
射干[典]	Shegan	Belamcandae Rhizoma	Blackberrylily Rhizome	苦,寒	肺	清热解毒,消痰利咽	热毒痰火郁结	3~10	6	抗菌,抗炎
石见穿	Shijianchuan	Salvia Chinensia Benth	Chinese Sage Herb	辛,苦,微寒	肝,脾	化瘀散结,清热利湿	痈肿疮毒,痛经	6~15	15	抗菌,抗炎
石上柏	Shishangbai	Selaginella Doederleinii Hieron.	Selafinellae Doederleinii	甘,微苦,涩,凉	肺,肝	清热,除湿,解毒	咽喉肿痛,癌	10~30	10	抗炎,抗癌
水红花子[典]	Shuihongzi	Polygoni Orientalis Fructus	Prince's-feather Fruit	咸,微寒	肝,胃	散血消癥,消积止痛	癥瘕痞块,瘿瘤	15~30	15	抗菌,抗炎
水牛角[典]	Shuiniujiao	Bubali Cornu	Buffalo Horn	苦,寒	心,肝	清热凉血,解毒,定惊	神昏谵语,发斑发疹	15~30 外用	15	抗炎,抗感染
四季青[典]	Sijiqing	Ilicis Chinensis Folium	Ilex Chinensis Leaf	苦,涩,凉	肺,大肠,膀胱	清热解毒,消肿祛瘀	烧烫伤,皮肤溃疡	15~60	15	抗菌
天葵子[典]	Tiankuizi	Semiaquilegiae Radix	Muskroot-like Semiaquilegia Root	甘,苦,寒	肝,胃	清热解毒,消肿散结	痈肿疔疮,蛇虫咬伤,瘰疬	9~15 外用		抗菌,抗炎
土大黄	Tudahuang	Rumex Patientia	Earth Rhubarb	苦,辛,寒凉	心,肺	清热解毒,杀虫疗癣	痈肿疔疮,银屑病	10~30 外用		抗菌,抗炎

301

（续　表）

中药名词	拼音名词	拉丁文名词	英文名词	性味	归经	功效	主治病证	用量(g)	颗粒(g)	药理
土茯苓[典]	Tufuling	Smilacis Glabrae Rhizoma	Glabrous Greenbrier Rhizome	甘、淡、平	肝、胃	解毒、除湿、通利关节	湿热淋证、痈肿、瘰疬、疥癣	15~60	15	抗菌、抗炎、调节免疫系统
土瓜根	Tuguagen	Trichosanthes Cucumeroides Maxim	Earthy melon root	苦、微寒	肝、脾、胃	调经破瘀、润燥清癞	止痒、消瘀	6~12		止痒、消瘀
委陵菜[典]	Weilingcai	Potentillae Chinensis Herba	Chinese Cinquefoil	苦、寒	肝、大肠	清热解毒、凉血	痔疮出血、痈肿疮毒	9~15		抗炎
西青果[典]	Xiqingguo	Chebulae Fructus Immaturus	Western Fruit	苦、酸、涩、平	肺、大肠	清热生津、解毒	阴虚白喉	1.5~3 外用	6	抗菌、抗炎
鱼腥草[典]	Yuxingcao	Houttuyniae Herba	Heartleaf Houttuynia Herb	辛、微寒	肺	清热解毒、消痈排脓	痈肿疮毒	15~25	10	抗病毒、抗菌、抗过敏
重楼[典]	Chonglou	Paridis Rhizoma	Paris Rhizome	苦、微寒;有小毒	肝	清热解毒、消肿止痛	疔疮痈肿、蛇虫咬伤	3~9 外用	5	抗菌、抗炎镇痛
紫花地丁[典]	Zihuadiding	Violae Herba	Tokyo Violet Herb	苦、辛、寒	心、肝	清热解毒、凉血消肿	疔疮肿痛、痈疽发背、丹毒、蛇虫咬伤	15~30	15	抗菌、抗炎
绵马贯众[典]	Mianmaguanzhong	Dryopteridis Crassirhizomatis Rhizoma	Male Fern Rhizome	苦、微寒;有小毒	肝、胃	清热解毒、驱虫	虫积腹痛、疮疡	4.5~9	6	抗菌、保肝
牛黄[典]	Niuhuang	Bovis Calculus	Cow-bezoar	甘、凉	心、肝	清热解毒、祛风消肿	口舌生疮、痈肿疔疮	0.15~0.35		抗衰老、抗炎、抑菌
人工牛黄[典]	Rengongniuhuang	Bovis Calculus Artifactus	Artificial Cow-bezoan	甘、凉	心、肝	清热解毒、祛风消肿	口舌生疮、痈肿疔疮	0.15~0.35		抗菌、抗炎

清热凉血药

药物多为苦寒、甘寒或咸寒之品，善入血分，以清解营、血分热邪为主要作用。适用于营分、血分证。营分证以营阴受损、心神被扰为特征，主要表现为身热夜甚、心烦不寐、斑疹隐隐、舌绛等。血分证以耗血、伤阴、动血、动风为特征主要表现为身热夜甚、躁扰不宁、甚或神昏谵语，或见抽搐、斑疹显露、吐血衄血、尿血便血、舌深绛等。因能凉血，亦可用于其他疾病引起的血热出血。见表 8-6。

表 8-6　清热凉血药

中药名词	拼音名词	拉丁文名词	英文名词	性味	归经	功效	主治病证	用量 (g)	颗粒 (g)	药理
赤芍[典]	Chishao	Paeoniae Rubra	Radix Red Peony Root	苦、微寒	肝	清热凉血、散瘀止痛	痈肿疮疡、温毒发斑	6～12 外用	10	抗炎
炒赤芍	Chaochishao	Stir-baking Paeoniaeradix Rubra	Stir-baking Paeoniaeradix Rubra	苦、微寒	肝	清热凉血、散瘀止痛	痈肿疮疡、温毒发斑	6～12	10	抗炎
地黄[典]	Dihuang	Rehmanniae Radix	Rehmannia Root	甘、寒	心、肝、肾	清热凉血、养阴生津	阴虚内热、发斑发疹	10～15 外用	5	增强免疫、抗炎、生血
凤尾草	Fengweicao	Pteris Multifida Poir	Pteridis Multifidae	淡、微苦、凉	大肠、肾、心、肝	清热利湿、凉血止血	湿疹皮炎	9～15	10	抗菌抗炎
母丁香[典]	Mudingxiang	Caryophylli Fructus	Clove Fruit	辛、温	脾、胃、肺、肾	温中降逆、补肾助阳	肾虚阳痿	1～3 外用	10	抗菌、抗真菌
牡丹皮[典]	Mudanpi	Moutan Cortex	Tree Peony Bark	苦、辛、微寒	心、肝、肾	清热凉血、活血化瘀	温毒发斑、痈肿疮毒	6～12	10	抗菌、抗炎
牡丹皮炭[典]	Mudanpitan	Moutan Cortex Carbonisatum	Carbonized Tree Peony Bark	苦、辛	心、肝、肾	清热凉血、活血化瘀	温毒发斑、痈肿疮毒	6～12	10	抗炎
水牛角浓缩粉[典]	Shuiniujiaonongsuofen	Powderded Buffalo Horn Extract	Pulvis Cornus Bubali Concentratus	苦、寒	心、肝	清热凉血、解毒定惊	神昏谵语、发斑发疹	1.5～31 外用	3	抗炎

（续表）

中药名词	拼音名词	拉丁文名词	英文名词	性味	归经	功效	主治病证	用量(g)	颗粒(g)	药理
玄参[典]	Xuanshen	Scrophulariae Radix	Figwort Root	甘、苦、咸、微寒	肺、胃、肾	清热凉血，解毒散结	温病发斑，痈肿疮毒	9~15	10	抗炎、保湿
玄参炭	Xuanshentan	Scrophulariae Radix Carbonisatum	Carbonized Figwort Root	甘、苦、咸、微寒	肺、胃、肾	清热凉血，解毒散结	温病发斑，痈肿疮毒	9~15	10	抗炎

清虚热药

药物药性寒凉，主入肝肾经。以清退虚热为主要作用，适用于肝肾阴虚、虚火内扰所致的骨蒸潮热、手足心热、虚烦不眠、遗精盗汗、舌红少苔、脉细数，以及热病后期、余热未清、阴液已伤所导致的夜热早凉，热退无汗、舌红绛、脉细数等。因其重在清退虚热以治标，宜与滋阴药配伍，以期标本兼治。见表8-7。

表8-7 清虚热药

中药名词	拼音名词	拉丁文名词	英文名词	性味	归经	功效	主治病证	用量(g)	颗粒(g)	药理
白薇[典]	Baiwei	Cynanchi Atrati Radix et Rhizoma	Blackend Swallowwort Root	苦、咸、寒	胃、肝、肾	清热凉血，解毒疗疮	热淋血淋，痈疽肿毒	5~10 外用	10	抗炎、抗菌、美白
地骨皮[典]	Digupi	Lycii Cortex	Chinese Wolfberry Root-bark	甘、寒	肺、肝、肾	凉血除蒸，清肺降火	阴虚潮热，骨蒸盗汗	9~15	10	抗菌
胡黄连[典]	Huhuanglian	Picrorhizae Rhizoma	Figwortflower Picrorhiza Rhizome	苦、寒	肝、胃、大肠	清湿热，消疳热	骨蒸潮热，痔瘘肿痛	3~10	3	抗菌、抗炎、抗过敏、抗氧化
青蒿[典]	Qinghao	Artemisiae Annuae Herba	Sweet Wormwood Herb	苦、辛、寒	肝、胆	清热，解暑热	阴虚发热，夜热早凉	6~12	10	抗病毒、抗炎

（续表）

中药名词	拼音名词	拉丁文名词	英文名词	性味	归经	功效	主治病证	用量(g)	颗粒(g)	药理
银柴胡[续]	Yinchaihu	Stellariae Radix	Starwort Root	甘，微寒	肝、胃	清虚热，除疳热	阴虚发热，红斑狼疮	3～10	6	抗炎、解热
竹茹[续]	zhuru	Bambusae Caulis in Taenias	Bamboo Shavings	辛，温	肝、脾	行气活血，止痛止血	痰热咳嗽，心烦失眠	9～15	5	抗菌、抗氧化

三、泻下药

【定义】凡以泻下通便为主要功效，常用以治疗里实积滞证的药物，称为泻下药。

【性能特点】多为苦寒沉降之品，主归大肠经。能引起腹泻，或润滑大肠，通利大便，使胃肠壅滞之邪从而解，从而达到治疗里实积滞证的目的。本类药物的主要功效为泻下、攻下、润下、峻下、逐水等。

所谓泻下，是指药物能通利大便，以排出胃肠积滞或燥屎等有形实邪，起到治疗里实积滞证的作用。其中，泻下力强，以治疗胃肠积滞，大便秘结为主的作用，称为攻下，又称泻下攻积，攻积导滞。泻下力缓，以治疗肠燥津亏便秘为主的作用，称为润下，又称润肠通便。泻下力猛，服后能引起剧烈腹泻，以排出体内积水，治疗胸腹积水为主的作用，称为峻下、峻下逐水、攻逐水饮。

【主治病证】适用于各种原因所致的胃肠积滞，大便秘结及水饮内停等里实证。

【药物分类】根据泻下药的作用强弱及主治病证之不同，一般将其分为攻下药、润下药和峻下逐水药三类。

【应用原则】使用泻下药，应区分里实证的类型，兼证及患者的体质，选用适宜的泻下药并适当配伍。如积滞便秘者宜选用攻下药；肠燥便秘者宜选用润下药；水饮内停而形证俱实者应选用峻下逐水药。若属热积者应配伍清热药；属寒积者应与温里药同用；痰、瘀、食、虫等不同积滞，要有针对性地配伍化痰、活血、消食、驱虫药等。里实兼表证者，应视表里证的轻重，或先表后里，或表里双解；里实而正虚者，应与补虚药同用，攻补兼施，使攻邪而不伤正。

【注意事项】使用泻下药要注意中病即止，不可过剂或久服，以免损伤正气及脾胃。攻下药、峻下逐水药因作用峻猛，或具有毒性，故年老体虚、脾胃虚弱者当慎用，妇女胎前产后及月经期应当忌用。应用峻烈有毒之品，一定要严格注意炮制，用法、用量，确保用药安全。

【现代研究】泻下药物可通过不同的方式使肠蠕动增加而产生不同程度的泻下作用。此外，部分泻水药尚有利尿、抗

305

菌、抗炎、利胆、抗肿瘤等多种药理作用。

攻下药

药物多为苦寒之品，其性沉降，主入胃、大肠经。既能攻下通便，又能荡涤积滞，作用较强。主要适用于实热积滞、大便秘结，以及多种胃肠积滞之证。因积滞内停容易壅塞气机而出现腹胀腹痛，故本类药常配伍行气药同用，以消除气滞胀痛，增强泻下通便作用。见表8-8。

温下药

药物多为植物种子或种仁，富含油脂，味甘质润。药性平和，能润滑大肠，促进排便而不致峻泻。适用于年老津枯、产后血虚、热病伤津及失血等所致的肠燥便秘。见表8-9。

表 8-8　攻下药

中药名词	拼音名词	拉丁文名词	英文名词	性味	归经	功效	主治病证	用量(g)	颗粒(g)	药理
大黄[黄]	Dahuang	Rhei Radix et Rhizoma	Rhubarb	苦寒	脾、胃、大肠、肝、心包	凉血解毒、泻热逐瘀	痛肿疔疮、大便秘结	3~15 外用	3	抗菌、抗炎
大黄炭	Dahuangtan	Rhei Radix et Rhizoma Carbonisatum	Carbonized Rhubarb	苦寒	脾、胃、大肠、肝、心包	凉血解毒、泻热逐瘀	痛肿疔疮、大便秘结	5~30	10	抗菌、止血
番泻叶[黄]	Fanxieye	Sennae Folium	Senna Leaf	甘、苦、寒	大肠	泻热行滞、通便、利水	热结积滞、便秘腹痛	2~6	3	泻下、抗菌

表 8-9　温下药

中药名词	拼音名词	拉丁文名词	英文名词	性味	归经	功效	主治病证	用量(g)	颗粒(g)	药理
火麻仁[黄]	Huomaren	Cannabis Fructus	Hemp Seed	甘、平	脾、胃、大肠	润肠通便	血虚津亏、肠燥便秘	10~15	10	抗炎、延缓衰老、增强免疫
炒火麻仁	Chaohuomaren	Stir-baking Cannabis Fructus	Stir-baked Hemp Seed	甘、平	脾、胃、大肠	润肠通便	血虚津亏、肠燥便秘	9~15	10	导泻

（续　表）

中药名词	拼音名词	拉丁文名词	英文名词	性味	归经	功效	主治病证	用量（g）	颗粒（g）	药理
酒大黄[典]	Jiudahuang	Radix et Rhizoma Rhei Vinata	Wine Rhubarb	苦，寒	脾，胃，肝，心包	凉血解毒，泻热逐瘀	痈肿疔疮，大便秘结	9～15	3	抗炎，导泻
芒硝[典]	Mangxiao	Natrii Sulfas	Sodium Sulfate	咸，苦，寒	胃，大肠	化痰散结，解毒消肿	疔疮肿毒，蛇虫咬伤	6～12	10	导泻，抗炎
熟大黄	Shudahuang	Rhei Radix et Rhizoma	Processed Rhubarb	苦，寒	脾，胃，大肠，肝	凉血解毒，泻热逐瘀	痈肿疔疮，大便秘结	4～30	6	抗炎，导泻
郁李仁[典]	Yuliren	Pruni Semen	Chinese Dwarf Cherry Seed	辛，苦，甘，平	脾，大肠，小肠	润肠通便，下气利水	津枯肠燥，食积气滞	6～10	10	抗炎，镇痛

峻下逐水药

药物大多苦寒有毒，药力峻猛，服药后能引起剧烈腹泻，使体内留滞的水湿从大便排出。部分药物兼能利尿。适用于全身水肿、胸腹积水及痰饮积聚，喘满壅实等形证俱实证。

本类药物有毒，攻伐力强，易伤正气，临床应用当"中病即止"。体虚者慎用，孕妇忌用。还要注意本类药物的炮制、剂量、用法及禁忌等，以确保用药安全、有效。见表8-10。

表8-10　峻下逐水药

中药名词	拼音名词	拉丁文名词	英文名词	性味	归经	功效	主治病证	用量（g）	颗粒（g）	药理
炒牵牛子	Chaoqianniuzi	Stir-baking Semen Pharbitidis	Stir-baked Semen Pharbitidis	苦，寒；有毒	肺，肾，大肠	泻水通便，消痰涤饮	刺激肠道，导致泻下	3～6	10	泻下，抗菌，杀虫
红大戟[典]	Hongdaji	Knoxiae Radix	Knoxia Root	苦，寒；有小毒	肺，脾，肾	泻水逐饮，攻毒消肿，散结	痈肿疮毒，瘰疬痰核	1.5～3 外用	1.5	导泻

（续表）

中药名词	拼音名词	拉丁文名词	英文名词	性味	归经	功效	主治病证	用量(g)	颗粒(g)	药理
千金子[典]	Qianjinzi	Euphorbiae Semen	Caper Euphorbia Seed Powder	辛,温;有毒	肝,肾,大肠	逐水消肿,破血消癥	外治顽癣,赘疣	1～2		导泻
千金子霜[典]	Qianjinzishuang	Euphorbiae Semen Pulveratum	Caper Euphorbia Seeb Powder	辛,温;有毒	肝,肾,大肠	逐水消肿,破血消癥	外治顽癣,赘疣	0.5～1 外用		导泻
商陆[典]	Shanglu	Phytolaccae Radix	Pokeberry Root	苦,寒;有毒	肺,脾,肾,大肠	解毒散结,逐水消肿	痈肿疮毒	3～9 外用	10	泻下,抗炎,抗菌
玄明粉[典]	Xuanmingfen	Natrii Sulfas Exsiccatus	Sodium Exsiccated Sulfate	咸,苦,寒	胃,大肠	清热消肿,润燥软坚	牙龈肿痛,痛肿丹毒	3～9		导泻

四、祛风湿药

【定义】凡以祛风除湿之邪为主要功效,常用以治疗痹证的药物,称为祛风湿药。

【性能特点】多为辛苦,药性或温或凉,主入肝、脾、肾经。能祛除留滞于肌肉、筋骨、关节的风寒湿邪,以缓解经络闭阻、解除痹痛。药物的主要功效为祛风湿、舒筋、活络等。

所谓祛风湿,是指药物能祛除风湿以治疗各种痹证的作用。又称祛除风湿、散风湿、胜湿。所谓舒筋,即舒缓筋急,以解除筋急拘挛,关节屈伸不利的治疗作用,又称伸筋。所谓活络,即通利脉络,以缓解肢体麻木和半身不遂的治疗作用,又称通络。

【主治病证】适用于风、寒、湿、热等外邪侵袭人体、闭阻经络,气血运行不畅所致的痹证,证见肢体关节疼痛、酸楚、麻木、屈伸不利,甚至关节肿大灼热等。适用于关节热型银屑病等。

【药物分类】根据祛风湿药的药性特点及主治病证不同,祛风湿药一般分为祛风寒湿药、祛风湿热药、祛风湿强筋骨药三类。

【应用原则】应根据痹证的不同类型、病变部位、病程长短等选择和配伍用药。如治风邪偏盛的行痹,应选择善能祛风的祛风湿药,佐以活血养营之品;湿邪偏盛的着痹,应选用温燥的祛风湿药,佐以健脾渗湿之品;寒邪偏盛的痛疗，当选用温性较强的祛风湿药，佐以通阴温经之品；外邪入里而从热化或郁久化热的热痹，当选用寒凉的祛风湿药，酌情配伍凉血清热解毒药；久病体虚，肝肾亏虚，气血不足者，应选用强筋壮骨的祛风湿药，配伍补肝肾、益气血的药物，扶正以祛邪。

【注意事项】 痹证多属慢性疾病，为服用方便，可制成药酒或丸散剂，也可制成外敷剂型，直接用于患处。辛温性燥的祛风湿药，易伤阴耗血，阴血亏虚者应慎用。

【现代研究】 有抗炎、镇痛、抑制机体免疫功能等多种药理作用。

祛风湿散寒药

药物多为辛苦温，以祛风、除湿、散寒、止痛为主要作用。适用于风寒湿痹。因其偏于温燥，故精血亏虚或者阴虚内热者应慎用。见表8-11。

表8-11　祛风湿散寒药

中药名词	拼音名词	拉丁文名词	英文名词	性味	归经	功效	主治病证	用量(g)	颗粒(g)	药理
菝葜[典]	Baqia	Smilacis Chinae Rhizoma	Chinaroot Greenbrier Rhizome	甘、微苦、涩、平	肝、肾	祛风除湿、解毒消痈	疔疮痈肿、小便淋滴	10~15	10	抗风湿、抗炎
草乌[典]	Caowu	Aconiti Kusnezoffii Radix	Kusnezoff Monkshood Root	辛、苦、热；有大毒	心、肝、肾、脾	祛风除湿、麻醉止痛	风寒湿痹、关节疼痛	外用		抗风湿、麻醉、止痛
制草乌[典]	Zhicaowu	Aconiti Kusnezoffii Radix Cocta	Prepared Kusnezoff Monkshood Root	辛、苦、热；有毒	肝、心、肾、脾	祛风除湿、麻醉止痛	风寒湿痹、关节疼痛	1.5~3	3	抗风湿、止痛
川乌[典]	Chuanwu	Aconiti Radix	Common Monkshood Mother Root	辛、苦、热；有大毒	心、肝、肾、脾	祛风除湿、温经止痛	风寒湿痹、关节炎	炮后用		抗炎、局部麻醉
制川乌[典]	Zhichuan-wu	Aconiti Radix Cocta	Prepared Common Monkshood Mother Root	辛、苦、热；有毒	心、肝、肾、脾	祛风除湿、温经止痛	风寒湿痹、关节炎	1.5~3	3	抗风湿、止痛
穿山龙[典]	Chuans-hanlong	Dioscoreae Nipponicae Rhizoma	Nippon Yam Rhizome	甘、苦、温	肝、肾、肺	祛风除湿、舒筋活血	风湿痹病、关节肿胀	9~15	15	抗风湿

（续表）

中药名词	拼音名词	拉丁文名词	英文名词	性味	归经	功效	主治病证	用量(g)	颗粒(g)	药理
独活[典]	Duhuo	Angelicae Pubescentis Radix	Doubleteeth Pubescent Angelica Root	辛、苦、微温	肾、膀胱	祛风除湿、通痹止痛	风寒湿痹、腰膝疼痛	3~10	10	光敏、抗炎、延缓衰老
路路通[典]	Lulutong	Liquidambaris Fructus	Beautiful Sweetgum Fruit	苦、平	肝、肾	祛风活络、利水通经	风湿痹病、关节酸麻	5~10	10	抗风湿
木瓜[典]	Mugua	Chaenomelis Fructus	Common Floweringqince Fruit	酸、温	肝、脾	舒经活络、和胃化湿	结节红斑、热毒聚疖	6~9	10	镇痛、抗炎、抑菌
青风藤[典]	Qingfengteng	Sinomenii Caulis	Orientvine Stem	苦、辛、平	肝、脾	祛风湿、通经络	关节肿胀、麻痹瘙痒	6~12	6	抗风湿
蛇蜕[典]	Shetui	Serpentis Periostracum	Snake Slough	咸、甘、平	肝	祛风、祛湿、杀虫	疔肿、皮肤瘙痒	2~3	10	抗风湿
透骨草	Tougucao	Scavenger	Clematis	辛、温	肺、肝	驱风除湿、解毒化瘀	皮肤痛症、皮肤包块 外用	6~9	15	抗风湿
威灵仙[典]	Weilingxian	Clematidis Radix et Rhizoma	Chinese Clematis Root	辛、咸、温	膀胱	祛风除湿、通经止痛	风湿痹痛、肢体麻木	6~10	10	抗风湿、抗炎
乌梢蛇[典]	Wushaoshe	Zaocys	Black-tail Snake	甘、平	肝	祛风、通络、止痉	疥癣、瘰疬恶疮、麻风	6~12	10	抗风湿
酒乌梢蛇	Jiuwushaoshe	Zaocys Dhumnades Vinata	WineBlack-tail Snake	甘、平	肝	祛风、通络、止痉	疥癣、瘰疬恶疮	9~12	10	抗风湿
徐长卿[典]	Xuchangqing	Cynanchi Paniculati Radix et Rhizoma	Paniculate Swallowwort Root	辛、温	肝、胃	祛风除湿、止痛止痒	荨麻疹、湿疹、风疹	3~12	6	抗菌、抗炎、调节免疫

祛风湿清热药

药物多为辛苦寒之品，以祛风除湿、清热通络为主要作用。适用于风湿热痹。证见关节肿胀、皮肤掀红、灼热疼痛等。若配伍祛寒止痛药，亦可用于风寒湿痹。见表8-12。

表8-12　祛风湿清热药

中药名词	拼音名词	拉丁文名词	英文名词	性味	归经	功效	主治病证	用量(g)	颗粒(g)	药理
地肤子[典]	Difuzi	Kochiae Fructus	Belvedere Fruit	辛,苦,寒	肾,膀胱	清热利湿,祛风止痒	风疹,湿疹,皮肤瘙痒	9~15 外用	10	抗过敏,抗菌,止痒
丁公藤[典]	Dinggongteng	Erycibes Caulis	Obtuseleaf Erycibe Stem	辛,温;有小毒	肝,脾,胃	祛风除湿,消肿止痛	风湿痹痛,跌扑肿痛	3~6 外用		抗风湿
防己[典]	Fangji	Stephaniae Tetrandrae Radix	Fourstamen Stephania Root	苦,寒	膀胱,肺	祛风止痛,利水消肿	湿疹疮毒	5~10	10	抗炎,抑制免疫;抗过敏
海风藤	Haifengteng	Piperis Kadsurae Caulis	Kadsurae Pepper Stem	辛,苦,微温	肝	风寒湿痹,肢节疼痛	关节型银屑病	6~12	15	抗风湿
老鹳草[典]	Laoguancao	Erodii Herba, Geranii Herba	Common Heron's Bill Herb, Wilford Granesbill Herb	苦,辛,平	肺,肝,脾	祛风湿,通经络	风湿痹痛,关节酸楚	9~15 外用	10	抗风湿,抗炎
雷公藤	Legongteng	T. Wilfordic Hook F	Tripterygium Wilfordii	苦,寒;有大毒	肝,肾	祛风除湿,活血通络	风寒湿痹,关节炎	4.5~9	10	免疫抑制;抗炎
络石藤[典]	Luoshiteng	Trachelospermi Caulis et Folium	Chinese Starjasmine Stem	苦,微寒	心,肝,肾	祛风通络,凉血消肿	风湿热痹,痈肿疮毒	6~12	10	抗炎,镇痛
绵萆薢[典]	Mianbixie	Dioscoreae Spongiosae Rhizoma	Sevenlobed Yam Rhizome	苦,平	肾,胃	利湿去浊,祛风除痹	膏淋白浊,湿热疮毒	9~15	10	抗风湿
木兰皮	Mulanpi	Cortex Magnolia Liliflora Desr	Magnolia Bark	苦,寒	心,小肠,膀胱经	清热利湿,解毒疗疮	抗炎,抑菌	3~6		抗风湿
秦艽[典]	Qinjiao	Gentianae Macrophyllae Radix	Largeleaf Gentian Root	辛,苦,平	胃,肝,胆	祛风湿,清湿热,止痹痛	风湿痹痛,日晡潮热	3~10	10	镇痛,抗炎,免疫调节

（续表）

中药名词	拼音名词	拉丁文名词	英文名词	性味	归经	功效	主治病证	用量(g)	颗粒(g)	药理
桑枝[典]	Sangzhi	Mori Ramulus	Mulberry Twig	微苦、平	肝	祛风湿、利关节	风湿痹病、关节酸麻	9~15	10	抗炎、增强免疫
伸筋草[典]	Shenjincao	Lycopodii Herba	Common Clubmoss Herb	微苦、辛、温	肝、脾、肾	祛风除湿、舒筋活络	关节酸痛、屈伸不利	3~12	15	
丝瓜络[典]	Siguluo	Luffae Fructus Retinervus	Luffa Vegetable Sponge	甘、平	肺、胃、肝	祛风通络、活血下乳	关节型银屑病	5~12	10	抗风湿
豨莶草[典]	Xixiancao	Siegesbeckiae Herba	Siegesbeckia Herb	辛、苦、寒	肝、肾	祛风湿、解毒	风疹湿疮	9~12	10	抗炎、调节免疫力

祛风湿强筋骨药

药物性温或平，主入肝肾经。以祛风湿、补肝肾、强筋骨为主要作用。适用于风湿湿日久、肝肾虚损、腰膝酸软、脚弱无力等，亦可用于肾虚腰痛、骨痿、软弱无力者。

本类药物虽有补益祛邪，标本兼顾之长，但补益力不强，若治肝肾不足、久病体虚者，宜配伍补肝肾药物。见表8-13。

表8-13 祛风湿强筋骨药

中药名词	拼音名词	拉丁文名词	英文名词	性味	归经	功效	主治病证	用量(g)	颗粒(g)	药理
川牛膝[典]	Chuanniuxi	Cyathulae Radix	Medicinal Cyathula Root	甘、微苦、平	肝、肾	逐瘀通经、利尿通淋	慢性湿疹、下肢引经	5~10	10	抗风湿
千斤拔	Qianjinba	Dictamnus Dasycarpus Turcz.	Philippine Flemingia	甘、辛、微涩、平	肾、肝	祛风除湿、活血解毒	修复神经损伤	15~30	15	改善微循环
千年健[典]	Qiannianjian	Homalomenae Rhizoma	Obscured Homalomena Rhizome	苦、辛、温	肝、肾	祛风湿、壮筋骨	风寒湿痹、腰膝冷痛	5~10	10	抗炎、镇痛

（续 表）

中药名词	拼音名词	拉丁文名词	英文名词	性味	归经	功效	主治病证	用量(g)	颗粒(g)	药理
桑寄生[典]	Sangjish-eng	Taxilli Herba	Chinese Taxillus Herb	苦、甘、平	肝、肾	祛风湿、补肝肾	风湿痹病、腰膝酸软	9~15	15	抗炎、免疫抑制
五加皮[典]	Wujiapi	Acanthopanacis Cortex	Slenderstyle Acanthopanax Bark	辛、苦、温	肝、肾	祛风除湿、补益肝肾	风湿痹病、水肿、脚气	5~10	10	抗炎、调节免疫

五、芳香化湿药

【定义】 凡以化湿运脾为主要作用的一类中药，用于暑湿困脾疾病的药物，称为芳香化湿药。

【性能特点】 此类药物芳香醒脾，温燥化湿，辛散利气，有宣化中焦湿浊、健运脾胃、疏通气机、化湿醒脾、开胃进食的作用。部分药还有散寒解表、祛暑除湿等作用。

【主治病证】 芳香化湿药主要用于暑湿表证，如夏季皮炎、日光性皮炎等皮肤病；湿犯中焦，脾为湿困，运化失常引起的食少纳呆、倦怠乏力、胸闷脘痞、口甘多涎、便溏、苔腻等证。此外，用于湿温初起等证。

【应用原则】 由于湿为阴邪，其性重浊黏腻，易致气机壅滞，故使用芳香化湿药时常配伍行气药，以宣畅中焦、消胀除满。为速去湿邪、广开去路，增强化湿之效，可配伍宣肺利湿药及苦温燥湿药、淡渗利湿药。湿有寒湿和湿热之分。寒湿并存当配温里散寒药，湿热合邪当与清热燥湿药同用。若脾胃虚弱，水湿内停，须配伍益气健脾药，以扶正祛邪、标本兼顾。

【注意事项】 芳香化湿药多为辛温香燥之品，易于伤阴耗气，故阴亏津伤、舌红口干及气虚乏力者均当慎用。此外芳香辛烈之品多含挥发油类，不宜久煎，以免有效成分散失。

【现代研究】 芳香化湿药有不同程度的健胃作用，能促进消化液分泌，增进肠蠕动，排出胃肠积气，制止肠内异常发酵、止呕，部分药物对金黄色葡萄球菌等有抑制作用。见表8-14。

表 8-14　芳香化湿药

中药名词	拼音名词	拉丁文名词	英文名词	性味	归经	功效	主治病证	用量(g)	颗粒(g)	药理
豆蔻[典]	Doukou	Amomi Fructus Rotundus	Round Cardamon Fruit	辛,温	肺,脾,胃	化湿行气,温中止呕	湿温初起,胸腹胀满	3~6	3	消食
苍术[典]	Cangzhu	Atractylodis Rhizoma	Atractylodes Rhizome	辛,苦,温	脾,胃,肝	燥湿健脾,祛风散寒	风湿痹痛,脘腹胀满	3~9	6	抗菌
麸炒苍术	Fuchaocangzhu	Stir-baking With Bran Atractylodis Rhizoma	Rhizoma Atractylodis Stir-baked With Barn	辛,苦,温	脾,胃,肝	燥湿健脾,祛风散寒	风湿痹痛,脘腹胀满	9~15	6	
广藿香[典]	Guanghuoxiang	Pogostemonis Herba	Cablin Patchouli Herb	辛,微温	胃,脾,肺	芳香化湿,发表解暑	湿浊中阻,寒湿闭暑	3~10	10	抗菌,抗炎
厚朴[典]	Houpo	Magnoliae Officinalis Cortex	Officinal Magnolia Bark	苦,辛,温	脾,胃,肺,大肠	燥湿消痰,下气除满	湿滞伤中,食积气滞	3~10	3	抗菌,抗炎镇痛
姜厚朴	Jianghoupu	Magnolia Officinalis Rehd. et Wils	Ginger-processed Magnolia Bark	辛,苦,涩,温	肝,脾,肾	温中散寒,回阳通脉		3~9	3	
佩兰[典]	Peilan	Eupatorii Herba	Fortune Eupatorium Herb	辛,平	脾,胃,肺	芳香化湿,发表解暑	湿浊中阻,暑湿表证	3~10	10	抗菌,抗炎
砂仁[典]	Sharen	Amomi Fructus	Villous Amomum Fruit	辛,温	脾,胃,肾	化湿开胃,温脾止泻	湿浊中阻,脘痞不饥	3~6	3	抗炎,镇痛
缩砂壳	Suoshake	Dwarf Sand Shell	Sand-shrinking Shell	辛,温	脾,胃,肾	化湿行气	湿疹皮炎	2~5		

六、利水渗湿药

【定义】 凡以通利水道、渗湿利水为主要功效，常用以治疗水湿内停证的药物，称为利水渗湿药。

【性能特点】 多甘淡、性平或偏凉，多入膀胱、小肠经。能渗利水湿，畅通小便，增加尿量，使体内蓄积的水湿从小便排泄，从而达到治疗水湿内停证的目的。本类药物的主要功效为利水渗湿、利水消肿、利水通淋和利湿退黄等。

所谓利水渗湿，是指甘淡渗湿的药物能通利小便，排出体内积水或湿浊，起到治疗水湿内停病证的作用，又称利湿、利尿、利小便。其中，以治疗水肿为主的作用，称为利水消肿；以治疗淋证为主的作用，称为利尿通淋；以治疗黄疸为主的作用，称为利湿退黄。

【主治病证】 适用于淋证、淋病、湿疮、小便不利、水肿、泄泻、痰饮、带下、湿温等水湿内停所致的各种病证。

【药物分类】 根据药物的药性特点及主治病证不同，分为利水消肿药、利尿通淋药与利湿退黄药三类。

【应用原则】 应用本类药物时，应根据不同病证有针对性地选用有关药物，并进行适当配伍。因水不自行，赖以气动。气行则水行，气滞则水停，故运用本类药物常与行气药配伍使用，以提高临床疗效。若水湿内停所致的泄泻、健脾饮、带下等，在选用本类药物治疗时，可随证配伍化湿健脾、燥湿化痰、祛湿止带等药。

【注意事项】 本类药物为渗利之品，易耗伤津液，故对阴虚津亏、肾虚遗精、遗尿者、慎用或忌用。有些药物有较强的通利作用，故孕妇当慎用。

【现代研究】 本类药物有不同程度的利尿、抗病原体、利胆、保肝、抗炎、抗肿瘤、降血脂等多种药理作用。

利水消肿药

凡通利水道、渗泄水湿、治疗水湿内停病证为主的药物，称利水消肿药，主要用于小便不利、水肿、泄泻等病证。见表8-15。

表 8-15 利水消肿药

中药名词	拼音名词	拉丁文名词	英文名词	性味	归经	功效	主治病证	用量(g)	颗粒(g)	药理
草果[典]	Caoguo	Tsaoko Fructus	Caoguo	辛,温	脾,胃	燥湿温中,截疟除痰	脘腹胀痛,温疫发斑	3~6	5	消食
赤小豆[典]	Chixiaodou	Vignae Semen	Rice Bean	甘,酸,平	心,小肠	利水消肿,解毒排脓	风湿热痹,痈肿疮毒	9~30	10	消食
楮实子[典]	Chushizi	Broussonetiae Fructus	Papermulberry Fruit	甘,寒	肝,肾	补虚益气,利水消肿	鳖黑斑,脂溢性皮炎	6~12	10	
楮桃	Chutao	Broussone Tiaefructus	Broussone Tiaefructus	甘,寒	肝,肾	香身除臭	香身除臭,湿疹	6~9		香身除臭
垂盆草[典]	Chuipencao	Sedi Herba	Stringy Stonecrop Herb	甘,淡,凉	肝,胆,小肠	利湿退黄,清热解毒	湿热黄疸,痈肿疮疡	15~30	15	免疫调节
冬瓜皮[典]	Dongguapi	Benincasae Exocarpium	Chinese Waxgourd Peel	甘,凉	脾,小肠	利尿消肿	暑热口渴,排毒	9~30	15	抗菌抗炎
茯苓[典]	Fuling	Poria	Indian Bread	甘,淡,平	心、肺、脾、肾	利水渗湿,健脾止泻	脾虚食少,心神不宁	10~15	10	增强免疫力,祛斑,抗菌
茯苓皮[典]	Fulingpi	Poriae Cutis	Pared Skin of Indian Bread	甘,淡,平	肺,脾,肾	辛凉解表,散热透疹	湿疹,荨麻疹	15~30	10	抗过敏
关黄柏[典]	Guanhuangbo	Phellodendri Amurensis Cortex	Amur Cork-tree	苦,寒	肾,膀胱	利湿退黄,利尿通淋	疮疡解毒,湿疹湿疹	3~12		抗炎
马鞭草[典]	Mabiancao	Verbenae Herba	European Verbena Herb	苦,凉	肝,脾	清热解毒,凉血止血	痈肿疔毒,湿疹皮炎	5~10	15	抗菌

（续 表）

中药名词	拼音名词	拉丁文名词	英文名词	性味	归经	功效	主治病证	用量(g)	颗粒(g)	药理
薏苡仁[典]	Yiyiren	Coicis Semen	Coix Seed	甘、淡、凉	脾、胃、肺	健脾渗湿、清热排脓	扁平疣、湿疹、皮炎	9～30	10	抗癌、免疫调节、抑制溃疡
麸炒薏苡仁	Fuchaoyiyiren	Stir-baking With Bran Coicis Semen	Coicis Semen Stir-baked With Barn	甘、淡、凉	脾、胃、肺	健脾渗湿、清热排脓	扁平疣、湿疹、皮炎	3～10	10	抗癌、抗病毒
泽泻[典]	Zexie	Alismatis Rhizoma	Oriental Waterplan-tain Rhizome	甘、淡、寒	肾、膀胱	利水渗湿、化脂降浊	水肿胀满、湿疹	6～10	10	抗炎、抗过敏
盐泽泻	Yanzexie	Halitum Alismatis Rhizoma	Salted Alismatis Rhizome	甘、寒	肾、膀胱	利水渗湿、化脂降浊	水肿胀满、湿疹	5～10	10	抗过敏
麸炒泽泻	Fuchaozexie	Stir-baking With Bran Alismatis Rhizoma	Alismatis Rhizoma Stir-baked With Barn	甘、寒	肾、膀胱	利水渗湿、化脂降浊	水肿胀满、湿疹	3～10	10	抗过敏
猪苓[典]	Zhuling	Polyporus	Chuling	甘、淡、平	肾、膀胱	利水渗湿	湿疹皮炎	6～12	10	抗肿瘤、调节免疫力、抗过敏

利尿通淋药

药物多为苦或甘淡，药性偏凉，善走下焦。长于清利湿热、利尿通淋，主要适用于小便频数短涩、滴沥刺痛、饮出未尽、小腹拘急，或痛引腰腹等各种淋证，淋病、非淋菌性尿道炎等，也可用于其他水湿内停的病证。见表 8-16。

317

表 8-16 利尿通淋药

中药名词	拼音名词	拉丁文名词	英文名词	性味	归经	功效	主治病证	用量(g)	颗粒(g)	药理
萹蓄[典]	Bianxu	Polygoni Avicularis Herba	Common Knotgrass Herb	苦、微寒	膀胱	利尿通淋、杀虫止痒	皮肤湿疹、阴痒带下	9~15	15	利尿、抗菌
车前草[典]	Cheqiancao	Plantaginis Herba	Plantain Herb	甘、寒	肝、肾、肺、小肠	清热利尿、凉血解毒	吐血衄血、痈肿疮毒	9~30		利尿
车前子[典]	Cheqianzi	Plantaginis Semen	Plantain Seed	甘、寒	肝、肾、肺、小肠	渗湿通淋、清热利尿	湿疹皮炎、尿道炎	9~15	15	利尿排石、抗炎
川木通[典]	Chuanmutong	Clematidis Armandii Caulis	Armand Clematis Stem	苦、寒	心、小肠、膀胱	利尿通淋、清心除烦	淋证水肿、口舌生疮	3~6	6	利尿
灯心草[典]	Dengxincao	Junci Medulla	Common Rush	甘、淡、微寒	心、肺、小肠	利小便、清心火	湿疹皮炎	1~3	2	抗炎、抗氧化
冬葵果[典]	Dongkuiguo	Malvae Fructes	Cluter Malow Fruit	甘、寒	大肠、小肠、肝、肺、胃、膀胱	利水通淋、滑肠通便	淋病、水肿、大便不通	3~9	10	利尿
粉萆薢[典]	Fenbixie	Dioscoreae Hypoglaucae Rhizoma	Hypoglaucous Collett Yam Rhizoma	苦、平	肾、胃	利湿去浊、祛风除痹	膏淋白浊、风湿痹痛	9~15		利尿、抗真菌
广金钱草[典]	Guangjinqiancao	Desmodii Styracifolii Herba	Snowbellleaf Tickclover Herb	甘、淡、凉	肝、肾、膀胱	清热除湿、散瘀止痛	热淋血淋、痈肿毒	15~30	15	利尿、清热
滑石[典]	Huashi	Talcum	Talc	甘、淡、寒	膀胱、肺、胃	清热解暑、祛湿敛疮	湿疹等痱疹、外用	10~20 外用	10	保护创面、吸收分泌物、促进结痂

（续表）

中药名词	拼音名词	拉丁文名词	英文名词	性味	归经	功效	主治病证	用量(g)	颗粒(g)	药理
木通[典]	Mutong	Akebiae Caulis	Akebia Stem	苦、寒	心、小肠、膀胱	祛风散热、清热解毒	五淋水肿、湿疹皮炎	3~6	3	抗炎、抗菌
瞿麦[典]	Qumai	Dianthi Herba	Lilac Pink Herb	苦、寒	心、小肠	利尿通淋、活血通经	热淋血淋、小便不通	9~15	10	抗氧化、抗衣原体
石韦[典]	Shiwei	Pyrrosiae Folium	Shearer's Pyrrosia Leaf	甘、苦、微寒	肺、膀胱	利尿通淋、清热止血	五淋水肿、湿疹皮炎	6~12	10	抗病毒、利尿、清热

利湿退黄药

药物多为苦寒之品，以清泄湿热、利胆退黄为主要功效。适用于湿热黄疸（阳黄），证见目黄、身黄、小便黄等。也可用于其他水湿内停的病证。见表8-17。

表8-17 利湿退黄药

中药名词	拼音名词	拉丁文名词	英文名词	性味	归经	功效	主治病证	用量(g)	颗粒(g)	药理
虎杖[典]	Huzhang	Polygoni Cuspidati Rhizoma et Radix	Giant Knotweed Rhizome	微苦、微寒	肝、胆、肺	祛风利湿、散瘀止痛	痈肿疮毒、湿热	9~15 外用	15	抗氧化、抗菌、抗肿瘤
积雪草[典]	Jixuecao	Centellae Herba	Asiatic Pennywort Herb	苦、辛、寒	肝、脾、肾	清热利湿、解毒消肿	痈肿疮毒、风疹瘙痒	15~30	15	抗菌
金钱草[典]	Jinqiancao	Lysimachiae Herba	Christina Loosestrife Herb	甘、咸、微寒	肝、胆、肾、膀胱	清热利湿、通淋利水	痈肿疔疮、蛇虫咬伤	15~60	15	抗菌、抗炎、抗氧化
茵陈[典]	Yinchen	Artemisiae Scopariae Herba	Virgate Wormwood Herb	苦、辛、微寒	脾、胃、肝、胆	清热燥湿、退黄疸	湿疮瘙痒	6~15	15	抗菌、抗肿瘤

七、温里药

【定义】凡以温里祛寒为主要功效，常用以治疗里寒证的药物，称为温里药，又称祛寒药。

【性能特点】多味辛而性温热，长于走脏腑而温散在里之寒邪，温胸脘阳气之不足，从而达到治疗里寒证的目的。药物的主要功效为温里，部分药物尚有助阳、回阳的作用。所谓温里，即温热药物能祛除寒邪，以减轻或消除里寒证的治疗作用，又称温里祛寒。根据其归经不同，温里作用又可细化为温中、温肺、暖肝、温肾、温心阳等具体功效。所谓助阳，即补助阳气之不足，主要针对阳虚证发挥治疗作用。所谓回阳，即收回将散失的阳气，主要针对四肢厥逆、脉微欲绝之亡阳证发挥治疗作用的功效，又称回阳救逆。

【主治病证】适用于寒邪直中脏腑或中阳气不足、阴寒内生，以冷、凉为主的里寒证。由于里寒证有部位之分、虚实之别、轻重之异，故里寒证又表现出不同的证候特点。诸如肾阳虚证，证见腰膝冷痛、性欲减退、夜尿多等。脾胃寒证，证见脘腹冷痛、呕吐泻利、食欲不振等。寒饮停肺证，证见咳喘、痰多色白易咯等。寒凝肝脉证，证见少腹、前阴、颠顶等处肝经循行部位冷痛等。亡阳证，证见四肢厥逆、脉微欲绝等。

【应用原则】应根据不同证候选择并配伍用药。如外寒内侵，表寒未解者，可与辛温解表药同用。寒凝经脉、瘀血痹阻者，常须配伍温经通脉或理气活血药同用。若亡阳气脱者，宜配大补元气药同用。

【注意事项】多辛热燥烈，易耗阴助火，凡实热、阴虚火旺、津血亏虚者忌用；孕妇及气候炎热时慎用。部分药物有毒，应注意炮制、剂量及用法等，以确保用药安全。

【现代研究】有镇静、镇痛、强心、抗血小板聚集、镇吐、调节胃肠运动、抗缺氧、扩张血管、促进胆汁分泌、抗休克、抗凝、抗惊厥、抗炎、健胃、抗血栓形成、抗溃疡等多种药理作用。见表8-18。

表 8-18　温里药

中药名词	拼音名词	拉丁文名词	英文名词	性味	归经	功效	主治病证	用量(g)	颗粒(g)	药理
八角茴香[典]	Bajiaohuixiang	Anisi Stellati Fructus	Chinese Star Anise	辛·温	肝·肾·脾·胃	温阳散寒·理气止痛	寒疝腹痛·肾虚腰痛	3~6	5	抑菌·升白细胞
荜茇[典]	Bibo	Piperis Longi Fructus	Long Pepper	辛·热	胃·大肠	温中散寒·下气止痛	脘腹冷痛·呕吐泄泻	1~3	3	抗胃溃疡·降血脂
丁香[典]	Dingxiang	Caryophylli Flos	Clove	辛·温	脾·胃·肺·肾	补肾助阳·芳香除臭	脾胃虚弱·肾虚阳痿	1~3 外用	3	抗炎·抗真菌·抗身
干姜[典]	Ganjiang	Zingiberis Rhizoma	Zingiber (Dried Giner)	辛·热	脾·胃·肾·心·肺	温中散寒·燥湿消痰	寒性皮肤病	3~10 外用	3	抗溃疡·抗炎·抗过敏
高良姜[典]	Gaoliangjiang	Alpiniae Officinarum Rhizoma	Lesser Galangal Rhizome	辛·热	脾·胃	温胃散寒·消食止痛	胃寒呕逆·脘腹冷痛	3~6	6	抗溃疡·抗菌·抗真菌
红豆蔻[典]	Hongdoukou	Galangae Fructus	Galanga Galangal Fruit	辛·温	脾·肺	燥湿散寒·醒脾消食	食积胀满	3~6	5	消食
肉桂[典]	Rougui	Cinnamomi Cortex	Cassia Bark	辛·甘·大热	肾·脾·心·肝	散寒止痛·活血通经	腰膝冷痛·关节痛	1~5 外用	3	抗溃疡·抑菌·免疫调节
山柰[典]	Shannai	Kaempferiae Rhizoma	Galanga Resurrectionlily Rhizome	辛·温	胃	暖中辟恶	胸膈胀满·食积不化	6~9 外用		美白·抗菌消炎
吴茱萸[典]	Wuzhuyu	Euodiae Fructus	Medicinal Euodia Fruit	辛·苦·热·有小毒	肝·脾·胃·肾	散寒止痛·助阳止泻	脘腹胀满·外治口疮	2~5 外用	3	抗溃疡·抗炎
制吴茱萸[典]	Zhiwuzhuyu	Euodiae Fructus Praeparata	Processed Medicinal Euodia Fruit	辛·苦·热·有小毒	肝·脾·胃·肾	散寒止痛·助阳止泻	脘腹胀满·外治口疮	1.5~4.5	3	抗溃疡·抗炎
小茴香[典]	Xiaohuixiang	Foeniculi Fructus	Fennel	辛·温	肝·脾·胃	散寒止痛·理气和胃	少腹冷痛·脘腹胀痛	3~6	6	镇痛·抗菌

八、理气药

【定义】凡以疏理气机为主要功效,常用以治疗气滞证的药物,称为理气药,又称行气药。其中行气力强者,又称破气药。

【性能特点】多为辛苦温芳香之品,主入脾、胃、肝、肺经。善能调理气机,疏通郁滞,促使气的运行通畅,从而达到治疗气滞证的目的。药物的主要功效为行气。所谓行气,是指药物能疏畅气机,治疗气滞证的作用,又称理气。其中行气力强者,又称破气。根据其作用部位的不同,本草药物功效又有不同的表述。如入肝经,主要用于肝气郁滞证者,又称疏肝解郁、疏肝理气、疏肝行气、舒肝等。入中焦,主要用于脾胃气滞证者,又称行气健脾、理气和中、行气宽中等。入肺经,主要用于肺气壅滞证者,又称行气宽胸、理气宽胸等。

【主治病证】适用于气机阻滞,运行不畅,证见脘腹胀满,嗳气吞酸,恶心呕吐,腹泻或便秘等;肺气壅滞证,证见呼吸不畅,胸闷胸痛、咳嗽气喘等。肝郁气滞证,证见胁肋胀痛,情志抑郁,乳房胀痛,月经不调,疝气痛等。

【应用原则】应根据气滞所在的部位及引起气机运行不畅的病因等有针对性地选择配伍或选用药。如治脾胃气滞证,宜选用行气健脾药。若因饮食停积所致者,可配消食药;因湿浊中阻所致者,可配化湿药;因脾虚运行乏力而致者,当配补气健脾药。又如治肝气郁滞证,宜选用疏肝理气药。若因血虚肝脉失养所致者,可配养血柔肝药;因寒邪凝滞肝脉所致者,宜配暖肝散寒药。再如治肺气壅滞证,宜选用宣肺行气药。若属风寒束肺所致者,当配宣肺解表药;因痰饮阻肺所致者,当配温肺化饮药。

【注意事项】性多辛温香燥,易耗气伤阴,故气虚气阴不足者慎用。破气药作用峻猛而更易耗气,故孕妇慎用。本类药多气味芳香,入汤剂不宜久煎。

【现代研究】有调节胃肠平滑肌,促进消化液分泌,利胆,舒张支气管平滑肌,中枢抑制,调节子宫平滑肌,兴奋心肌,增加冠状动脉血流量,升压或降压,抗菌等多种药理作用。见表8-19。

表 8-19　理气药

中药名词	拼音名词	拉丁文名词	英文名词	性味	归经	功效	主治病证	用量(g)	颗粒(g)	药理
陈皮[典]	Chenpi	Citri Reticulatae Pericarpium	Dried Tangerine Peel	苦、辛，温	肺、脾	理气健脾、燥湿化痰	胸脘胀满、食少吐泻	3~10	6	抗溃疡、抗过敏、抑菌
川楝子[典]	Chuanlianzi	Toosendan Fructus	Szechwan Chinaberry Fruit	苦、寒；有小毒	肝、小肠、膀胱	舒肝行气、止痛驱虫	脘腹胀满、虫积腹痛	5~10 外用	10	抗炎、杀虫、抗菌
炒川楝子	Chaochuanlianzi	Stir-baking Toosendan Fructus	Stir-baked Szechwan Chinaberry Fruit	苦、寒	肝、小肠、膀胱	舒肝行气、止痛驱虫	脘腹胀满、虫积腹痛	4.5~9	10	杀虫、抗菌
大腹皮[典]	Dafupi	Arecae Pericarpium	Areca Peel	辛、微温	脾、胃、大肠、小肠	行气宽中、行水消肿	湿疹皮炎	5~10	10	导泻
佛手[典]	Foshou	Citri Sarcodactylis Fructus	Finger Citron	辛、苦、酸、温	肝、脾、胃、肺	燥湿健脾、祛风散寒	结节性红斑	3~10	6	抗过敏、镇痛
甘松[典]	Gansong	Nardostachyos Radix et Rhizoma	Nardostachys Root	辛、甘、温	脾、胃	理气止痛、收湿拔毒	脘腹胀满、脚肿胸胸气	3~6 外用	6	抗菌、抗过敏、镇静
九香虫[典]	Jiuxiangchong	Aspongopus	Stink-bug	咸、温	肝、脾、肾	理气止痛、温中助阳	抗菌、抗病毒	3~9	10	抗菌、抗癌、抗凝血
炒九香虫	Chaojiuxiangchong	Stir-baking Aspongopus	Stir-baked Stink-bug	咸、温	肝、脾、肾	理气止痛、温中助阳	抗菌、抗病毒	3~9	10	抗菌、抗癌、抗凝血
橘核	Juhe	Citri Reticulatae Semen	Tangerine Seed	苦、平	肝、肾	理气、散结、止痛	乳痈肿痛	3~9	10	抑菌止痛
橘红[典]	Juhong	Citri Exocarpium Rubrum	Red Tangerine Peel	辛、苦、温	脾、肺	散寒燥湿、醒脾消食	湿疹、瘙痒	3~10	6	助消化
茅香	Maoxiang	Hierochloe Odorata	Hierochloe Odorata	甘、微苦、温	肝、脾	活血化瘀、芳香除臭	湿疹、瘙痒	3~6	6	止痒

（续　表）

中药名词	拼音名词	拉丁文名词	英文名词	性味	归经	功效	主治病证	用量(g)	颗粒(g)	药理
玫瑰花[典]	Meiguihua	Rosae Rugosae Flos	Rose Flower	甘,微苦,温	肝,脾	活血化瘀,芳香除臭	湿疹痤疮	3~6	6	抗氧化,香身除臭
木香[典]	Muxiang	Aucklandiae Radix	Common Aucklandia Root	辛,苦,温	脾,大肠,三焦,胆	行气止痛,健脾消食	脘腹胀满,积食不化	3~6	6	镇痛,抗菌,抑菌香身
青皮[典]	Qingpi	Citri Reticulatae Pericarpium Viride	Green Tangerine Peel	苦,辛,温	肝,胆,胃	疏肝破气,消积化滞	食积气滞,胸胁胀痛	3~10	6	保肝,镇痛
乌药[典]	Wuyao	Linderae Radix	Combined Spicebush Root	辛,温	肺,脾,肾,膀胱	散寒除湿,通络除痹	湿疹,血管疾病	6~10	10	镇痛,抗炎
香附[典]	Xiangfu	Cyperi Rhizoma	Nutgrass Galingale Rhizome	辛,微苦,微甘,平	肝,脾,三焦	行气解郁,散结止痛		6~10 外用	10	镇痛,抗炎,抑菌
醋香附	Cuxiangfu	Cyperi Rhizoma Vinegar	Vinegared Cyperi Rhizoma	辛,微苦,微甘,平	肝,脾,三焦	行气解郁,散结止痛	肝郁气滞,脘腹胀满	6~10 外用	10	镇痛,抗炎,抑菌
薤白[典]	Xiebai	Allii Macrostemonis Bulbus	Longstamen Onion Bulb	辛,苦,温	心,肺,胃,大肠	通阳散结,行气导滞	胸痹心痛,脘腹胀满	5~10 外用	10	抗氧化,抑菌,抗炎
枳壳[典]	Zhike	Aurantii Fructus	Orange Fruit	苦,辛,酸,微寒	脾,胃	破气消积,化痰散结	大便不通,食积不化	3~10 外用	6	导泻
麸炒枳壳	Fuchaozhike	Fructus Aurantii Stir-baked With Bran	Fructus Aurantii Stir-baking With Bran Aurantii	辛,温	脾,胃,大肠	破气消积,化痰散结	大便不通,食积不化	3~10 外用	6	利尿,镇静

（续　表）

中药名词	拼音名词	拉丁名词	英文名词	性味	归经	功效	主治病证	用量(g)	颗粒(g)	药理
枳实[典]	Zhishi	Fructus Aurantii Immaturus	Immature Orange Fruit	苦、辛、酸，微寒	脾、胃	破气消积，化痰散痞	积滞内停，大便不通	3~10	6	抗溃疡、镇痛
紫苏梗[典]	Zisugeng	Perillae Caulis	Perilla Stem	辛，温	肺、脾	理气宽中，止痛安胎	胃脘疼痛，嗳气呕吐	5~10	10	消食

九、消食药

【定义】凡以消化食积为主要功效，常用以治疗饮食积滞证的药物，称为消食药，又称助消化药。

【性能特点】本类药物多为甘平，主入脾、胃两经，能帮助饮食消化，消除胃中宿积，脾胃健运复常，消食化滞。本类药物的主要功效为消食，从而达到治疗的目的。

所谓消食，是指药物能够帮助消化，减轻或消除消宿食积滞的作用，又称消食化积、消食和中、消食和胃、消食运脾、消食健脾、消食健胃、消食开胃等。

【主治病证】本类药物适用于饮食不节，暴食暴饮，或素体脾胃虚弱，饮食难消所致的饮食积滞证。证见脘腹胀满，不思饮食，嗳腐吞酸，恶心呕吐，大便失常，矢气臭秽等。

【应用原则】因食积内停，易壅塞气机，气机不畅，又可导致或加重积滞，故运用本类药物时常配行气宽中药同用。使气行则食积易化。若正气素虚，或积滞病日久，脾胃虚弱者，当配补气健脾药同用，以标本兼顾。

【注意事项】虽多数药药性较为缓和，但仍不乏耗气之弊，故气虚而无积滞者慎用。

【现代研究】有助消化，降血脂，抗动脉粥样硬化，强心，增加冠脉血流量，抗心肌缺血，降压等多种药理作用。见表8-20。

表 8-20　消食药

中药名词	拼音名词	拉丁文名词	英文名词	性味	归经	功效	主治病证	用量(g)	颗粒(g)	药理
谷芽[典]	Guya	Setariae Fructus Germinatus	Miller Sprout	甘,温	脾,胃	消食和中,健脾开胃	腹胀口臭,脾胃虚弱	9~15	15	消食
炒谷芽	Chaoguya	Stir-baking Fructus Germinatus	Stir-baked Miller Sprout	甘,温	脾,胃	消食和中,健脾开胃	腹胀口臭,脾胃虚弱	9~15	15	消食
鸡内金[典]	Jineijin	Galli Gigerii Endothelium Corneum	Chicken's Gizzard-skin	甘,平	脾,胃,小肠,膀胱	健胃消食,涩精止遗	食积不消,胆胀胁痛	3~10		抗凝血,降脂
焦槟榔[典]	Jiaobinglang	Arecae Semen Tostum	Charred Areca Seed	苦,辛,温	胃,大肠	消食导滞	食积不消,脘胁胀痛	3~10		抗菌,抗病毒
莱菔子[典]	Laifuzi	Raphani Semen	Radish Seed	辛,甘,平	肺,脾,胃	消食除胀,降气化痰	脘腹胀痛,大便秘结	5~12	10	抗菌助消化
炒莱菔子	Chaolaifuzi	Stir-baking Raphani Semen	Stir-baked Radish Seed	辛,甘,平	肺,脾,胃	消食除胀,降气化痰	脘腹胀痛,大便秘结	4.5~9	10	助消化
麦芽[典]	Maiya	Hordei Fructus Germinatus	Germinated Barley	甘,平	脾,胃	行气消食,健脾开胃	食积不消,脘腹胀痛	10~15		抗真菌
山楂[典]	Shanzha	Crataegi Fructus	Hawthorn Fruit	酸,甘,微温	脾,胃,肝	消食健胃,行气散瘀	脘腹胀满,积食不化	9~12	10	抗氧化,增强免疫力,抑菌
炒山楂	Chaoshanzha	Stir-baking Fructus Crataegi	Stir-baking Hawthorn Fruit	酸,甘,微温	脾,胃,肝	消食健胃,行气散瘀	脘腹胀满,积食不化	3~9	10	助消化
焦山楂[典]	Jiaoshanzha	Fructus Crataegi	Charred Hawthorn Fruit	酸,甘,微温	脾,胃,肝	消食健胃,行气散瘀	脘腹胀满,积食不化	6~15	10	助消化

（续 表）

中药名词	拼音名词	拉丁文名词	英文名词	性味	归经	功效	主治病证	用量(g)	颗粒(g)	药理
神曲	Shenqu	Massa Medicata Fermentata	Medicated Leaven	甘、辛,温	脾、胃	消食化积,健脾和胃	脘腹胀满,积食不化	10～15	10	助消化
炒六神曲	Chaoliushenqu	Stir-baking Massa Medicata Fermentata	Stir-baked Medicated Leaven	甘、辛,温	脾、胃	消食化积,健脾和胃	脘腹胀满,积食不化	6～15	10	助消化
焦六神曲	Jiaoliushenqu	Massa Medicata Fermentata Preparatus	Scorch Medicated Leaven	甘、辛,温	脾、胃	消食化积,健脾和胃	脘腹胀满,积食不化	6～9	10	助消化

十、止血药

【定义】凡以制止体内外出血为主要功效,常用以治疗各种出血的药物,称为止血药。

【性能特点】主入血分,多归心、肝两经。既能制止体内外各种出血,又能消除动血之因,有标本兼顾之效。因其药性有寒、温、散、敛之异,故本章药物的功效分别有凉血止血、温经止血、化瘀止血、收敛止血之别。

所谓止血,是指药物能控制出血,起到防止血液外溢的治疗作用。其中,药性寒凉,既能止血,又能清血分之热邪,以治血热出血为主者,称凉血止血;药性温热,既能温经止血,又能温散经脉中之寒凝,以治虚寒出血为主者,称温经止血;能活血散瘀,又能止血,以治瘀滞出血为主者,称化瘀止血;药性收涩,既能止血,又能收敛固涩、宁络止血,以治出血而无瘀滞者,称收敛止血。

【主治病证】适用于紫癜、咯血、衄血、吐血、便血、尿血、崩漏,以及外伤出血等体内外各种出血。皮科用于脉管性和血液性皮肤病。

【药物分类】止血药根据药性和兼有功效的不同,分为凉血止血、温经止血、化瘀止血、收敛止血药四类。

【应用原则】运用止血药时应根据出血的不同类型辨证选药,并进行相应的配伍。如治血热出血,宜选用凉血止血药,并配清热凉血药;治瘀血出血,选用化瘀止血药,并配行气活血药;治虚寒出血,宜选用温经止血和收敛止血药,并配益气健脾、温阳祛寒药等。若出血过多、气随血脱者,此时用止血药恐缓不济急,法当急投大补元气之药,以挽救气脱危候。

327

【注意事项】 运用止血药应始终注意"止血不留瘀"的问题。尤其是凉血止血药和收敛止血药，易凉遏恋邪，有止血留瘀之弊，故出血兼有瘀滞者不宜单独使用。至于止血药是否炒炭用，应视具体药物而定，不可一概而论，总以提高疗效为原则。

【现代研究】 能收缩局部血管，增强毛细血管稳定性，降低血管通透性，抑制纤维蛋白溶解，促进凝血。有的可通过物理化学因素促进止血。部分药物尚有抗炎、抗菌、镇痛、抗癌、调节心血管功能等多种药理作用。

凉血止血药

药物性属寒凉，味多甘苦，入血分，既能止血，又能清血分之热邪。适用于血热妄行所致的各种出血。因其性寒凝滞，易凉遏留瘀，不宜过量使用，或配化瘀止血药或活血祛瘀药同用。见表 8-21。

表 8-21 凉血止血药

中药名词	拼音名词	拉丁文名词	英文名词	性味	归经	功效	主治病证	用量(g)	颗粒(g)	药理
白茅根[典]	Baimaogen	Imperatae Rhizoma	Lalang Grass Rhizome	甘、寒	肺、胃、膀胱	凉血止血、清热利尿	血热出血、水肿热淋	9~30	15	抗炎，增强免疫力
侧柏叶[典]	Cebaiye	Platycladi Cacumen	Chinese Arborvitae Twig and Leaf	苦、涩、寒	肺、肝、脾	生发乌发、凉血止血	血热脱发，须发早白	6~12 外用	10	生发、抗炎、抗菌
侧柏炭	Cebaitan	Cacumen Platycladi Carbonisatum	Carbonized Cacumen Platycladi	苦、涩、寒	肺、肝、脾	生发乌发、凉血止血	血热脱发，须发早白	6~12	10	生发
大蓟[典]	Daji	Cirsii Japonici Herba	Japanese Thistle Herb	甘、苦、凉	心、肝	凉血止血、祛瘀消肿	痈疮肿疡、出血性病	9~15	15	抗菌、抗病毒
大蓟炭[典]	Dajitan	Cirsii Japonici Herba Carbonisatum	Carbonized Japanese Thistle Herb	苦、涩、凉	心、肝	凉血止血、祛瘀消肿	痈疮肿疡、出血性病	5~10	10	止血
地黄炭	Dihuangtan	Rehmanniae Radix Carbonisatum	Carbonized Rehmannia Root	甘、寒	心、肝、肾	清热凉血、养阴生津	阴虚内热、发斑发疹	12~30	10	抗过敏、抗炎

（续　表）

中药名词	拼音名词	拉丁文名词	英文名词	性味	归经	功效	主治病证	用量(g)	颗粒(g)	药理
地榆[典]	Diyu	Sanguisorbae Radix	Garden Burnet Root	苦、酸、涩、微寒	肝、大肠	凉血止血、解毒敛疮	痈肿疮毒、水火烫伤	9~15 外用	10	抗菌、抗炎
地榆炭	Diyutan	Sanguisorbae Radix Carbonisatum	Carbonized Garden Burnet Root	苦、酸、涩、微寒	肝、大肠	凉血止血、解毒敛疮	痈肿疮毒、水火烫伤	9~15 外用	10	抗菌、收敛、止血
槐花[典]	Huaihua	Sophorae Flos	Pagodatree Flower	苦、微寒	肝、大肠	清肝泻火、凉血止血	银屑病、痤疮、酒渣鼻	5~10	10	抗炎、抗菌
炒槐花	Chaohuaihua	Stir-baking Sophorae Flos	Stir-fried Pagodatree Flower	苦、微、寒	肝、大肠	凉血止血、清肝泻火	银屑病、痤疮、酒渣鼻	4.5~9	10	抗炎、抗菌
槐角[典]	Huaijiao	Sophorae Fructus	Japanese Pagodatree Pod	苦、寒	肝、大肠	清肝泻火、凉血止血	银屑病、痤疮、酒渣鼻	6~9	10	抗炎、抗菌
槐米	Huaimi	Flos Spohorae Immaturus	Sophorae Immaturus	辛、微寒	肝、大肠	清肝泻火、凉血止血	银屑病、痤疮、酒渣鼻	0.3~0.6	10	抗病毒
淮小麦	Huaixiaomai	Triticum Aestivum L.	Huaibei Area Wheat	苦、寒	肝、大肠	凉血止血、清热泻火	肠热便血、痔肿出血	6~9	10	收敛、止汗安神
瓦松[典]	Wasong	Orostachyis Fimbriati Herba	Fimbriate Orostachys Herb	酸、苦、凉	肝、肺、脾	解毒、敛疮、止血	疮口久不愈合	3~9		收敛
小蓟[典]	Xiaoji	Cirsii Herba	Field Thistle Herb	甘、苦、凉	心、肝	祛瘀消肿、凉血止血	外伤出血、痈肿疮毒	5~12	5	抗菌、抗肿瘤
小蓟炭	Xiaojitan	Cirsii Herba Carbonisatus	Carbonized Field Thistle Herb	甘、苦、凉	心、肝	凉血止血、利尿通淋	痈疮肿疡、出血性病	10~15	5	止血

化瘀止血药

药物既能止血，又能化瘀，使血止而不留瘀、血散而不妄行。适用于瘀血内阻、血不循经之各种出血。本类药物具行散之性，出血而无瘀者及孕妇宜慎用。见表8-22。

表8-22 化瘀止血药

中药名词	拼音名词	拉丁文名词	英文名词	性味	归经	功效	主治病证	用量(g)	颗粒(g)	药理
降香[典]	Jiangxiang	Dalbergiae Odoriferae Lignum	Rosewood	辛，温	肝、脾	行气活血、止痛止血	脘腹疼痛、痛肿疮毒	9～15	6	抗凝血、镇痛
马钱子[典]	Maqianzi	Strychni Semen	Nux Vomica	苦，温；有大毒	肝、脾	通络止痛、散结消肿	风湿顽痹、痈肿疮毒	0.3～0.6 外用	15	抗炎、调节免疫
蒲黄[典]	Puhuang	Typhae Pollen	Cattail Pollen	甘，平	肝、心包	化瘀、止血、通淋	紫癜、血管炎	5～10	6	止血、抗炎、调脂
蒲黄炭	Puhuangtan	Typhae Pollen Carbonisatum	Carbonized Pollen Typhae	甘，平	肝、心包	化瘀、止血、通淋	紫癜、血管炎	5～10	6	止血、抗炎、调脂
茜草[典]	Qiancao	Rubiae Radix et Rhizoma	Indian Madder Root	苦，寒	肝	凉血祛瘀、止血通经	血管炎、紫癜	6～10 外用	10	抗炎、抗氧化
茜草炭	Qiancaotan	Rubia Cordifolia L. Carbonisatum	Carbonized Radix Rubiae	苦寒	肝	凉血止血、祛瘀通经	血管炎、紫癜	10～15	10	抗炎、止血
三七[典]	Sanqi	Notoginseng Radix et Rhizoma	Sanchi	甘，微苦，温	肝、胃	散瘀止血、消肿定痛	紫癜、慢性湿疹	3～9 外用	1.5	改善循环、抗炎、抗衰老

收敛止血药

药物大多味涩，或为炭类，或质地黏，性较平和，能收敛止血。广泛用于各种出血，尤宜于出血而无瘀滞者。因其性涩收敛，有留瘀恋邪之弊，故常需配化瘀止血药或活血祛瘀药同用。对于出血有瘀或出血初期邪实者当慎用。见表8-23。

表 8-23　收敛止血药

中药名词	拼音名词	拉丁文名词	英文名词	性味	归经	功效	主治病证	用量(g)	颗粒(g)	药理
百草霜	Baicaoshuang	Plant Soot	Plant Soot	辛,温	肺,胃,大肠	解毒化湿,收敛止血	吐血,衄血,便血	0.5~1		止血
仙鹤草[典]	Xianhecao	Agrimoniae Herba	Hairyvein Agrimonia Herb	苦,涩,平	心,肝	收敛止血,止痢解毒	痈肿疮毒,阴痒带下	6~12外用	15	抗炎,杀虫,收敛,止血
血余炭[典]	Xueyutan	Crinis Carbonisatus	Carbonized Hair	苦,平	肝,胃	止血化瘀	外伤出血,小便不利	5~10外用	10	止血
棕榈[典]	Zonglv	Crinis Trachycarpi	Fortune Windmillpalm Petiole	苦,涩,平	肝,肺,大肠	收涩止血,敛止汗	汗疱疹	3~9	9	止血

见表 8-24。

温经止血药

药物性属温热,能暖气血,温经脉,固冲脉而统摄血液,具有温经止血之效。适用于脾不统血,冲脉失固之虚寒出血。因其性温热,故热盛火旺之出血忌用。

表 8-24　温经止血药

中药名词	拼音名词	拉丁文名词	英文名词	性味	归经	功效	主治病证	用量(g)	颗粒(g)	药理
艾叶[典]	Aiye	Artemisiae Argyi Folium	Argy Wormwood Leaf	辛,苦,温;有小毒	肝,脾,肾	温经止血,散寒止痛	蚊虫叮咬,散	3~9外用	10	抗菌,抗病毒,抗过敏
姜炭	Jiangtan	Ginger Carbonisatum	Carbonized Ginger	咸,辛,平	肝,肺,胃	祛风散结,止血		4.5~9	6	止血,抗溃疡
荆芥炭[典]	Jingjietan	Schizonepetae Herba Carbonisata	Fineleaf Schizonepeta Herb	辛,涩,微温	肺,肝	收敛止血	便血,皮下出血	5~10	10	止血

（续 表）

中药名词	拼音名词	拉丁文名词	英文名词	性味	归经	功效	主治病证	用量(g)	颗粒(g)	药理
绵马贯众炭[典]	Mianmaguan zhongtan	Dryopteridis Crassirhizomatis Rhizoma Carbonisatum	Carbonized Male Fern Rhizome	苦、涩、微寒；有小毒	肝、胃	收涩止血	皮下出血	5~10	10	止血、抗遗疡
炮姜[典]	Paojiang	Zingiberis Rhizoma Praeparatum	Prepared Dried Ginger	辛、热	脾、胃、肾	温中散寒、温经止血	寒性皮肤病	3~9	6	

十一、活血化瘀药

【定义】凡以通利血脉、促进血行、消散瘀血为主要功效，常用以治疗瘀血证的药物，称活血化瘀药，又称活血祛瘀药，简称活血药或化瘀药。其中活血作用较强者，又称破血药、逐瘀药或破血逐瘀药。

【性能特点】味多辛、苦，性多偏温，主归心、肝两经。入血分。辛能行血，苦能泄、苦能疏泄、调经、疗伤，温能通利，可使血脉通畅，瘀滞消散，从而达到止痛、调经、疗伤、消癥等多种治疗效果。因其作用力量强弱不同，本类药物的主要功效有活血、和血与破血之别。所谓活血化瘀，是指活血化瘀药物通利血脉、促进血行、消散瘀滞，具有治疗瘀血证的功效，又称活血化瘀、消散瘀或活血祛瘀、活血散瘀等。其中，作用较缓和者，又称和血、行血；作用峻猛者，又称破血、逐瘀、破血逐瘀等。

【主治病证】适用于瘀血证。由于瘀血证的应用十分广泛，故本类药物在临床的应用十分广泛。诸如外科皮科之痈肿疮疡、血液病、血管病、内科之胸腹痛、胁痛、癥瘕积聚、妇科之闭经痛经、伤科之跌打损伤等，凡属瘀血阻滞者皆可运用。

【药物分类】活血化瘀药根据功效及主治病证的不同，可分为活血止痛药、活血调经药、活血疗伤药和破血消癥药四类。

【应用原则】根据瘀血形成的原因及本类药物的功用特点选配药物。如寒凝血瘀者，当配温经散寒药；瘀热互结者，当配清热凉血药；久瘀体虚或因虚而瘀者，当配补益药。由若癥瘕积聚，当选用破血逐瘀药，并配软坚散结药同用。由于"气为血帅"，气行则血行，故在使用活血化瘀药时，常需配伍行气药同用，可提高或增强活血祛瘀之效。

【注意事项】多味活血辛善行，易耗动血，故月经过多者不宜用，孕妇当慎用或忌用。其中破血逐瘀之品易伤人体正气，体虚者应慎用。

【现代研究】活血化瘀药能扩张血管、改善微循环、增加器官血流量，调节全身与局部的血液循环；能抗血栓形成、抗动脉粥样硬化、抗心肌缺血缺氧和心肌梗死，抑制组织异常增生、减少炎症渗出及促进炎性渗出物吸收。此外，部分药物尚有加强子宫收缩、镇痛、抗炎及抗菌、抗肿瘤、抗纤维化、调脂等多种药理作用。

活血止痛药

药物既入血分、又入气分，活血兼行气，有良好的止痛作用，主治气血瘀滞所致的各种痛证。如紫癜、胸胁疼痛、心腹痛、痛经、产后腹痛、肢体疼痛、跌打伤痛等。见表 8-25。

表 8-25　活血止痛药

中药名词	拼音名词	拉丁文名词	英文名词	性味	归经	功效	主治病证	用量（g）	颗粒（g）	药理
川芎[典]	Chuanxiong	Chuanxiong Rhizoma	Szechwan Lovage Rhizome	辛、温	肝、胆、心包	活血行气、祛风止痛	风湿痹病、关节酸痛	3～10	6	改善微循环、调节免疫力
醋五灵脂	Cuwulingzhi	Trogopterus Dung Vinegar	Vinegared Trogopterus Dueg	苦、咸、甘、温	肝	活血止痛、化瘀止血	酒渣鼻、化	4.5～9	10	抗凝血
醋延胡索	Cuyanhusuo	Corydalis Rhizoma Vinegar	Vinegared Yanhusuo	辛、苦、温	肝、脾	活血、行气、止痛	脘腹疼痛、胸痹心痛	3～9	10	止痛
枫香脂[典]	Fengxiangzhi	Liquidambaris Resina	Beautiful Sweetgum Resin	辛、微苦、平	肺、脾	活血止痛、解毒生肌	痈疽肿痛	1～3		止痛
姜黄[典]	Jianghuang	Curcumae Longae Rhizoma	Turmeric	辛、苦、温	脾、肝	行气止痛、消癥着色	痉挛	3～10 外用	10	抗组织损伤、调节免疫力
酒川芎	Jiuchuanxiong	Chuanxiong Rhizoma Wine	Chuanxiong Rhizoma Vinata	辛、温	肝、胆、心包	活血行气、祛风止痛	风湿痹病、关节酸痛	3～12	10	扩血管、抗血栓、降血脂

（续表）

中药名词	拼音名词	拉丁文名词	英文名词	性味	归经	功效	主治病证	用量(g)	颗粒(g)	药理
两面针[典]	Liangmianzhen	Zanthoxyli Radix	Shinyleaf Pricklyash Root	苦、辛、平，有小毒	肝、胃	清热解毒，凉血消斑	发斑发疹，丹毒痈肿	5~10	10	抗菌
五灵脂	Wulingzhi	Faeces Trogopteri	Faeces Trogopterus Dueg pri	苦、咸、甘、温	肝	活血止痛，化瘀止血	酒渣鼻，痤疮	4.5~9	10	抗炎、抗菌、增强免疫力
延胡索[典]	Yanhusuo	Corydalis Rhizoma	Yanhusuo	辛、苦、温	肝、脾	活血，行气，止痛	脘腹疼痛，胸痹心痛	3~10	10	改善微循环
郁金[典]	Yujin	Curcumae Radix	Turmeric Root Tuber	辛、苦、寒	肝、心、肺	活血止痛，行气解郁	胸胁胀痛，带状疱疹	3~10	10	抗肿瘤，调脂

活血调经药

药物活血祛瘀而善调经，有行血而不峻猛，通经而不伤正的特点。主要适用于血行不畅所致的月经不调，痛经、经闭及产后瘀滞腹痛，也常用于其他瘀血证。见表8-26。

表8-26 活血调经药

中药名词	拼音名词	拉丁文名词	英文名词	性味	归经	功效	主治病证	用量(g)	颗粒(g)	药理
茺蔚子[典]	Chongweizi	Leonuri Fructus	Motherwort Fruit	辛、苦、微寒	心包、肝	活血调经，清肝明目	月经不调，经闭痛经	5~10	5	
丹参[典]	Danshen	Salviae Miltiorrhizae Radix et Rhizoma	Danshen Root	苦、微寒	心、肝	祛瘀止痛，活血通经	疮疡肿毒，血管病 外用	10~15	10	抗氧化、抗炎、抗增殖
红花[典]	Honghua	Carthami Flos	Safflower	辛、温	心、肝	活血通经，散瘀止痛	疮疡肿痛，冻疮 外用	3~10	6	抗氧化、扩血管、祛斑

（续表）

中药名词	拼音名词	拉丁文名词	英文名词	性味	归经	功效	主治病证	用量(g)	颗粒(g)	药理
鸡血藤[典]	Jixueteng	Spatholobi Caulis	Suberect Spatholobus Stem	苦、甘、温	肝、肾	活血补血、舒筋活络	关节型银屑病	9~15	15	改善微循环、抗病毒
凌霄花[典]	Lingxiaohua	Campsis Flos	Trumpetcreeper Flower	甘、酸、寒	肝、心包	凉血、祛风、化瘀	风疹、痤疮、瘙痒	5~9	5	抗血栓、抗炎、镇痛、抗菌
牛膝[典]	Niuxi	Achyranthis Bidentatae Radix	Twotoothed Achyranthes Root	苦、甘、酸、平	肝、肾	补肝肾、逐瘀通经	慢性湿疹、下肢引经	5~12	5	抗衰老、调节免疫力、抗炎、抗氧化
桃仁[典]	Taoren	Persicae Semen	Peach Seed	苦、甘、平	心、肝、大肠	活血化瘀、杀虫润肤	杀虫、抗菌	5~10 外用	10	抗炎、抗氧化
天山雪莲[典]	Tianshanxuelian	Saussureae Involucratae Herba	Snow Lotus Herb	微苦、温	肝、脾、肾	祛风除湿、补肾活血	风寒湿痹痛、关节炎	3~6	6	改善微循环
王不留行[典]	Wangbuliuxing	Vaccariae Semen	Cowherb Seed	苦、平	肝、胃	活血通经、下乳消肿	乳痈肿痛	5~10	10	抗肿瘤、镇痛
炒王不留行[典]	Chaowangbuliuxing	Stir-baking Vaccariae Semen	Stir-baking Vaccariae Semen	苦、平	肝、胃	活血通经、下乳消肿	乳痈肿痛	4.5~9	10	抗肿瘤、镇痛
西红花[典]	Xihonghua	Croci Stigma	Saffron	甘、平	心、肝	活血解毒、活血化瘀	温毒发斑、忧郁痞闷	1~3	3	活血
益母草[典]	Yimucao	Leonuri Herba	Motherwort Herb	苦、辛、微寒	肝、心包、膀胱	活血调经、利尿消肿	水肿尿少、疮疡肿毒	9~30 外用	15	抑制皮肤真菌
银杏	Yinxing	Ginkgo Biloba	Ginkgo	甘、苦、涩、平	心、肺	活血化瘀、润肤美容	慢性湿疹、皮肤角化	5~10	10	抗炎、抗氧化、改善微循环

335

（续表）

中药名词	拼音名词	拉丁文名词	英文名词	性味	归经	功效	主治病证	用量（g）	颗粒（g）	药理
泽兰[典]	Zelan	Lycopi Herba	Hirsute Shiny Bugle-weed Herb	苦、辛、微温	肝、脾	活血调经、祛瘀消痈	疮痈肿毒、水肿腹水	6~12	10	改善微循环、镇痛
蒸馏酒	Zhengliu-jiu	Dest. Destillatus	Distilled Liquor	甘、辛、温	心、肝、肺、胃	活血化瘀、通经活络	痤疮、痈疽、外用	外用		杀菌、活血

活血疗伤药

药物活血化瘀以疗伤见长，善于消肿止痛、续筋接骨、止血生肌敛疮。主要用于跌打损伤、瘀肿疼痛、骨折筋伤、金疮出血等伤科疾患。也常用于其他瘀血病证。见表8-27。

表8-27　活血疗伤药

中药名词	拼音名词	拉丁文名词	英文名词	性味	归经	功效	主治病证	用量（g）	颗粒（g）	药理
北刘寄奴[典]	Beiliujinu	Siphonostegiae Herba	Chinensis Siphonostegia Herb	涩、甘、凉	心、肝	镇静安神、收敛固涩	硬皮病、静脉曲张	10~15	10	抗炎、抗菌
煅自然铜[典]	Duanziran-tong	Praeparatum Pyritum	Calcined Pyritum	辛、平	肝	散瘀、接骨、止痛	跌打损伤、筋断骨折	3~9	10	改善微循环、止痛
莪术[典]	Ezhu	Curcumae Rhizoma	Zedoray Rhizome	辛、苦、温	肝、脾	破血行气、消积止痛	抗炎抑菌、抗肿瘤	6~9	10	抗菌、抗炎、抗病毒
骨碎补[典]	Gusuibu	Drynariae Rhizoma	Fortune's Drynaria Rhizome	苦、温	肾、肝	补肾强骨、续伤止痛	白癜风、斑秃	3~9	10	抗炎
露蜂房	Lufengfang	Polistes Mandarinus Saussure	Nidus Vespae	甘、平	胃	攻毒杀虫、祛风止痛	结节性痒疹	6~9		抗炎

破血消癥药

药物药性峻猛，以虫类居多，能破血逐瘀，消癥散积，主要适用于瘀血之重证，尤多用于癥瘕积聚，亦常用于血瘀经闭、瘀肿疼痛等。

因性猛力峻，易耗气、动血、伤阴，凡出血、阴血亏虚、气虚体弱，及孕妇、月经期妇女当忌用或慎用。见表8-28。

表8-28 破血消癥药

中药名词	拼音名词	拉丁文名词	英文名词	性味	归经	功效	主治病证	用量(g)	颗粒(g)	药理
三棱[典]	Sanleng	Sparganii Rhizoma	Common Burreed Tuber	辛、苦、平	肝、脾	破血行气，消积止痛	结节性痒疹	5~10	10	抗肿瘤
水蛭[典]	Shuizhi	Hirudo	Leech	咸、苦、平；有小毒	肝	破血通经，逐瘀消癥	血瘀经闭、癥瘕痞块	1~3	3	抗炎、改善微循环
苏木[典]	Sumu	Sappan Lignum	Sappan Wood	甘、咸、平	心、肝、脾	行血祛瘀，消肿止痛	硬皮病、疖肿	3~9	10	抗炎、抗氧化、免疫抑制
土鳖虫[典]	Tubiechong	Eupolyphaga Steleophaga	Ground Beetle	咸、寒；有小毒	肝	破血逐瘀，消肿止痛	角化性皮肤病	3~10	10	抗凝血、镇痛

十二、化痰止咳平喘药

【定义】凡以祛痰或消痰为主要功效，常用以治疗痰证的药物，称为化痰药。

【性能特点】味多苦、辛，主入肺、脾经。辛可燥泄、苦可燥泄，能行散、能祛痰或消散痰浊，以治疗痰浊内阻或流窜全身所致的各种病证。因其药性及运用范围不同，本类药物的主要功效为化痰、温化寒痰、清化热痰，部分药物兼能消痰软坚散结。

所谓化痰，是指药物能祛除消散或消散痰浊之邪，主治各种"痰证"的作用，又称祛痰、消痰。兼有咸味，消瘰、瘿瘤、瘰疬、痰核等，常称为消痰软坚散结。其中，性偏温燥，以治寒痰、湿痰者，称为温化寒痰，称为温化寒痰；性偏寒凉，以治热痰者，称清化热痰，称为清化热痰。

【主治病证】适用于各种有形、无形之痰证。因痰"随气升降，无处不到，或在经络，或在脏腑，所以痰之为病多也"《锦囊秘录》。主治痰火互结之瘰疬、瘿瘤、痰核、瘰疬、瘿瘤、瘰疬者，则当配平肝息风、开窍、安神药；痰核、瘰疬、瘿瘤、瘰疬者，配软坚散结之品；阴疽流注者，当配温阳通滞散结之品。凡痰中带血等有出血倾向者，宜慎用。

泛恶、痰阻心络之胸痹，痰浊中阻之头晕、眩晕、痰扰心神之失眠多梦，肝风夹痰之中风、惊厥，痰阻经络之肢体麻木、半身不遂，口眼㖞斜，故有"痰为百病之母""百病皆由痰作祟"之说。

【注意事项】 某些温燥之性较强的化痰药，凡痰中带血等有出血倾向者，宜慎用。

【现代研究】 一般具有祛痰、镇咳、抑菌、抗病毒、消炎利尿等作用，部分药物尚有镇静、镇痛、抗惊厥、改善血液循环、免疫调节等作用。

温化寒痰药

药物味多辛、苦，性多温燥。主归肺、脾、肝经。具有温肺祛寒、燥湿化痰的作用。主治寒痰、湿痰证。证见咳嗽气喘、痰多色白或清稀，舌苔白腻，以及寒痰、湿痰所致的眩晕、肢体麻木、阴疽流注、痰痛肿毒等。

本类药物温燥而性烈，易火动血，故凡热痰、燥痰及有出血倾向者当忌用或慎用。见表8-29。

【药物分类】 化痰药根据其药性特点及主治病证的不同，分为温化寒痰药与清化热痰药两类。

【应用原则】 应根据痰的寒、热、燥、湿等不同成因，分别选用不同的化痰药，并进行相应的配伍。如因脾虚不运，津液不归正而聚湿生痰，故常配伍补气健脾药，又因痰易阻滞气机，"气滞则痰凝，气顺则痰消"，故常配伍理气药，以加强化痰之功。若外感而致者，当配解表散邪药；火热而致者，应配清热泻火药；里寒者，配温里药；虚劳者，配补虚药。此外，如癫痫、惊厥、眩晕、昏迷

表8-29 温化寒痰药

中药名词	拼音名词	英文名词	拉丁文名词	性味	归经	功效	主治病证	用量(g)	颗粒(g)	药理
白附子[典]	Baifuzi	Giant Typhonium Rhizome	Typhonii Rhizoma	辛、温；有毒	胃、肝	祛风散结、杀虫止痒	鬶黑斑、蛇咬伤	3~6、外用	6	祛斑、抗炎、抗菌
制白附子	Zhibaifuzi	Prepared of White Monkshood	Typhonii Rhizoma Praeparata	辛、温；有毒	胃、肝	祛风散结、杀虫止痒	鬶黑斑、蛇咬伤	3~6、外用	5	
大皂角[典]	Dazaojiao	Big Gleditsia	Gleditsiae Sinensis Fructus	辛、咸、温；有小毒	肺、大肠	散结消肿、祛风止痒	正痒、乳化	1~1.5、外用	1	止痒、乳化

（续 表）

中药名词	拼音名词	拉丁文名词	英文名词	性味	归经	功效	主治病证	用量(g)	颗粒(g)	药理
半夏[典]	Banxia	Pinelliae Rhizoma	Pinellia Tuber	辛,温;有毒	脾,胃,肺	燥湿化痰,消痞散结	痈肿痰核,胸脘痞闷	3~9 外用	9	抑菌,抗炎,增强免疫
法半夏[典]	Fabanxia	Pinelliae Praeparatum Rhizoma	Prepared Pinellia Tuber	辛,温	脾,胃,肺	燥湿化痰	风痰,麻疹	3~9	6	抑菌,抗炎,增强免疫
姜半夏[典]	Jiangbanxia	Pinelliae Rhizoma Praeparatumcum Cum Zingibere et Alumine	Pinellia Tuber prepared with ginger	辛,温	脾,胃,肺	行气止痛,消痞着色	痰饮呕吐,胃脘痞满	3~9	6	抑菌,抗炎,增强免疫
清半夏[典]	Qingbanxia	Pinelliae Rhizoma Praeparatum Cum Alumine	Pinellia Tuber prepared with alum	辛,温	脾,胃,肺	燥湿化痰	湿痰咳嗽,胃脘痞满	3~9	6	抑菌,抗炎,增强免疫
芥子[典]	Jiezi	Sinapis Semen	Mustard Seed	辛,温	肺	散结,通络,止痛	关节麻木,阴疽肿毒	3~9	10	抗炎,发疱,抑制真菌
炒芥子	Chaojiezi	Stir-baking Sinapis Semen	Stir-baked Mustard seed	辛,温	肺	散结通络止痛	关节麻木,阴疽肿毒	3~9	10	抗炎,发疱,抑制真菌
制天南星[典]	Zhitiannan-xing	Arisaematis Rhizoma Preparatum	Prepared Jackinthepulpit Tuber	苦,辛,温;有毒	肺,肝,脾	燥湿化痰,散结消肿	痈肿疖毒,蛇虫咬伤	3~9 外用	6	镇痛,抗肿瘤

清化热痰药

药物多苦寒或甘寒,以清热化痰为主,兼能润燥,主要用于热痰证。部分药物也可用于燥痰证,症见咳嗽气喘,痰黄质稠,或痰少胶黏难咯,唇舌干燥等。个别药物兼有咸味,能软坚散结,可用于痰火郁结之瘰疬瘿瘤等。本类药物药性偏寒凉,脾胃虚寒者应慎用。见表8-30。

表 8-30　清化热痰药

中药名词	拼音名词	拉丁文名词	英文名词	性味	归经	功效	主治病证	用量(g)	颗粒(g)	药理
川贝母[典]	Chuanbeimu	Fritillariae Cirrhosae Bulbus	Tendrilleaf Fritillary Bulb	苦、甘、微寒	肺、心	清热润肺，散结消痈	干咳少痰，痈疠	1~2	1	抗炎、止咳
儿茶[典]	Ercha	Catechu	Cutch, Black Catechu	苦、涩、微寒	肺、心	清热收湿，生肌敛疮	溃疡不敛，湿疹口疮　外用	1~3	1	收敛、抗氧化
瓜蒌[典]	Gualou	Trichosanthis Fructus	Snakegourd Fruit	甘、微苦、寒	肺、胃、大肠	润肺化痰，清肠通便	燥咳痰黏，肠燥便秘	9~15	10	
瓜蒌皮[典]	Gualoupi	Trichosanthis Pericarpium	Snakegourd Peel	甘、寒	肺、胃	清热燥湿，解毒疗疮	疮疡肿毒，湿疹皮炎	6~10	10	抗溃疡、抑菌、抗凝
瓜蒌子[典]	Gualouzi	Trichosanthis Semen	Snakegourd Seed	甘、寒	肺、胃、大肠	芳香化浊，和中止呕	湿浊中阻，脘痞呕吐	9~15	10	抗溃疡、抑菌、抗凝
海藻[典]	Haizao	Sargassum	Seaweed	苦、咸、寒	肝、胃、肾	软坚散结，消痰利水	瘿瘤、瘰疬	6~12	10	抗菌
桔梗[典]	Jiegeng	Platycodonis Radix	Platycodon Root	苦、辛、平	肺	宣肺利咽，祛痰排脓	胸闷不畅，咽痛喑哑	3~10	10	抗菌、抗炎、抗过敏
昆布[典]	Kunbu	Laminariae Thallus, Eckloniae Thallus	Kelp or Tangle	咸、寒	肝、胃、肾	软坚散结，消痰利水	瘿瘤、瘰疬	6~12	10	抗肿瘤
前胡[典]	Qianhu	Peucedani Radix	Hogfennel Root	苦、辛、微寒	肺	降气化痰，散风清热	风热证、等，痧疹	3~10	10	抗炎、抗过敏
天竺黄[典]	Tianzhuhuang	Bambusae Concretio Silicea	Tabasheer	甘、寒	心、肝	清热豁痰，凉心定惊	热病神昏，中风痰迷	3~9	6	清热
浙贝母[典]	Zhebeimu	Fritillariae Thunbergii Bulbus	Thunberg Fritillary Bulb	苦、寒	肺、心	清热散结，解毒消痈	乳痈、瘰疬，疮毒	5~10	10	抗炎、抑菌

十三、止咳平喘药

【定义】凡以制止或缓解咳嗽喘息为主要功效，常用以治疗咳嗽、喘证的药物，称为止咳平喘药。

【性能特点】止咳平喘药多味苦泄降，药性有寒、温之分，主入肺经。能制止咳嗽，平定喘息，从而达到治疗疾病的目的。本章药物的主要功效为止咳、平喘。

所谓止咳，即指药物能缓解或抑制咳嗽的治疗作用。所谓平喘，即指药物能缓解或平定喘息的治疗作用。其中，平喘作用较强者，又称定喘。因本章药物大多兼而有之，只是有所侧重而已，故止咳平喘常并称。止咳平喘主要在于控制咳嗽或喘息的症状，侧重于治标，属于对症功效。临床务必与清肺、温肺、宣肺、降气、润肺、泻肺、敛肺、补肺、纳气等对证功效相结合运用方臻全面。

【主治病证】适用于各种病因所引起的咳嗽或喘证。

【应用原则】由于咳嗽、气喘病因多端，证情复杂，病有表里之分，寒热之别，虚实之异，标本之殊，以及痰之有无等，故使用止咳平喘药时应审证求因，针对病情的不同，选用适宜的止咳、平喘药物，并进行相应的配伍，不能单纯地见咳治咳，见喘治喘。若有表证者，须配伍解表药；若有肺热者，当配伍清泄肺热药；若配伍温肺散寒药；若有痰者，须配伍化痰药；若阴虚肺燥者，须配伍养阴润肺药；若肺肾气虚者，须配伍敛肺纳气药，并配伍温补肺肾之品；若肺肾两虚者，当肺肾双补，配伍补肾药；若肝火犯肺者，当清肺清肝泻火药；若有咯血者，当配伍止血药；若有食积者，须配伍消食药。

【注意事项】部分药物有毒，用之宜慎。少数种子类药物，有滑肠之弊，脾虚便溏者慎用。

【现代研究】具有镇咳、平喘、祛痰作用。部分药物尚有抑菌、抗病毒、消炎、抗过敏、利尿、镇静、镇痛及改善血液循环和免疫调节作用。见表8-31。

表8-31　止咳平喘药

中药名词	拼音名词	拉丁文名词	英文名词	性味	归经	功效	主治病证	用量(g)	颗粒(g)	药理
百部[典]	Baibu	Stemonae Radix	Stemona Root	甘、苦，微温	肺	杀虫灭虱，润肺止咳	抗真菌，杀虫	3~9 外用	10	抗菌，杀虫
燀苦杏仁	Chankuxingren	Armeniacae Semen Amarum	Stir baked semen Armeniaca	苦，微温；有小毒	肺、大肠	杀虫、护肤，润肤	痤疮、寻常疣	4.5~9	10	杀虫

（续　表）

中药名词	拼音名词	拉丁文名词	英文名词	性味	归经	功效	主治病证	用量(g)	颗粒(g)	药理
枇杷叶[典]	Pipaye	Eriobotryae Folium	Loquat Leaf	苦,微寒	肺,胃	清肺止咳 祛痰消疮	痤疮,酒渣鼻	6~10	6	抑菌,抗炎
桑白皮[典]	Sangbaipi	Mori Cortex	White Mulberry Rootbark	甘,寒	肺	泻肺平喘 利水消肿	荨麻疹·湿疹	6~12	10	
蜜桑白皮	Misangbaipi	Morus Alba L.	Honey-fried White Mulberry Rootbark	甘,寒	肺	泻肺平喘 利水消肿	荨麻疹·湿疹	6~12	10	抗炎·抗过敏
天南星[典]	Tiannanxing	Arisaematis Rhizoma	Jackinthepulpit Tuber	苦,辛,温;有毒	肺,肝,脾	燥湿化痰 散结消肿	痈肿疮毒,蛇虫咬伤	3~9 外用		镇痛,抑制肿瘤
甜杏仁	Tianxingren	Amygdalus Communis Vas	Armeniaca Dulcis	甘,平	肺,大肠	润肺平喘 润肠通便	痤疮,寻常疣	10~15	5	杀虫,润肤
葶苈子[典]	Tinglizi	Descurainiae Semen Lepidii Semen	Pepperweed Seed, Tan-symustard Seed	辛,苦,大寒	肺,膀胱	泻肺平喘 利水消肿	胸腹水肿,小便不利	3~10		抗菌,抗肿瘤
洋金花[典]	Yangjinhua	Daturae Flos	Datura Flower	辛,温;有毒	肺,肝	麻醉止痛	风湿痹痛,外科麻醉	0.3~0.6 外用		麻醉,止痛,增加心排血量
银杏叶[典]	Yinxingye	Ginkgo Folium	Ginkgo Leaf	甘,苦,涩,平	心,肺	活血化瘀 通络止痛	慢性湿疹,皮肤角化	9~12	6	润肤,抗氧化,改善微循环
紫苏子[典]	Zisuzi	Perollae Fructus	Perilla Fruit	辛,温	肺	降气消痰 平喘润肠	抗癌	3~10	10	抗氧化,抗炎,抗过敏
紫菀[典]	Ziwan	Asteris Radix et Rhizoma	Tatarian Aster Root	辛,苦,温	肺	润肺下气 止咳化痰	痰多喘咳	5~10	6	止咳,抗菌,祛痰
桑白皮[典]	Sangbaipi	Mori Cortex	White Mulberry Rootbark	甘,寒	肺	泻肺平喘 利水消肿	荨麻疹·湿疹	6~12	10	抗过敏

十四、安神药

【定义】凡以安定神志为主要功效，常用以治疗心神不宁证的药物，称为安神药。

【性能特点】安神药多为甘平之品，主入心经，能安定神志，使各种神志不安所致的心不守舍神，神不守舍得以缓解或恢复。本类药物的主要功效为安神、重镇安神、养心安神等。所谓安神，是指药物能使心能心神安定，起到治疗心神不宁证的作用，又称宁心安神。其中，矿石或介类药物，质重沉降，安神作用较强，以治邪气内扰之心神不宁为主者，习称重镇安神，又称镇惊安神，镇心安神。植物种子类药物，质润滋养，安神作用稍缓，以治阴血亏虚之心神不宁为主者，习称养心安神。

【主治病证】适用于心神不宁证，神经性皮病，银屑病，瘙痒症，烦躁不安，心悸怔忡，失眠多梦，以及惊风，癫痫狂等。

【药物分类】安神药根据其药性特点及主治病证的不同，分为重镇安神药与养心安神药两类。

【应用原则】应根据导致心神不宁的病因病机及本类药物的性能特点选配药物。一般而言，心神不宁因心火亢盛，或肝阳上亢等邪气内扰所致者，宜选用重镇安神药，并随证配伍清心泻火、或平抑肝阳药物同用。若因阴血亏虚，或心脾两虚等正虚不足所致者，宜选用养心安神，并随证配伍滋养阴血，或补益心脾药物同用。

【注意事项】矿石、介类安神药多属治标之品，只宜暂用，不可久服，应中病即止；若入煎剂，当打碎先煎或久煎，若作丸散服，易伤胃耗气，须配伍益胃健脾之品。部分有毒药，更须慎用，以防中毒。

【现代研究】部分药物尚有祛痰止咳，抑菌防腐，改善冠状动脉血循环，强心及提高机体免疫功能等多种药理作用。

重镇安神药

用于心神不宁，躁动不安等症的药物，称重镇安神药。本类药物多为矿石、化石、介壳类药物，具有质重沉降之性，重则能镇，重可镇怯，故有重镇安神，平惊定志，平肝潜阳等作用。见表8-32。

表 8-32 重镇安神药

中药名词	拼音名词	拉丁文名词	英文名词	性味	归经	功效	主治病证	用量(g)	颗粒(g)	药理
磁石[典]	Cishi	Magnetitum	Magnetite	咸，寒	肝、心、肾	平肝潜阳，镇惊安神	惊悸失眠，癫痫症	9～30		
煅磁石	Duancishi	Praeparatum	Calcined Magnetite	咸，寒	肝、心、肾	平肝潜阳，镇惊安神	惊悸失眠，癫痫症	9～30	30	抗炎、止血、镇静
龙骨	Longgu	Os Draconis		涩，平	肝、胆、心、肾	收湿敛疮，养血安神	气血不足，心悸怔忡	9～15	30	调节免疫、镇静

养心安神药

用于阴血不足，心脾两虚，心失所养之心悸怔忡，虚烦不眠，健忘多梦等心神不宁虚证的药物，称养心安神药。多为植物种子、种仁类药物，具有甘润滋养之性，性味多甘平，故以养心安神为主要作用。见表 8-33。

表 8-33 养心安神药

中药名词	拼音名词	拉丁文名词	英文名词	性味	归经	功效	主治病证	用量(g)	颗粒(g)	药理
柏子仁[典]	Baiziren	Platycladi Semen	Chinese Arborvitae Kernel	甘，平	心、肾、大肠	养心安神，润肠通便	阴血不足，虚烦失眠	3～10	10	镇静、安眠
合欢皮[典]	Hehuanpi	Albiziae Cortex	Silktree Albizia Bark	甘，平	心、肝、肺	理气宽中，清暑	暑湿感冒，恶寒发热	6～12	10	镇静、安眠，增强免疫，抗炎
灵芝[典]	Lingzhi	Ganoderma	Glossy Ganoderma	甘，平	心、肝、肺、肾	补气安神，止咳平喘	眩晕不眠，心悸气短	6～12	3	镇静、安眠，增强免疫
首乌藤[典]	Shouwuteng	Polygoni Multiflori Caulis	Tuber Fleeceflower Stem	甘，平	心、肝	祛风通络，养血安神	风湿痹痛，皮肤瘙痒	9～15 外用	15 外用	抗炎、止痒

（续 表）

中药名词	拼音名词	拉丁文名词	英文名词	性味	归经	功效	主治病证	用量(g)	颗粒(g)	药理
酸枣仁[奠]	Suanzaoren	Ziziphi Spinosae Semen	Spine Date Seed	甘,酸,平	肝,胆,心	宁心安神,敛汗生津	虚烦不眠,体虚多汗	10~15	10	镇静、安眠
炒酸枣仁	Chaosuanzaoren	Stir-baking Ziziphi Spinosae Semen	Stir-baked Date Seed	甘,酸,平	肝,胆,心	宁心安神,敛汗生津	虚烦不眠,体虚多汗	9~15	10	镇静、安眠
远志[奠]	Yuanzhi	Polygalae Radix	Thinleaf Milkwort Root	苦,辛,温	心,肾,肺	安神益智,交通心肾	失眠多梦,疮疡肿毒	3~10	6	镇静、安眠

十五、平抑肝阳药

【定义】凡以平抑肝阳或潜降肝阳为主要功效,常用以治疗肝阳上亢证的药物,称为平抑肝阳药,又称平肝潜阳药、平肝潜阳药。

【性能特点】多为沉降之品,主入肝经。能平抑之肝阳,减轻或消除肝阳升发太过所致诸症。因其以介类药物居多,故有"介类潜阳"之说。

所谓平抑肝阳,是指药物能潜降肝阳,起治疗肝阳上亢证的作用,简称平肝阳、平肝。而传统习惯则根据药材的来源不同将其分为两类,即介类或矿物类药物功效多称为平肝潜阳、潜阳,植物类药物功效多称为平抑肝阳、平降肝阳,一般认为,平肝潜阳的作用较强,平抑肝阳的作用稍逊。

【主治病证】适用于肝肾阴虚、阴不制阳、肝气浮动于上的肝阳上亢证。证见头晕目眩、头痛、耳鸣、腰膝酸软等。也可用于肝火上攻所致的面红、口苦、目赤肿痛、烦躁易怒、头痛头昏等。

【应用原则】肝阳上亢证,即肝肾阴虚为本、肝阳上亢为标,故使用本类药时多配伍滋补肝肾阴阳药物、益阴以制阳。若肝阳化风,导致肝风内动者,常与息风止痉药同用。兼有肝火亢盛、烦躁易怒者,常配伍清肝泻火药。兼有心神不宁者,常配伍安神药。

【注意事项】多为介类或矿石类,用量可稍大,宜打碎先煎。因其有碍消化,故常与消食健脾药为伍。

【现代研究】具有降血压、镇静、抗惊厥、抑制癫痫的发生、减少自主活动的作用。此外,部分药物还有解热、镇痛等多种药理作用。见表8-34。

表 8-34 平抑肝阳药

中药名词	拼音名词	拉丁文名词	英文名词	性味	归经	功效	主治病证	用量(g)	颗粒(g)	药理
地龙[典]	Dilong	Pheretima	Earthworm	咸,寒	肝,脾,膀胱	清热定惊,通络生肌	风湿痹病,关节肿胀	5~10 外用	10	增强免疫力,抗过敏,抗菌
钩藤[典]	Gouteng	Uncariae Ramulus Cum Uncis	Gambir Plant	甘,凉	肝,心包	息风定惊,清热平肝	红斑狼疮,白塞病	3~12	10	镇静
蒺藜[典]	Jili	Tribuli Fructus	Puncturevine Caltrop Fruit	辛,苦,微温;有小毒	肝	活血祛风,明目止痒	目赤翳障,风疹瘙痒	6~10	10	抗心肌缺血,抗衰老
僵蚕[典]	Jiangcan	Bombyx Batryticatus	Stiff Silkworm	咸,辛,平	肝,肺,胃	祛风定惊,止痒祛斑	瘙痒症,黧黑斑	5~10	10	抗菌,抗过敏
炒僵蚕[典]	Chaojiangcan	Stir-baking Bombyx Batryticatus	Stir-baked Stiff Silkworm	甘,苦,温	脾,胃	祛风定惊,止痒祛斑	瘙痒症,黧黑斑	5~9	10	抗过敏,祛斑
九节菖蒲	Jiujiechangpu	Anemone Altaica Mey.	IRhizome	甘,平	心,肺,脾,胃	清热解毒,调和诸药	抗炎,抗菌,解毒	2~10	10	抗过敏,抗炎
牡蛎[典]	Muli	Ostreae Concha	Oyser shell	咸,微寒	肝,胆,肾	镇静安神,软坚散结	瘰疬痰核,疮疡瘰结,自汗盗汗	9~30 外用	30	收敛,抗衰老,抗病毒
全蝎[典]	Quanxie	Scorpio	Scorpion	辛,平;有毒	肝	息风镇静,攻毒散结	疮疡瘰疬,结节痒疹	3~6	3	抗炎,抗菌,抗过敏
石菖蒲[典]	Shichangpu	Acori Tatarinowii Rhizoma	Grassleaf Sweetflag Rhizome	辛,苦,温	心,胃	化湿和胃,开窍宁神	湿疹皮炎	3~10 外用	6	抗过敏

（续 表）

中药名词	拼音名词	拉丁文名词	英文名词	性味	归经	功效	主治病证	用量（g）	颗粒（g）	药理
石决明[典]	Shíjuémíng	Haliotidis Concha	Abalone Shell	咸，寒	肝	平肝潜阳，清肝明目	红斑狼疮、白塞病	6～20	20	抗氧化、抗炎、调节免疫
煅石决明	Duànshíjuémíng	Haliotidis Concha Praeparatum	Calcined Abalone Shell	咸，寒	肝	平肝潜阳，清肝明目	头痛眩晕、目赤翳障	3～9	20	降压
天麻[典]	Tianma	Gastrodiae Rhizoma	Tall Gastrodia Tuber	甘，平	肝	息风止痉，祛风通络	肢体麻木、高血压病	3～10	6	抗氧化、抗衰老、促进组织修复
蜈蚣[典]	Wugong	Scolopendra	Centipede	辛，温；有毒	肝	攻毒散结，通络止痛	痒疹、瘙痒症	3～5		镇静、抗炎
赭石[典]	Zheshi	Haematitum	Hematite	苦，寒	肝、心、肺、胃	平肝潜阳，凉血止血	眩晕耳鸣、皮下出血	9～30	30	抗氧化、镇静
珍珠母[典]	Zhenzhumu	Margaritifera Concha	Nacre	咸，寒	肝、心	平肝潜阳，安神定惊	头痛眩晕、惊痫失眠	10～25	30	

十六、补益药

【定义】 凡以补虚扶弱，纠正人体的气血阴阳不足为主要功效，常用以治疗各种虚证的药物，称为补虚药，亦称补养药或补益药，简称"补药"。

【性能特点】 补虚药多具甘味，能补益虚损，扶助正气，增强抗病能力，消除各种虚弱证候。即所谓"虚则补之"《内经》之意。本章药物的主要功效为补虚、补气、

补血、补阴等。

所谓补虚，即补益气血阴阳虚损，治疗各种虚证的功效，又称补益、补养。其中，药性偏温，能补益脏气，以治疗气的功能减退，或脏腑组织功能减退所致虚弱证候为主的功效，称补气，又称益气；能温助一身之阳之阳气，以治疗体内阳气亏损所致虚寒证候为主的功效，称为补阳，又称助阳。性偏寒凉，能补阳滋液，生津润燥，以治疗体内阴液亏少，滋润、濡养作用减退所致各种干燥症状及虚热症为主

不当补而误补。使用补虚药扶正祛邪,要分清主次,处理好祛邪与扶正的关系,使祛邪而不伤正,补虚而不留邪。补阳药性温热,能伤阴助火,阴虚火旺者忌用;补血药与补阴药性多黏腻,易妨碍脾胃运化而生湿,故湿浊中阻,腹胀便溏者不宜用。补虚药如作汤剂,一般宜适当久煎,使药味尽出。虚证一般病程较长,故补虚药多作丸剂、膏剂,片剂等成药制剂,便于服用。

【现代研究】 具有增强免疫力,延缓衰老,调节内分泌功能,抗辐射,耐缺氧,抗疲劳,抗氧化,促进造血功能,降血脂,降血糖等多种药理作用。

补气药

药物多为甘温或甘平之品,能补益脏气,主治气的功能减退,或脏腑组织功能减退所致的虚弱证候。因补气药主入脾、肺两经,尤善补脾益肺和益肺气,故主要适用于脾、肺气虚之证。脾气虚则见食欲不振、脘腹虚胀、大便溏薄、体倦神疲、面色萎黄、消瘦或一身虚浮,甚或脱肛、脏器下垂等。肺气虚则见气少不足以息,动则益甚、咳嗽无力、声音低怯,甚或喘促、体倦神疲、易出虚汗等。

补气药多壅而不灵,用之不当则有滞气之弊,易致中满腹胀,故常须配理气药同用,可使之补而不滞。见表8-35。

的功效,称为补阴,又称养阴,滋阴,益阴。药性或温或凉。功能补血,以治疗血虚不能濡养脏腑、经络、组织所致虚弱证候为主的功效,称为养血,又称养血。

【主治病证】 适用于人体脏腑、气血、津液、精髓等正气亏虚所致的各种证候,包括气虚证、阳虚证、血虚证和阴虚证等,详见各节概述。

【药物分类】 根据补虚药的药性特点及主治病证不同,常分为补气药、补阳药、补血药和补阴药四类。

【应用原则】 由于虚证有气虚、血虚、阴虚、阳虚之分,故使用补虚药时首先应针对虚证的不同类型分别选用不同功效的补虚药。由于人体的气血阴阳,在生理上相互依存,在病理上相互影响,故运用补虚药时,常需相兼为用。如阳虚多兼气虚、气虚可致阳虚;阴虚多兼血虚、血虚可致阴虚,故补气药与补阳药、补阴药与补血药常相须为用。气为血之帅,血为气之母。故治血虚证当配补气药,使气旺则生血;治气虚证当配补气药,使气旺则生血。《景岳全书》云:"善补阳者必于阴中求阳,则阳得阴助而生化无穷;故治阳虚者必于阴中求阴,则阴得阳升而泉源不竭。"故治阴虚证常配补阴药;治阳虚证常配补阳药。至于气血两亏、阴阳俱虚,则当气血双补,阴阳兼顾。

【注意事项】 使用补虚药,首先应避免盲目使用,防止

表 8-35 补气药

中药名词	拼音名词	拉丁文名词	英文名词	性味	归经	功效	主治病证	用量(g)	颗粒(g)	药理
核桃仁[典]	Hetaoren	Juglandis Semen	English Walnut Seed	甘,温	肾、肺、大肠	润肤生肌,消肿祛毒	须发早白,病后脱发	6~9	10	抗衰老,增强免疫
蛤蚧[典]	Gejie	Gecko	Tokay Gecko	咸,平	肺、肾	补肺益肾,助阳益精	肺肾不足,阳痿遗精	3~6	10	抗炎,抗衰老
白扁豆[典]	Baibian dou	Lablab Semen Album	White Hyacinth Bean	甘,微温	脾、胃	健脾化湿,和中消暑	暑湿吐泻,痈毒	9~15	10	抗病毒,助消化
白术[典]	Baizhu	Atractylodis Macro-cephalae Rhizoma	Largehead Atractylo-des Rhizome	苦、甘,温	脾、胃	健脾利湿,补益气血	湿疹皮炎,水肿自汗	6~12 外用	6	
焦白术	Jiaobaizhu	Atractylodes Macrocepha-la Koidz. Preparatus	Scorch-fryLargehead Atractylodes Rhi-zome	苦、甘,温	脾、胃	健脾利湿,补益气血	湿疹皮炎,水肿自汗	10~15	10	增强免疫,抗氧化,抗菌
炒白扁豆	Chaobaibi-an dou	Stir-baking Armeniacae Semen Amarum	Stir-baked White Hyacinth Bean	甘,微温	脾、胃	健脾化湿,和中消暑	暑湿吐泻,痈毒	9~15	10	助消化
刺五加[典]	Ciwujia	Acanthopanacis Senti-cosi Radix Et Rhizo-ma Seu Caulis	Manyprickle Acan-thopanax	辛、微苦,温	脾、肾、心	益气健脾,补肾安神	腰膝酸痛,失眠多梦	9~27	10	增强免疫力
大枣[典]	Dazao	Jujubae Fructus	Chinese Date	甘,温	脾、胃、心	补中益气,补血安神	慢性皮病,红斑狼疮	6~15	10	提高免疫功能,抗衰老,抗过敏
党参[典]	Dangshen	Codonopsis Radix	Tangshen	甘,平	肺、脾	健脾益肺,养血生津	气短心悸,食少便溏	9~30	10	增强免疫力,抗病证菌,抗疫
凤仙花	Fengxian-hua	Garden Balsam	Balsamine Cypripedi-um	辛、苦,温	脾、胃	健脾理气,燥湿利水	甲癣	6~12 外用		抗真菌

（续　表）

中药名词	拼音名词	拉丁文名词	英文名词	性味	归经	功效	主治病证	用量(g)	颗粒(g)	药理
甘草[典]	Gancao	Glycyrrhizae Radix et Rhizoma	Liquorice Root	甘，平	心、肺、脾、胃	清热解毒，调和诸药	痈肿疮毒，湿疹皮炎	2～10，外用	3	免疫调节，抗过敏
炙甘草[典]	Zhigancao	Glycyrrhizae Radix et Rhizoma Praeparata Cum Melle	Prepared Liauorice Root	甘，平	心、脾、肺、胃	补脾益气，调和诸药	痈肿疮毒，湿疹皮炎	2～10		
红参[典]	Hongshen	Ginseng Radix et Rhizoma Rubra	Red Ginseng	甘，微苦，温	脾、肺、心、肾	散寒燥湿，醒脾消食	脘腹冷痛，食积胀满	3～9	5	增强免疫
红景天[典]	Hongjingtian	Rhodiolae Crenulatae Radix et Rhizoma	Bigflower Rhodiola Root	甘，苦，平	肺、心	益气活血，通脉平喘	气虚血瘀，胸痹心痛	3～6	6	增强免疫，抗寒，抗氧化，抗缺氧
黄芪[典]	Huangqi	Astragali Radix	Milkvetch Root	甘，微温	肺、脾	补气固表，敛疮生肌	气虚自汗，痈疽难溃	9～30	10	增强免疫力，延缓衰老
炙黄芪[典]	Zhihuangqi	Astragali Radix Praeparata Cum Melle	Prepared Milkvetch Root	甘，温	肺、脾	补气固表，敛疮生肌	气虚自汗，痈疽难溃	9～30	10	增强免疫力
人参[典]	Renshen	Ginseng Radix et Rhizoma	Ginseng	甘，微苦，微温	脾、肺、心、肾	补益气血，生发护肤	慢性皮病，免疫病	3～9	5	增强免疫力，抗氧化，抗衰老
人参叶[典]	Renshenye	Ginseng Folium	GinsengLeaf	苦，甘，寒	肺、胃	补益气血，生发护肤	慢性皮病，红斑狼疮	3～9	10	增强免疫力
山药[典]	Shanyao	Dioscoreae Rhizoma	Common Yam Rhizome	甘，平	脾、肺、肾	补脾养胃，补肾涩精	脘腹胀满，积食不化	15～30	10	延缓衰老，助消化
太子参[典]	Taizishen	Pseudostellariae Radix	Heterophylly Falsestarwort Root	甘，微苦，平	脾、肺	益气健脾，生津润肺	脾虚体倦，自汗口渴	9～30	10	增强免疫力，抗衰老，抗菌
西洋参[典]	Xiyangshen	Panacis Quinquefolii Radix	American Ginseng	甘，微苦，凉	心、肺、肾	补气养阴，清热生津	气虚阴亏，虚热烦倦	3～6	5	增强免疫力，抗疲劳，抗氧化

补阳药

药物多为甘温之品，能温助一身之阳气，可用于各个脏器阳气亏虚的证候。因其主入肾经，主要适用于肾阳虚衰所致的腰膝酸冷、畏寒肢冷、下肢尤甚、性欲减退、男子阳痿早泄、滑精精冷、女子宫寒不孕、或久泻不止、完谷不化、五更泄泻、或小便清长、夜尿频多等。

本类药物药性多多燥烈，易助火伤阴，故阴虚火旺者忌用。

见表8-36。

表8-36　补阳药

中药名词	拼音名词	拉丁文名词	英文名词	性味	归经	功效	主治病证	用量(g)	颗粒(g)	药理
巴戟天[典]	Bajitian	Morindae Officinalis Radix	Morinda Root	甘、辛、微温	肾、肝	补肾阳、祛风湿	风湿痹痛、筋骨痿软	3~10	10	促进免疫力、抗衰老
补骨脂[典]	Buguzhi	Psoraleae Fructus	Malaytea Scurfpea Fruit	辛、苦、温	肾、脾	温肾助阳、光敏生色	白癜风、斑秃	6~10	10	光敏、增强免疫
杜仲[典]	Duzhong	Eucommiae Cortex	Eucommia Bark	甘、温	肝、肾	补肝肾、强筋骨	荨麻疹、湿疹	6~10	10	增强免疫、抗衰老、抗炎
杜仲炭	Duzhongtan	Eucommiae Cortex Carbonisatum	Carbonized Cortex Eucomm	甘、温	肝、肾	补肝肾、强筋骨	荨麻疹、湿疹	6~10	10	抗衰老
盐杜仲	Yanduzhong	Halitium Eucommiae Cortex	Salted Eucommiae Salatus	甘、咸、温	肝、肾	补肝肾、强筋骨	荨麻疹、湿疹	10~15	10	抗衰老
杜仲叶[典]	Duzhongye	Eucommiae Folium	Eucommia Leaf	微辛、温	肝、肾	补肝肾、强筋骨	荨麻疹、湿疹	10~15	10	抗衰老
煅阳起石	Duanyangqishi	Praeparatum Tremoliteor Tremoliteasbestos	Calcined Actinolite	咸、微温	肾	补肾壮阳	下焦虚寒、腰膝冷痹		5	兴奋生殖功能
附子[典]	Fuzi	Aconiti Lateralis Radix Praeparata	Prepared Common Monkshood Daughter Root	辛、甘、大热；有毒	心、肾、脾	回阳救逆、补火助阳	阴寒水肿、湿寒湿痹	3~15	3	抗炎、抗溃疡、增强免疫力

（续　表）

中药名词	拼音名词	拉丁文名词	英文名词	性味	归经	功效	主治病证	用量(g)	颗粒(g)	药理
九里香[典]	Jiulixiang	Murrayae Folium et Cacmen	Murraya Jasminorage	辛,甘,温;有小毒	肝,肾	行气止痛,活血散瘀	肝肾亏虚,腰膝酸痛	6~12		解经,抗生育
芦荟[典]	Luhui	Aloe	Aloes	苦,寒	肝,胃,大肠	清热,护肤	湿癣,痤疮	2~5 外用		抑菌,抗炎,抗氧化,美白护肤
鹿角[典]	Lujiao	Cervi Cornu	Deer Horn(Antler)	咸,温	肝,肾	温补肝肾,益精养血	阴疽疮疡,乳痈初起	6~15	6	增强免疫力
鹿角胶[典]	Lujiaojiao	Cervi Cornus Colla	Deerhorn Glue	甘,咸,温	肝,肾	温补肝肾,益精养血	阴疽肿痛,腰膝酸冷	3~6	3	增强免疫力
鹿角霜[典]	Lujiaoshuang	Cervi Cornu Degelatinatum	Degelatined Deerhorn	咸,涩,温	肝,肾	祛风活络,利水通经	痛疽瘰疬	9~15	10	增强免疫
肉苁蓉[典]	Roucongrong	Cistanches Herba	Desertliving Cistanche	甘,咸,温	肾,大肠	补肾阳,益精血	红斑狼疮	6~10	10	增强免疫力,抗衰老,抗疲劳
沙苑子[典]	Shayuanzi	Astragali Complanati Semen	Flatstem Milkvetch Seed	甘,温	肝,肾	补肾助阳,固精缩尿	肾虚腰痛,遗精早泄	9~15	10	增强免疫力,抗疲劳
菟丝子[典]	Tusizi	Cuscutae Semen	Dodder Seed	辛,甘,平	肝,肾,脾	补肾壮阳,祛斑美肤	阳痿遗精,腰膝酸软	6~12 外用	10	增强免疫力,延缓衰老
盐菟丝子	Yantusizi	Halitum Cuscutae Semen	Salted Cuscutae	甘,咸,温	肝,肾,脾	补肾益精,止泻安胎	阳痿遗精,腰膝酸软	6~12	10	增强免疫
仙茅[典]	Xianmao	Curculiginis Rhizoma	Common Curculigo Rhizome	辛,热;有毒	肾,肝,脾	补肾阳,祛寒湿	阳痿精冷,腰膝冷痹	3~10	10	增强免疫力,抗炎
续断[典]	Xuduan	Dipsaci Radix	Himalayan Teasel Root	苦,辛,微温	肝,肾	补肝肾,强筋骨	风湿痹痛,腰膝酸软	9~15	10	促进组织再生

（续　表）

中药名词	拼音名词	拉丁文名词	英文名词	性味	归经	功效	主治病证	用量(g)	颗粒(g)	药理
益智[典]	Yizhi	Alpiniae Oxyphyllae Fructus	Sharpleaf Glangal Fruit	辛,温	肾,脾	固精缩尿,温脾摄唾	脾寒泄泻,遗精白浊	3~10	10	提高记忆力,延缓衰老
淫羊藿[典]	Yinyanghuo	Epimedii Folium	Epimedium Leaf	辛,甘,温	肝,肾	补肾阳,祛风湿	肾阳虚衰,阳痿遗精	6~10	10	增强免疫力
紫河车	Ziheche	Placenta Hominis	Placenta Hominis	甘,咸,温	心,肺,肾	益气养血,温肾补精	骨蒸盗汗,阳痿遗精	2~3	3	增强免疫力,抗过敏,延缓衰老

补　血　药

药物多为甘温或甘平之品,质地滋润,主入心肝血分。功能补血。主要适用于血虚不能养脏腑、经络、组织所致的虚弱证候,症见面色淡白或萎黄、唇爪甲色淡、头晕目眩、或心悸不寐、健忘神疲、手足发麻、或妇女月经量少、色淡、经期或闭经等。因"有形之血不能自生,生于无形之气"(《医方考》),故运用补血药时常配伍补气药同用。本类药物多滋腻黏滞碍胃,故脾虚湿阻、气滞食少者慎用。见表8-37。

表8-37　补血药

中药名词	拼音名词	拉丁文名词	英文名词	性味	归经	功效	主治病证	用量(g)	颗粒(g)	药理
阿胶[典]	Ejiao	Asini Corii Colla	Donkey-hide Glue	甘,平	肺,肝,肾	补血滋阴,润燥止血	慢性湿疹,红斑狼疮	3~9	2	增强免疫,促进造血
白芍[典]	Baishao	Paeoniae Radix Alba	White Peony Root	苦,酸,微寒	肝,脾	敛阴止汗,养血调经	血虚萎黄,自汗盗汗	6~15	10	免疫调节,抗炎
炒白芍[典]	Chaobaishao	Stir-baking Paeoniae Radix Alba	Stir-baked White Peony Root	苦,酸,微寒	肝,脾	敛阴止汗,养血调经	血虚萎黄,自汗盗汗	6~15	10	免疫调节,抗过敏

（续　表）

中药名词	拼音名词	拉丁文名词	英文名词	性味	归经	功效	主治病证	用量(g)	颗粒(g)	药理
酒白芍	Jiubaishao	Paeoniae Radix Alba Wine	WineWhite Peony Root	辛,温	肝,脾	活血行气,祛风止痛	血虚萎黄,自汗盗汗	3~9	10	抗过敏
当归[典]	Danggui	Angelicae Sinensis Radix	Chinese Angelica Root	甘,辛,温	肝,心,脾	补血活血,调经止痛	痈疽疮肿,风寒湿痹	6~12	10	增强免疫力,抗炎
当归炭	Dangguitan	Radix Angelicae Sinensis Carbonisatum	Carbonized Radix Angelicae Sinensis	甘,辛,温	肝,心,脾	补血活血,调经止痛	痈疽疮肿,风寒湿痹	6~15	10	改善微循环
酒当归	Jiudanggui	Angelica Sinensis Wine	Angelica Sinensis Wine	甘,辛,温	肝,心,脾	补血活血,调经止痛	痈疽疮肿,风寒湿痹	3~9	10	改善微循环
当归尾	Dangguiwei	Angelicae Sinensis Radix	Chinese Angelica Root	甘,辛,温	肝,心,脾	补血活血,调经止痛	痈疽疮肿,风寒湿痹	6~12	10	抗炎
何首乌[典]	Heshouwu	Polygoni Multiflori Radix	Fleeceflower Root	苦,甘,涩,微温	肝,心,肾	益精血,乌须发	须发早白,风疹盛痒	3~6	10	增强免疫力
制何首乌[典]	Zhiheshouwu	Polygoni Multiflori Radix Praeparata	Prepared Fleeceflower Root	苦,甘,涩,微温	肝,心,肾	益精血,乌须发	须发早白,腰膝酸软	6~12	10	增强免疫力,延缓衰老
龙眼肉[典]	Longyanrou	Longan Arillus	Longan Aril	甘,温	心,脾	补益心脾,养血安神	心血不足,血虚萎黄	9~15	10	增强免疫力,抗菌,抗衰老
熟地黄[典]	Shudihuang	Rehmanniae Radix Praeparata	Prepared Rehmannia Root	甘,微温	肝,肾	补血滋阴,益精填髓	肝肾阴虚,内热消渴	9~15	10	增强免疫力

补 阴 药

药物多为甘寒或甘凉之品，质润多汁。能补阴滋液，生津润燥，兼能清虚热，适用于肺、胃、肝、肾等各脏腑阴液亏少，滋润、濡养作用减退所表现的各种干燥症状及虚热证。肺阴虚证是指肺阴不足，清肃失职，清虚热内扰所致的病证，症见干咳无痰，或痰少而黏，或声音嘶哑，形体消瘦，颧红潮热，或手足心热，或盗汗等。胃阴虚证是指胃阴不足，胃失濡养所致的病证，症见胃脘隐痛，口干咽燥，似饥不欲饮食，或胃脘嘈杂，痞胀不舒，或胃脘灼热隐痛，大便干结等。肝肾阴虚证是指肝肾阴液亏虚，虚热内扰所致的病证，症见眩晕耳鸣，腰膝酸软，发脱齿摇，两目干涩，男子遗精、女子不孕，潮热盗汗，五心烦热等。

本类药物大多甘寒滋腻，故脾胃虚寒、痰湿内阻、腹满便溏者慎用。见表 8-38。

表 8-38　补阴药

中药名词	拼音名词	拉丁文名词	英文名词	性味	归经	功效	主治病证	用量（g）	颗粒（g）	药理
百合[典]	Baihe	Lilii Bulbus	Lily Bulb	甘，寒	心，肺	养阴润肺，清心安神	阴虚燥咳，劳嗽咳血	6~12	10	提高免疫力，抗氧化
北沙参[典]	Beishashen	Glehniae Radix	Coastal Glehnia Root	甘，微苦，微寒	肺，胃	养阴清肺，益胃生津	慢性湿疹，皮肤角化	5~12	10	抗过敏，调节免疫
鳖甲[典]	Biejia	Trionycis Carapax	Turtle Carapace	咸，微寒	肝，肾	滋阴潜阳，软坚散结	阴虚潮热，红斑狼疮	9~24	10	增强免疫力，抑制结缔组织增生
鳖甲胶	Biejiajiao	Trionycis Carapax	Turtle Varapace Gwe	咸，微寒	肝，肾	滋阴潜阳，软坚散结	阴虚发热，红斑狼疮	9~24	3	增强免疫力
枸杞子[典]	Gouqizi	Lycii Fructus	Barbary Wolfberry Fruit	甘，平	肝，肾	滋补肝肾，益精明目	虚劳精亏，内热消渴	6~12	5	增强免疫力，抗衰老
龟甲[典]	Guijia	Testudinis Carapacis et Plastrum	Tortoise Carapace and Plastron	咸，甘，微寒	肝，肾，心	润阴潜阳，养血补心	阴虚潮热，骨蒸盗汗	9~24	10	提高免疫力

（续 表）

中药名词	拼音名词	拉丁文名词	英文名词	性味	归经	功效	主治病证	用量(g)	颗粒(g)	药理
龟甲胶[典]	Guijiajiao	Testudinis Carapacis et Plastri Colla	Glue of Tortoise Shell	咸、甘、凉	肝、肾、心	滋阴、养血、补血	阴虚潮热、骨蒸盗汗	3～9	3	提高免疫力
黑豆[典]	Heidou	Sojae Semen Nigrum	Black Bean	甘、平	脾、肾	益精解毒、养血祛风	阴虚烦渴、染发	3～30	外用	增强免疫力、解毒
黑芝麻[典]	Heizhima	Sesami Semen Nigrum	Black Sesame	甘、平	肝、肾、大肠	补肝肾、益精血	须发早白、病后脱发	9～15	10	增强免疫力
黄精[典]	Huangjing	Polygonati Rhizoma	Solomonseal Rhizome	甘、平	脾、肺、肾	补益养阴、杀虫止痒	体倦乏力、脾胃虚弱	9～15	10	增强免疫力、抗氧化
麦冬[典]	Maidong	Ophiopogonis Radix	Dwarf Lilyturf Tuber	甘、微苦、微寒	心、肺、胃	养阴生津、润肺清心	慢性湿疹、肠燥便秘	6～12	10	增强免疫力、延缓衰老、抗过敏
明党参[典]	Mingdangshen	Changii Radix	Medicinal Changium Root	甘、微苦、微寒	肺、脾、肝	养阴和胃、芳香除臭	脾胃虚寒、呃逆呕吐	6～12		增强免疫力
墨旱莲[典]	Mohanlian	Ecliptae Herba	Yerbadetajo Herb	甘、酸、寒	肾、肝	滋补肝肾、凉血止血	须发早白、腰膝酸软	6～12	10	调节免疫力
南沙参[典]	Nanshashen	Adenophorae Radix	Fourleaf Ladybell Root	甘、微寒	肺、胃	清阴养肺、化痰益气	气阴不足、烦热口干	9～15	10	
闹羊花[典]	Naoyanghua	Rhododendri Mollis Flos	Yellow Azalea Flower	辛、温；有大毒	肝	祛风除湿、散瘀定痛	风湿痹痛、顽癣	0.6～1.5	外用	麻醉
牛大力	Niudali	Millettia Speciosa Champ	Millettiae Speciosae	苦、甘、酸、平	肝、肾	逐瘀通经、补肝肾	硬红斑、瘢痕疙瘩	5～12	15	改善微循环
女贞子[典]	Nvzhenzi	Ligustri Lucidi Fructus	Glossy Privet Fruit	甘、苦、凉	肝、肾	滋补肝肾、乌须明目	须发早白、腰膝酸软	6～12	10	增强免疫力、延缓衰老

（续　表）

中药名词	拼音名词	拉丁文名词	英文名词	性味	归经	功效	主治病证	用量(g)	颗粒(g)	药理
桑椹[典]	Sangshen	Mori Fructus	Mulberry Fruit	甘、酸、寒	心、肝、肾	滋补肝肾，明目乌发	须发早白、病后脱发	9~15	10	调节免疫力、延缓衰老
石斛[典]	Shihu	Dendrobii Caulis	Dendrobium	甘、微寒	胃、肾	益胃生津，滋阴清热	肾阴津亏、病后虚热	6~12	10	增强免疫力、抗氧化
铁皮石斛[典]	Trepishihu	Dendrobii Officinalis Caulis	Dendrobium Stem	甘、微寒	胃、肾	益胃生津，滋阴清热	肾阴津亏、病后虚热	6~12	10	抗炎
天冬[典]	Tiandong	Asparagi Radix	Cochinchinese Asparagus Root	甘、苦、寒	肺、肾	养阴润燥，清肺生津	慢性湿疹、皮肤角化	6~12	10	延缓衰老、保湿护肤
玉竹[典]	Yuzhu	Polygonati Odorati Rhizoma	Fragrant Solomonseal Rhizome	甘、微寒	肺、胃	养阴润燥，生津止渴	黄褐斑、黑变病	6~12 外用	10	抗氧化、延缓衰老、祛斑

十七、固涩药

【定义】　凡以收敛固涩为主要功效，常用以治疗各种滑脱病证的药物，称为收涩药，又称固涩药。

【性能特点】　本类药物味多酸涩，性温或平，主入肺、脾、肾、大肠经。酸可收敛，涩可固脱，善敛耗散，固涩滑脱，使滑脱病证得以收敛，从而达到治疗滑脱证的目的。本类药物的主要功效为收敛固涩。

所谓收敛固涩，是指药物对正气虚弱、气、血、精、津液耗散或滑脱病的病证发挥治疗作用的功效，又称收涩或固涩。

其中，以治疗自汗、盗汗为主者，称固表止汗，又称敛汗。以治疗久咳虚喘为主者，称敛肺，或敛肺止咳。以治久泻久痢为主者，称涩肠，或涩肠止泻。以治遗精滑精为主者，称固精。以治遗尿尿频为主者，称缩尿。以治崩漏带下为主者，称固崩止带。

【主治病证】　适用于久病体虚，正气不固，脏腑功能衰退所致的各种滑脱病证。证见自汗、盗汗，久咳虚喘，久泻久痢，遗精、滑精，遗尿、尿频，崩带不止等。

【药物分类】　根据收涩药的药性特点及主治病证不同，一般分为固表止汗药，敛肺涩肠药与固精缩尿止带药三类。

【应用原则】　运用本类药物应根据滑证脱证的不同表

357

现，有针对地选用不同功效为主的药物，并进行相应的配伍。如气虚自汗，阴虚盗汗，宜固表止汗，分别配补气药或补阴药同用；脾肾阳虚阳虚之久泻、久痢，宜涩肠止泻，当配温补脾肾药同用；肾虚遗精、遗尿、尿频，宜固精缩尿，当配补肾药同用；肺肾虚损之久咳虚喘，宜敛肺止咳，当配补肺益肾药同用。总之，导致滑脱的根本原因是正气虚弱，收涩药能敛其耗散，固其滑脱，长于治标。故常须与相应的补益药配伍，以期标本兼顾。

固表止汗药

药物多甘涩而性平，主归肺心经，功善收敛，能行肌表敛肺气，顾护腠理而有固表止汗之功。常用于气虚肌表不固，腠理疏松，津液外泄而有自汗；阴虚不能制阳，阳热迫津外泄而盗汗。见表8-39。

表8-39 固表止汗药

中药名词	拼音名词	拉丁文名词	性味	归经	功效	主治病证	用量(g)	颗粒(g)	药理
麻黄根[典]	Mahuanggen	Ephedrae Radix et Rhizoma	甘、涩、平	心、肺	固表止汗	自汗、盗汗	3~9	10	收敛止汗

敛肺涩肠药

药物酸涩收敛，主入肺或大肠经。以敛肺止咳、涩肠止泻为主要作用。适用于肺虚喘咳，或肺肾两虚权之之久泻久痢，肠滑不禁，以及脾肾虚寒之久泻久痢，肠滑不禁等。见表8-40。

表8-40 敛肺涩肠药

中药名词	拼音名词	拉丁文名词	性味	归经	功效	主治病证	用量(g)	颗粒(g)	药理
赤石脂[典]	Chishizhi	Halloysitum Rubrum	甘、酸、涩、温	胃、大肠	生肌敛疮、涩肠止血	疮疡不敛、湿疹脓水	9~12	10	收敛止汗
诃子[典]	Hezi	Chebulae Fructus Medicine Terminalia Fruit	苦、酸、涩、平	肺、大肠	涩肠止泻、消痈解毒	湿疹	3~10 外用	10	抑菌、抗氧化

（续表）

中药名词	拼音名词	拉丁文名词	英文名词	性味	归经	功效	主治病证	用量（g）	颗粒（g）	药理
绿豆衣	Lvdouyi	Phaseolus Radiatus L.	Mung Testa	甘，涩，平	心，肺	固表止汗	止汗、扩血管	3～9	10	收敛止汗
南五味子[典]	Nanwuweizi	Schisandrae Sphenantherae Fructus	Southern Magnoliavine Fruit	酸，甘，温	肺，心，肾	收敛固涩、益气生津	自汗盗汗、心悸失眠	2～6	6	收敛止汗
肉豆蔻[典]	Roudoukou	Myristicae Semen	Nutmeg	辛，温	脾，胃，大肠	温中行气、涩肠止泻	脾胃虚寒、脘腹胀痛	3～10	6	助消化、抗炎
乌梅[典]	Wumei	Mume Fructus	Smoked Plum	酸，涩，平	肝，脾，肺，大肠	敛肺涩肠、生津安蛔	等麻疹、瘙痒症	6～12	10	抗菌、抗真菌、收敛、抗过敏
五味子[典]	Wuweizi	Schisandrae Chinensis Fructus	Chinese Magnoliavine Fruit	酸，甘，温	肺，心，肾	收敛固涩、益气生津	梦遗滑精、自汗盗汗	2～6	6	免疫增强、抗氧化、收敛止汗

敛汗固表药

药物多甘涩而性平、主归肺心经、功善收敛、能行肌表、敛肺气、顾护腠理而有固表止汗之功。常用于气虚肌表不固、腠理疏松、津液外泄而自汗；阴虚不能制阳、阳热迫津外泄而盗汗。见表8-41。

359

表 8-41　敛汗固表药

中药名词	拼音名词	拉丁文名词	英文名词	性味	归经	功效	主治病证	用量(g)	颗粒(g)	药理
炒苦杏仁[典]	Chaokuxingren	Stir-baking Armeniacae Semen Amarum	Stir-baked Armeniacae Semen Amarum	苦、微温；有小毒	肺、大肠	杀虫、护肤、润肤	痤疮、寻常疣	4.5~9	10	收敛
覆盆子[典]	Fupenzi	Rubi Fructus	Palmleaf Raspberry Fruit	甘、酸、温	肝、肾、膀胱	益肾、固精、缩尿	白癜风、红斑狼疮	6~12	10	抗衰老
鸡冠花[典]	Jiguanhua	Celosiae Cristatae Flos	Cockcomb Flower	甘、涩、凉	肝、大肠	收敛止血、调经止痛	皮肤出血、酒渣鼻	6~12	6	引产、抗滴虫
莲房[典]	Lianfang	Nelumbinis Receptaculum	Lotus Receptacle	苦、涩、温	肝	补脾止泻、益肾涩精	脾虚泄泻、带下遗精	5~10	5	抗心肌缺血、降酯
莲须[典]	Lianxu	Nelumbinis Stamen	Lotus Stamen	甘、涩、平	心、肾	清心安神、交通心肾	热入心包、神昏谵语	3~5	3	镇痛、止泻、雌激素样作用
莲子[典]	Lianzi	Nelumbinis Semen	Lotus Seed	甘、涩、平	脾、肾、心	补脾止泻、益肾涩精	脾虚泄泻、遗精失眠	6~15	10	延缓衰老、增强免疫力
莲子心[典]	Lianzixin	Nelumbinis Plumula	Lotus Plumule	苦、寒	心、肾	补脾固精、益肾涩精	心肾不交、遗精失眠	2~5	3	解热、抗衰老、增强免疫
芡实[典]	Qianshi	Euryales Semen	Gordon Euryale Seed	甘、涩、平	脾、肾	益肾固精、补脾止泻	脾虚久泻、白浊	9~15	10	抗氧化
山茱萸[典]	Shanzhuyu	Corni Fructus	Asiatic Cornelian Cherry Fruit	酸、涩、微温	肝、肾	补益肝肾、收涩固脱	眩晕耳鸣、腰膝酸痛	6~12	6	增强免疫力、抑菌、抗氧化

第二节　外用药

一、攻毒杀虫药

【定义】凡以攻毒疗疮、杀虫为主要作用的药物，称为攻毒杀虫药。

【性能特点】本类药寒温不一，大多有毒。主，兼可内服。具有攻毒杀虫，去恶除疣的作用。

【主治病证】本类药适用于疥癣、湿疮、痈肿疮毒、麻风、梅毒及毒蛇咬伤，去恶除疣等。

【应用原则】本类药物以外用为主，兼可内服。主要适用于外科、皮肤及五官科病证。本类药物均有大毒、有毒、小毒，具有蚀疮败毒作用，以朱砂、雄黄、水银、火硝、白矾、皂矾、硼砂、火硝、食盐等炼成白降丹、红升丹、以丹药治疗疮疡、或制成膏药、软膏、油剂、药捻、用于外用疗法药因病因药而异。本类药物内服使用时，宜作丸散剂应用，使其缓慢溶解吸收，且便于掌握剂量。

【注意事项】本类药物多具不同程度的毒性，所谓"攻毒"即有以毒制毒之意。无论外用或内服，均应严格掌握剂量及用法。中病即止，不可过量或持续使用，以防发生毒副反应。制剂时应严格遵守炮制和制剂法度，以减低毒性而确保用药安全。见表8-42。

表8-42　攻毒杀虫药

中药名词	拼音名词	拉丁文名词	英文名词	性味	归经	功效	主治病证	用量(g)	颗粒(g)	药理
巴豆[典]	Badou	Crotonis Fructus	Croton Fruit	辛、热；有大毒	胃、大肠	蚀疮败毒	恶疮疥癣、疣痣			蚀疮、祛腐、除疣
巴豆霜[典]	Badoushuang	Crotonis Semen Pulveratum	Defatted Croton Seed Powder	辛、热；有大毒	胃、大肠	蚀疮败毒	恶疮疥癣、疣痣			蚀疮、祛腐、除疣
斑蝥[典]	Banmao	Mylabris	Blister Beetle	辛、热；有大毒	肝、胃、肾	蚀疮攻毒、引赤发泡	顽癣、瘰疬、赘疣			蚀疮、祛腐、除疣
蓖麻子[典]	Bimazi	Ricini Semen	Castor Seed	甘、辛、平；有毒	大肠、肺	消肿拔毒、泻下通滞	痈疽肿毒、瘰疬	2~5		抗菌、杀虫

（续　表）

中药名词	拼音名词	拉丁文名词	英文名词	性味	归经	功效	主治病证	用量(g)	颗粒(g)	药理
蟾酥[典]	Chansu	Bufonis Venenum	Toad Venom	辛、温；有毒	心	解毒、止痛、麻醉	痈疽疔疮、咽喉肿痛	0.015～0.03		增强免疫力、抑制汗腺、腐蚀、杀虫
雌黄	Cihuang	Orpimentum Orpiment	Orpiment	辛、平；有毒	肝、大肠	燥湿解毒、止痒生肌	痈疽疮疡、顽癣	3～10		抗菌、杀虫
矾石	Fanshi	Water Potassium Sulfate	Alunite	酸、涩、寒；有毒	肺、脾、肝、大肠	解毒收敛、蚀肉杀虫	湿疹皮炎	炼丹原料		腐蚀、杀虫
汞（水银）	Gong(Shuiyin)	Mercurius	Mercury	辛、寒；有大毒		攻毒杀虫、解毒敛疮	恶疮肿毒、炼丹原料	炼丹原料		腐蚀、杀虫
红粉[典]	Hongfen	Hydrargyri Oxydum Rubrum	Red Mercuric Oxide	辛、热；有大毒	肺、脾	拔毒除脓、去腐生肌	痈疽疔疮、一切恶疮	炼丹原料		抗菌、促进伤口愈合
黄丹	Huangdan	Flumbum Rubrum	Flumbum Rubrum			拔毒止痒、收敛生肌	疮疡疔毒	炼丹原料		腐蚀、杀虫
火硝	Huoxiao	Fire Saltpeter	Mirabilite	碱、温		温中、破瘀、导滞	疮疡痈肿、胃院瘀	炼丹原料		腐蚀、杀虫
狼毒[典]	Langdu	Euphorbiae Ebracteolatae Radix	Bracteole-lacked Euphorbia Root	辛、平；有毒	肝、脾	祛风除湿、杀虫解毒	银屑病			抗风湿、杀虫
密陀僧	Mituoseng	Lithargite	Lithargite	咸、辛、平；有小毒	肺	燥湿收敛、杀虫抑菌	肿毒、溃疡、湿疹			腐蚀、杀虫
木鳖子[典]	Mubiezi	Momordicae Semen	Cochinchina Momordica Seed	苦、微甘、凉；有毒	肝、脾、胃	散结消肿、攻毒疗疮	疮疡肿毒、干癣秃疮	0.9～1.2		腐蚀、杀虫
硇砂	Naosha	Sal Purpureum	Sal Ammoniacum	咸、苦、辛、温；有毒	肝、脾、胃、肺	消积软坚、破瘀散结	疣赘瘰疬、痈肿恶疮	6～12		腐蚀、杀虫

（续 表）

中药名词	拼音名词	拉丁文名词	英文名词	性味	归经	功效	主治病证	用量(g)	颗粒(g)	药理
砒石	Pishi	Arsenicum	Arsenite	辛、酸、大热；有大毒	肝、肺	蚀恶疮、蚀恶肉	制丹	炼丹原料		腐蚀、杀虫
铅丹	Qiandan	Plumbum Rubrum	Minium	辛、微寒；有毒	心、肝	拔毒止痒、收敛杀虫	疮疡疔毒、湿疮	炼丹原料		腐蚀、杀虫
铅粉	Qianfen	Lead Powder	Ceruse	辛、寒；有毒	肝	燥湿敛疮、杀虫解毒	疮疡疔毒、湿疮			腐蚀、杀虫
青龙衣	Qinglongyi	Peel Juglams Regia	Walnut Green Husk	甘、涩、平；有毒	肝、胆、胃	杀虫攻毒、着色祛斑	白癜风			增色、杀虫
轻粉[典]	Qingfen	Calomelas	Calomel	辛、寒；有毒	肝、大肠、小肠	杀虫、攻毒、敛疮	痈疽疮疡			抗菌、杀虫
石灰	Shihui	Lime	Lime	辛、温；有毒	肝	蚀腐除疣、收湿敛湿	疣赘、鸡眼	基质原料		蚀疮、祛腐除疣
熟石灰	Shushihui	Hydrated Lime	Hydrated Lime	辛、温；有毒	肺、胃	蚀腐除疣、收湿敛湿	疣赘、鸡眼			蚀疮、祛腐除疣
雄黄[典]	Xionghuang	Realgar	Realgar	辛、温；有毒	肝、大肠	解毒杀虫、燥湿疗疮	痈疽肿疡、蛇虫咬伤	0.05～0.1		抗菌、抗病毒、杀虫
鸦胆子[典]	Yadanzi	Bruceae Fructus	Java Brucea Fruit	苦、寒；有小毒	大肠、肝	蚀腐除疣、收湿敛湿	疣赘、鸡眼	0.5～2		蚀疮、祛腐除疣
银朱	Yinzhu	Vermilion	Vermilion	辛、温；有毒	心、肺、胃	攻毒燥湿、杀虫破积	痈疽肿毒、恶疮瘰疬			抗菌、杀虫
朱砂[典]	Zhusha	Cinnabaris	Cinnabar	甘、微寒；有毒	心	清热解毒、清心镇惊	失眠、疮疡肿毒	0.1～0.5	10	抗菌、杀虫

二、生肌敛疮药

[定义] 具有解毒、收湿、收敛、促进肉芽组织生长、加速疮面愈合作用的药物，称为生肌敛疮药，又称生肌收口药。

[性能特点] 解毒、收敛、收湿、促进新肉生长的作用，掺布疮面能使疮口加速愈合。

[主治病证] 皮肤溃疡、褥疮、多汗症、臭汗症、盗汗等。

[应用原则] 常用的生肌收口药，如生肌散、八宝丹等，不论阴证、阳证，均可掺布于疮面上应用。

[注意事项] 脓毒未清、腐肉未净时，若早用生肌收口药，则不仅无益，反增溃烂，延缓治愈，甚至引起迫毒内攻之变。若已成漏管之证，即使用之，仍可复溃，此时需配以手术治疗，方能达到治愈目的。若溃疡肉色灰淡而少红活、新肉生长缓慢，则宜配合内服药补养和食物营养，改善局部的血液循环。此外，尚有不含升丹的提脓去腐药，如黑虎丹，可用于对升丹有过敏者。见表8-43。

表8-43 生肌敛疮药

中药名词	拼音名词	拉丁文名词	英文名词	性味	归经	功效	主治病证	用量（g）	颗粒（g）	药理
白石脂	Baishizhi	Kaolinite	Halloysitum Album	甘、酸、平	肺、大肠	解毒杀虫、收湿敛疮	湿疮、面部黑斑	外用		收敛、抗炎
茶叶	Chaye	Folium Theae	Folium Camelliae	苦、甘、微寒	心、肾、胃	收敛、燥湿、解毒	湿疹皮炎			收敛、抗炎
醋没药	Cumoyao	Myrrha Vinegar	Vinegar Myrrh	微酸、平	心、肝、脾	活血化瘀、生肌敛疮	梅核气、瘰疬疮毒	3～6	6	活血、生肌
醋乳香	Curuxiang	Olibanum Vinegar	Vinegar Olibanum	辛、苦、温	心、肝、脾	活血化瘀、止痛生肌	痈肿疮毒	3～10	6	活血、生肌
胆矾	Danfan	Copper Sulfate Pentahydrate	Copper Sulfate	酸、辛、寒；有毒	肝、胆	燥湿杀虫、收敛化腐	湿疹皮炎			收敛、抗炎
煅龙骨	Duanlonggu	Os Draconis Ustum	Calcined Dragon's Bone	甘、涩、平	心、肝、肾	镇静安神、收敛固涩		30		收敛、抗炎
煅牡蛎	Duanmuli	Concha Ostreae Usta	Calcined Oyst鬼 Shell	咸、微寒	肝、胆、肾	软坚散结、收敛固涩	抗炎生肌、调节免疫	30		收敛、抗炎

（续　表）

中药名词	拼音名词	拉丁文名词	英文名词	性味	归经	功效	主治病证	用量(g)	颗粒(g)	药理
煅石膏[典]	Duanshigao	Gypsum Ustum	Calcined Gypsum	甘、辛、涩、寒	肺、胃	收湿生肌、敛疮止血	溃疡不敛、湿疹瘙痒			收敛、抗炎
蜂胶[典]	Fengjiao	Propolis	Propolis	苦、辛、寒	脾、胃	抗菌消炎、消痈疗疮	皮肤皲裂、痤疮、酒渣鼻	0.2~0.6		活血、生肌
海螵蛸[典]	Haipiaoxiao	Sepiae Endoconcha	Cuttlebone	咸、涩、温	脾、肾	敛疮止血、湿、精止带	皮肤溃疡、疮多脓汁	5~10	10	收敛、抗炎
琥珀	Hupo	Amber	Amber	甘、平	心、肝、小肠	镇惊安神、散瘀止血	外伤出血、疮疡肿毒		3	活血、生肌
枯矾	Kufan	Alum Ustum	Alumen	苦、寒	心、肝、大肠	解毒杀虫、收敛止汗	疔疮肿痛、痈疽发背		1	收敛、抗炎
没药[典]	Moyao	Myrrha	Myrrh	辛、苦、平	心、肝、脾	散瘀定痛、生肌敛疮	梅核气、瘰疬、疮毒	3~5	6	活血、生肌
乳香[典]	Ruxiang	Olibanum	Olibanum	辛、苦、温	心、肝、脾	活血化瘀、止痛生肌	痈肿疮毒	3~5	6	抗炎、抗溃疡、促进伤口愈合
石榴皮[典]	Shiliupi	Granati Pericarpium	Pomegranate Rind	酸、涩、温	大肠	收涩止泻、杀虫解毒	湿疹皮炎、足癣	3~9	10	收敛、抗炎
五倍子[典]	Wubeizi	Galla Chinensis	Chinese Gall	酸、涩、寒	肺、大肠、肾	敛汗止血、收湿敛疮	湿疹、手足癣	3~6 外用		收敛、抗炎
象皮	Xiangpi	Elephantiasis	Elephantiasis	甘、咸、温	脾、膀胱	生肌敛疮、祛腐生肌	止血、保护创面			活血、生肌
血竭[典]	Xuejie	Draconis Sanguis	Dragon's Blood	甘、咸、平	心、肝	散瘀定痛、止血生肌	抗炎、镇痛抑菌	1~2	1	活血、生肌、促进组织愈合

（续 表）

中药名词	拼音名词	拉丁文名词	英文名词	性味	归经	功效	主治病证	用量(g)	颗粒(g)	药理
皂矾[典]	Zaofan	Melanteritum	Melanterite	酸、凉	肝、脾	收敛燥湿、杀虫止痒	湿疹	0.8~1.6		收敛、抗炎
珍珠[典]	Zhenzhu	Margarita	Pearl	甘、咸、寒	心、肝	解毒生肌，护肤增白	疮疡不敛，黑斑	0.1~0.3		祛斑、美白、抗衰老、增加免疫力

三、解毒祛腐药

【定义】凡以清解火热毒邪、祛腐生肌的药物，称为解毒祛腐药。

【性能特点】本类药以寒凉为主，具有清热泻火、清热解毒、清热排毒、祛腐生肌功效，即化学药的抗病毒、抗细菌、抗真菌、抗杆菌药理作用。

【主治病证】痈、疔、皮肤溃疡、褥疮、毛囊炎、疖子、丹毒、脓性感染、传染性湿疹样皮炎，以及各种继发性细菌性、真菌性、杆菌性皮肤感染、化脓性皮肤病证。

【应用原则】急性疮疡一般认为是因热毒或是阴寒之邪凝滞、营卫失调、气血郁滞、经络阻塞、肉腐血败而变生疮疡疗毒。而慢性疮疡大多因虚致病、正气不足、局部脉络虚弱、不耐邪侵、或七情所伤、元气耗损、引发疮疡。证见皮肤红、肿、热、痛、功能障碍。治则以消以消，托、补三法为主。

【注意事项】轻者单纯外用药，重者内外用药兼用、中西医结合用药，阴证疽一味用寒凉药，如黄连、黄柏、栀子、黄芩、苦参等。外用药以中药有效成分靶向用药，如细菌性皮肤病、病毒性皮肤病以大青叶、板蓝根、土贝母等为君药。见表8-44。

表8-44 解毒祛腐药

中药名词	拼音名词	拉丁文名词	英文名词	性味	归经	功效	主治病证	用量(g)	颗粒(g)	药理
阿魏[典]	Awei	Ferulae Resina	Chinese Asafetida	苦、辛、温	脾、胃	消积杀虫、祛瘀消癥	疮疡肿毒、湿疹消癥	1~1.5		抗菌、抗过敏
蜂房[典]	Fengfang	Vespae Nidus	Honeycomb	甘、平	胃	祛风攻毒、杀虫止痛	疮疡肿毒、湿疹瘙痒	3~5	5	抗菌、杀虫、抗炎

（续 表）

中药名词	拼音名词	拉丁文名词	英文名词	性味	归经	功效	主治病证	用量(g)	颗粒(g)	药理
连翘提取物[典]	Lianqiao Tiquwu	Weeping Forsythia Extract	Forsythiae Siccus Extractum	苦、微寒	肺、心、小肠	清热解毒、消散结	痈疽瘰疬、瘿瘤、瘰疬、酒渣鼻	6~15		抗菌、抗过敏
马齿苋[典]	Machixian	Portulacae Herba	Purslane Herb	酸、寒	肝、大肠	清热解毒、凉血止血	痈肿疔疮、湿疹皮炎	9~15	15	抗菌、抗炎、增强免疫力
母菊	Muju	Matricaria Recutita	Matricary	辛、凉	心、肝、肾	清热凉血、和血消瘀	瘰疬、酒渣鼻	6~12		抗菌、抗过敏
硼砂	Pengsha	Borax	Borax	甘、咸、凉	肺、胃	清热、解毒、祛腐	鹅口疮、目赤肿痛			抗菌、抗过敏
铜绿	Tonglu	Malachitum	Malachitum	涩、平	肝、胆	杀虫攻毒、祛腐生肌	痈肿疮毒			抗菌、杀虫
土贝母[典]	Tubeimu	Bolbostemmatis Rhizoma	Paniculate Bolbostemma	苦、微寒	肺、脾	散结解毒、除湿祛疣	疣、瘰疬	5~10		抗菌、杀虫
皂角刺[典]	Zaojiaoci	Gleditsiae Spina	Chinese Honeylocust Spine	辛、温	肝、胃经	消肿托毒、排脓杀虫	痈疽初起、脓成不溃	3~10	6	杀虫、止痒
猪胆粉[典]	Zhudanfen	Suis Fellis Pulvis	Pig Gall Powder	苦、寒	肝、胆、肺、大肠	清热解毒、消痈疔疮	便秘、痈疽肿毒	0.3~0.6	10	抗炎、抗惊厥
紫草[典]	Zicao	Arnebiae Radix	Armebia Root	甘、咸、寒	心、肝	清热解毒、凉血活血	斑疹紫黑、疮疡湿疹	5~10	10	抗菌、抗炎、抗过敏

四、润燥化斑药

【定义】用滋润药以治疗皮肤干燥、肥厚、角化、色素沉着症状的药物，称润燥化斑药。

【性能特点】保湿润肤，润泽肌肤，润泽肌肤，角化过度性皮肤病，老年皮肤瘙痒症。生新。

【主治病证】皮肤干燥症、黄褐斑、黑斑等。

【应用原则】 调配成软膏、溶液、乳剂、凝胶、膜剂等，涂于患处，或做日常皮肤护理，用于润肤祛斑。

【注意事项】 肾水不足，多因素禀肾水不足之体。风邪外搏，卫气失固，触犯风邪，则外风易袭人皮毛腠理间。血气与风邪相搏，不能荣润肌肤。见表8-45。

表 8-45　润燥化斑药

中药名词	拼音名词	拉丁文名词	英文名词	性味	归经	功效	主治病证	用量(g)	颗粒(g)	药理
白及[典]	Baiji	Bletillae Rhizoma	Common Bletilla Tuber	苦、甘、涩、微寒	肺、肝、胃	收敛止血、消肿生肌	皮肤皲裂、疮疡肿毒	6～15	5	促进伤口愈合、收敛、美白
白桦树汁	Baihua-shuzi	Betula Alba Juice	Betula Alba Juice	甘、苦、平		清热保湿、祛斑祛痘	黑斑、黄褐斑	基质原料		赋形剂
蓖麻油[典]	Bima you	Castor Oil	Ricini Oleum			赋形润肤、润肠通便	药用辅料	10～20		赋形剂
茶油[典]	Cha you	Tea-seed Oil	Camelliae Oleum			清热解毒、消肿散结	痈疽瘰疬、痤疮、酒渣鼻	基质原料		抗菌、抗过敏
虫白蜡[典]	Chongbai-la	Cera Chinensis	Insect Wax	甘、温	肝	赋形成膏、润肤生肌	赋形剂、护肤润肤	基质原料		赋形剂
莪术油[典]	Ezhu you	Zedoary Turmeric Oil	Curcumae Oleum			抗病毒、抗癌	银屑病	基质原料		抗菌、杀虫
蜂蜡[典]	Fengla	Cera Flava	Beeswax	甘、微温	脾	敛疮、生肌、赋形	皮肤溃疡、赋形剂	基质原料		赋形剂
蜂蜜[典]	Fengmi	Mel	Honey	甘、平	肺、脾、大肠	润燥解毒、止痛护肤	疮疡不敛、水火烫伤	15～30		赋形剂
橄榄油[典]	Ganlanyou	Oilve Oil	Oilve Oleum			杀虫凉血、解毒润肤	痈疽恶疮、脱发皲裂	基质原料		赋形剂
滑石粉[典]	Huashifen	Talci Pulvis	Talc Powder	甘、淡、寒	膀胱、肺、胃	祛湿敛疮、止痒护肤	湿疹皮炎、日光皮炎	10～20		赋形剂

（续表）

中药名词	拼音名词	拉丁文名词	英文名词	性味	归经	功效	主治病证	用量(g)	颗粒(g)	药理
精制玉米油	Jingzhiyumiyou	Refined Corn Oil	Refined corn Oleum	甘,平	胃	杀虫凉血,解毒润肤	痈疽恶疮,发秃皲裂	基质原料		赋形剂
炉甘石[典]	Luganshi	Calamina	Calamine	甘,平	胃	收湿,止痒,敛疮	湿疮皮炎			收敛、防腐、保护创面
麻油[典]	Mayou	Sesame Oil	Sesame Oleum	甘,微寒	大肠	赋形润肤,祛痈生肌	药用辅料	基质原料		赋形剂
青龙衣	Qinglongyi	Peel Juglams Regia	Walnut Green Husk	甘,涩,平;有毒	肝,胆,胃	杀虫攻毒,着色祛斑	白癜风			增色,杀虫
松花粉[典]	Songhuafen	Pini Polien	Pine Pollen	甘,温	肝,脾	收敛止血,燥湿止痒	湿疹,皮肤糜烂			赋形剂
松香	Songxiang	Colophonium	Rosin	辛,微苦,平	肺,脾	燥湿杀虫,生肌止痛	赋形剂,护肤			赋形剂
酸浆(浆水)	Suanjiang jiangshui		Wintercherry	甘,酸,微温		调中和胃,保湿祛斑	黑斑,黄褐斑	基质原料		赋形剂
盐	Yan	Halitum	Salt	甘,咸,寒;无毒	肾,肺,肝	泻热平喘,和中止呕	药用辅料	炼丹原料		赋形剂

五、杀虫止痒药

【定义】凡以杀虫、止痒为主要作用的药物,称为杀虫止痒药。

【性能特点】攻毒杀虫,燥湿止痒。

【主治病证】本类药物以外用为主,兼可内服,具有解毒杀虫、消肿定痛等功效。主要适用于疥癣、湿疹、痈疮疔毒、麻风、梅毒、毒蛇咬伤等病证。

【应用原则】外用方法分别有研末外撒,用香油和茶水调敷,制成软膏涂抹,制成药捻或栓剂栓塞,煎汤熏洗,热敷等。本类药物作内服使用时,除无毒副作用的药物外,宜作丸剂使用,以利于缓慢溶解吸收。

【注意事项】多有毒，外用与内服均应严格控制剂量和用法，不宜过量或持续使用，以防中毒。制剂时，应严格遵守炮制及制剂法度，以降低毒性，确保用药安全。见表8-46。

表8-46 杀虫止痒药

中药名词	拼音名词	拉丁文名词	英文名词	性味	归经	功效	主治病证	用量(g)	颗粒(g)	药理
白矾[费]	Baifan	Alumen	Alum	酸、涩、寒	肺、脾、肝、大肠	解毒杀虫、燥湿止痒	湿疹皮炎、女阴痒		6	杀虫、止痒、收敛
槟榔[典]	Binglang	Arecae Semen	Areca Seed	苦、辛、温	胃、大肠	杀虫消积、行气利水	抗菌、杀虫	3~10	10	杀虫、抑菌、抗菌
大风子仁[典]	Dafengziren	Hydnocarpus Anthelmintica Pierre	Chaulmoogratree Seed	辛、热	肝、脾、肾	杀虫攻毒、祛风燥湿	杀虫、抗真菌	1.5~3		杀虫、止痒
大蒜[费]	Dasuan	Allii Sativi Bulbus	Garlic Bulb	辛、温	脾、胃、肺	杀虫解毒、消肿止痒	杀虫抗菌、调节免疫	9~15	10	杀虫、止痒
鹤虱[费]	Heshi	Carpesii Fructus	Common Carpesium Fruit	苦、辛、平；有小毒	脾、胃	驱虫杀虫、祛风止痒	蛲虫证、阴道滴虫	3~9	5	杀虫、止痒
胡椒[典]	Hujiao	Piperis Fructus	Pepper Fruit	辛、热	胃、大肠	温中散寒、止痒杀虫	寒茄腹痛、寒湿脚气	0.6~1.5	0.6	杀虫、止痒
花椒[典]	Huajiao	Zanthoxyli Pericarpium	Pricklyash Peel	辛、温	脾、胃、肾	杀虫止痒、温中止痛	收敛抑菌、保护创面	3~6	3	抗炎、杀虫、止痒
苦楝皮[费]	Kulianpi	Meliae Cortex	Szechwan Chinaberry Bark	苦、寒；有毒	肝、脾、胃	杀虫、驱虫、疗癣	疥癣蟹样	3~6	5	杀虫、抗炎、抗菌、止痒
苦杏仁[费]	Kuxingren	Armeniacae Semen Amarum	Bitter Apricot Seed	苦、微温；有小毒	肺、大肠	杀虫止痒、咳平喘	痤疮、寻常疣、咳嗽	5~10	10	抑菌、抗炎、杀虫、止痒
硫黄[费]	Liuhuang	Sulfur	Sulfur	酸、温；有毒	肾、大肠	解毒、杀虫、疗疮	疥疮、湿疹	1.5~3		溶解角质、杀虫、止痒

（续 表）

中药名词	拼音名词	拉丁文名词	英文名词	性味	归经	功效	主治病证	用量(g)	颗粒(g)	药理
蛇床子[典]	Shechuangzi	Cnidii Fructus	Common Cnidium Fruit	辛、苦,温;有小毒	肾	燥湿祛风,杀虫解毒	湿疹皮炎、女人阴痒	3~10	10	杀虫、止痒、延缓衰老
桐油	Tongyou	China Wood Oil	China wood oil	甘、辛、寒;有毒	肺、胃、心	清热解毒,润肤杀虫	疥癣臁疮、冻伤皲裂	基质原料		杀虫、止痒
土荆皮[典]	Tujingpi	Pseudolaricis Cortex	Golden Larch Bark	辛、温;有毒	肺、脾	杀虫解毒,利湿止痒	疥癣瘙痒	3~10		杀虫、止痒

六、止痒透皮药

【定义】 指能消除或减轻皮肤瘙痒,并有透皮作用的药物,称为止痒透皮药。

【性能特点】 具有清热祛风、燥湿杀虫的功效。

【主治病证】 慢性湿疹、神经性皮炎、皮肤瘙痒症、痒疹等瘙痒性皮肤病。

【应用原则】 浓度合适即可,不可过大,黏膜用药更应注意。

【注意事项】 控制过敏原。食物过敏原检测与皮科医生诊断,确定有食物过敏者,就要暂时禁止再食用致敏食物。见表8-47。

表8-47 止痒透皮药

中药名词	拼音名词	拉丁文名词	英文名词	性味	归经	功效	主治病证	用量(g)	颗粒(g)	药理
薄荷脑[典]	Bohenao	l-Menthol	Mentholum	辛、凉	肺、肝	芳香、驱风、止痒	瘙痒症、止痒促渗	0.02~0.1		止痒、促渗
薄荷素油[典]	Bohesuyou	Peppermint Oil	Menthae Dementholatum Oleum			驱风止痒、香身促渗	瘙痒症、止痒促渗	基质原料		止痒、促渗
冰片[典]	Bingpian	Borneolum theticum	Syn- Borneol	辛、苦、微寒	心、脾、肺	清热止痛、透皮止痒	瘙痒症、止痒促渗	0.15~0.3	0.15	抗炎、抗菌、止痒、促渗
樟脑	Zhangnao	Camphor	Camphor	辛、热	脾、胃、心	辟秽止痒、除湿消肿	瘙痒症、止痒促渗			止痒、促渗

七、芳香辟秽药

【定义】 具有香身除臭，可辟除秽浊疫疠之气的药物，称为芳香辟秽药。

【性能特点】 外用增加体表香气去臭，用于美容化妆品。内用气香上行而拾饮食，开发胸肺之气而宽畅胸膈，能引清阳之气而止痛，辟除秽浊疫疠之气，撑扶正气，抵御邪气。

【主治病证】 体臭、室内熏香。美容化妆品调配。

【应用原则】 外用制剂与香料配伍、香身除臭、制作成香囊佩戴。它有温中降逆、补肾助阳的功效、辟秽拾感冒、醒脾拾厌食、化湿拾吐泻。

【注意事项】 芳香化湿药多为辛温香燥之品，易于伤阴耗气，故阴亏津伤、舌红口干及气虚乏力者均当慎用。此外芳香辛烈之品多含挥发油类，不宜久煎，以免有效成分散失。见表8-48。

表 8-48　芳香辟秽药

中药名词	拼音名词	拉丁文名词	英文名词	性味	归经	功效	主治病证	用量 (g)	颗粒 (g)	药理
白丁香[清]	Baidingxiang	Syringa Oblata Lindl Var Alba Rehder	Sgringa Oblata Affinnis	苦、温	肝、肾	决痈疖、除瘢瘕	祛斑美白、香身除臭	2～5		祛斑、香身除臭
沉香[典]	Chenxiang	Aquilariae Lignum Resinatum	Chinese Eagle-wood Wood	辛、苦、微温	脾、胃、肾	行气止痛、温中止呕	臭汗症	1～5	1	抑菌、祛斑、香身除臭
零陵香	Linglingxiang	Lysimachia Foe-num-Graecum Hance	Meliotus Officmalis	辛、温；有毒	肾、大肠	解毒、杀虫、疗疮	瘰疬、酒渣鼻	1.5～3		香身、止痒
麝香[典]	Shexiang	Moschus	Musk	辛、温	心、脾	消肿止痛、芳香开药	痈肿疮疡、香料		15	抗炎、抗菌、抗溃疡、祛斑、香身除臭
檀香[典]	Tanxiang	Santali Albi Lignum	Sandalwood	辛、温	脾、胃、心、肺	行气温中、开渠凝气滞、胸膈不舒	2～5	3	祛斑、香身除臭

第九章　古代名医名著名词名方

导　读

名医　名著作者,对历史上做出重大贡献的名医、名人,介绍百位,扼要介绍每位名医、名人对我国医学做出的历史贡献和主要学术思想。

名著　古代医学古籍中有关皮肤病的名著,对重要名著作介绍,共介绍古代医籍 100 种,可据此查阅原著,查名词、名方,按名著撰成年顺序排列。

朝代　名著和名医所处朝代。

撰成年　名著撰成年。

名著出版社　古代名著现代重新出版的出版社。

出版年　现代出版年。

名词　即皮肤病名称,以最初文献记载的为依据,现学界公认的名词,纳入全国名词委正式公布的名词,以此证明中医皮肤病对世界皮科学的贡献,介绍中国皮科学简史。

名方　本书精选的古代经典名方。

名著	名医作者	朝代	撰成年	名著出版社	出版年
甲骨文		商	BC1330		

名词　疕病(介疒),肤(膚),痈,癌,癣,疕,疤。

| 金文 | | 周 | BC1100 | | |

名词　皮,厉、癞、疠(麻风),疽。

| 周礼·天官 | 周公旦? | | | 中华书局 | 1979 |

名著　是一部通过官制来表达治国方案的著作,医学分科,为食医、疾医、疡医、兽医。疡医:"疡医,掌肿疡、溃疡、金疡、折疡之祝药,劀杀之齐(剂),凡疗疡以五毒攻之,以五气养之,以五药疗之,以五味节之。凡药以酸养骨,以辛养筋,以碱养脉,以苦养气,以甘养肉,以滑养窍,凡有疡者,受其药焉。"

名词　疡医。

| 五十二病方 | | 战国 | BC500 | 中医古籍 | 2005 |

名著　1972—1974 年在长沙马王堆考古发现的汉墓中有一批帛书,其中有《五十二病方》,这是现知中国最古老的医学方书,共有 283 首方,临床病证 100 余种,皮肤病 25 种,记载丸、汤、散等剂型。

名词　白处,大带,疣,胸痒,胕久伤,渗(瘆),夕下(腋下病),瘢,干瘙,虿(蝎螫伤),烂(烧伤),漆(漆皮炎),痂,久疕。

内经·素问			周	BC300	人民卫生	2019

名著 《内经》是医学经典巨著,它标志着中医学理论体系的形成,总结了战国以前的医学成就,并为战国以后的中国医学发展提供了理论指导,是最早的中医药理论经典著作。该书原十八卷,《素问》九卷,81 篇。总结出关于辨证、治法与组方原则、组方体例等理论,为方剂学奠定了理论基础。《内经》用大量篇幅分别论述皮肤、皮肤附属器及皮肤病,共达 65 篇。解剖名词有皮、皮肤、玄府、毛、毛孔、腠理、发、须、眉、髭、爪甲、唇等。

名词 鼻赤,粉刺,扁瘊,面尘,脉痹,皮痹,肌痹,浸淫疮。

内经·灵枢经			周	BC300	人民卫生	2018

名著 《灵枢》九卷,81 篇,论述天体运行导致气温演变与人体生理变化,乃至与病因病机的关系等。《痈疽篇》列出了 18 种皮肤外科疾病的诊治及预后。

名词 腋疽,隐疹,痤痱,血痹。

山海经			周			

名著 《山海经》是一部成书于战国时期的奇书,记载有能使人不疥的药;防皲裂的药等;《北山经》记载有治诸疮的药,御百毒的药等;《东山经》记载有治疗多种皮肤病的药;《中山经》记载有治白癣等皮肤病的药等。书中还提到悦容和灭瘢的药,以及一些药食两用的药。

名词 胝(底),肿(未溃疮疡),皮张(皮肤肿),恶疮,久败疮,腊(皴),瘿瘘,白秃,头秃,白癞,赤癞,黑子,阴蚀,螫毒,火疮,蛇螫,骚(狐臭),疥瘙,隐疹。

墨子			战国			

名著 《墨子》是阐述墨家思想的著作。《修身》:"畅之四肢,接之肌肤,华发隳颠……"提到华发和肤。

名词 鸡眼,胼胝。

庄子			战国	BC286		

名著 《庄子》又名《南华经》,是战国中期庄子及其后学所著道家经文。《逍遥游》中记载:"宋人有善为不龟手之药者,世世以洴澼絖(漂洗丝絮)为事。"这是我国防治职业性皮肤病的最早记述。《天地篇》记载:"有虞氏之药(疗)疡也,秃而髺","髺"亦作"髲""鬀",即假髲(发),王公贵族妇女很注重佩戴假发。

名词 龟手。

史记		司马迁	汉	约 BC104	中华书局	1982

名人 司马迁(约前 145—前 90 年),字子长,我国西汉伟大的史学家、文学家、思想家,后世尊称他为史迁、太史公。

名著 《史记》中记载了疽痈吸吮法。《高祖本纪》:"高祖为人,隆准而龙颜,美须髯,左股有七十二黑子。"《补三皇本纪》曰:"神农氏以赭鞭鞭草木,始尝百草,始有医药。"《世本》有"神农和药济人。"书中还记载了秦越人的生平事迹。《扁鹊列传》能"割皮解肌"、观皮诊病。

名词 黑子。

论衡	王充	汉	86	上海人民	1982

名人　王充,字仲任,会稽上虞人,东汉唯物主义哲学家,后汉三贤之一,著《论衡》。

名著　《论衡》是古代一部不朽的唯物主义的哲学文献。其中曰:"沐者去首垢也,洗去足垢,盥去手垢,浴去身垢,皆去一形之垢。""聚为痈,溃为疽"。

名词　虱疮,体虱。

金匮要略	张仲景	汉	196	人民卫生	2019

名医　张仲景(150—219),名机,东汉末年南阳郡涅阳人。唐代甘伯宗《名医录》记张仲景传略。晋·皇甫谧《甲乙经·序》记载有张仲景为建安文人王粲(字仲宣)预测麻风的史事,察色验眉,预知死生,效验如神。唐·孙思邈在《千金翼方·序》中有"仲景候色而验眉"之事。张仲景曾任长沙太守,遭受战乱,目睹人们遭受疠疫流行,死者十分之六七,促使他悉心研究医学,勤求古训,博采众方,终成医圣。

名著　《金匮要略》是《伤寒杂病论》的杂病部分,也是我国现存最早的一部论述杂病诊治的专书,原名《金匮要略方论》。全书载疾病60余种,列方262首,创造性地融理法方药于一体,被后世誉为"方书之祖"。张仲景方剂称经方,日本直接用于临床,多数注册国际专利。

名词　手足逆冷。

名方　名009薏苡附子败酱散,名016麻黄细辛附子汤,名045黄芪桂枝五物汤,名061肾气丸,名065酸枣仁汤,名069半夏厚朴汤,名085麦门冬汤,名099厚朴麻黄汤。

伤寒论	张仲景	汉	219	人民卫生	2019

名著　传世巨著《伤寒杂病论》确立了六经辨证论治原则,是中医临床的基本原则,是中医的灵魂所在,也是后世学者研习中医必备的经典著作,集秦汉以来医药理论之大成,并广泛应用于医疗实践的专书,是我国医学史上影响最大的古典医著之一,也是我国第一部临床治疗学方面的巨著。全书十卷,共22篇,列方113首,与《金匮要略》去其重者,两部著作共载方314首。有黄连治湿疮及类似白塞综合征的记载。

名词　狐惑,浸淫疮。

名方　名010麻黄汤,名011桂枝汤,名014麻黄杏仁甘草石膏汤,名016麻黄细辛附子汤,名017大承气汤,名018小柴胡汤,名019四逆散,名022半夏泻心汤,名023甘草泻心汤,名024白虎汤,名026竹叶石膏汤,名043小建中汤,名044附子汤,名045四逆汤,046黄芪桂枝五物汤,名047当归四逆汤,名089茵陈蒿汤,名093猪苓汤,名094五苓散,名095真武汤。

肘后备急方	葛洪	晋	315	天津科技	2000

名医　葛洪(281—342),字稚川,自号抱朴子,东晋丹阳句容(今江苏句容)人。葛洪从郑隐处学习炼丹术,专事炼丹、医药及著书。他后来又师事南海太守鲍玄,鲍玄遂将亲生女儿鲍姑许配葛洪为妻,两人后来都成为岭南名医。史书和地方志所记载葛洪著述约20部,235卷,传下来的却只有《抱朴子内外篇》《金匮药方》《肘后备急方》。鲍姑发明艾灸治疣。

名著 葛洪将《金匮药方》缩编为《肘后备急方》,又名《肘后救卒方》,原有三卷(或作四卷),今本《肘后备急方》八卷,收单方510首,复方494首,简、便、验、廉为其特点。其内容主要是一些常见的病证,包括皮肤病在内的简便疗法,经陶弘景补充而成为《补阙肘后百一方》一书。发现世界首见传染病,药方涵有宝贵精华,屠呦呦即受青蒿治疟启发而发明青蒿素挽救了几百万人生命,疯犬脑敷病人伤口治疗犬病,是世界免疫疗法的先驱,炼丹为制化学药的先驱。

名词 马热疳,房疮,秃疮,沙虱毒,发证,射工伤,梅核丹,蜂蜇伤。

名方 名125治恶疮方,名177丹参膏。

刘涓子鬼遗方	刘涓子,龚庆宣	刘宋南齐	499	天津科技	2005

名医 刘涓子(约370—450),南北朝时江苏京口人,善医学,尤精外科方术。442年撰成《刘涓子鬼遗方》,原十卷,今存五卷。述其平生治病经验,分述痈疽病因及鉴别。内容重于"金创"外伤疗法及痈疽发背,疥癣及发秃等治疗。使用灸法、薄贴法、针烙纸捻引流内外并治等疗法,均为当时的突出医学成就。我国南齐医家龚庆宣在前人实践的基础上,于475—502年间总结并著述了《刘涓子鬼遗方》。

名著 《刘涓子鬼遗方》系晋末刘涓子撰而冠以书名,又因假托晋末的刘涓子在丹阳郊外巧遇"黄父鬼"所遗,因而以《鬼遗方》缀于其后,又称《神仙遗论》,或曰《痈疽方》,为我国现存最早的皮肤外科学专书。南齐·龚庆宣重新整理而成。《刘涓子鬼遗方》代表中国南北朝时期外科的发展水平,包括病证主要有外伤、痈疽、瘰疬、湿疹、疥癣及其他皮肤病等,卷一总论痈疽的鉴别,卷二以后为诸症的治疗,有内、外治疗方剂约140首。

名词 白秃疮,脱疽,疬病,疬。

名方 名101猪蹄汤Ⅰ,名156生地黄膏,名157野葛膏,名159黄连膏,名175木兰皮膏。

名医别录	陶弘景	南北朝	500	中国中医药	2013

名医 陶弘景(456—536),字通明,谥贞白先生,南朝梁时丹阳秣陵(今江苏南京)人,道教思想家、医药家、炼丹家、文学家,道教茅山派代表人物之一,人称"山中宰相"。曾整理古代的《神农本草经》,增补成《本草经集注》,并首创沿用至今的植物、动物、矿物分类方法。

名著 原书早佚,但其有关内容仍可从后世的《大观本草》《政和本草》中窥知。陶弘景《本草经集注》的内容,365种系陶弘景录自《名医别录》,原书的收药数目,在730种以上,将植物、矿物、动物等药大致做了归类。

名词 白皮癥。

诸病源候论	巢元方	隋	610	人民卫生	2009

名医 巢元方,约生活于六至七世纪间。605—616年任太医博士,后升为太医令。奉诏于610年编撰《诸病源候论》。

名著 《诸病源候论》简称《巢氏病源》。是中国第一部由朝廷敕编、集体撰写的国家医学理论著作,集隋代以前病源证候学之大成。共五十卷,67门,证候1739论。是现存最早的专门论述病因、病理、证候学的经典巨著,后来的诸多医学名著仿效此分类。本书有三十七卷、465论涉及皮肤疾病或伤寒、瘟病、疫疠等全身病的皮肤表现,差不多将常见的皮肤病均已列出。

名词 流皮漏,疫疔,皮肤白喉,丹毒,烂疔,阴部热疮,热疮,疣目,鼠乳,赤秃,圆癣,鹅口疮,头虱,疥疮,干巴疥,翻花疮,足疽,黑痣,耳疮,臁疮,唇湿,胎瘤疮,漆疮,石火丹,中药毒,马疥,顽湿聚结,土风疮,阴痒(病),风瘙痒,燥瘠疮,湿疮,登豆疮,干癣,甲疽,口下黄肥疮,白驳风,雀斑,疬疡,鸡眼,胼胝,阴疮,蛇皮癣,赤疵,鸟啄疮,冻疮,皲裂疮,手足发胝。

备急千金要方	孙思邈	唐	650	山西科技	2010

名医 孙思邈(581—682),唐京兆华原(今陕西耀县)孙家原人,是六至七世纪时期最伟大的医药学家、麻风专家、皮肤专家。世称孙真人,民间尊称为药王,他儒医道集于一身。著"大医精诚",为中国之医训。对常见皮肤病、老年皮肤病、小儿皮肤病、麻风、古代化妆品均有研究与实践。

名著 《备急千金要方》又名《千金要方》。该书包括医学伦理、本草、临证各科内容,计30卷,132门,合方5300余首。书中所载内容,系统地总结和反映了自《内经》后至唐初中国医药学的发展,具有较高的学术价值,对国内外均有较为深远的影响。

名词 妒精疮,痦疮,肥疮,肉瘤,血瘤,舌上疮,蛇眼疔,酒渣鼻,湿疮。

名方 名028犀角地黄汤,名097独活寄生汤,名102猪蹄汤Ⅱ,名104苦参汤,名110治湿热疮洗汤,名173藜芦膏,名176面膏面脂,名177丹参膏,名179水晶膏,名184令人面悦泽方。

千金翼方	孙思邈	唐	682	山西科技	2011

名著 《千金翼方》二十卷,作为对《千金要方》的互补,三十卷,载方2900余首。记载皮肤病多种,防治皮肤病的药就多达百余种。孙思邈在两部中关于皮肤病的治疗医方,弥补了《诸病源候论》中有病源证候学理论而无方药的缺憾。特别是外治方面,广泛收载了各种各样的方法,后世所用的外治方法,大多就是根据此书而来。

名词 狐尿刺。

名方 名110治湿热疮洗汤。

外台秘要方	王焘	唐	752	中国中医药	2017

名医 王焘(670—755),今陕西省郿县常兴镇车圈村王家台人,唐代著名医家,他不存个人偏见,博采众家之长,可谓"上自神农,下及唐世,无不采摭"。

名著 王焘历时十年收集唐以前近70家医学文献,撰成《外台秘要》,简称《外台》,又名《外台秘要方》,其中有许多佚失文献,四十卷,1104门,载方6800首,包含丰富的皮肤科内容。他的另一部著作《外台要略》十卷,为《外台秘要》之简本,本书亦为研究中国唐以前医学的一部重要参考著作,惜佚。

名方 名006黄连解毒汤,名113延年洗面药,名116必效染白发方,名173藜芦膏,名174附子膏,名176面膏面脂,名180延年松叶膏,名181近效韦慈氏方。

太平圣惠方	王怀隐	宋	978	人民卫生	2016

名医 王怀隐,北宋医学家。宋州睢阳(河南商丘)人。初为道士,精通医药。976—984年奉诏还俗,为尚药奉御,后迁翰林医官使。

名著 《太平圣惠方》由宋太宗敕令集体编辑,是一部收集方剂为主的综合性大型医学著作。全书一百卷,1 670 门,集验方 16 834 道,约 280 万言,以方统病。60～68 为外科疮疡。各门按类分叙各科病证的病因、病理、证候及方剂的宜忌、药物的用量,临床便利实用。

名词 痱子,麻风。

名方 名 078 秦艽丸,名 101 猪蹄汤Ⅰ,名 156 生地黄膏,名 157 野葛膏,名 159 黄连膏,名 175 木兰皮膏,名 188 骐骥竭膏,名 189 蜂房膏,名 196 七白膏,名 200 定年方。

苏沈良方	沈括,苏轼	宋	1041	中国医药	2019

名医 沈括(1031 —1095),字存中,号梦溪丈人,浙江杭州钱塘县人,北宋政治家、科学家。
苏轼(1037—1101),别称苏东坡、苏仙,字子瞻,号东坡居士。北宋眉州眉山(今属四川省眉山市)人,北宋著名文学家、书法家、画家,兼医学。

名著 《苏沈良方》,又名《苏沈内翰良方》。原书十五卷。是北宋末年(一说为南宋)佚名,编者根据沈括的《良方》与苏轼的《苏学士方》整理编撰而成的医学书籍。

名词 阴癣。

太平惠民和剂局方	陈师文	宋	1107	人民卫生	2019

名医 陈师文,宋代临安(今浙江杭州)人。精于医术,陈师文等多方搜集资料,严格校订,撰成《和剂局方》五卷,对后世影响极大。

名著 《太平惠民和剂局方》为宋朝廷编成并颁行的我国第一部成药制剂规范专著,是宋代太医局所属药局的一种成药处方配本,简称《和剂局方》或《局方》。载方 788 首,均为"天下高手医"进献的有效秘方,是第一部朝廷编制的成药药典。

名词 牛皮癣。

名方 名 020 逍遥散,名 049 四君子汤,名 051 参苓白术散,名 053 四物汤,名 064 牡蛎散,名 076 川芎茶调散,名 087 平胃散,名 090 八正散,名 098 二陈汤,名 134 拔毒散。

圣济总录	徽宗赵佶敕	宋	1117	人民卫生	1962

名医 赵佶(1082—1135),宋朝第八位皇帝,1111—1118 年,徽宗赵佶诏令征集当时民间及医家所献大量医方,又将内府所藏的秘方合在一起,由圣济殿御医整理汇编而成。

名著 《圣济总录》又名《政和圣剂总录》,汉族传统医学重要著作之一,共二百卷,载方约 20 000 首。内容系采辑历代医籍并征集民间验方和医家献方整理汇编而成,疾病分为 66 门,每门之下再分若干病证,较《太平圣惠方》分 1000 余门清晰明了,许多疾病的归类也比较合理。其所录方剂中,丸、散、膏、丹、酒剂等明显增加,充分反映了宋代重视成药的特点。第 125～143 卷外科,第 125 卷瘿瘤门,126 卷瘰疬门,127 卷瘰疬门续及诸漏门,128～131 卷痈疽门,包括发背、肠痈、胃痈等,132～138 卷疮肿门,包括丹毒、褥疮、诸癣等。

名词 紫癜风。

小儿药证直诀	钱乙	宋	1119	人民卫生	2019

名医 钱乙(约 1032—1117),字仲阳,东平人,著名的儿科医家。翰林医学士,曾任太医院丞。

名著 中医儿科学专著,是钱乙的弟子阎孝忠收集他的临证经验编成。上卷专论小儿脉、因、证、治,收列儿科常见病证治 80 余条,中卷收载典型病案 23 则,下卷列载方剂 110 余首。其中不少良方至今仍广泛应用于临床。

名词 脂瘤。

名方 名 033 导赤散,名 034 泻白散,名 058 六味地黄丸。

卫济宝书	东轩居士	宋	1170	人民卫生	1956

名医 东轩居士,其原名已佚,生平履贯亦欠详,尝著《卫济宝书》一卷,书中对癌瘤论述较详,尤其对乳癌等症之发病,认识较深,其所用"癌"字明确用于肿瘤之疾,似为最早。

名著 《卫济宝书》又名《外科痈疽方》,外科著作。原撰人佚名,东轩居士增注。卷上为痈疽论治、"五发"[癌(嵒)、瘭、痼、疽]图说,试疮溃法、长肉、溃脓法、打针法、骑竹马灸、灸恶疮法等,上卷讨论病证,主要病类有背疽、疔疮、眼科、痔症、杂疮、杂症(附小儿病)等六种;卷下为正药指授散等 40 首外科方剂及乳痈、软疖的证治等。

名词 悲羊疮,癌疮,黑癌疮。

黄帝素问宣明论方	刘完素	金	1172	中华书局	1991

名医 刘完素(1066?—1156?),字守真,河间(今河北河间)人,故后世人称其为刘河间。是金元时期的著名医家,为后世所称"金元四大家"中的第一位医家。创火热论、五运六气致病学说,因治病用药喜用寒凉,被后世称为"寒凉派",自创防风通圣散等辛凉解表或表里双解方。著书《素问要旨论》等多部,统称河间十书。

名著 全书十五卷,卷一、二将《内经》记载的 61 种病证加以解释与论述,并制定 62 方与其配合。以下诸卷共分 17 门,每门先述总论,下列主治之方,计 350 首左右。《宣明论方》,与南宋的《和剂局方》形成了南北对峙的局面,后人称之为"南局北宣"。

名方 名 048 防风通圣散,名 055 神应养真丹,名 062 地黄饮子。

三因极一病证方论	陈言	宋	1174	人民卫生	2019

名医 陈言(1121—1190),青田(今属浙江景宁县鹤溪)人,字无择,号鹤西道人。南宋名医。创立"三因极一"学说,归纳病因为内、外、不内外三因,从因辨证,详列主治,选集方剂。

名著 本书原名《三因极一病源论粹》,简称《三因方》。该书十八卷,分 180 门,收方 1050 余首。书中首论脉诊、习医步骤及致病三因,次以三因为据载列临床各科病证的方药治疗。陈氏把六淫(风、寒、湿、燥、火、暑)、疫病致病归于外因,七情(喜、怒、忧、思、悲、恐、惊)致病归于内因,不能归入内外病因的一律归于不内外因,成为后世论说病因的规范。所列方药乃由作者精选而成,非一般杂收并蓄、汇聚成方者可比。

名方 名 083 神应养真丹。

杨氏家藏方	杨倓	宋	1176	人民卫生	1988

名医 杨倓(1120—1185)字子靖,崞县(今属山西)人。尝官至户部员外郎、枢密使、昭庆军节度使等职,其父杨存中好收单验方,倓以其所集之方千余首,辑为《杨氏家藏方》,现有多种日本刻本行世。

名著 方书,二十卷。全书载诸风、伤寒、中暑、风湿、脚气等49类,收方千余首,包括内、外、妇、儿、五官各科病证的治疗,每方下详列主治、药物组成与治法,对研究宋代医方发展有参考价值。

名方 名111洗风散,名162摩风黄芪膏。

素问病机气宜保命集	刘完素	金	1186	人民卫生	2019

名著 综合性医书,全书共三卷。上卷以《素问》病机为据,总论医理,广泛阐述有关养生、诊法、病机、本草理论等问题,共九篇;中卷十一篇;下卷十二篇,分述内科杂病、妇产、小儿科多种常见病证的病源、证候及治疗,其中有不少较好的见解和治疗经验,均可供临床借鉴。

名方 名068金铃子散。

医学起源	张元素	金	不详	人民卫生	1978

名医 张元素(1131?—1234?),字洁古,金代易水(今河北易县)人。开创脏腑辨证学说,创药四气(寒、热、温、凉)、五味(酸、苦、辛、甘、淡)、归经,与天人、表里、虚实、寒热、五脏的关系,药物的阴阳、升降、浮沉、补泻的各种性能,发明药理,注重创新方剂(加减冲和汤、白术散等),确定药物应用原则,强调"护肤元气(胃气)",对其后世医家及传人李杲、王好古、罗天益等学术思想和"易水学派"形成奠定基础,以致传至当今。

名著 撰年及刊行年不详,分上、中、下卷,上卷分别介绍了天地六位脏象图,手足阴阳脏腑十一经脉证法,三才治法、三感、四因、五郁之病,六气主治要法,主治心法九门等内容;中卷列《内经》主治备要、六气方治、阐发五运六气主病理论,主要吸收刘完素的观点,并按六气方治分类法,载方62首;下卷为用药备旨,着重记述药物气味厚薄、寒热阴阳、升降沉浮、引经报使等药物理论,及五行制方生克法等内容。对张仲景、局方等都有收录。

名方 加减冲和汤,白术散。

医说	张杲	宋	1224	上海科技	1984

名医 张杲(1149—1227),字季明,新安(今安徽歙县)人,南宋著名医史专家。张杲出生于名医世家,张杲少承家学,文化水平和理论素养也比较高,因此他一方面从事临床诊治工作,另一方面又发挥了以儒业医的特长,从事医学史料和禁方秘方的搜集整理。

名著 本书广泛收集了南宋以前的各种文史著作中有关医学的典故传说等资料。这是我国现存最早载有大量医史人物传记和医学史料的书籍,也是第一部较完整的新安医学著作。

名词 水痘。

儒门事亲	张从正	金	1228	上海卫生	1958

名医 张从正(1156—1228),字子和,金代睢州考城(今河南兰考)人。家世业医,是攻下派的创始代表人物,宗仲景汗、吐、下三法,创立攻邪(上、中、下三邪)论,主张食补。为"金元四大家"之一,弟子王好古、罗天益。

名著 十五卷,记载皮肤病有疥疮等;代表方剂有消风散、木香槟榔丸、泻青丸、桂苓甘露散、消湿散、拔毒散等,均为医家推崇的效方。首倡青少年白发从"血热论治"。

名方 名169猪蹄膏。

妇人大全良方	陈自明	宋	1237	人民卫生	2019

名医 见《外科精要》。

名著 全书二十四卷,原分八门,共260多篇论述。最早正式谈到"乳岩(癌)"。

名方 名42附子理中汤,名072温经汤。

脾胃论	李杲	金	1249	山西科技	2018

名医 李杲(1180—1251),字明之,晚号东垣老人,中国金元时期著名医学家,晚年自号东垣老人,真定(今河北省正定)人。李东垣从师于张元素,传承创新,详论阴证、阳证、脉象、寒热、外感八风之邪,是中国医学史上"金元四大家"之一,属易水派,撰《脾胃论》《兰室秘藏》,是中医脾胃学说的创始人。十分强调脾胃在人身的重要作用,详述补中益气汤、调中益气汤等补脾胃方面的应用,因此其学说被称作"补土派"。

名著 全书由医论38篇、方论63篇组成,分上、中、下3卷,并附方义及服用法。

名方 名052补中益气汤。

兰室秘藏	李杲	元	1251	人民卫生	2018

名著 全书分二十门,以突出其脾胃学说,每门之下,先有总论,其内容是以证候为主,详论各证候的病源和治疗原则,然后根据治疗原则载列各种处方,共载方280余首,始终因证配伍,讲究药性和君臣佐使,使之因证灵活加减用药。

名方 名032龙胆泻肝汤,名035清胃散,名039当归六黄汤。

外科精要	陈自明	宋	1263	中国医药	2019

名医 陈自明(1190—1270),安良甫,自号"药隐老人",临川(今属江西)人,三世业医,曾任建康府明医书院医谕。南宋医学家、妇产科学家、外科学家。著述现存《妇人良方大全》《管见大全良方》,1263年撰成《外科精要》,书中记录伍起予撰、已佚的《外科新书》(1207)内容,为现存最早"外科"名词,记载疡科更名为外科的历史,伍起予和陈自明做出永载史册的贡献。

名著 为中医治疗痈疽之专论,全书凡上、中、下三卷,计54论,载方73首。引伍起予、陈无择、李迅治痈疽经验,注明治法、方药出处,将痈疽之源归于"毒"之一字,方论并重,要言不烦,于中医"外科"之创设,实有发凡起例之功。

名词 外科。

名方 名101猪蹄汤Ⅰ。

严氏济生方	严用和	宋	1253	人民卫生	1956

名医 严用和(约1199—1267),字子礼,江西庐山人,临证数十年,积累了极其丰富的医疗经验。著有《济生方》和《济生续方》行世。

名著 《严氏济生方》又名《济生方》,十卷,载近70种病证,每病则立论在前,附方于后,有论有方。医论80则,医方433首。

名方 名079当归饮子,名054归脾汤。

仁斋直指方论	杨士瀛	宋	1264	福建科技	1989

名医 杨士瀛,字登父,号仁斋,南宋三山(今福建省福州)人,南宋名医,出身于世医之家,他区别不同的病证,据证释方,所搜之方,多载历代诸家有效之方和家传有效之方。

名著 全书二十六卷,第二十二至二十四卷论外科病证治;第二十五卷论诸虫所伤,均先列方论,次列证治、条陈效方、各明其主治、药物组成及修制服用方法,条理清晰。对体表癌肿特征作了形象地正确描述。

名方 名126四虎散,名139定痛生肌散。

东垣试效方	李东垣	元	1266	中国医药	2018

名著 列论二十篇,方剂240余首,医案医话20余则,其论引经据典,说理透彻,辨证至微,是书所涉病种较广,但重点为脾胃病证用方,反映了脾胃学派的特色。

名方 名004普济消毒饮。

御药院方	许国祯	元	1267	中医古籍	1983

名医 许国祯,字进之,元代绛州曲沃(今山西省曲沃)人,他出生在一个懂医的官宦之家,青年时代就博通经史,而尤精于医术,提点太医院事,任礼部尚书,拜集贤大学士,进光禄大夫。主撰元唯一官修本草——《至元增修本草》。许国祯曾与元世祖忽必烈一起出征,是著名的宫廷医家、政治家。

名著 《御药院方》收录宋金元三朝御药院所制成方1000余首。由于收集的多是宫廷秘方,不少方剂是前朝方书中所没有的,因此可谓一部名副其实的宫廷秘方。

名方 名114皇后洗面药,名115御前洗面药,名182三圣膏,名196七白膏,名197美肤组方。

卫生宝鉴	罗天益	元	1281	人民卫生	1963

名医 罗天益(1220—1290),字谦甫,真定路藁城人(今河北藁城县)人,医学家,为元太医。从师晚年的李东垣,尽得其术。李东垣身后,他整理刊出《内经类编》《经验方》等多部张元素、李东垣学术思想的医学著作,对传播易水学派起到了重要作用。1251年后,他自师门回乡行医,以善治疗疮而显名。

名著 全书二十四卷,补遗一卷。精选古今效方766首,以证系方。主要部分为药类法象,记述药性味、功效等,主张因证遣方用药。

名方 名134拔毒散,名147八白散。

外科精义	齐德之	元	1335	人民卫生	2018

名医　齐德之,曾任医学博士、御药院外科太医。他善治疮肿、痈疽,认为疮疡皆由阴阳不和、气血凝滞所致。在学术上,齐德之强调从整体出发,重视诊脉,辨疮肿虚实、浅深、善恶等证候,在治疗上创外科疮疡内治的内消、托里二大法则,外治有砭镰、针烙、灸疗、溻渍、追蚀诸法。

名著　全书二卷,上卷外科医论,有疮肿诊候入式之法、疮肿疹治等论述35篇;下卷为方论,汤、丸、膏、丹等方剂145首。在治疗上发展了刘完素的治疮大要,总结出内消、内托、追蚀、止痛等方法,从而使内外治法日臻完善。

名方　名134拔毒散。

仙传外科集验方	杨清叟,赵宜真	元	1380	人民卫生	1991

名医　杨清叟,元代医学家,禾川(今江西吉安附近)人。精医,尤擅长外科。尝著有《外科集验方》,作《仙传外科秘方》,专论痈疽诸症。后由其后代辗转由萧倪刊印之。赵宜真(?—1382),元末明初道士,主要活动于元末。江西安福人,号原阳子。

名著　外科方书,又名《仙传外科秘方》。明·赵宜真集。卷一总论痈疽发背及内服荣卫返魂汤的加减法;卷一至四重点论温、热、凉性三外用药方的用法及其他外科通用方;卷五至七痈疽、疔疮、瘰疬、咽喉、疯狗咬等病治方;卷八至九再论痈疽、发背疔疮证治。论述痈疽阴阳虚实甚详,保存了不少民间验方。

名方　名129洪宝丹,名158将军铁箍膏,名170回阳玉龙膏,名171冲和仙膏。

普济方	朱橚	明	1406	人民卫生	1960

名医　朱橚(1361—1425),安徽凤阳人,明太祖朱元璋第五子。朱橚好学,组织编著有《保生余录》《袖珍方》《普济方》和《救荒本草》等作品,对我国西南边陲医药事业的发展做出了巨大的贡献。

名著　由朱橚主持编辑,是为中国古代最大的方书。收录1960论,2175类,778法,239图,61 739方,总字数千万字。全书分为七大部分。在外科皮肤科的方剂为历代之最,其中卷271～315为外伤科,包括诸疮肿、痈疽、瘰疬、诸虫兽伤、膏药等,卷358～424为儿科,包括小儿皮肤病的痘疹、诸疮肿毒。其他皮肤病杂于各科中。疗病方法极丰,有汤药、罨敷、按摩、针灸、沐浴等。《本草纲目》取材于此书许多附方。

名词　脚湿气。

名方　名163乌蛇膏。

证治要诀	戴元礼	明	1443	人民卫生	2006

名医　戴元礼,名思恭,字符礼,以字行,浙江金华人。早年从师朱丹溪,御医,太医院使。

名著　《证治要诀》为综合性医书,又名《秘传证治要诀》。全书共十二门,每门列述若干病证,先论病因、病源,然后分析病证,介绍治法。

名词　白浊。

丹溪心法	朱震亨	元	1481	中国科技	2018

名医　朱震亨(1281—1358),字彦修,元代著名医学家,婺州义乌(今浙江金华义乌)人,因其故居有条美丽的小溪,名"丹溪",学者遂尊之为"丹溪翁"或"丹溪先生"。主张护惜阴精,倡导滋阴降火,后世称之为"滋阴派",撰《局主发挥》,主张辨证论治,反对滥用湿燥药,位列"金元四大家"之一。

名著　《丹溪心法》是元代朱震亨著述、明代程充校订的一部综合性医书。该书并非朱氏自撰,由他的学生根据其学术经验和平素所述纂辑而成。该书计五卷,有关于疬风、诸疮痈、痈疽、疔疬、小儿癞病等皮肤病的治疗方法。

名词　脓疱疮。

名方　名021治痛泻药方,名050玉屏风散,名045二妙丸(散),名136二妙散。

韩氏医通(杨梅疮论治方)	韩懋	明	1522	复印本	

名医　韩懋(约1441—1522),又名白自虚,字天爵,号飞霞子,人称白飞霞,四川泸州人。

名著　《杨梅疮论治方》原书已佚,载于《韩氏医通》中。"近时徽疮,亦以入防风通圣散治愈,别著杨梅疮论治方一卷",为我国梅毒的最早记载。

名词　杨梅疮,徽疮。

薛氏医案	薛己	明	万历年间	人民卫生	1983

名医　薛己(1487—1559),字新甫,号立斋,吴郡(今江苏苏州市)人。父薛铠,字良武,府学诸生,弘治中以明医征为太医院医士,以子已故赠院使。治疾多奇中,以儿科及外科见长。薛氏得家传,原为疡医,后以内科擅名。

名著　本书系薛己及其父亲薛铠所撰集校注的医书二十四种合刊而成。包括《外科心法》《外科发挥》(2019)《外科枢要》《外科经验方》《疬疡机要》《校注妇人良方》等著作,其中《疬疡机要》为麻风专书,余著均是通论外科疾患,作者认为脉象最为重要,故将脉象在《外科心法》介绍很详细,此外,诸书特点就是在论述病种后附大量验案。

名方　名001仙方活命饮,名076丹栀逍遥散,名133箍药。

正体类要	薛己	明	1529	上海卫生	1957

名著　全书分上下两卷,上卷为正体主治大法、仆伤之症治验、坠跌金伤治验和汤火所伤治验4门,下卷附诸伤方药。

名方　名057八珍汤,名120洪宝丹。

外科理例	汪机	明	1531	人民卫生	1963

名医　汪机(1463—1539),字省之,别号石山居士,安徽祁门人,新安医学奠基人。制定外科定义:外科者,以其痈疽疮疡皆见于外,故以外科名之。在外科治疗中,强调"外科必本于内,知乎内以求外","应以补气为主,以消为贵,以托为畏",对外科发展有较大影响。医学著述十余部,为当时名冠全国的四位医学大师之一。

名著 全书八卷,分为 147 类,又补遗七类,共 154 门,后附方一卷,265 方。分别叙述了皮肤外科诸证,既有病理又有实例,故名外科理例。其强调外科调补元气,先固根底,不轻用寒凉攻利之剂。在辨证上提出舍脉从证,舍证从脉,治之不应别其故的观点。叙述了痈疽、天疱疮、杨梅疮、斑疹、丹毒、疥、漆疮等皮肤病,分论治方,说明病理,列举实例。

名方 名 133 箍药。

古今医统大全	徐春普	明	1556	人民卫生	1991

名医 徐春普,字汝元。汪宦门人,医家书无所不窥,著《医学捷径》等。授太医院判。

名著 《古今医统大全》,又名《医统大全》,系医学全书,一百卷,载 270 位古代医家传略,载所证引书 280 种,其中包括有关皮肤病的防治及其方药等内容。卷 93~98 为经验秘方。

名方 名 064 牡蛎散,名 151 玉容西施散。

医学纲目	楼英	明	1565	世界书局	1937

名医 楼英(1332—1402),一名公爽,字全善,号全斋,萧山(今浙江萧山)人。楼氏的医学主张强调阴阳五行的作用,对辨证论治有较系统的概括,强调应分别气血、表里、上下、脏腑、虚实寒热以论治。

名著 全书四十卷。前代医书编写多以病为纲,只作一次划分,至楼氏以五脏六腑为纲,各脏腑所属疾病为目,一二级类目依次排列,条理井然。这种分纲列目编排病证的方法为楼氏首创,对后世医学著作的编辑体例有很大影响。

名方 名 152 莹肌如玉散。

疮疡经验全书	窦汉卿,窦梦麟	宋	1569	清浩然楼刻本	1717

名医 窦汉卿,名杰,字汉卿,后改名默,字子声。广平肥乡(今属河北)人。从名医李浩学"铜人"针法,后北归大名(今属河北),讲求理学。晚年仕元,封太师,谥号文正公。为金元时著名针灸学家。

名著 《疮疡经验全书》又名《窦氏外科全书》,外科著作。旧题宋·窦汉卿撰,实为 1569 年窦梦麟补辑明代以前外科诸书而成。共分六卷,卷一述咽喉牙舌诸症及胸面疽毒等症,卷二为胸腹腰肋诸痈及手腕发背疔毒诸症,卷三为串毒便毒骨疽、腿膝足部诸瘤,及大麻风疳毒痔漏等症,卷四为痘疮、灸治、开刀法及消托汤散膏丹,卷五为用药脉诀,五脏图说,决生死法,及杂症奇方丹方,卷六为怪症及小儿杂症,霉疮治法。全书有病因、病机、治法及预后推断等。

名词 鸦啗疮,火赤疮。

名方 名 130 粉霜神丹。

外科枢要	薛己	明	1571	人民卫生	1983

名著 源自《薛氏医案·上册》外科著作,四卷。卷一载疮疡诊候辨证共 21 论;卷二至三以病证为纲,分论全身各部疮疡共 30 余病的证治,并附验案;卷四总列疮疡各证治疗方剂。

名词 赤白游风。

香奁润色	胡文焕	明	1573	中国中医药	1973

名医 胡文焕，字德甫，一字德文，号全庵，一号抱琴居士。明著名儒医、文学家、藏书家、刻书家。

名著 《香奁润色》文献来源于明代前多种古医籍，多达五六十种。主要介绍美容美饰的方书，按部位和病分类，另有洗练部。辑录了当时大量的美容保健方，集美发、白面、玉容、驻颜、白牙、润唇、美手、香身等方法于一书，很好地总结了明代之前的美容保健方法。

名方 名 112 洗澡方，名 147 八白散。

古今医鉴	龚信，王肯堂	明	1576	江西科技	1990

名医 龚信，字瑞芝，号西园，江西金溪人，龚廷贤父。精于医术，曾任明太医院医官，著有《古今医鉴》十六卷，经廷贤整理刻行于世。

名著 《古今医鉴》是一部综合性医书，共十六卷（原作 8 卷）。

名词 麻疹。

本草纲目	李时珍	明	1578	商务印书馆	1954

名医 李时珍（1518—1593），字东璧，晚年自号濒湖山人，湖北蕲春（湖北蕲春县）人，明代著名医药学家，被后世尊为"药圣"。自 1565 年起，于 1578 年撰成《本草纲目》，此外对脉学及奇经八脉也有研究。后为楚王府奉祠正、皇家太医院判，去世后明朝廷敕封为"文林郎"。名列世界科学家。

名著 《本草纲目》系世界科学巨著，为本草学、博物学巨著。撰成于 1578 年，1596 年问世，1606 年传至日本，接着被译成拉丁文及朝、法、德、英、俄等国文字，流传于世界各国，被翻刻 100 余版次。共五十二卷，约 190 万字，载药 1892 种，附方 11 096 首，附图 1109 幅，列 16 纲，分 60 类。记载用于治疗皮肤病的药物有 480 余种，接近 600 多种病证，病名有 100 多种，李约瑟评价："明代最伟大的科学成就"。入选世界文化遗产名录。

名词 黄水疮，疬疡风，䵟黑斑，颏疮。

名方 名 063 七宝美髯美丹，名 167 生肌凤雏膏，名 171 冲和仙膏。

万病回春	龚廷贤	明	1587	人民卫生	1984

名医 龚廷贤（1522—1619），字子才，号云林山人，又号悟真子，江西金溪人。曾任太医院吏目。著《种杏仙方》《圣世保元》等多部，为医德建设多有贡献，著"病家十要"等。

名著 全书八卷，论述病证 184 种，每病均阐述病因、病机、治法、方药等内容，后附医案。做到师古而不泥，善辨证化裁古方。书末病家十要，广泛涉及医学伦理学、医学社会学问题，极具参考价值。

名方 名 007 温清饮。

鲁府禁方	龚廷贤	明	1594	中医古籍	1991

名著 《鲁府禁方》又名《鲁府秘方》。全书分为福、寿、康、宁四卷，按病证分为中风、伤寒、瘟疫、中暑、内伤、伤食等 112 门，按方剂性质分为通治、膏方、杂方三门，合计 115 门。搜集了各科丸、散、膏、丹、汤方，具有很高的临床实用价值，方剂诸门后，附载有部分医学伦理及养生内容。

名方 名 147 八白散，名 152 莹肌如玉散，名 194 肥皂方。

众妙仙方	冯时可	明	1595	中国中医药	2016

名医 冯时可(约1541—1621),字敏卿,号元成。华亭(今上海华亭)人。任云南、湖南、贵州布政司参政官职。其文学造诣甚高,著述颇丰,有《冯文所诗稿》等传世。兼习医术,通晓医理。

名著 明代方书,共四卷,载方1600余首,按病证、病因、治法、科别分门别类,痈疽多收外用药,切合实际,便于应用,易于推行。所载以简便验方居多,名方如普济消毒饮、仙方活命饮、冲和仙膏、洪宝丹等皆收入其中。

名方 名129洪宝丹,名171冲和仙膏,名182三圣膏。

证治准绳	王肯堂	明	1602	人民卫生	2014

名医 王肯堂(约1552—1638),字叔卿,自号阳行山人,陕西临潼人。1592年翰林检讨,1612年转任福建参政。王氏与传教士利玛窦素有交往,与郭澹论数纬,与董其昌论书画,通古博今。著作等身,有《证治准绳》四十四卷,《医论》四卷,《医辨》四卷,《医镜》,《古代医统正脉全书》等。所创医学称儒医派。

名著 《证治准绳》又名《六科证治准绳》,古代中国医学丛书。《证治准绳·疡医门》共六卷,卷一至二总论外症之病源、诊断、治法等,卷三至四从头至足,分部位介绍病种,第卷五讨论石疽、流注等病及疥癣等皮肤病,卷六为损伤门。首先记载赤白浊,为最早记录的淋病。全书以证治为主,博采各家言论,因证论治,有"博而不杂,详而有要"的特点。

名词 瓜藤缠,赤白浊。

名方 名038清骨散,名100健脾丸,名129洪宝丹,名152莹肌如玉散,名153四神散,名158将军铁箍膏,名163乌蛇膏,名164硫黄膏,名171冲和仙膏。

外科启玄	申拱辰	明	1604	人民卫生	1955

名医 申拱辰,明代医家。字子极,号斗垣,长洲(今江苏苏州)人。著《伤寒观舌心法》,尤精外科,撰成《外科启玄》,有图有方,在我国外科学中有一定影响。

名著 全书十二卷。涉及外科皮肤病,卷一至三疮疡总论,共七十二论;卷四至九,常见外科病190多种,共201条,配图197幅;卷十一专论痈疽、发背,载方66首;卷十二血风疮、秃疮等常见皮肤病。主张对人对病应不同论治,因人、因地、因时、因证治宜思想在外科诊治中要具体化,颇为可取。

名词 湮尻疮,臀红,粉花疮,汗淅疮,风热疮,日晒疮,火斑疮,水渍疮,天疱疮。

名方 名178樟脑膏。

外科正宗	陈实功	明	1617	人民卫生	2019

名医 陈实功(1555—1636),字毓仁,号若虚,江苏东海(今南通)人。中国明代外科学家。陈实功专事外科40余载,其"笔""刀""药"三者并举,而且更突出了"刀",这的确为外科的正宗大路,载415方,内服用药有汤、丸、散、丹等方的应用。外部用药有汤、散、膏药、油膏等。著《外科正宗》,因书得名,被后世奉为正宗派。

名著 全书共十二卷157篇,对痈疽、疔疮、流注、瘰疬、瘿瘤、肠痈、痔疮、白癜风、烫伤、疥疮等外、伤、皮肤、五官科疾病,"分门逐类,统以论,系以歌,淆以法,则微至疥癣,亦所不遗"。分析详尽,论治精辟,治法得当,并附若干医案,影响深远,居历代外科著作之冠,为明朝外科学发展水平的代表作。

名词 疔疮,脓巢疮,白屑风,肾囊风,油风。

名方 名008托里消毒散,名037辛夷清肺饮,名056养血润肤饮,名071活血散瘀汤,名077消风散,名103滞痒汤,名104苦参汤,名105蛇床子汤,名121润肌膏(油),名126四虎散,名131蛇床子散,名132鹅黄散,名142月白珍珠散,名143石珍散,名145胡粉散,名149五香散,名154玉肌散,名168生肌玉红膏,名170回阳玉龙膏,名171冲和仙膏,名172狼毒膏,名185顽癣必效方,名187太乙膏。

景岳全书	张景岳	明	1624	上海卫生	2019

名医 张景岳(1563—1640年),本名介宾,字会卿,号景岳,别号通一子,浙江绍兴府山阴(今浙江绍兴)人,明代杰出医学家,温补学派的代表人物,也是实际的创始者。因善用熟地黄,人称"张熟地"。

名著 全书六十四卷。卷四十二麻疹诠;卷四十三至四十五痘疹诠;《外科钤》为《景岳全书》之卷四十六至四十七,包括外科总论、治则、治法、外科疾病的证治等;卷六十四外科钤古方,载方2624种。书中提出蛛丝缠法治瘤赘是结扎之首创。《淋浊》:"淋之为病,则无不由乎热剧,无容辩矣。又有淋久不止,及痛涩皆去而膏液不已,淋如白浊者。"

名方 名067柴胡疏肝散,名171冲和仙膏。

摄生秘剖	洪基	明	1630?		

名医 洪基,明代医家,字九有,新安(今安徽徽州)人。业儒之外,究心医籍,访求四方名医,历20载,求得方剂数以万计,特择其丸散之神效切用者,治药以施人,撰《胞与堂丸散谱》四卷,后世称《摄生秘剖》等书。

名著 方书,全书四卷,抄本复印。查书为明崇祯(1626—1644)年间撰成,收录丸散膏酒方58种,包括六味地黄丸、参苓白术散等名方,天王补心丹为第一方。

名方 名066天王补心丹。

霉疮秘录	陈司成	明	1632	学苑	1994

名医 陈司成(1551—?),字九韶,明末医家,浙江海宁人。出身于八代业医世家,以疡医闻名当地,尤精外科,历时20载,获得诊治梅毒的丰富经验,总结明代100多年以来防治梅毒经验,于1632年撰成《霉疮秘录》。

名著 中国第一部论述梅毒最完善的专著,汇集历代方论,结合家传、个人多年治疗经验和梅毒医家经验编辑而成。内容包括总例、或问、治验、方法、验方49首。系统论述梅毒的传染途径有性交传染和非性交传染、母婴垂直传播等,系统总结用生生乳(砒及轻粉)治疗梅毒的经验。

名词 霉疮。

温疫论	吴有性	明	1642	人民卫生	2018

名医 吴有性(1561—1661),字又可,吴县(今江苏苏州)人。当时吴县连年疫病流行,他痛感时医执伤寒法治温疫不效,遂发奋探求,结合自己的临床实践而成《温疫论》,其创见:①致病与六淫不同,瘟疫是戾气(疫气、疠气)所致;②可呈流行性,也可散发,四季不同,可通过空气、接触染病;③戾气种类不同,可致不同生物染病;④痘疹等可致疔疮痈疽,与其他致病因素不同;⑤主张除邪务尽,应辨别而调治之。瘟疫论是中医温病(传染病)发展史上的一次重大突破,为温病学开辟了道路,为当今新冠肺炎防治奠定基础。

名著 上下两卷。吴又可在《温疫论》中创立了"戾气"病因学说,强调温疫与伤寒完全不同,明确指出"夫温疫之为病,非风、非寒、非暑、非湿,乃天地间别有一种异气所感"。创立了表里九传辨证论治思维模式,创制了达原饮等治疗温疫的有效方剂。

名词 痘疹(水痘、天花)、疙瘩瘟(腺鼠疫)、大麻风、鼠瘘(颈淋巴结核)、流火丹毒、斑疹。

名方 达原饮。

疡科心得集	高秉钧	清	1805	天津科技	2005

名医 高秉钧(1755—1829),字锦庭,号心得,锡山(今江苏无锡)人。强调温病与外疡发病机制治疗原则的一致性,把三焦辨证与外科审证求因相结合,将走黄、内陷与热入营血的治疗结合起来,应用犀角地黄汤、紫血丹、至宝丹治疗使用至今,指出外科亦有四大绝症,即"失荣、舌疳、乳岩、肾岩翻花",皆相当于今时的恶性肿瘤。尤以外科驰名于江浙间,被尊中医外科学派之一——心得派。

名著 全书三卷,汇集100余论,200余种皮肤病,260余首常用方剂,有些是家传秘方,对治疗疮疡效果显著。

名词 暑热疮。

名方 名096草薢渗湿汤,名104苦参汤。

医门法律	喻昌	清	1658	中国医药	2019

名医 喻昌(1585—1664?),字嘉言,江西新建(古称西昌)人,晚号西昌老人。为明末清初与张路玉、吴谦齐名的三大名医之一,《清史稿》称其"才辨纵横,不可一世",精研医理,尤精《伤寒论》,重视仲景存留的113方、397法,举397法于三阳经之末,过经不解,阴阳易等于三阴经末。80余岁竟与国手李元兆对弈三日夜,敛子而逝。著《尚论篇》《寓意草》《医门法律》,称喻氏三书,影响至今。

名著 六卷。依风、寒、暑、湿、燥、火六气及诸杂证而分门别类。每门分论、法、律三项。论是总论病证,法是治疗法则,律是指出医生在治疗上的过失。创立三纲学说,即冬月伤寒为大纲;六经之中,太阳为大纲;太阳经中,风伤卫、寒伤营、风寒两伤营卫为大纲。

名方 名083清燥救肺汤。

外科大成	祁坤	清	1665	上海卫生	1957

名医 祁坤,明清间医家,字广生、愧庵,号生阳子,山阴(今浙江绍兴)人。幼而聪敏,广读经书,后于顺治间为御医,于外科尤多研究,又任太医院院判。认为外证难于内证,而医家多重内而轻外,有失偏颇,遂撰《外科大成》,此书内容丰富,后为其孙祁宏源在参加编修《医宗金鉴》时,以之为蓝本,加以修订而为《外科心法要诀》。

名著 全书四卷。卷一为总论部,阐述痈疽等病的诊治要点、各种治法及常用方剂;卷二至三为分治部,按照头面、颈项、背、腰、胸腹等身体部位分列各种外科疾病的证治、验案;卷四为不分部位的大毒与小疵(包括各种内痈、疔疮、流注、瘿瘤、金疮等全身性疾病)及小儿疮毒的证治。

名词 四弯风,白疕,蟮蛄疖,血疳。

名方 名108 洗诸疮药方,名120 药油,名135 二味拔毒散,名137 青蛤散,名140 轻乳生肌散,名148 玉容散,名154 玉肌散,名161 不龟手膏,名173 藜芦膏,名199 清凉膏。

医方集解	汪昂	清	1682	上海科技	1959

名医 汪昂(1615—1694),字讱庵,初名恒,安徽休宁县城西门人,他苦攻古代医著,结合临床实践,经过30年的探索研究,编撰成《素问灵枢类纂约注》《医方集解》《本草备要》《汤头歌诀》四部,亦多为失实之记。

名著 全书二十一卷。此书按方剂的功用分为210门,载正方306首,编成七言歌诀200首,聚成《汤头歌诀》一卷。叙述每一方剂的适应证、用药配伍及加减法,末附有救急良方等。

名方 名063 七宝美髯丹。

傅青主女科	傅山	清	1827	人民卫生	2019

名医 傅山(1607—1684),原名鼎臣,字青竹,改字青主,阳曲(今山西太原)人。医理上注重气血,主张攻补兼施,并以儒家义理通于医理,临床上长于妇科、内科杂病,重视民间单方、验方,治病不拘学派,用药不泥方书,医名颇重于当代。

名著 妇科著作,全书二卷。运用中医脏腑学说,阐明妇女生理、病理特点及诸病临床表现,诊断辨证以肺、脾、肾三脏立论,治则以培补气血,调理脾胃为主。论述简明扼要,理法严谨,方药大多简明效验。

名方 名199 清凉膏。

洞天奥旨	陈士铎	清	1694	中医古籍	1929

名医 陈士铎,字敬之,号远公,别号朱华子,又号莲公,自号大雅堂主人,浙江山阴(今浙江绍兴)人。约生于明朝天启年间,卒于清朝康熙年间。据嘉庆八年《山阴县志》记载:"陈士铎,邑诸生,治病多奇中,医药不受人谢,年80余卒。"

名著 《洞天奥旨》,共十六卷,卷一至四总论,认为治疗疮疡,辨经络、阴阳最为重要,卷五至十三各论,病种很广,卷十四至十六附方,强调疮疡宜大剂急治,治法以内消居多,而补多于攻,攻轻于补。叙述了外科病候、诊法、用药和外科皮肤科等150种病证的治法。

名方 名137 青蛤散,名146 六星丹。

古今图书集成医部全录	蒋廷锡	清	1723	人民卫生	1962

名医　蒋廷锡(1669—1732),字酉君、杨孙,号南沙、西谷,又号青桐居士,江苏常熟人,是清朝康熙、雍正时期官员、画家。历任礼部侍郎、户部尚书、文华殿大学士、太子太傅等职。

名著　《古今图书集成医部全录》是《古今图书集成》的一部分。外科共二十二卷,包括痈疽疔毒、附骨流注、游风、丹毒斑疹、疬疡癜风、浸淫疥疮、反花天泡杨梅、瘿瘤羞痣、汤火炙、冻候、虫咬伤等十一门。

名方　名 151 玉容西施散。

年希尧集验良方	年希尧	清	1724	辽宁科技	2012

名医　年希尧(1671—1739)字允恭,一作名允恭,字希尧,清代官吏,知医,号偶斋主人,历任工部侍郎、内务府总管及从一品左都御史等要职。希尧博才多闻,常与友人论医,有方辄录之,并以之治人病多效。后辑成《集验良方》六卷,另有《本草类方》十卷。

名著　《年希尧集验良方》为医方著作,又名《集验良方》,六卷。全书分为养生、急治、中风、预防中风、伤寒、感冒等 50 余类。所选皆为经验良方,较切临床实用。其中养生、伤寒、感冒、类中等均附以简短的医论。又有《经验四种》本。

名方　名 154 玉肌散。

医学心悟	程国彭	清	1732	山西科技	2014

名医　程国彭(1680—?),字钟龄,号普明子。天都(今安徽歙县)人。

名著　《医学心悟》是程氏积 30 年经验,融会《内经》《难经》及历代名医精华撰写而成,明确八纲辨证、六经辨证、首创医门十法,介绍各科证治经验,总结历代名方及创制新方。《外科十法》附《医学心悟》之末,分为十法。

名方　名 160 百部膏。

外科症治全生集	王维德	清	1740	人民卫生	2019

名医　王维德(1669—1749),字洪绪,又号定定子,别号林屋散人,江苏吴县洞庭西山人。尤擅长外科疾患之诊治,行医 40 余年,临床疗效卓著。72 岁时撰成《外科症治全生集》,书中公开了家传四代之经验,堪称清代较有价值的一部外科专著。因书得名,所创医学称全生派。

名著　王维德在总结自己 40 年临床经验的基础上,参以祖传秘方撰成。先总述痈疽病因、证候、诊法并列症 29 种,按人体上、中、下三部,分论外科病证治疗,兼以内、妇、儿各科病证治疗经验,计外科效方 75 首,杂病验方 48 首。另介绍 200 余种外科常用药,性能及其他炮制,复附有作者治验之案。

名词　灰趾甲,发蛀脱发。

名方　名 005 阳和汤,名 041 清暑汤,名 119 癣酒,名 191 阳和解凝膏。

医宗金鉴·外科心法要诀	吴谦,刘裕铎	清	1742	人民卫生	1973

名医 吴谦(1689—1748),字六吉,安徽歙县人,宫廷御医,乾隆时为太医院院判。

刘裕铎,字铺仁(1686—1757)。清雍正、乾隆朝宫廷任御医、右院判、院使。雍正帝御题"京中第一好医官"。乾隆四年,奉朝廷之命,与吴谦同任《医宗金鉴》总修官,该书成为中医必读书至今。刘裕铎医术高明,治病善于应用古方,随证化裁,他为皇帝皇妃、王公大臣等诊病,屡起沉疴,多次受皇帝嘉奖,乾隆皇帝钦赐"皇恩钦赐"和"同春堂"匾额。因书得名,称金鉴派。

名著 《医宗金鉴》是清朝大型医学全书,《外科心法要诀》为分册之一,即《医宗金鉴》卷六十至六十七,以《外科大成》一书为基础,进一步整理补充编成。其中卷六十一论述十二经脉及外科痈疽证治总论;卷六十二为各类外科常用方剂;卷六十三至七十一分论头、面、项、背等全身各部的外科病症;卷七十二至七十四为发无定处(全身性)的外科和皮肤科疾病;卷七十五杂症部为跌扑、金疮及竹、木、虫、兽所伤诸病;卷七十六剐部,为小儿外科病证。各病证候方剂均编成歌诀,并附有260余幅外科病图形,为清医学考试用书,外科必读之书。

名词 松皮癣,粟疮,痼疮,猫眼疮,袖口疳,胎赤,脚气疮。

名方 名002 五味消毒饮,名015 荆防败毒散,名029 凉血四物汤,名031 化斑解毒汤,名036 枇杷清肺饮,名078 秦艽丸,名079 当归饮子,名080 四物消风饮,名081 疏风清热饮,名088 除湿胃苓汤,名103 溻痒汤,名105 蛇床子汤,名117 密陀僧散,名118 百部酒,名121 润肌膏(油),名124 三妙散,名135 二味拔毒散,名137 青蛤散,名138 颠倒散,名140 轻乳生肌散,名141 珍珠散,名142 月白珍珠散,名143 石珍散,名148 玉容散,名165 摩风膏,名159 黄连膏,名168 生肌玉红膏,名170 回阳玉龙膏,名171 冲和仙膏,名172 狼毒膏,名173 藜芦膏,名179 水晶膏,名183 肥油膏,名185 顽癣必效方,名186 烟熏剂,名191 琥珀膏,名192 白降丹,名193 红升丹,名199 清凉膏。

麻科活人全书	谢玉琼	清	1748		

名医 谢玉琼,字昆秀,号朴斋,安城(今广西宾阳)人。有感于小儿夭折于麻疹者甚多,乃专心岐黄、勤研麻疹证治。

名著 麻疹专著,四卷。本书系参考多种麻疹专著,予以删补编订而成。全书108篇,每篇均有歌诀及论说,末附刘齐珍辑麻疹论及医案等。

名词 奶麻。

疡医大全	顾世澄	清	1760	人民卫生	1987

名医 顾世澄,清代芜湖(今属安徽)人,精于外科,行医40年,治人无数。他竭力搜集古今名医方论,首先按《内经》精神,阐明脉法,详尽分辨经络穴道,汇集内景证形,上至巅顶,下至涌泉,凡涉及外证的,都绘图立说,按证立方,除今古成方之外,又增以他家祖传经验诸方,分门别类,计四十卷,题为《疡医大全》。

名著　全书四十卷,编撰 30 年。内容包括《内经》纂要、脉诊、内景图说,以及全身各种外证,图文并茂,并标有出处,是一部资料非常丰富的外证全书。本书虽名曰"疡医大全",实际上已远远超出了目前临床所说的"疮疡肿毒"外科范畴,凡有外证可见者,无不涉及,故言此书为外证全书,而不言其为外科全书。

名词　蚂蚁窝、黄瓜痈、褥疮。

名方　名 105 蛇床子汤,名 106 海艾汤,名 107 干葛洗剂,名 121 润肌膏(油),名 122 二黄散,名 123 八宝丹,名 132 鹅黄散,名 135 二味拔毒散,名 138 颠倒散,名 143 石珍散,名 145 胡粉散,名 150 玉盘散,名 154 玉肌散,名 160 百部膏,名 165 摩风膏,名 195 玉容肥皂。

妇科冰鉴	柴得华	清	1776	中医古籍	1994

名医　柴得华,乾隆年间医家。少年病温,和为医误,于是弃儒业医,酷嗜岐黄家言,兢兢业业,苦攻多年,伤寒方脉未敢稍为惮烦,而于妇科特究心焉。深感古代医著率多论而不详,语而不畅,或存论而遗脉,或有治而无方,使留心斯道者,非失遗珠之恨,即生望洋之叹,因而编撰《妇科冰鉴》。

名著　分十二门,八卷。立论悉本内经奥旨,博采先哲精粹,复加探讨,创为一家之言。各门首论病情症状,次详脉法方药,辨证精审,论理透彻,立方遣药,丝丝入扣,读之易于领会,豁然贯通。

名方　名 070 桃红四物汤。

通俗伤寒论	俞根初	清	1776	上海科技	1959

名医　俞根初,字肇源,清初著名医家,绍派医学的杰出代表,著有《通俗伤寒论》。

名著　伤寒著作,十二卷。书融合了古今有关论著,结合个人临证心得,对伤寒的证治规律进行了深入阐述。

名方　名 082 羚羊钩藤汤。

吴医汇讲	唐大烈	清	1792	上海浦江	2011

名医　唐大烈,清代医家,字立三,号笠山,一号林嶦,长州(今江苏苏州)人。曾任典狱官,并为狱中犯人诊病。

名著　《吴医汇讲》是中国最早具有年刊性质的医学著作,仿效康熙年间过绎之所辑《吴中医案》一书编就,将江浙地区 40 余名医家的文章汇集起来,其内容包括有医学论述、专题评论、验方、考证,笔记等,为具有医学刊物性质的早期文献,1792—1801 年刊,每年一卷,共出十一卷,共发表 100 多篇文章。比《柳叶刀》早创刊 31 年。

名词　红云风。

温病条辨	吴瑭	清	1798	人民卫生	2018

名医　吴瑭(1758—1836),字鞠通,江苏淮阴人。经过数年的努力,他终于探索出一些规律和医治方法,并于 1798 年撰成《温病条辨》一书,是祖国治疗温热病较有系统的一部温病学专著,对后世影响很大。他还著有《吴鞠通医案》等著作,他的著作对叶桂的温病著作了丰富和提高,使温病学更加完整和系统化,他成为清代著名的温病医学家之一。

名著 全书六卷。刊行之后,为医家所重,乃致翻刊重印达 50 余次,并有王孟英、叶霖等诸家评注本,或编为歌诀之普及本。今之温病学教材,取该书之说亦最多。依据叶桂的温热病学说,明确温病分三焦传变,阐述风温、温毒、暑温、湿温等病证的治疗,条理分明。

名词 燎疱。

名方 名 012 桑菊饮,名 013 银翘散,名 025 化斑汤,名 027 清营汤,名 040 青蒿鳖甲汤,名 059

医林改错	王清任	清	1830	中国医药	2018

名医 王清任(1768—1831),字勋臣,河北玉田人。解剖死尸 30 余人,大抵明确脏腑位置,并验视死刑犯内脏,并记录编辑,终成《医林改错》。

名著 王清任访验脏腑 42 年呕心沥血之作,也是中医解剖学上具有重大革新意义的著作。在活血化瘀理论与临床方面做出重要贡献,所创通窍活血汤等方使用至今。

名方 名 073 血府逐瘀汤,名 074 通窍活血汤。

外科证治全书	许克昌,毕法	清	1831	人民卫生	1987

名医 许克昌,字伦生,和州(今安徽和县)人,擅中医外科。
毕法,字苍霖,许氏友,亦精于外科疮疡,曾著《外科证治》,三十而卒,许氏为完成友人遗愿,继续编辑,合成《外科证治全书》。

名著 全书五卷,多数取材于《外科证治全生集》,首述痈疽等病,继而外伤,最后列通用方、备用方,以及中毒类,共载 56 种中毒,包括食物中毒、动物中毒及煤气中毒等。书后附有《外科证治全生集医案》及《疡医雅言》丹药方。

名词 皮肤蝇蛆病。

名方 名 198 夹纸膏。

疡科捷径	时世瑞	清	1831	原刻本	1831

名医 时世瑞,字静山,清道光年间外科名医,兼擅内科。

名著 三卷,上卷总论,以十篇歌诀论述痈疽的病源、辨证、治法和预后;中卷分部位论述外科皮肤病的诸症;下卷论述发无定处外科皮肤病杂症。

名方 名 138 颠倒散。

重楼玉钥	郑宏纲	清	1838	人民卫生	2019

名医 郑宏纲(约 1727—1787),字纪元,号梅涧,又号雪萼山人,安徽歙县人,出身于喉科世家,其父郑于丰、叔郑于蕃、堂弟郑宏绩均精于喉科,宏纲自幼受教于父,行医后也擅喉科。此外还著有《捷余医语》《痘疹正传》等。

名著 喉科著作,二卷(又有一卷本及四卷本),道家以咽喉为"十二重楼",故名。为清代郑梅涧(宏纲)约撰于乾隆年间,后其子郑承瀚加以补充。全书共 17 则,列 36 种喉风名目。

名方 名 086 养阴清肺汤。

类症治裁	林佩琴	清	1839	中医古籍	1988

名医 林佩琴(1772—1839),字云和,号羲桐,出身于江苏丹阳名门望族,父林翠严为当时鸿儒。林佩琴36岁中式经魁举人,次年考进士未第,转而潜心医学,晚年撰成《类证治裁》一书。

名著 八卷,附录一卷。作者谓治病之难在于识证,识证之难在于辨证,而辨证的重点则是阴阳虚实、六淫七情及病机病位,故著此书以明之。卷首为内景综要,介绍脏腑生理。每一病中,先概述病因、脉证,然后分析重点证候及辨证要点,最后介绍治法方药,并附以作者验案。

名词 溺浊。

集验良方拔萃	恬素氏	清	1841	上海宏大	1921

名医 恬素氏,清代医家,具体情况不详。

名著 医方著作,又名《集验良方》《拔萃良方》,方书,二卷。选收以外科疾病为主的验方近200首,分别介绍其主治、配方及用法,内容简要实用。

名方 名168生肌玉红膏。

验方新编	鲍相璈	清	1846	人民卫生	2019

名医 鲍相璈,宇云韶,清代湖南善化(今长沙)人,约生活于道光至咸丰年间,曾任职广西武宣县。

名著 《验方新编》,方书,八卷。本书于内科杂病、妇儿外科、急救、食疗及时疫等无所不及,分99问6000余条,选录历代医家的医论与治验,收载民间习用验方、单方,价廉、简便、效验,是一部医方为主、合参医论的医著。以外治居多,而内治诸方亦斟酌入选,惟药性未能尽谙。

名方 名003四妙勇安汤。

温热经纬	王士雄	清	1852	人民卫生	2018

名医 王士雄(约1808—1868),字孟英,号梦隐,又号潜斋,别号半痴山人,浙江海宁人,居于杭州。王士雄对温病学说贡献颇多,整理发扬了温病学说,对六气属性进行了辨析,并提出了有效的治疗和预防方法,被后人称为温病四大家之一。

名著 温病通论类著作,五卷。本书"以轩岐仲景之文为经,叶薛诸家之辨为纬",故以"经纬"名书。书中选取《内经》《伤寒论》《金匮要略》有关热病的论述,以及叶天士、陈平伯、薛生白、余师愚等清代诸家温病条文,分卷分条辑录,并采用后世诸家的见解,参以王氏按语逐条注释析义。后人谓《温热经纬》为温病学之集大成者,并以之为学习温病学的入门之作。

名方 名092甘露消毒丹。

| 徐评外科正宗校注 | 陈实功撰;徐大椿评,许楣订 | 清 | 1860 | 学苑 | 1997 |

名医　徐大椿(1693—1771),原名大业,字灵胎。江苏吴江人。精勤于学,自称泛览书万余卷,批阅书千余卷,对医学诸家均有独到见识,著述甚丰,皆其所评论阐发,如《医学源流论》等,后人辑成《徐氏医学全书十六种》。

名著　本书为清代名医徐灵胎评批明代陈实功所著《外科正宗》一书的校注本。原书集明以前中医外科成就,并结合著者临床经验编撰而成。内容包括痈疽、疮疡、五官、咽喉、皮肤、痔漏、性病等;以总论、临床表现、病机病理、诊断治疗为纲,括以歌诀,易于诵记,且附医案以验证。本书倡导外科疾病内外兼治、手术与药物治疗相结合,并创立多种外科手法和器械。

名方　名127 阳毒内消散,名128 阴毒内消散,名167 生肌凤雏膏。

| 理瀹骈文 | 吴尚先 | 清 | 1864 | 中国医药 | 2011 |

名医　吴尚先(1806—1886),清代医学家。名樽,原名安业,字尚先,又字师机,晚号潜玉居士、潜玉老人。钱塘(今浙江杭州)人。所著《理瀹骈文》是中国医学史上第一部外治专著,对中医外治法进行了系统的整理和理论探索,提出了外治法可以"统治百病"的论断,被后世誉为"外治之宗"。

名著　外治法专著,又名《外治医说》,书分四卷。详列古今医家外治之法并结合个人外治经验。作者据《子华子》一书所说"医者理也,药者瀹也",用骈体文叙述以便学者记诵而注方于下,故以《理瀹骈文》为书名。以膏药外治为主,包括内科杂病亦用膏药外治法,上半篇为理论,下半篇为膏药方剂。

名方　名129 洪宝丹。

| 医门补要 | 赵濂 | 清 | 1883 | 人民卫生 | 1994 |

名医　赵濂,字竹泉,江苏京口(今镇江市)人。撰有《医门补要》《伤科大成》《内外验方》和《青囊立效方》等书。他擅长诊法,临床通治各科病证,其中外科曾得专科有经验医生的指导、传授,成就尤为显著,在治法方面,赵氏既熟悉古法,又能突破陈规,善于变通和创新。

名著　上、中卷为医法补要,论述内、外科等多种病证的证候、治法和方药。下卷为见症实录,记载治案196 条,反映了作者各科的临床经验。赵氏在治法上敢于创新,对外科杂证的手术治疗、外治和民间效方都比较重视,书末附载《先哲察生死秘法》等三篇。全书内容简要,切于实用。

名词　风疹。

| 外科传薪集 | 马培之 | 清 | 1892 | 人民卫生 | 1959 |

名医　马培之(1820—1898),名文植,江苏武进孟河镇人,后寓居苏州,设诊所,今仍称马医科巷。清代医学家,精医术,为孟河学派代表人物之一。

名著　外科著作,一卷。马氏记述个人生平备用之方 200 余首,其中颇多马氏个人经验方。本书以外科临证治疗方剂为主。

名方　名 144 天疮散。

外科方外奇方	凌奂	清	1893	上海科技	1986

名医　凌奂,清代医家,原名维正,字晓五,一字晓邬,晚号折肱老人,归安人,凌云十一代孙,师从吴古年,撰有《饲鹤亭藏书志》。

名著　外科方书,四卷。收集作者常用的外科经验方(包括五官科及皮肤科),分为升降部(系化学制剂类)、围药部、内消部、内护部、化毒部、拔毒部等共 21 类,附补遗方一类。现有《三三医书》本和《珍本医书集成》本。

名方　名 136 二妙散,名 191 阳和解凝膏。

华佗神方	醉亭	清	1900	广州	2010

名著　根据孙思邈编撰的《华佗神方》汇集而成。共十九章,涉及病理、诊断、临症、炼药、养性服饵,以及内科、外科、皮肤科等各种疾病的证治与方药,并有秘方。药方简验便廉。

名方　名 118 百部酒。

疫疹一得	余霖	清	1900	人民卫生	1956

名医　余霖,字师遇,常州人。清代瘟疫病学家,少业儒,屡试不第,从而弃儒专攻医学。

名著　全书二卷,着重论述疫疹证治,对病毒、细菌感染性皮肤病的防治做出了独特的贡献。重点论述疫诊证治,余氏擅长用石膏治疫疹、温病,曾有"非石膏不足以治热疫"的临床见解,并创用了清瘟败毒饮等效方,在一定程度上丰富和发展了疫诊治法。在发病方面,书中较多地谈到运气主病。

名方　名 030 清瘟败毒饮。

外科备要	易凤翥	清	1904	中医古籍	1980

名著　本书论述外科各症证治,汇集外科用方。卷一、卷二,首论外科脉候、病发部位所属经络、五指经脉所属、引经报使、各部引经,继按人体部位分为 35 门、380 证;卷三痈疡主治汇方,收仙方活命饮、荆防败毒散等 335 方;卷四收肿疡托里、溃疡补养、疮疡洗涤、吹药、敷贴、麻药、膏药,去腐、生肌等类方剂,以及灸治、针刺法、验方等。

名方　名 138 颠倒散,名 159 黄连膏。

医方絜度	钱敏捷,钱雅乐	清	1911	上海科技	2004

名医　钱敏捷,江苏太仓人,定居昆山县。父钱艺(1831—1911),弟雅乐、质和均从医,均为清末太仓昆山一带名医。

名著　全书三卷,载方 261 首,每方均有出处、主治、煎服法、方论,均来源于古代名医、名著、名方,一书在手,尽可窥览古代精选经典名方,本书收载古代经典名方中 30 余首纳于其书中。45 人 300 条方论,为作者医案及名人叶天士、王孟英、徐灵胎等人的经验。

名方　名 060 一贯煎。

第十章　ICD 中西皮科病证分类与代码

导　读

编辑宗旨　ICD 疾病和有关健康的国际统计分类为 WHO 国际标准，各国和医学各科必须遵照执行，为编辑《ICD-11 皮科病证分类与代码》做基础工作，本表供国内外广大皮科医师讨论、修改、补充、整理，最终共同编辑《ICD-11 皮科病证分类与代码》。

收录名词　本表收录常见和中国首次发现的皮科病证部分名词，以 ICD 和国家卫生健康委员会　国家中医药管理局 2021 年 1 月 1 日执行的中医病证分类与代码、中医临床诊疗术语　第 1 部分：疾病，第 2 部分：证候，摘录其中常见皮肤病证部分。

名词来源　ICD-10 和 ICD-11，2014 年中医药学名词审定委员会编：中医药学名词·外科学、皮肤科学、肛肠科学、眼科学、耳鼻喉科学、骨伤科学，执行 2021 年中医病证分类与代码 GB/T 16751.1-1997 修订版，中国古医籍，张志礼等皮科专著和参考文献。

编辑体例　ICD-10 和 ICD-11、中华人民共和国国家标准 GB/T 14396—2016 和 2020 年中医病证分类代码 GB/T 16751.1-1997 修订版为一体，中西皮肤病证名词对照。

成名年代　发掘整理古医籍记载的皮肤病名词成名年，记载名词源流，很多皮肤病名都是中国首次发现的，只是与西医名词不同而已，并进行标注，证实中国皮科学的博大精深，对世界皮科学的贡献，未标注的为现代名词，参见第九章古代名医名著名词名方。

第一节　ICD 中西皮科病分类与代码

1. GB/T　GB/T 14396—2016 代码，并以此顺序排列，名词源自 ICD-10，录入 247 条。

2. ICD-11　WHO 的 ICD-11 代码。

3. **西医中文病名**　摘录西医皮肤病名，以 GB/T 14396—2016、ICD 病名、全国名词委 2012 年全国名词委《医学名词 7·皮肤病学》病名为主，按原排列顺序排列，录入 247 条。

4. **西醫臺港澳病名**　中国台港澳西医皮肤病名，以繁体字记载。

5.**西医英文病名** 西医皮肤病名,以ICD为准,与中文病名对应,经与ICD核对无误后录入。

6.**中医GB/T** 源于2021年执行的中医病证分类与代码GB/T 16751.1-1997修订版病名代码,录入181条。

7.**中医病名** 中医皮肤病正名248条,部分病名有全称、简称,为正名等效病名,按ICD要求最多2个,为体现病名源流,记载中国出现最早的病名。其中麻风正名应为麻风,是我国科学典范名词,"麻"为症状,"风"为病因,后加"病"是错误的,是画蛇添足之举,应以ICD病名为准,ICD正名为leprosy,又称为汉森病(Hansen's diseases),修订版改为麻风病(lepriasis)是错误的,要传承中华医学文化;vulvae译为外阴,译女阴较科学,可与男阴区别,故加为外〔女〕;瘑疮(eczema on palmar side of finger or dorsum of foot),2014年全国名词委定为掌跖脓疱病(palmoplantar puusis),古代一病多名现象普遍存,其可为湿疹和掌跖脓疱病,对应掌跖脓疱病较科学,更正规范了自造简化字"瘑"为"瘑";古代中医天疱疮包括现代天疱疮和类天疱疮等,2021年GB/T 16751.1-1997修订版将类天疱疮单列,符合ICD一病一名定名原则规范。

8.**中医英文病名** 多数录自2021年执行的GB/T 16751.1-1997修订版,以中医基本理论和临床定名,多数病名与原英文病名做了更新。

9.**中医拼音病名** 中医皮肤病拼音病名,与2014年全国名词委拼音名词一致。

10.**成名年** 记载皮肤病名成名年,源于古医籍,可在本书第八章中检索,现代病名未标注,未标注者有待从古医籍中继续检索,从中可看出中医皮科历史悠久,博大精深,要增强中国医师民族自信心、自豪感。

详见表10-1。

表 10-1　中西皮科病分类与代码

GB/T	ICD-11	西医中文病名	西医臺港澳病名	西医英文病名	中医 GB/T	中医病名	中医英文病名	中医拼音病名	成名年
A18.404	1B12.8	瘰疬性皮肤结核	瘰疬性皮肤结核	scrofuldderma	A08.02.11	瘰疬	scrofula	luǒ lì	610
A18.410	1B12.Y	寻常狼疮	寻常性皮肤狼疮	lupus vulgaris	A08.01.39	流皮漏 鸦啗疮	cutaneous necrotic ulceration	liú pí lòu yā dàn chuāng	610 1569
A18.411		巴赞病 结核性硬结红斑	巴赞病 结核性硬结红斑	Bazin disease tuberculous erythema induratum	A08.02.05.06	腓腨疽 驴眼疮	calf gangrene	féi shuàn jū lú yǎn chuāng	1576
A22.000	1B97	皮肤炭疽	皮肤炭疽	cutaneous anthrax	A01.03.31	皮肤炭疽	cutaneous anthrax	pí fū tàn jū	
A24.000	1B92	马鼻疽	鼻疽	glanders	A08.02.20	马热肿	glanders malleus	mǎ rè zhǒng	341
A26.900	1B96	类丹毒	类丹毒	erysipeloid		类丹毒 伤水疮	erysipeloid	lèi dān dú shāng shuǐ chuāng	1604
A30.900	1B20	麻风[汉森病]	麻风[癞病]	Leprosy,Hansen's diseases	A01.03.32	厉、癞、痨 疠风 麻风	leprosy	lài lài fēng má fēng	BC1100 610 982
A38.x00	1B50	猩红热	猩红热	scarlet fever	A01.03.24	烂喉丹痧	scarlet fever involving the throat	làn hóu dān shā	BC400
A41.900	1B7Y	败血症	败血症	septicaemia	A08.02.02.05	疔疮走黄 瘈走	worsened rooted boil	dīng chuāng zǒu huáng huáng zǒu	
A42.900	1C10	放线菌病	放线菌病	actinomycosis		颊疮	buccal sore;actinomycosis	jiá chuāng	1578

（续 表）

GB/T	ICD-11	西医中文病名	西醫臺港澳病名	西医英文病名	中医 GB/T	中医病名	中医英文病名	中医拼音病名	成名年
A46. x00	1B70. 0	丹毒	丹毒	erysipelas	A08. 01. 56	丹毒	erysipelas	dān dú	610
A46.		头部丹毒	頭部丹毒	head erysipelas	A08. 01. 56. 02	抱头火丹	head erysipelas	bào tóu huǒ dān	
A46.		腿部丹毒	腿部丹毒	leg erysipelas	A08. 01. 56. 03	流火	shank erysipelas	liúhuǒ	
						腿游风		tuǐ yóu fēng	
A48. 000	1C16	气性坏疽	氣性壞疽	gas gangrene	A08. 02. 02. 04	烂疔	ulcerated boil	làn dīng	610
A53. 900	1A6Z	梅毒	梅毒	syphilis	A01. 04. 02	梅毒	syphilis	méi dú	
						杨梅疮		yáng méi chuāng	1522
						黴疮		méi chuāng	1632
A54. 900	1A7Z	淋球菌感染	淋病感染	gonococcal infections	A01. 04. 05	白浊	gonorrhea	bái zhuó	1443
						花柳毒淋		huā liǔ dú lin	
A57. x00	1A90	软下疳	軟下疳	chancroid	A01. 04. 03	下疳	chancre	xià gān	
						疳疮		gān chuāng	
A57.					A01. 04. 03. 01	硬下疳	hard chancre	yìng xià gān	
A57.					A01. 04. 03. 02	软下疳	soft chancre	ruǎn xià gān	
A58. x00	1A91	腹股沟肉芽肿	腹股溝肉芽腫	granuloma inguinale	A01. 04. 04	横痃	bubo	héng xuán	1617
						鱼口（左）		yú kǒu	
						便毒（右）		biàn dú	
A60. 001	1A94. 0	生殖器疱疹	生殖器皰疹	genitalia herpes	A08. 01. 04. 05	阴部热疮	genitalia herpes	yīn bù rè chuāng	610
A63. 000	1A95. 2	肛门生殖器疣	肛門生殖器疣	anogenital warts		臊疣	verruca acuminate	sāo yóu	
		性病性疣	性病性疣	venereal warts		臊瘊		sāo hóu	

（续　表）

GB/T	ICD-11	西医中文病名	西醫臺港澳病名	西医英文病名	中医 GB/T	中医病名	中医英文病名	中医拼音病名	成名年
A63.001	1A95	肛门尖锐湿疣	肛門生殖器疣	anal anogenital	A08.01.04.05.01	肛门脈疣	anal verruca acuminata	gāng mén sāo yóu	
A63.002	1A95.2	外[女]阴尖锐湿疣	外陰尖銳濕疣	vulval anogenital	A08.01.04.05.02	外[女]阴腺疣	vulval verruca acuminata	wài yīn sāo yóu	
A75.300	1C30.3	恙虫病立克次体引起的斑疹伤寒	恙蟲病立克體引起的斑疹傷寒	typhus fever due to Rickttsia tsutsugamushi	A01.03.30	沙虱病 恙虫病	scrub typhus	shā shī bìng yàng chóng bìng	341
B00.000	1F00.0	疱疹性湿疹	疱疹性濕疹	eczama herpeticum		痘风疮	eczama herpeticum	dòu fēng chuāng	1617
B00.101	1F00.01	唇单纯疱疹	唇單純疱疹	herpes simplex labialis		燎疱	herpes labialis	liáo pào	1798
B00.902	1F00.Y	单纯疱疹	單純疱疹	herpes simplex	A08.01.01	热疮	heat sore	rè chuāng	610
B01.900	1E90.0	水痘	水痘	varicella	A01.03.10	水痘	varicella	shuǐ dòu	1224
B02.900	1.00E+91	带状疱疹	帶狀疱疹	herpes zoster	A08.01.02	大带 蛇串疮 缠腰火丹	snake-clustered sores	dà dài shé chuàn chuāng chán yāo huǒ dān	BC400 1665
B03.x00	1.00E+70	天花	天花	smallpox	A01.03.33	天花 虏疮	smallpox	tiān huā lù chuāng	341
B05.900	1F03.0	麻疹	麻疹	measles	A01.03.23	痧疹	measles	má zhěn	1600
B06.900	1F02	风疹	風疹	rubella [German measies]	A01.03.09	风疹 风痧	rubella	fēng zhěn fēng shā	1883
B07.x01	1.00E+81	扁平疣	扁平疣	verruca plana	A08.01.04.02	扁猴	flat wart	biǎn hóu	BC300
B07.x03	1.00E+80	寻常疣	尋常疣	verruca vulgaris	A08.01.04.01	疣目	thorny wart	yóu mù	610

（续　表）

GB/T	ICD-11	西医中文病名	西醫臺港澳病名	西医英文病名	中医 GB/T	中医病名	中医英文病名	中医拼音病名	成名年
B07. x04	1E8Z	疣	疣	warts；verruca	A08. 01. 04	疣病	wart	yóu bìng	BC400
B07. x05		指状疣	綠狀疣	filamentous wart	A08. 01. 04. 04	线猴	thready wart	xiān hóu	
B08. 100	1.00E+76	传染性软疣	皮脂性軟疣	molluscum contagiosum	A08. 01. 04. 03	鼠乳	rat-nipple wart	shǔ rǔ	610
B08. 200	1F01	婴儿玫瑰疹	嬰兒玫瑰疹	roseola infantum	A10. 03. 01	奶麻	roseola infantum	nǎi má	1748
B08. 300	1F04	传染性红斑	感染性紅斑	erythema infectiosum		红云风	erythema infectiosum	hóng yún fēng	1792
B08. 401		手足口病	手足口病	hand, foot and mouth disease	A10. 03. 06	手足口病	hand, foot and mouth disease	shǒu zú kǒu bing	
B24. X01	L1-1C6	艾滋病	愛滋病	acquired immune deficiency pattern	A01. 04. 01	艾滋病	acquired immune deficiency pattern	ai zi bing	
B35. 900		皮肤癣菌病	皮膚癬菌病	dermatophytosis	A08. 01. 05.	癣 / 癣病	tinea	xuǎn / xuǎn bìng	
B35. 001	1F28. 0	头癣	頭癬	tinea capitis	A08. 01. 05. 01	白秃疮	tinea capitis	bái tū chuāng	341
B35. 003	1F28. 4	脓癣	頭膿癬	kerion		赤秃	kerion	chì tū	610
B35. 100	EE12. 1	甲癣	甲癬	tinea unguium	A08. 01. 05. 05	灰指甲 / 灰趾甲	onychomycosis	huī zhǐ jiǎ / huī chǐ jiǎ	1740
B35. 200	1F2D. Y	手癣	手癬	tinea manuum	A08. 01. 05. 03	鹅掌风	goose web wind	é zhǎng fēng	1617
B35. 303	1F28	足癣	足癬	foot ringworm	A08. 01. 05. 04	脚湿气 / 臭田螺	beriberi sore	jiǎo shī qì / chòu tián luó	1390 / 1742

（续表）

GB/T	ICD-11	西医中文病名	西医台港澳病名	西医英文病名	中医 GB/T	中医病名	中医英文病名	中医拼音病名	成名年
B35.		水疱型足癣	水疱型足癣	vesicular tinea pedis	A08.01.05.06	田螺疱	river-snail blister	tián luó pào	
B35.		鳞屑角化型足癣	鳞屑角化型足癣	scaly keratinized tinea pedis	A08.01.05.07	脚蚓	earthworm tinea pedis	jiǎo yǐn	
B35.		癣菌疹	癣菌疹	trichophytid	A08.01.05.08	脚气疮	beriberi sore	jiǎo qì chuāng	
B35.400	SB72	体癣	體癬	tinea corporis	A08.01.05.09	圆癣	tinea circinata	yuán xuǎn	610
						钱癣		qián xuǎn	
B35.500	1F28.Y	叠瓦癣	疊瓦癬	tinea imbricata	A08.01.05.10	刀癣	tinea imbricata	dāo xuǎn	610
B35.600	1F28.3	股癣	股癬	tinea cruris		阴癣	inguinal tinea	yīn xuǎn	1041
B35.901	1F2D.Y	黄癣	黃癬	favus	A08.01.05.02	肥疮	tinea favosa	féi chuāng	652
						癞头疮		là tóu chuāng	
B36.000	1F2D.0	花斑癣	花斑癬	pityriasis versicolor	A08.01.05.11	紫白癜风	sweat strain	zǐ bái diàn fēng	1602
						汗斑		hàn bān	
B37.000	1F23.0	念球菌性口炎	念球菌性口炎	candidal candidiasis	A10.01.08	鹅口疮	thrush	é kǒu chuāng	610
						雪口		xuě kǒu	
B42.900	1F2J	孢子丝菌病	孢子絲菌症	sporotrichosis	A03.05.09	陈肝疮	sporotrichosis	chén gān chuāng	1604
B65.300	1F86.4	尾蚴性皮炎	血吸蟲尾蚴皮膚炎	cercarial dermatitis	A03.05.10	水毒	water poison	shuǐ dú	341
B76.900	1F6H	钩虫病（皮炎）	鈎蟲病	hookworm diseases		野粪风	fecal contact dermatosis	yě shǐ fēng	
B85.200	1G00	虱病	蝨病	pediculosis corporis	A08.01.54	虱病	pediculosis	shī bìng	27
						虱疮		shī chuāng	

（续　表）

GB/T	ICD-11	西医中文病名	西医繁体港澳病名	西医英文病名	中医 GB/T	中医病名	中医英文病名	中医拼音病名	成名年
B85.000	1G00.0	头虱引起的虱病	頭蝨引起的蝨病	pediculosis due to pediculus humaulus cpitis		头虱	pediculosis capitis	tóu shī	610
B85.100	1G00.1	体虱引起的虱病	體蝨引起的蝨病	pediculosis due to pediculus humaulus corporis		体虱	pediculosis corporis	tǐ shī	27
B85.300	1G03	阴虱病	陰蝨病	phthiriasis		阴虱疮	pediculosis pubis	yīn shī chuāng	1617
B86.x00	1G04	疥疮	疥瘡	scabies	A08.01.55	疥病 疥疮	scabies	jiè bìng jiè chuāng	BC1330 610
B86.x06	1G04.1	结痂性疥疮	結痂性疥瘡	crusted scabies		干巴疥	crusted scabies	gān bā jiè	610
B87.000	1G01.3	皮肤蝇蛆病	皮膚蠅蛆病	cuaneous myiasis		皮肤蝇蛆病	myiasis cutis	pí fū yíng qū bìng	1740
B88.300	1G02	外部水蛭病	水蛭咬傷	external hirudiniasis	A03.05.08	蚂蟥螫 蚂蟥咬伤	leech bite	mǎ qí shī mǎ huáng yǎo shāng	610
C43.000	2C30	皮肤恶性黑素瘤	皮膚黑素瘤	malignant melanoma of skin		黑癌疮	malignant melanoma of skin	hēi ái chuāng	1265
C44.900	L3-2C3	皮肤恶性肿瘤	皮膚惡性腫瘤	malignant cutaneous tumour	A16.03.01	皮肤癌	skin cancer	pí fū ái	610
C44.L48	2C31	皮肤鳞状细胞癌	皮膚鱗狀細胞癌	squamous cell carcinoma of skin	A16.03.02	翻花疮	proliferative sore	fān huā chuāng	610
C50.003	2E65.5	乳房佩吉特病	乳房柏哲德氏病	mammary Paget's disease	A16.03.18	乳衄	erosive mammary ulceration	rǔ gàn	1604
D17.000	2E80.0	脂肪瘤	脂肪瘤	lipoma	A16.02.04	肉瘤	fleshy tumor	ròu liú	652

（续表）

GB/T	ICD-11	西医中文病名	西醫香港讀病名	西医英文病名	中医 GB/T	中医病名	中医英文病名	中医拼音病名	成名年
D18.000	2E81.0	血管瘤	血管瘤	hemangioma	A16.02.02	血瘤	blood tumor	xuè liú	652
D18.007	2E81.0Y	皮肤毛细血管瘤	皮肤微血管性血管瘤	capillary angioma of skin	A16.02.03	血痣	vascular nevus	xuè zhì	752
D18.106	2E81.1	淋巴管瘤	淋巴管瘤病	lymphangioma		足瘤	lymphangiomatosis	zú chŏng	610
D22.306	2F20.Y	太田痣	太田氏母斑	nevus of Ota; Ota's nevus		青记脸	green-blue mark on face	qīng jì liǎn	1797
D22.900	2F20.Z	黑素细胞痣	黑色素细胞母斑	melanocytic naevi		黑痣	melanocytic naevi	hēi zhì	610
D69.200	EF3Y	变应性[过敏]性紫癜	過敏性紫癜	allergic purpura	A06.05.03	紫癜病 / 葡萄疫	purpura	zǐ diàn bìng / pú táo yì	1602
D84.103	4A00.14	遗传性血管性水肿	遺傳性血管性水腫	hereditary angioedema		赤白游风	hereditary angioedema	chì bái yóu fēng	1265
E50.900	5B55.Z	维生素A缺乏病	蟾皮病	vitamin A deficiency		蟾皮病	xeroderma due to vitamin A deficiency	chán pí bìng	
E52.x00	5B5C.0	烟酸缺乏[糙皮病]	菸草(鹼)酸乏症	niacic deficiency [pellagra]	A07.12	糙皮病	pellagra	cāo pí bìng	
E54.x00	5B56.0	抗坏血酸缺乏	壞血病	ascorbic acid deficiency	A06.05.01	青腿牙疳	swollen legs with suppurative gingivitis	qīng tuǐ yá gān	
E85.413	5D00.Y	皮肤淀粉样变性病	皮膚澱粉樣變性症	amyloidosis cutis	A08.01.34	松皮癣	pine-bark psoriasis	sōng pí xuǎn	1742
H01.101	9A06.7	眼睑皮肤炎或湿疹	眼瞼皮膚炎或濕疹	eyelid dermatitis or eczema	A08.01.07.01	眉疮 / 眉瘢疮	infraorbital sore	méi chuāng / méi lián chuāng	1604

（续　表）

GB/T	ICD-11	西医中文病名	西醫臺港澳病名	西医英文病名	中医 GB/T	中医病名	中医英文病名	中医拼音病名	成名年
H60.900	EG4Z	外耳炎	外耳炎	otitis externa	A08.01.07.02	旋耳疮 月蚀疮	ear sore	xuán ěr chuāng yuè shí chuāng	610
173.001	BD42	雷诺现象	雷诺氏现象	Raynaud's phenomenon		手足逆冷	cold hands and foot;cold limbs	shǒu zú nì lěng	196-204
173.100	4A44.8	血栓闭塞性血管炎[伯格]	閉塞性血栓性血管炎	thromboangitis obliterans[Buerger]	A08.02.14	脱疽	toe or finger gangrene	tuō jū	499
173.804	4A44.Y	红斑性肢痛症	肢端紅痛症	erythromelalgia	A07.06.11	血痹	blood impediment	xuè bì	BC300
178.105	2F25	樱桃样血管瘤	老年性血管瘤	cherry angiomas		朱砂痣	cherry angiomas	zhū shā zhì	
180.800	EF7Y	静脉炎和血栓性静脉炎	静脉炎和血栓性静脉炎	phlebitis and thrombophlebitis	A08.02.16	青蛇毒 恶脉病	blue-snake sore	qīng shé dú è mài bìng	
183.000	EF7Y	下肢静脉曲张伴有溃疡	下肢静脉曲张伴有溃疡	varicose veins of lower extremities ex with ulcer	A08.02.12	臁疮	ecthyma	lián chuāng	BC400 610
183.		小腿内侧静脉曲张伴溃疡	小腿内侧静脉曲张伴溃疡	varicose veins of lower extremities ex with ulcer of medial crus	A08.02.12.01	内臁疮	sore on medial side of shank	nèi lián chuāng	
183.		小腿外侧静脉曲张伴溃疡	小腿外侧静脉曲张伴溃疡	varicose veins of lower extremities ex with ulcer of lateral crus	A08.02.12.02	外臁疮	sore on lateral side of shank	wài lián chuāng	
183.906	EF7Z	静脉曲张	静脉曲张	varicosis;venous varicosity	A08.02.17	青筋腿	legs with varicosis	qīng jīn tuǐ	BC400

（续　表）

GB/T	ICD-11	西医中文病名	西醫臺港澳病名	西医英文病名	中医 GB/T	中医病名	中医英文病名	中医拼音病名	成名年
I89.005		象皮腿		elephant skin legs	A08.01.57	大脚风 象皮腿	swollen foot wind wilting	dà jiǎo fēng xiàng pí tuǐ	
K12.000	DA01.10	复发性口腔阿弗他溃疡	復發性口腔阿弗他潰瘍	recurrent oral aphthae	A15.09	口疳 口破	oral ulcer	kǒu gān kǒu chuāng	
K12.107	DA01.11	溃疡性口炎	潰瘍性口炎	ulcerative stomatitis	A15.10	口糜	oral erosion(aphtha)	kǒu mí	
K13.005	DA00	唇溃疡	唇潰瘍	ulceration of lip	A15.14	茧唇	carcinoma of lips	jiǎn chún	610
K13.013	DA00.0	唇炎	唇炎	cheilitis	A15.11	唇湿	lip eczema	chún shī	652
K14.000	DA03.0	舌炎	舌炎	glossitis		舌上疮	trongue sore	shé shàng chuāng	
K14.302	DA03.Y	黑毛舌	黑毛舌	black hairy tongue		黑苔	blackish fur;blackish coating	hēi tāi	1629
K14.500	DA03.Y	裂沟舌	裂溝舌	plicated tongue		舌裂	fissured tongue	shé liè	992
L00.x00	EA50.2	葡萄球菌性烫伤样皮肤综合征	葡萄球菌性燙傷樣皮膚綜候群	staphylococcal scalded skin pattern[SSSS]	A08.01.28	渦疮	infantile exfoliative dermatitis	tā pí chuāng	1604
L01.000	1B72	脓疱病	膿痂疹	impetigo	A08.01.03	脓疱疮	impetigo	nóng pào chuāng	1347
L01.002	1B72.0	大疱性脓疱病	水疱性痂疹	bullous impetigo		黄水疮	impetigo	huáng shuǐ chuāng	1578
L01.100	1B73	深脓疱疮	臁瘡	ecthyma		黄灼疮	pus hole sore	huáng zhuó chuāng	
L02.300		臀部皮肤脓肿、疖和痈	臀部皮膚膿腫、癤和癰	cutaneous abscess, furuncle and carbuncle of buttock	A08.02.01.05.02	脓窠疮 坐板疮	pus hole sore buttock sore	nóng kē chuāng zuò bǎn chuāng	1617

（续 表）

GB/T	ICD-11	西医中文病名	西醫臺港澳病名	西医英文病名	中医 GB/T	中医病名	中医英文病名	中医拼音病名	成名年
L02.404	ED92.0	化脓性汗腺炎	化膿性汗腺炎	hidradenitis suppurativa		脓疽	axillary abscess	yè jū	BC300
L02.803		头部疖	頭部癤	head fuscess	A08.02.01.05.01	发际疮	hairline sore	fà jì chuāng	
L02.901	1B75.0	疖	癤	cutaneous fuscess	A08.02.01.	疖	furuncle	jiē	499
L02.901	1B75.2	疖病	癤病	furunculosis	A08.02.01.05	疖病	multiple furuncle	jiē bìng	499
L02.902	1B75.3	皮肤脓肿	膿揚	cutaneous abscess	A08.02.21	溃疡 皮肤疡溃	ulcer	kuì yáng pí fū yáng kuì	BC400
L02.903	1B75.1	皮肤痈	癰	cutaneous carbuncle	A08.02.03.	痈	abscess	yōng	BC1330
L02.		皮肤脓肿	皮膚膿腫	cutaneous abscess	A08.02.05.	疽 疽病	gangrene	jū jū bìng	BC1330
L02.		皮肤浅部脓肿	皮膚淺部膿腫	cutaneous deep abscess	A08.02.05.01	有头疽	headed gangrene	yǒu tóu jū	
L02.		皮肤深部脓肿	皮膚深部膿腫	cutaneous shallow abscess	A08.02.05.02	无头疽	headless gangrene	wú tóu jū	
L02.		深部脓肿	深部膿腫	deep abscess	A08.02.06.	流注	multiple abscess	liú zhù	
L03.003	EE12.0	甲沟炎	化膿性甲溝炎	paronychia	A08.02.02.02.01	蛇眼疔	snake-eye boil	shé yǎn dīng	652
L03.900	1B70.Z	蜂窝织炎	蜂窩組織炎	cellulitis	A08.02.04.	发	pyogenic carbuncle	fā	341
L03.901	BD91	急性淋巴管炎	急性淋巴管炎	acute lymphangitis	A08.02.02.03	红丝疔	red streaked boil	hóng sī dīng	1617
L04.900	BD90.0	急性淋巴结炎	急性淋巴腺炎	acute lymphadenitis		疮疖	acute lymphadenitis	chuāng jiǎn	610
L08.100	1B7Y	红癣	紅癬	erythrasma		赤癣	erythrasma	chì xuǎn	

（续　表）

GB/T	ICD-11	西医中文病名	西医臺港澳病名	西医英文病名	中医 GB/T	中医病名	中医英文病名	中医拼音病名	成名年
L08. 800	1B75	皮肤深层细菌性毛囊炎或脓性脓肿	皮膚深層細菌性毛囊炎或膿性膿腫	deep bacterial folliculitis or abscess in the skin	A08. 02. 02.	疔疮 疔	boil and sore	dīng chuāng dīng	1617
L08. 905		脐炎		omphalitis		脐疮	umbilical sore	qí chuāng	
L10. 900	EB40	天疱疮	天疱瘡	pemphigus	A08. 01. 31	天疱疮	lingering pemphigus	tiān pào chuāng	1604
L12. 900	EB40	类天疱疮	類天疱瘡	pemphigoid	A08. 01. 32	类天疱疮	bullous pemphigoid	lèi tiān pào chuāng	1604
L13. 000	EB44	疱疹样皮炎	疱疹樣皮膚炎	dermatitis herpetiformis	A08. 01. 33	火赤疮	itching pemphigus	huǒ chì chuāng	1569
L20. 804	EA80. 0	婴儿湿疹	嬰兒濕疹	infantile eczema	A10. 04. 32	奶癣 胎㿭疮	infantile eczema	nǎi xuǎn tāi liǎn chuāng	610
L20. 900	EA80	特应性皮炎	異位性皮膚炎	atopic dermatitis	A08. 01. 07. 05	四弯风	cubital and popliteal eczema	sì wān fēng	1665
L21. 800	EA81. Z	脂溢性皮炎	脂漏性皮膚炎	seborrheic dermatitis	A08. 01. 19	面游风	facial seborrheic eczema	miàn yóu fēng	1628
L22. x00	EH40. 1	尿布皮炎	尿布皮膚炎	diaper [napkin] dermatitis	A10. 04. 30	小儿遗尿疮 臀红	diaper dermatitis	xiǎo ér yán kǎo chuāng tún hóng	1604
L24. 801		松毛虫皮炎	松毛蟲皮膚炎	pine caterpillar dermatitis	A03. 05. 05	松毛虫伤	pine caterpillar injury	sōng máo chóng shāng	1604
L25. 000	EK00. 1	化妆品引起的接触性皮炎	化妝品接觸性皮膚炎	contact dermatitis due to cosmetics	A08. 01. 24	粉花疮	acne vulgaris	fěn huā chuāng	1604

（续　表）

GB/T	ICD-11	西医中文病名	西醫鑒壹港澳病名	西医英文病名	中医 GB/T	中医病名	中医英文病名	中医拼音病名	成名年
L25.314	EK00.Y	漆皮炎	漆皮膚炎	paint dermatitis	A08.01.51	漆疮	lacquer sore	qī chuāng	610
L25.801	EK50.0	毛虫皮炎	毛蟲皮膚炎	caterpillar dermatitis	A03.05.07	射工伤	pricked injury	shè gōng shāng	341
L25.900	EK0Z	接触性皮炎	接觸性皮膚炎	contact dermatitis	A08.01.53	膏药风	plaster dermatitis	gāo yào fēng	610
L26.x00	EH66	剥脱性皮炎	剝脫性皮膚炎	exfoliative dermatitis		洪烛疮	exfoliative dermatitis	hóng zhuó chuāng	610
L27.001		固定性药疹	固定藥物疹	fixed drug eruption		石火丹	fixed drug eruption	shí huǒ dān	610
L27.005	EH6Z	药物性皮炎	藥物性皮膚炎	drug dermatitis	A08.01.52	药疹 中药毒	drug rash	yào zhěn zhōng yào dú	610
L28.000	ME63.5	慢性单纯性苔藓 局限性神经皮炎	限界性神經性皮膚炎	lichen simplex chronicus localized neuroder	A08.01.06	摄领疮 牛皮癣	neurodermatitis	shè lǐng chuāng niú pí xuǎn	1110
L28.100	EC91.0	结节性痒疹	結節性癢疹	prurigo nodularis	A08.01.11	顽湿聚结 马疥	accumulation of obstinate dampness	wán shī jù jié mǎ jiè	610
L28.202	EC91	痒疹	癢疹	prurigo		粟疮	sore like millet; prurigo	sù chuāng	1742
L28.203	EK50.00	丘疹性荨麻疹	丘疹性蕁麻疹	papular urticaria	A08.01.09.01	土风疮	unaccustomed sore	tǔ fēng chuāng	610
L29.000	EG60	肛门瘙痒症	肛門瘙癢症	pruritus ani	A08.03.08	肛口痒 肛拜风	anal itching	gāng kǒu yǎng gāng yǎng fēng	BC400
L29.200	GA42.0	外[女]阴瘙痒症	女陰瘙癢症	pruritus vulvae	A09.02.01.04	阴痒 阴门痒	pudendal itch	yīn yǎng yīn mén yǎng	610

（续表）

GB/T	ICD-11	西医中文病名	西医臺港澳病名	西医英文病名	中医GB/T	中医病名	中医英文病名	中医拼音病名	成名年
L29.800	ME65.1	其他瘙痒	搔癢	other pruritus	A17.51	瘙痒 / 皮肤瘙痒	cutaneous pruritus	sāo yǎng / pí fū sāo yǎng	610
L29.900	EC90.Z	瘙痒症	搔癢症	pruritus	A08.01.10	风瘙痒	pruritus cutis	fēng sāo yǎng	
L30.100	EA85.0	汗疱疹	汗疱疹	dyshidrosis		蚂蚁窝	dyshidrosis	mǎ yǐ wō	1760
L30.301	EA88.0	传染性湿疹样皮炎	感染性濕疹性皮炎	infectious eczematoid dermatitis	A08.01.07.06	湿毒疮	dampness toxin sore	shī dú chuāng	1265
L30.400	EK02.20	擦烂红斑	對擦性濕疹	erythaema intertrigo	A08.01.08	汗淅疮	erythema intertrigo	hàn xī chuāng	1604
L30.500	EA88.4	白色糠疹	白色糠疹	pityriasis alba	A08.01.18	白屑风	seborrheic dermatitis	bái xiè fēng	1617
L30.900	EA8Z	皮炎和湿疹	皮膚炎和濕疹	dermatitis and eczema	A08.01.07	湿疮 / 湿疡	dampness sore	shī chuāng / shī yáng	650
L30.901	EA80.Y	泛发性湿疹	泛發性濕疹	generalized eczema		浸淫疮	infiltrating boil	jìn yín chuāng	BC300
L30.903		外[女]阴湿疹	女陰濕疹	vulvae eczema	A09.02.01.05	女阴湿疹	vulval eczema	nǚ yīn shī zhěn	
L30.904	EA87.0	男性生殖器皮炎或湿疹	男性生殖器皮炎或濕疹	dermatitis and eczema of the scrotum	A09.01.01.06	肾囊风	scrotal wind pattern	shèn náng fēng	1617
L30.9		乳头湿疹	乳頭濕疹	eczema of nipple	A07.03.07	乳头湿疹	eczema of nipple	rǔ tóu shī zhěn	
L30.9	EA87.2	肛周皮炎或湿疹	肛門濕疹	ani eczema	A08.03.09	肛门湿疡 / 肛门顽湿	exudative anal ulceration	gāng mén shī yáng / gāng mén wán shi	
L40.103	EA90.4	疱疹样脓疱病	疱疹樣膿皰症	impetigo herpetiformis	A08.01.44	登豆疮	corn-clustered sore	dēng dòu chuāng	610
L40.300	EA90.42	掌跖脓疱病	掌蹠膿皰症	pustulosis palmaris et plantaris	A08.01.07.04	蜗疮	eczema on palmar side of finger or dorsum of foot / palmoplantar keratosis	guō chuāng	1742

（续　表）

GB/T	ICD-11	西医中文病名	西醫臺港澳病名	西医英文病名	中医 GB/T	中医病名	中医英文病名	中医拼音病名	成名年
L.40.900	EA90	银屑病	乾癬	psoriasis	A08.01.15	干癣 白疕	psoriasis	gān xuǎn bái bǐ	610 1665
L.41.900	EA95	副[类]银屑病	類乾癬	parapsoriasis		逸风疮	parapsoriasis	yì fēng chuāng	610
L.42.x00	EA10	玫瑰糠疹	玫瑰糠疹	pityriasis rosea	A08.01.14	风热疮 血疳疮	pityriasis rosea	fēng rè chuāng xuè gàn chuāng	1604
L.43.900	EA91	扁平苔藓	扁平苔癬	lichen planus	A08.01.30	紫癜风	tinea versicolor	zǐ diàn fēng	1117
L.44.000	EA94	毛发红糠疹	毛髮性糠疹	pityriasis rubra pilaris		狐尿刺	con tact dermatitis	hú niào cì	682
L.44.801	EG30.2	石棉状糠疹	石棉樣糠疹	pityriasis amiantacea		白皮癥	pityriasis amiantacea	bái pí xuǎn	500
L.50.201	EB01.1	寒冷性荨麻疹	冷因性蕁麻疹	cold urticaria		白疹	urotic edema	bái zhěn	610
L.50.202	EB01.Y	热性荨麻疹	熱性蕁麻疹	thermal urticaria		赤疹	red rash	chì zhěn	610
L.50.900	EB05	荨麻疹	蕁麻疹	urticaria	A08.01.09	瘾疹 风瘾块	urticaria	yǐn zhěn fēng zhěn kuài	BC300
L.51.900	EB12.0	多形性红斑	多形性紅斑	erythema multiforme	A08.01.35	猫眼疮 雁疮	cat-eye sore	māo yǎn chuāng yàn chuāng	1742
L.52.x00	EB31	结节性红斑	結節性紅斑	erythema nodosum	A08.01.36	瓜藤缠	melon-vine vascul- itis nodularis	guā téng chán	1602
L.55.900	EJ40	晒斑（晒伤）	曬斑（曬傷）	sunburn	A08.01.25	日晒疮 日晒伤	solar dermatitis	rì shài chuāng rì shài shāng	1604
L.56.203		植物性日光性皮炎	植物性日光皮炎	phytophotodermatitis		红花草疮	phytophotoderma- titis	hóng huā cǎo chuāng	

（续　表）

GB/T	ICD-11	西医中文病名	西医臺臺港澳病名	西医英文病名	中医 GB/T	中医病名	中医英文病名	中医拼音病名	成名年
L56.400	EJ30.0	多形性日光疹	多形性日光疹	polymorphous light eruption	A08.01.27	暑热疮	sore due to summer-heat	shǔ rè chuāng	1805
L59.000	EJ10	火激红斑［皮炎］	火激性红斑	erythema ab igne［dermatitis］		火斑疮	erythema calori-cum	huǒ bān chuāng	1604
L60.000	EE13.1	嵌甲	嵌甲症	ingrowing nail	A08.02.13	甲疽	unguis incarnatus	jiǎ jū	610
L60.202	EE10.0	反甲	凹状甲	koilonychia		反甲	curled-up nails	fǎn jiǎ	1910
L60.301	EE13.0	脆甲症	脆甲	onychorrhexis		爪枯	dry nails	zhǎo kū	BC400
L60.829	EE13.Y	甲缘逆剥	甲缘逆剥	hang nail	A08.01.48	手足逆胪	agnail	shǒu zú nì lú	610
L60.865	EE13.Y	甲翼肉	甲翼状赘肉	pterygium unguis; pterygium of nail	A08.02.13	甲疽	toe nail gangrene	jiǎ jū	992
L63.900	ED70.2	斑秃	圆秃	alopecia areata	A08.01.16	油风 斑秃油风	alopecia areata	yóu fēng bān tū yóu fēng	1617
L64.900	ED70.0	雄激素性脱发	雄激素过多引起雄激素秃发	androgenic alopecia	A08.01.17	发蛀脱发 蛀发癣	atrophic alopecia	fà zhù tuō fà zhù fà xuǎn	1740
L66.300	ED9Y	脓肿性头部毛囊周围炎	头部脓肿性穿通性毛囊周围炎	perifolliculitis capitis abscedens	A08.02.01.04	蝼蛄疖	mole cricket furuncle	lóu gū jiē	1665
L70.001	ED80	粉刺 寻常痤疮	粉刺	pimple	A08.01.20	粉刺 肺风粉刺	pimple	fěn cì fèi fēng fěn cì	1742
L70.900	ED80.0	痤疮	痤疮	acne	A08.01.20.01	痤疮	acne		
L71.000	ED90.1	口周皮炎	口圈皮肤炎	perioral dermatitis		口下黄肥疮	perioral dermatitis	kǒu xià huáng féi chuāng	610

（续　表）

GB/T	ICD-11	西医中文病名	西医臺暨港澳病名	西医英文病名	中医 GB/T	中医病名	中医英文病名	中医拼音病名	成名年
L71. 900	ED90. 0	酒渣鼻	酒渣	rosacea	A08. 01. 21	鼻赤	rosacea	bí chì	BC300
						酒齄鼻		jiǔ zhā bí	652
						酒糟鼻		jiǔ zāo bí	
L72. 000	EK70. Z	表皮囊肿	表皮囊腫	epidermal cyst	A16. 02. 08	发瘤	follicular tumor	fā liú	610
L72. 105	ED91	皮脂腺囊肿	皮脂囊腫	steatocystoma	A16. 02. 07	脂瘤	atheroma	zhī liú	1119
L73. 804		须疮	鬚瘡	sycosis		须疮	sycosis	xū chuāng	
L73. 900	1B75. 4	毛囊炎	毛囊炎	folliculitis		疖毒	folliculitis	jiē dú	499
						小疖		xiǎo jiē	1910
L74. 300	EE02	痱	汗疹	miliaria	A08. 01. 29	痱瘰	prickly heat	féi luǒ	BC300
						痱子		féi zǐ	982
L75. 000		臭汗症	臭汗症	bromhidrosis	A08. 01. 50	狐臭	armpit odor	hú chòu	
L75. 100		色汗症	色汗症	chromhidrosis					
L75.		黄汗症	黃汗症	yellowish sweating	A06. 08. 03	黄汗	yellowish sweating	huáng hàn	
L76.		血汗症	血汗症	bloody sweating	A06. 08. 04	血汗	bloody sweating	xuè hàn	
						汗血		hàn xuè	
L80. x00	ED63. 0	白癜风	白癜風	vitiligo	A08. 01. 40	白处	vitiligo	bái chù	BC500
						白驳风		bái bó fēng	610
L81. 100	ED63. 0	黄褐斑	肝斑	chloasma		面尘	brownish black macula	miàn chén	BC300
L81. 200	ED61. 0	雀斑	雀斑	freckles	A08. 01. 22	雀斑	freckle	què bān	610

415

（续　表）

GB/T	ICD-11	西医中文病名	西医台港澳病名	西医英文病名	中医GB/T	中医病名	中医英文病名	中医拼音病名	成名年
L81.402	ED61.1Y	黑变病	黑变症	melanosis	A08.01.23	黧黑斑	chloasma	lì hēi bān	1578
L81.405	ED61.Y	黑子 雀斑痣	小痣	lentigo		黑子	lentigo	hēi zǐ	BC104
L81.601	ED6Y	皮肤异色病	皮膚異色病	poikiloderma		疬疡 疬疡风	poikiloderma	lì yáng lì yáng fēng	610
L81.700	EF3Y	着色紫癜性皮肤病	著色紫癜性皮膚病	pigmented purpura dermatitis	A08.01.12	血风疮	pruritic dermatosis	xuè fēng chuāng	
L82.x00	2F21.0	脂溢性角化病	脂漏性角化症	seborrhoeic keratosis		老年疣	senile plaque	lǎo nián yóu	
L84.x01	EH92.0	鸡眼	雞眼	clacus	A08.01.46	鸡眼	corn	jī yǎn	610
L85.101	EH92.0Z	胼胝	胼胝	callus	A08.01.47	胼胝	callosity	pián zhī	610
L85.803	EH92.Y	皮角	皮膚角	cutaneoushorn		脑湿	cutaneous horn	nǎo shi	610
L88.x00	EB21	环疽性脓皮病	壞疽性膿皮症	pyoderma gangrenoum	A08.01.42	蝣蜒疮	earthworm herpes	yóu yán chuāng	
L89.900	EH90	压疮[褥疮]	褥瘡	bedsore	A08.02.19	褥疮 席疮	bed sore	rù chuāng xí chuāng	1760
L91.000	EE60.0	瘢痕疙瘩	疤痕疙瘩	kelois scar	A08.01.43	蟹足肿	claw keloid	xiè zú zhǒng	1760
L93.000	EB51.0	盘状红斑狼疮	盤狀紅斑性狼瘡	discoid lupus erythematosus;dle		鬼脸疮	discoid lupus erythematosusdle	guǐ liǎn chuāng	
L93.001	4A40	红斑狼疮	紅斑性狼瘡	lupus erythematosus	A08.01.37	红蝴蝶疮 蝶斑疮	red-butterfly lupus erythematosus	hóng hú dié bān dié bān chuāng	
M35.101	4A43.3	混合性结缔组织病	混合性結締組織病	mixed connective tissue disease	A08.01.38	蝶疮流注	butterfly multiple abscess	dié chuāng liú zhù	

（续　表）

GB/T	ICD-11	西医中文病名	西医臺港澳病名	西医英文病名	中医 GB/T	中医病名	中医英文病名	中医拼音病名	成名年
L94.000	BD61	局限性硬皮病	限界性硬皮病	localized scleroderma [morphea]	A07.06.05	皮痹	skin impediment	pí bì	BC300
L94.200	EB90.4	皮肤钙质沉着症	皮膚鈣質沈著症	calcinosis cutis		肉化石	cutaneous calculus	ròu huà shí	1575
M30.000	4A44.4	结节性多动脉炎	結節性多動脈炎	polyarteritis nodosa	A07.06.08	脉痹	vessel impediment	mài bì	BC300
M33.101	4A41.0	皮肌炎	皮肌炎	dermatomyositis	A07.06.06	肌痹	muscle impediment	jī bì	BC300
M35.000	4A43.2	干燥综合征	乾燥徵候群	sicca pattern [sjögren]	A07.06.24	燥痹	dry impediment	zào bì	BC400 610
M35.200	4A62	白塞病	貝塞特氏徵候群	Behcet's disease	A08.01.45	狐惑	erosion of throat, anus and genitalia	hú huò	204
M67.400	FB42.2	腱鞘囊肿	腱鞘囊腫	ganglion	A16.02.06	胶瘤	slippery tumor	jiāo liú	
M79.300	EF00	脂膜炎	脂膜炎	panniculitis		梅核丹	malignant nodule; obstinate nodule	méi hé dān	341
N34.101	GC02	非淋菌球性尿道炎	非淋菌性尿道炎	nongonococcal urethritis		白浊 溺浊	stranguria	bái zhuó nì zhuó	1839
N48.100	GB06.0	龟头包皮炎	龜頭包皮炎	balanoposthitis		袖口疳	sore of balanus	xiù kǒu gān	1742
N48.814	GB06.5	阴茎硬化性淋巴管炎	陰莖硬化性淋巴管炎	sclerosing lymphangitis of penis	A07.03.08	玉茎疽	gangrene of penis	yù jīng jū	
N64.001		乳头皲裂	乳頭皸裂	cracked nipple		乳头风	cracked nipple	rǔ tóu fēng	
N76.400		外[女]阴脓肿	女陰膿腫	vulva abscess	A09.02.01.07	阴疮 阴蚀	vulval sore	yīn chuāng yīn shí	
N90.401		外[女]阴干燥症	女陰乾燥症	kraurosis of vulva	A09.02.01.06	阴燥	vulval dryness	yīn zào	

（续　表）

GB/T	ICD-11	西医中文病名	西医繁台港澳病名	西医英文病名	中医GB/T	中医病名	中医英文病名	中医拼音病名	成名年
P83.000	KC22.2	新生儿硬化病[硬肿症]	新生兒硬化病	scleroderma neonatorum	A10.01.10	五硬	five kinds of stiffness	wǔ yìng	1150
Q80.8	EC20.3Z	掌跖角皮病	掌跖角化症	palmoplantar keratosis		手足发胝	palmoplantar keratosis	shǒu zú fā zhī	610
Q80.900	ED50	先天性鱼鳞病	先天性魚鱗癬（病）	congenital ichthyosis	A08.01.13	蛇皮癣	ichthyosis	shé pí xuǎn	610
Q81.900	EC3Z	大疱性表皮松解症	水疱性表皮鬆解症	epidermolysis bullosa		胎赤	epidermolysis bullosa	tāi chì	1742
Q82.503	LC50.1	葡萄酒色痣	酒红色母斑	naevus flammeus		赤疵	nevus flammeus	chì cī	610
Q82.505	2F20.Y	蒙古色痣[胎记]	蒙古斑	Mongolian spot		胎记	birthmark	tāi jì	
Q82.804	ED52	汗管角化症	汗管角化症	sweat duct keratosis		鸟啄疮	porokeratosis	niǎo zhuó chuāng	610
Q85.000	LD2D.1	神经纤维瘤病	神經纖維瘤病	neurofibromatosis	A16.02.01	气瘤	qi tumor	qì liú	1602
R61.000		局限性多汗症	局限性多汗症	lacalized hyerhidrosis	A06.08.01	自汗	spontaneous sweating	zì hàn	
R61.901		盗汗症	盗汗症	night sweating	A06.08.02	盗汗	night sweating	dào hàn	
T30.000	NE2Z	烧伤	烧伤	Burn	A03.08	烂 水火烫伤	scald or burn due to hot water or fire	làn shuǐ huǒ tàng shāng	BC400
T63.201	PA78	蝎蜇伤	蠍蜇傷	scorpion sting	A03.05.03	蝎蜇伤	scorpian sting	xiē zhē shāng	341

（续 表）

GB/T	ICD-11	西医中文病名	西医臺港澳病名	西医英文病名	中医GB/T	中医病名	中医英文病名	中医拼音病名	成名年
T63.401	XM13H7	蜂蜇伤	蜂蜇	bee sting	A03.05.02	蜂蜇伤	bee sting	fēng zhē shāng	341
T63.402		隐翅虫皮炎	隐翅虫皮炎	paederus dermatitis	A03.05.06	螺蝮伤	staphylinid injury	qú sōu shāng	
T63.403	PA78	蜈蚣咬伤	蜈蚣咬伤	centipede bite	A03.05.01	蜈蝮螫伤	chilopod sting	wú gōng zhē shāng	1742
T69.002	NF03.1	浸泡手或足	浸泡手和足	immersion hand and foot	A08.01.26	水渍疮	paddy-field dermatitis	shuǐ zì chuāng	1604
T69.100	NF03.0	冻疮	冻疮	chilblain	A03.07.01	冻溪(瘃)	chilblain	dòng zhú	BC500
						冻疮		dòng chuāng	610
T69.802	NF0A	手足皲裂	手足皲裂	rhagades of the hand and foot	A08.01.49	龟手	skin rhagades	guī shǒu	BC286
						手足皲裂疮		shǒu zú cūn liè	610
						皲裂疮		cūn liè chuāng	

419

第二节　ICD-11 中医皮科病证分类与代码

导读　ICD-11 第 26 章传统医学病证模块，下设皮肤黏膜系统病类，即皮科病证分类，按中医传统理论一为病，二为证候，据此将有关皮肤黏膜病证从中摘录，包括病或证候代码、中文病名、英文病名。

WHO 和国家标准

国家卫生健康委员会、国家中医药管理局 2020 年发布的《中医病证分类与代码》(GB/T 1675.1-1997 修订版，2021 年 1 月 1 日执行，在 ICD-11 总原则指导下达到 ICD 传统医学(中医)病证中国本土化目标，即成为 2020 年版 GB/T 1675.1-1997 修订版中医病证分类与代码。

作者将中医传统医学(中医)皮肤黏膜病整理成表 10-2　中医皮科病证分类与代码。

ICD-11　ICD-11 第 26 章中医病证代码。

中文病证名　2018 年国家卫生健康委员会发布，国际疾病分类第十一次修订本(ICD-11)中文版病名和证候名。

英文病证名　2018 年国家卫生健康委员会发布，国际疾病分类第十一次修订本(ICD-11)中文版病名和证候名，原无英文病证名，为保持完整性，作者后加英文病证名。

GB/T 代码　2020 年 GB/T 1675.1-1997 修订版中医病证分类与代码的证候代码。

中文证候名　2020 年 GB/T 1675.1-1997 修订版中医病证分类与代码的证候代码的中文证候名。

英文证候名　2021 年版 GB/T 16751-1997 修订版中医病证分类与代码英文证候名，原无英文证候名，为保持完整性，作者后加英文证候名。

表 10-2　ICD-11 中医皮科病证分类与代码

ICD-11	中文病证名	英文病证名	GB/T 代码	中文证候名	英文证候名
L3-SB3	皮肤黏膜系统病类	diseases of skin and B. mucous system		中医证候名	patterns name of traditional chinese medicine[tcm]
L4-SB4	疔疮	deep-rooted sore			
L4-SB6	痈证	abscess pattern			
L4-ED8	痤疮和相关疾病	acne and related diseases			
SB30	湿疮	dampness sore			
SB31	黄水疮	impetigo			

（续　表）

ICD-11	中文病证名	英文病证名	GB/T代码	中文证候名	英文证候名
SB40	疔疮走黄	deep-rooted boil with pyosepticemia			
SB4Y	其他特指的疔疮	other special deep-rooted boil			
SB4Z	未特指的疔疮	non specific deep-rooted boil			
SB50	褥疮	bedsore			
SB60	流注	deep multiple abscess			
SB6Y	其他特指的痈证	other special eczema			
SB7Y	其他特指的皮肤黏膜系统病类	other special diseases of skin and mucous system			
SB6Z	未特指的痈证	non specific eczema			
SB70	疽证	phlegmon pattern			
SB71	脚湿气	tinea pedis			
SB72	圆癣	tinea circinata			
SB73	蛇皮癣	ichthyosis			
SB74	脱疽	gangrene			
SB75	疣	wart			
SB76	鹅掌风	goose-web wind; tinea manuum			
SB77	丹毒	erysipelas			
SB78	发证	cellulitis pattern			
SB79	鹅口疮	thrush; oral candidiasis			
SB7A	蛇串疮	snake-clustered sore			
SB7Y	其他特指的皮肤黏膜系统病类	other specific diseases of skin and mucous system			
SB7Z	未特指的皮肤黏膜系统病类	non specific diseases of skin and mucous system			
L2-SE7	八纲证	eight-principles patterns	B01.	八纲证	eight-principles patterns

（续　表）

ICD-11	中文病证名	英文病证名	GB/T 代码	中文证候名	英文证候名
SE70	阳证	yang patterns	B01.02.	阳证	yang patterns
SE71	阴证	yin patterns	B01.01.	阴证	yin patterns
SE72	热证	heat patterns	B01.06.	热证	heat patterns
SE73	寒证	cold syadrome	B01.05.	寒证	cold syadrome
SE74	实证	excess patterns	B01.08.	实证	excess patterns
SE75	虚证	deficiency patterns	B01.07	虚证	deficiency patterns
SE76	表证	exterior patterns	B01.03.	表证	exterior patterns
SE77	里证	interior patterns	B01.04	里证	interior patterns
SE78	寒热中间证	patterns of mixed cold and heat	B01.10	寒热夹杂证	patterns of mixed cold and heat
SE79	虚实中间证	mixed patterns of deficiency and excess	B01.09	虚实夹杂证	mixed patterns of deficiency and excess
SE7A	寒热错杂证	patterns of mixed cold and heat			
SE7Y	其他特指的八纲证	other special eight-principles patterns			
SE7Z	未特指的八纲证	unspecified eight-principles patterns			
L2-SE8	外感证	external contraction patterns	B02.	外邪侵入证	external evil invasion card patterns
SE80	风淫证	wind excesses patterns	B02.02.	风证	wind patterns
SE81	寒淫证	cold excesses patterns	B02.03.	寒证	cold patterns
SE82	湿淫证	summerheat excesses patterns	B02.05.	湿证	summerheat patterns
SE83	燥淫证	dryness excesses patterns	B02.06.	燥证	dryness patterns
SE84	火热淫证	fire-heat excesses patterns	B02.07.	火证	fire-heat patterns
SE85	暑淫证	excesses patterns	B02.04.	暑证	summer heat patterns
			B02.08.	毒证	toxic patterns
			B02.08.01.	毒邪证	patterns of toxin pathogen
			B02.08.02.	风毒证	wind toxin patterns
			B02.08.03.	寒毒证	patterns of cold toxin

（续　表）

ICD-11	中文病证名	英文病证名	GB/T代码	中文证候名	英文证候名
			B02.08.04.	湿毒证	patterns of dampness toxin
SF11	水毒证	patterns of water poison	B02.08.05.	水毒证	patterns of water poison
			B02.08.06.	燥毒证	patterns of dryness toxin
			B02.08.07.	火毒证	fire-toxin patterns
			B02.08.08.	毒邪证	patterns of toxin pathogen
SE86	疫疠证	pestilential toxin patterns	B02.08.09.	疫毒证	epidemic toxin patterns
			B02.08.10.	药毒证	patterns of drug and poison
			B02.08.11.	食毒证	toxin-eating patterns
			B02.08.12.	胎毒证	patterns of fetal poison
			B02.08.13.	虫毒证	insect toxin patterns
			B02.08.14.	蛇毒证	snake venom patterns
			B02.09.	痰饮证类	patterns of phlegm-retention
			B02.11.	情志证类	emotional patterns
			B02.12.	饮食证类	patterns of diet
			B02.14	虫证类	insect patterns
			B02.15	外伤证	traumatic patterns
SE8Z	未特指的外感证	non specific external contraction patterns			
L2-SE9	气血津液证	patterns of *qi*, blood and body fluid			
L3-SE9	气证	*qi* patterns	B03.01	气证	*qi* patterns
SE90	气虚证	*qi* deficiency patterns	B03.01.03	气虚证	*qi* deficiency patterns
SE91	气滞证	*qi* stagnation patterns	B03.01.01.02	气滞证	*qi* stagnation patterns
SE92	气逆证	*qi* counterflow patterns	B03.01.01.05	气逆证	*qi* counterflow patterns
L3-SF0	血证	blood patterns	B03.02.	血证	blood patterns
SF00	血虚证	blood deficiency patterns	B03.02.03.	血虚证	blood deficiency patterns

ICD-11	中文病证名	英文病证名	GB/T 代码	中文证候名	英文证候名
SF01	血瘀证	blood stasis patterns	B03.05.	血瘀证	blood stasis patterns
SF02	血热证	blood heat patterns	B03.02.02.	血热证	blood heat patterns
SF03	血寒证	blood cold patterns	B03.02.01.	血寒证	blood cold patterns
SF04	血燥证	blood dryness patterns	B03.02.04.	血燥证	blood dryness patterns
L3-SF2	精证	essence patterns	B03.05.	精髓证类	essence patterns
L3-SF1	津液证	body fluid patterns	B03.06.	津液证类	body fluid patterns
L2-SF5	脏腑证	visceral patterns	B04.	脏腑官窍证候	patterns of viscera and organ orifices
L3-SF5	肝系证	liver patterns	B04.02.	肝系证类	liver patterns
			B04.02.02.	胆证类	gallbladder patterns
L3-SF6	心系证	patterns of heart diseases	B04.01.	心系证类	patterns of heart diseases
			B04.01.02.	小肠证类	patterns of small intestine
L3-SF7	脾系证	patterns of spleen diseases	B04.03.	脾系证类	patterns of spleens diseases
			B04.03.02	胃证类	patterns of stomach
L3-SF8	肺病证	patterns of lung diseases	B04.04.	肺系证类	patterns of lung diseases
			B04.04.02.	大肠证类	patterns of large intestine
L3-SF9	肾病证	patterns of spleen diseases	B04.05.	肾系证类	patterns of spleens diseases
			B04.05.02.	膀胱证类	bladder patterns
L2-SG2	经络证	channel patterns	B05.	经络证	channel patterns
L3-SG2	十二正经证	twelve channel patterns	B05.01.03.	十二经证	twelve channel patterns
SG20	手太阴肺经证	patterns of taiyin lund channel of hand	B05.01.03.01	手太阴肺经证	patterns of taiyin lund channel of hand
SG21	手阳明大肠经证	patterns of yangming large intestine channel of hand	B05.01.03.02	手阳明大肠经证	patterns of yangming large intestine channel of hand
SG22	足阳明胃经证	patterns of yangming stomach channel of foot	B05.01.03.03	足阳明胃经证	patterns of yangming stomach channel of foot

（续　表）

ICD-11	中文病证名	英文病证名	GB/T代码	中文证候名	英文证候名
SG23	足太阴脾经证	patterns of taiyin spleen channel of foot	B05.01.03.04	足太阴脾经证	patterns of taiyin spleen channel of foot
SG24	手少阴心经证	patterns of shaoyin heart channel of hand	B05.01.03.05	手少阴心经证	patterns of shaoyin heart channel of hand
SG25	手太阳小肠经证	patterns of taiyang small intestine channel of hand	B05.01.03.06	手太阳小肠经证	patterns of taiyang small intestine channel of hand
SG26	足太阳膀胱经证	patterns of taiyang bladder channel of foot	B05.01.03.07	足太阳膀胱经证	patterns of taiyang bladder channel of foot
SG27	足少阴肾经证	patterns of shaoyin kidney channel of foot	B05.01.03.08	足少阴肾经证	patterns of shaoyin kidney channel of foot
SG28	手厥阴心包经证	patterns of jueyin pericardium channel of hand	B05.01.03.09	手厥阴心包经证	patterns of jueyin pericardium channel of hand
SG29	手少阳三焦经证	patterns of shaoyang sanjiao channel of hand	B05.01.03.10	手少阳三焦经证	patterns of shaoyang sanjiao channel of hand
SG2A	足少阳胆经证	patterns of shaoyang gallbladder channel of food	B05.01.03.11	足少阳胆经证	patterns of shaoyang gallbladder channel of food
SG2B	足厥阴肝经证	patterns of jueyin liver channel of foot	B05.01.03.12	足厥阴肝经证	patterns of jueyin liver channel of foot
L3-SG3	奇经八脉证	patterns of eight extra meridians/channels	B05.01.04.	奇经证	patterns of meridians/channels
L2-SG6	六经证	six-meridian/channel pattern	B06.	六经证	six-meridian/channel patterns
SG60	太阳病证	taiyang diseases and patterns	B06.01.	太阳证类	taiyang patterns
SG61	阳明病证	yangming diseases and patterns	B06.02	阳明证类	yangming patterns
SG62	少阳病证	shaoyang diseases and patterns	B06.03.	少阳证类	shaoyang patterns
SG63	太阴病证	taiyin diseases and patterns	B06.04.	太阴证类	taiyin patterns

（续　表）

ICD-11	中文病证名	英文病证名	GB/T 代码	中文证候名	英文证候名
SG64	少阴病证	shaoyin diseases and patterns	B06.05.	少阴证类	shaoyin patterns
SG65	厥阴病证	jueyin pattern	B06.06.	厥阴证类	jueyin patterns
L2-SG7	三焦证	triple-energizer patterns	B07.	三焦证	triple-energizer patterns
SG70	上焦证	upper-energizer patterns	B07.05.	上焦证	upper-energizer patterns
SG71	中焦证	middle-energizer patterns	B07.06.	中焦证	middle-energizer patterns
SG72	下焦证	lower-energizer patterns	B07.07.	下焦证	lower-energizer patterns
L2-SG8	卫气营血证	defense-qi-nutrient-blood patterns	B08.	卫气营血证	defense-*qi*-nutrient-blood patterns
L3-SG8	卫分证	defense aspect patterns	B08.01.	卫分证	defense aspect patterns
L3-SG9	气分证	*qi* aspect patterns	B08.02.	气分证	*qi* aspect patterns
L3-SH0	营分证	nutrient aspect patterns	B08.03.	营分证	nutrient aspect patterns
L3-SH1	血分证	blood aspect patterns	B08.04.	血分证	blood aspect patterns
SH3Y	其他特指的卫气营血证	other defense-qi-nutrient-blood patterns			
SJ1Y	其他特指的传统医学证候	other specific traditional medical patterns	B09.01	禀赋不足证	insufficient endowment
SJ1Z	未特指的传统医学证候	unspecified patterns of traditional medicine			
SJ3Y	其他特指的传统医学病证	other specified diseases and patterns of traditional medicine			
SJ3Z	未特指的传统医学病证	unspecified specified diseases and patterns of traditional medicine			

附录 A 古代名医名著名方一览表

代号	方名	方源	朝代	作者	撰成年	方序
B071	仙方活命饮	校注妇人良方	明	薛己	1529	名001
C07.215	仙方活命饮	女科万金方	宋	薛古愚	不详	名001
A096	五味消毒饮	医宗金鉴·外科心法要诀	清	吴谦	1742	名002
B067	五味消毒饮	医宗金鉴·外科心法要诀	清	刘裕铎	1742	名002
C07.199	五味消毒饮	医宗金鉴·外科心法要诀	清	吴谦	1742	名002
A091	四妙勇安汤	验方新编	清	鲍相璈	1846	名003
B058	四妙勇安汤	验方新编	清	鲍相璈	1846	名003
C07.172	八珍汤	正体类要	清	余霖	1900	名003
B044	普济消毒饮	东垣试效方	元	李东垣	1266	名004
C07.353	普济消毒饮	东垣试效方	元	李东垣	1266	名004
B078	阳和汤	外科证治全生集	清	王维德	1740	名005
C07.263	阳和汤	外科证治全生集	清	王洪绪	1740	名005
B028	黄连解毒汤	外台秘要引崔氏方	唐	王焘	752	名006
C07.352	黄连解毒汤	外台秘要引崔氏方	唐	王焘	752	名006
	温清饮	万病回春	明	龚廷贤	1587	名007
A065	托里消毒散	外科正宗	明	陈实功	1617	名008
B080	薏苡附子败酱散	金匮要略	汉	张仲景	205	名009
A004	麻黄汤	伤寒论	汉	张仲景	205	名010
B039	麻黄汤	伤寒论	汉	张仲景	205	名010
C07.349	麻黄汤	伤寒论	汉	张仲景	205	名010
B024	桂枝汤	伤寒论	汉	张仲景	205	名011
C07.322	桂枝汤	伤寒论	汉	张仲景	205	名011
B054	桑菊饮	温病条辨	清	吴瑭	1798	名012
C07.325	桑菊饮	温病条辨	清	吴瑭	1798	名012
B084	银翘散	温病条辨	清	吴瑭	1798	名013
C07.347	银翘散	温病条辨	清	吴瑭	1798	名013
B041	麻黄杏仁甘草石膏汤	伤寒论	汉	张仲景	205	名014
C07.350	麻黄杏仁甘草石膏汤	伤寒论	汉	张仲景	205	名014

427

（续　表）

代号	方名	方源	朝代	作者	撰成年	方序
B034	荆防败毒散	医宗金鉴	清	吴谦	1742	名015
B038	麻黄细辛附子汤	伤寒论	汉	张仲景	205	名016
B013	大承气汤	伤寒论	汉	张仲景	205	名017
C07.183	大承气汤	伤寒论	汉	张仲景	205	名017
B075	小柴胡汤	伤寒论	汉	张仲景	205	名018
C07.192	小柴胡汤	伤寒论	汉	张仲景	205	名018
B059	四逆散	伤寒论	汉	张仲景	205	名019
B073	逍遥散	太平惠民和剂局方	宋	陈师文	1107	名020
C07.331	逍遥散	太平惠民和剂局方	宋	陈师文	1107	名020
B065	痛泻药方	丹溪心法	元	朱震亨	1481	名021
A007	半夏泻心汤	伤寒论	汉	张仲景	205	名022
B004	半夏泻心汤	伤寒论	汉	张仲景	205	名022
C07.218	半夏泻心汤	伤寒论	汉	张仲景	205	名022
A011	甘草泻心汤	伤寒论	汉	张仲景	205	名023
B002	白虎汤	伤寒论	汉	张仲景	205	名024
C07.244	白虎汤	伤寒论	汉	张仲景	205	名024
B029	化斑汤	温病条辨	清	吴瑭	1798	名025
A003	竹叶石膏汤	伤寒论	汉	张仲景	205	名026
B089	竹叶石膏汤	伤寒论	汉	张仲景	205	名026
C07.256	竹叶石膏汤	伤寒论	汉	张仲景	205	名026
B049	清营汤	温病条辨	清	吴瑭	1798	名027
C07.339	清营汤	温病条辨	清	吴瑭	1798	名027
B070	犀角地黄汤	千金方	唐	孙思邈	650	名028
C07.357	犀角地黄汤	备急千金要方	唐	孙思邈	650	名028
B035	凉血四物汤	医宗金鉴	清	吴谦	1742	名029
B048	清瘟败毒饮	疫疹一得	清	余霖	1900	名030
B030	化斑解毒汤	医宗金鉴·外科心法要诀	清	吴谦	1742	名031
B037	龙胆泻肝汤	兰室秘藏	金	李东垣	1251	名032
C07.246	龙胆泻肝汤	兰室秘藏	金	李东垣	1251	名032
B015	导赤散	小儿药证直诀	宋	钱乙	1119	名033
A040	泻白散	小儿药证直诀	宋	钱乙	1119	名034
C07.288	泻白散	小儿药证直诀	宋	钱乙	1119	名034
A046	清胃散	兰室秘藏	金	李东垣	1251	名035
A094	枇杷清肺饮	医宗金鉴	清	吴谦	1742	名036

（续　表）

代号	方名	方源	朝代	作者	撰成年	方序
B045	枇杷清肺饮	医宗金鉴·外科心法要诀	清	刘裕铎	1742	名036
B074	辛夷清肺饮	外科正宗	明	陈实功	1617	名037
A069	清骨散	证治准绳	明	王肯堂	1602	名038
B051	清骨散	证治准绳	明	王肯堂	1602	名038
C07.338	清骨散	证治准绳	明	王肯堂	1602	名038
A047	当归六黄汤	兰室秘藏	金	李东垣	1251	名039
C07.251	当归六黄汤	兰室秘藏	金	李东垣	1251	名039
B047	青蒿鳖甲汤	温病条辨	清	吴瑭	1798	名040
C07.297	青蒿鳖甲汤	温病条辨	清	吴瑭	1798	名040
B050	清暑汤	外科证治全生集	清	王洪绪	1740	名041
C07.474	青蒿鳖甲汤	妇人大全良方	宋	陈自明	1237	名042
C07.188	小建中汤	伤寒论	汉	张仲景	205	名043
A014	附子汤	伤寒论	汉	张仲景	205	名044
B059	四逆汤	伤寒论	汉	张仲景	205	名045
C07.226	四逆汤	伤寒论	汉	张仲景	205	名045
A016	黄芪桂枝五物汤	金匮要略	汉	张仲景	205	名046
A013	当归四逆汤	伤寒论	汉	张仲景	205	名047
B016	当归四逆汤	伤寒论	汉	张仲景	205	名047
C07.252	当归四逆汤	伤寒论	汉	张仲景	205	名047
B023	防风通圣散	黄帝素问宣明论方	金	刘完素	1172	名048
C07.262	防风通圣散	黄帝素问宣明论方	金	刘完素	1172	名048
B055	四君子汤	太平惠民和剂局方	宋	陈师文	1107	名049
C07.222	四君子汤	太平惠民和剂局方	宋	陈师文	1107	名049
B077	玉屏风散	丹溪心法	元	朱震亨	1481	名050
C07.236	玉屏风散	丹溪心法	元	朱震亨	1481	名050
B061	参苓白术散	太平惠民和剂局方	宋	陈师文	1107	名051
C07.280	参苓白术散	太平惠民和剂局方	宋	陈师文	1107	名051
B008	补中益气汤	脾胃论	金	李东垣	1251	名052
C07.272	补中益气汤	脾胃论	金	李东垣	1251	名052
B060	四物汤	太平惠民和剂局方	宋	陈师文	1107	名053
C07.224	四物汤	太平惠民和剂局方	宋	陈师文	1107	名053
C07.234	归脾汤	正体类要	清	余霖	1900	名054
B062	神应养真丹	黄帝素问宣明论方	金	刘完素	1172	名055
B081	养血润肤饮	外科证治	明	陈实功	1617	名056

代号	方名	方源	朝代	作者	撰成年	方序
B001	八珍汤	正体类要	清	余霖	1900	名 057
C07.223	四妙勇安汤	验方新编	清	鲍相璈	1846	名 057
B036	六味地黄丸	小儿药证直诀	宋	钱乙	1119	名 058
C07.203	六味地黄丸	小儿药证直诀	宋	钱乙	1119	名 058
A078	益胃汤	温病条辨	清	吴瑭	1798	名 059
B079	益胃汤	温病条辨	清	吴瑭	1798	名 059
C07.328	益胃汤	温病条辨	清	吴瑭	1798	名 059
A084	一贯煎	医方絜度	清	钱敏捷	1911	名 060
B083	一贯煎	续名医类案	清	魏之琇	1770	名 060
C07.162	一贯煎	医方絜度	清	钱敏捷	1911	名 060
C07.291	肾气丸	金匮要略	汉	张仲景	205	名 061
A053	地黄饮子	黄帝素问宣明论方	金	刘完素	1172	名 062
B018	地黄饮子	黄帝素问宣明论方	金	刘完素	1172	名 062
C07.248	地黄饮子	黄帝素问宣明论方	金	刘完素	1172	名 062
B052	七宝美髯丹	医方集解引邵应节方	清	汪昂	1682	名 063
C07.164	七宝美髯丹	小儿药证直诀	宋	钱乙	1119	名 063
C07.267	牡蛎散	太平惠民和剂局方	宋	陈师文	1107	名 064
C07.359	酸枣仁汤	金匮要略	汉	张仲景	205	名 065
C07.207	天王补心丹	摄生秘剖	明	洪基	1630	名 066
B011	柴胡疏肝散	证治准绳	明	王肯堂	1602	名 067
C07.319	柴胡疏肝散	证治准绳	明	王肯堂	1602	名 067
B033	金铃子散	素问病机气宜保命集	金	刘完素	1186	名 068
C07.295	金铃子散	素问病机气宜保命集	金	刘完素	1186	名 068
A017	半夏厚朴汤	金匮要略	汉	张仲景	205	名 069
B005	半夏厚朴汤	金匮要略	汉	张仲景	205	名 069
C07.219	半夏厚朴汤	金匮要略	汉	张仲景	205	名 069
A097	桃红四物汤	妇科冰鉴	清	柴得华	1776	名 070
B014	丹栀逍遥散	薛氏医案	明	薛己	1529	名 070
B027	活血散瘀汤	外科正宗	明	陈实功	1617	名 071
A039	温经汤	妇人大全良方	宋	陈自明	1237	名 072
B076	血府逐瘀汤	医林改错	清	王清任	1830	名 073
C07.260	血府逐瘀汤	医林改错	清	王清任	1830	名 073
B064	通窍活血汤	医林改错	清	王清任	1830	名 074
A034	槐花散	普济本事方	宋	许叔微	1132	名 075

（续　表）

代号	方名	方源	朝代	作者	撰成年	方序
C7.366	槐花散	普济本事方	宋	许叔微	1132	名075
B012	川芎茶调散	太平惠民和剂局方	宋	陈师文	1107	名076
B072	消风散	外科正宗	明	陈实功	1617	名077
C07.327	消风散	外科正宗	明	陈实功	1617	名077
B046	秦艽丸	医宗金鉴·外科心法要诀	清	刘裕铎	1742	名078
A037	当归饮子	严氏济生方	宋	严用和	1253	名079
B017	当归饮子	医宗金鉴·外科心法要诀	清	刘裕铎	1742	名079
B056	四物消风饮	医宗金鉴·外科心法要诀	清	吴谦	1742	名080
C07.250	疏风清热饮	医宗金鉴·外科心法要诀	清	吴谦	1742	名081
	羚角钩藤汤	通俗伤寒论	清	俞根初	1916	名082
A099	清燥救肺汤	医门法律	清	喻嘉言	1658	名083
C07.342	清燥救肺汤	医门法律	清	喻嘉言	1658	名083
B087	增液汤	温病条辨	清	吴瑭	1798	名084
A025	麦门冬汤	金匮要略	汉	张仲景	205	名085
C07.276	麦门冬汤	金匮要略	汉	张仲景	205	名085
C07.299	养阴清肺汤	重楼玉钥	清	郑宏纲	1838	名086
B043	平胃散	太平惠民和剂局方	宋	陈师文	1107	名087
C07.233	平胃散	太平惠民和剂局方	宋	陈师文	1107	名087
A093	除湿胃苓汤	医宗金鉴·外科心法要诀	清	吴谦	1742	名088
B010	除湿胃苓汤	医宗金鉴·外科心法要诀	清	吴谦	1742	名088
B009	八正散	太平惠民和剂局方	宋	陈师文	1107	名090
C07.171	八正散	太平惠民和剂局方	宋	陈师文	1107	名090
B053	三仁汤	温病条辨	清	吴瑭	1798	名091
C07.177	三仁汤	温病条辨	清	吴瑭	1798	名091
B026	甘露消毒丹	温热经纬	清	吴瑭	1798	名092
C07.240	甘露消毒丹	温热经纬	清	王士雄	1852	名092
A009	猪苓汤	伤寒论	汉	张仲景	205	名093
B086	猪苓汤	伤寒论	汉	张仲景	205	名093
C07.343	猪苓汤	伤寒论	汉	张仲景	205	名093
B066	五苓散	伤寒论	汉	张仲景	205	名094
A008	真武汤	伤寒论	汉	张仲景	205	名095
B090	真武汤	伤寒论	汉	张仲景	205	名095
C07.330	真武汤	伤寒论	汉	张仲景	205	名095
B006	萆薢渗湿汤	疡科心得集	清	高秉钧	1644	名096

代号	方名	方源	朝代	作者	撰成年	方序
B019	独活寄生汤	千金方	唐	孙思邈	650	名 097
B020	二陈汤	太平惠民和剂局方	宋	陈师文	1107	名 098
C07.170	二陈汤	太平惠民和剂局方	宋	陈师文	1107	名 098
A028	厚朴麻黄汤	金匮要略	汉	张仲景	205	名 099
	健脾丸	证治准绳	明	王肯堂	1602	名 100

注：A 代表《古代经典名方中药目录（第一批-1）》,B 代表《中医医院皮肤科建设与管理指南（试行）》常用中药方剂目录,C 代表全国名词委 2004 年《中医药学名词》方剂目录。其中数字为原书序号。

附录 B　近现代名医皮科验方

近代名医系指二十世纪初名医,指生于 1920 年前,以从事皮外科的名医为主,也包括少数通科名医,收录名医的皮科病证名方,按出生先后顺序排列,共 11 位。

现代名医系指中华人民共和国成立后,以从事皮科为主的名医,按中国科学院和工程院院士、国医大师、国家名中医、全国中医药专家继承工作指导老师(简称全国名老中医)、长江学者、国务院特殊津贴名医、博士生导师、民族医皮科名医、省区市皮科名医、中医及中西医结合皮科名医、国际皮科名医分类,各类按姓氏笔画顺序排列,共 93 位。

名医验方内容:名医姓名,验方序号,验方方名,名医介绍及页码(以"介"字标注、方页码)。

1. 近代名医

丁德恩:验 142 祛湿药油(介)

张锡纯:验 086 内托生肌散(介)

丁甘仁:验 001 疗疮方(介),验 021 湿疮方

赵炳南:验 051 搜风除湿汤,验 101 伸筋草洗液,验 143 化坚油,验 186 癣症熏药,验 187 回阳熏药,验 188 子油熏药,验 189 拔膏棍(介),验 190 黑布药膏

余无言:验 017 痈疔百效丸(介)

张赞臣:验 022 天疱疮方(介)

文琢之:验 146 皮黏散(介),验 147 疥药散,验 157 加味颠倒散

朱仁康:验 102 鸦胆子液(介),验 137 苦参酒,验 148 祛湿散,验 163 湿毒膏,验 164 玉黄膏,验 165 新五玉膏

房芝萱:验 152 甲字提毒粉(介),验 153 溃疡粉,验 154 止痛生肌散

顾伯华:验 038 毛发红糠疹方(介),验 039 清暑解毒汤,验 166 清吹口散油膏

夏少农:验 092 加味益气凉血汤(介)

2. 中国科学院和工程院院士

仝小林:验 006 消渴并发痈疽疖肿方(介)

3. 国医大师

干祖望:验 135 酒渣酒剂(介)

邓铁涛:验 069 治硬皮病方(介),验 091 治脱发方

朱良春:验 028 清淋合剂(介),验 082 化痰软坚散结方

李玉奇:验 078 消痔润燥汤(介),验 130 洗头生发方

周仲瑛:验 030 生地凉血汤(介)

禤国维:验 055 健脾渗湿方(见顾问),验 107 消炎止痒外洗方

颜德馨:验 085 加味柴胡龙骨加牡蛎汤(介)

陈彤云：验025 酒渣鼻方（见顾问），验139 酒渣酊

4. 国家名中医

艾儒棣：验110 消炎止痛汤（见主审），验174 酒渣鼻软膏，验193 白降丹

5. 岐黄学者

刘红霞：验040 银花汤（介），验116 解毒止痒汤，验117 活血化瘀方

陈达灿：验080 培土清心方（见副主编）

6. 全国中医药专家学术经验继承指导老师（全国名老中医），中医外科、皮科名老中医

马绍尧：验075 消银汤（介）

王玉玺：验049 蛇蚣败毒饮（见主审），验050 灭风汤，验109 掌跖脓疱病方，验126 止痒洗方

王莒生：验094 白癜风方（介）

白彦萍：验014 五叶汤（介），验150 七白散

白郡符：验192 白氏解毒膏（介）

冯宪章：验076 皮肤淀粉样变病方（介）

皮先明：验072 清肝饮（介）

边天羽：验024 凉血消风汤（介），验032 清热利湿方，验073 疏肝活血汤，验087 健脾活血汤

庄国康：验034 激素皮炎汤（介），验159 养颜祛斑方

刘 巧：验045 四物消风散（介），验119 艾大洗剂，验120 百花洗剂

刘复兴：验056 三豆饮（介），验071 颜玉饮，验114 消炎止痛方，验115 颜玉饮外用方

孙 浩：验123 消痤方（介）

杨志波：验027 紫癜一号方（见副主编），验033 紫癜二号方

肖定远：验013 解毒消斑汤（介），验044 七虫三黄汤，验177 大散膏

张 毅：验043 温阳化气方（介）

张士舜：验083 消结节方（介）

张志礼：验023 荆防凉血五根汤（介），验053 八生汤，验104 侧柏洗剂，验105 白苦洗剂，验106 三子洗剂

张作舟：验181 湿疹糊（介）

陆德铭：验029 痤疮方（介）

阿西热江·斯迪克：验097 洋菝葜根蜜膏（介），验098 复方艾力勒思亚散，验141 复方阿纳其根酊验，验170 白热斯软膏，验171 复方土茯苓软膏

欧阳恒：验089 紫铜消白方（介），验133 复方二矾醋剂，验140 紫铜水白酊，验162 祛斑散

金起凤：验002 脱疽温阳汤（介），验031 龙蚤清渗汤，验124 疳洗方，验138 苦蛇酊，验169 天麻膏

周鸣岐：验090 鱼鳞汤（介）

赵纯修：验034 白鲜皮饮（介）

赵尚华：验041 阳和通脉汤（介）

袁兆庄：验065 解毒活血方（介）

徐宜厚：验018 蚕沙九黄汤（介），验108 零陵香秀发汤

徐楚江：验191 白鲫鱼膏药（介）

董廷瑶：验079 加味桂枝汤（介）

喻文球：验010 加减消风散（介），验015 桂龙消玉汤，验118 藿黄散洗方

鲁贤昌：验172 生肌玉黄膏（介）

7. 长江学者

张志明：验009 凉血消风汤（介）

8. 国务院特殊津贴名医

王宗仁：验 084 益肾固血汤（介）

朱　钵：验 064 硬皮病汤（介），验 149 斩疣丹

刘辅仁：验 167 黑豆馏油软膏（介）

闫小宁：验 131 银屑病洗方（介）

李元文：验 059 健脾消脂汤（见主编），验 067 活血止痛汤，验 122 带状疱疹洗方，验 156 三黄散，验 179 青石止痒软膏，验 180 二白膏，验 195 香柏香波

吴绍熙：验 057 阴蚀煎剂（介），验 136 土槿皮酊

何清湖：验 081 加味二陈汤（介），验 155 黑退消

张玉环：验 066 活血化瘀方（介）

张学军：验 003 热毒炽盛证银屑病方（介），验 007 血热证银屑病方，验 037 血燥证银屑病方，验 048 风湿痹阻证银屑病方，验 060 血瘀证银屑病方

陈学荣：验 058 白塞病治方（介）

苑　勰：验 063 硬皮病方（介）

郑茂荣：验 011 湿疹方（介）

赵　辨：验 032 祛毒除湿汤（介）

段逸群：验 095 光疗方（介）

秦万章：验 061 三藤方（见顾问），验 062 活血方

徐汉卿：验 103 六味洗方（介）

魏跃钢：验 054 祛湿生发汤（介）

9. 博士生导师

王远红：验 176 四白拔毒膏（介）

刘爱民：验 016 麻防犀角地黄汤（介），验 020 加味麻黄附子细辛汤

杜锡贤：验 004 消毒饮（介），验 121 黑豆方

李　斌：验 113 干燥角化病外治方（见副主编），验 134 中药足浴疬汤

杨素清：验 047 芪桂止痛方（介），验 145 皲裂油

范瑞强：验 158 消风导赤散（介）

涂彩霞：验 012 复方茯苓汤（介）

曹　毅：验 070 活血除湿方，验 185 祛疤霜

10. 省区市名医

韩世荣：验 042 丹栀消风汤（介），验 151 软皮热敷散，验 197 归元散贴

11. 民族医皮科名医

乌日娜：验 100 加味孟根沃斯 18 方（介）

花　日：验 099 加味钦汤方（介）

李格尔布：验 099 加味钦汤方（介），加味孟根沃斯 18 方

藏　医：验 132 五味甘露

12. 中医及中西医结合皮科名医

马振友：验 160 蛇串疮方，验 175 狼犬五甘软膏验，验 183 白桦汁通用乳膏基质，验 184 复方苦黄乳膏

王　萍：验 144 复方甘草油膏（介）

方大定：验 046 带状疱疹止痛方（介）

邓丙戌：验 112 酒渣鼻洗方（介）

卢勇田：验 182 复方紫草油糊（介）

刘　辉：验 161 加减消风玉容散（介）

江海燕：验 088 生发效验方（介），验 096 白癜风治验方

孙占学：验 200 通络止痛方

李　可：验 068 乌蛇荣皮汤（介），验 178 臁疮膏

李秀敏：验 093 益阴丸（介），验

435

194 驱疫香囊

李　林:验 026 枇杷清肺解毒饮（介）,验 110 湿疹外洗方

宋兆友:验 173 五虎膏（介）,验 198 熏蒸方

夏应魁:验 036 消银方（介）

奚九一:验 074 脉痹汤（介）,验 125 脉痹洗方

靖连新:验 199 美白祛斑皂

管　汾:验 008 清热凉血方（介）,

验 168 黄芩膏

瞿　幸:验 052 荆防苍朴汤（介）,验 077 紫藤化瘀汤

13. 国际皮科名医

方一汉（美国）:验 019 加减小柴胡汤（介）,验 196 痤疮面膜方

杨　达（日本）:验 127 清热止痒洗剂验（介）,验 128 润肤止痒洗剂

祝柏芳（英国）:验 005 加味七星剑（介）,验 129 艾矾洗方

附录C　方剂索引

A

艾矾洗方 ·············· 251

B

八白散 ··············· 165
八宝丹 ··············· 153
八生汤 ··············· 221
八珍汤 ··············· 96
八正散 ··············· 129
拔毒散 ··············· 159
拔膏棍 ··············· 273
白癜风方 ·············· 238
白癜风治验方 ··········· 239
白虎桂枝汤 ············ 66
白虎加人参汤 ··········· 66
白虎汤 ··············· 65
白桦汁通用乳膏基
　质 ··············· 269
白鲫鱼膏药 ············ 274
白降丹 ··········· 192,275
白苦洗剂 ············· 245
白热斯软膏 ············ 264
白塞病治方 ············ 223
白氏解毒膏 ············ 275
白鲜皮饮 ············· 214
百部膏 ··············· 173
百部酒 ··············· 150
百花洗剂 ············· 249

半夏厚朴汤 ············ 109
半夏泻心汤 ············ 63
必效染白发方 ··········· 148
萆薢渗湿汤 ············ 134
补中益气汤 ············ 92
不龟手膏 ············· 173

C

蚕沙九黄汤 ············ 207
侧柏洗剂 ············· 244
柴胡疏肝散 ············ 107
冲和膏 ··············· 178
除湿胃苓汤 ············ 127
川芎茶调散 ············ 116
痤疮方 ··············· 211
痤疮面膜方 ············ 277

D

大承气汤 ············· 57
大散膏 ··············· 267
带状疱疹洗方 ··········· 249
带状疱疹止痛方 ········· 218
丹参膏 ··············· 182
丹栀消风汤 ············ 217
当归补血汤 ············ 94
当归六黄汤 ············ 77
当归四逆汤 ············ 85
当归饮子 ············· 118
导赤散 ··············· 73

地黄饮子 ············· 101
颠倒散 ··············· 161
调胃承气汤 ············ 57
定年方 ··············· 197
定痛生肌散 ············ 162
独活寄生汤 ············ 135

E

鹅黄散 ··············· 158
二白膏 ··············· 268
二陈汤 ··············· 137
二黄散 ··············· 153
二妙散 ··············· 160
二味拔毒散 ············ 160

F

防风通圣散 ············ 87
肥油膏 ··············· 185
肥皂方 ··············· 193
粉霜神丹 ············· 157
风湿痹阻证银屑病
　方 ··············· 219
蜂房膏 ··············· 190
附桂地黄丸 ············ 98
附子膏 ··············· 181
附子理中汤（丸）······ 81
附子汤 ··············· 83
复方阿纳其根酊 ······ 255
复方艾力勒思亚

散…………………… 240
复方二矾醋剂……… 252
复方茯苓汤………… 204
复方甘草油膏……… 256
复方苦黄乳膏……… 271
复方土茯苓软膏…… 264
复方紫草油糊……… 268

G

干葛洗剂…………… 145
干燥角化病外治
方…………………… 247
甘草泻心汤 ………… 64
甘露消毒丹………… 130
箍药………………… 159
光疗方……………… 239
归脾汤 ……………… 94
归元散贴…………… 277
桂龙消玉汤………… 205
桂枝汤 ……………… 51

H

海艾汤……………… 144
黑布药膏…………… 273
黑豆方……………… 249
黑豆馏油软膏……… 263
黑退消……………… 259
红升丹……………… 192
洪宝丹……………… 157
厚朴麻黄汤………… 138
胡粉散……………… 164
胡桃涂方…………… 175
琥珀膏……………… 191
化斑解毒汤 ………… 72
化斑汤 ……………… 66
化坚油……………… 255
化痰软坚散结
方…………………… 233
槐花散……………… 115
皇后洗面药………… 147
黄连膏……………… 172
黄连解毒汤 ………… 47
黄芪桂枝五物汤 …… 85
黄芩膏……………… 263
回阳熏药…………… 272
回阳玉龙膏………… 177
活血除湿方………… 229
活血方……………… 225
活血化瘀方………… 227
活血化瘀方………… 248
活血散瘀汤………… 111
活血止痛汤………… 227
藿黄散洗方………… 248

J

激素皮炎汤………… 214
加减消风散………… 203
加减消风玉容散…… 261
加味柴胡龙骨加牡蛎
汤…………………… 235
加味颠倒散………… 260
加味二陈汤………… 233
加味桂枝汤………… 232
加味麻黄附子细辛
汤…………………… 208
加味孟根沃斯 18
方…………………… 241
加味七星剑………… 201
加味钦汤方………… 241
加味太乙膏………… 188
加味益气凉血汤…… 238
夹纸膏……………… 196
甲字提毒粉………… 258
健脾活血汤………… 235
健脾渗湿方………… 222
健脾丸……………… 139
健脾消脂汤………… 224
将军铁箍膏………… 171
胶艾四物汤 ………… 94
解毒活血方………… 226
解毒消斑汤………… 205
解毒止痒方………… 248
疥药散……………… 257
金铃子散…………… 108
近效韦慈氏方……… 185
荆防败毒散 ………… 55
荆防苍朴汤………… 221
荆防凉血五根汤…… 209
酒渣鼻方…………… 210
酒渣鼻软膏………… 265
酒渣鼻洗方………… 247
酒渣酊……………… 254
酒渣酒剂…………… 253
皲裂油……………… 256

K

苦参酒……………… 254
苦参汤……………… 143
苦蛇酊……………… 254
溃疡粉……………… 259

L

狼毒膏……………… 179
狼莪五甘软膏……… 266
藜芦膏……………… 180

臁疮膏·············· 267
凉血四物汤 ········· 70
凉血消风汤 ········· 203
凉血消风汤 ········· 210
疗疮方 ············· 199
羚角钩藤汤 ········· 121
零陵香秀发汤 ······· 245
令人面悦泽方········ 186
硫黄膏 ············· 175
六君子汤 ··········· 90
六味地黄丸 ········· 97
六味洗方············ 244
六星丹 ············· 165
龙胆泻肝汤 ········· 72
龙蚤清渗汤··········· 213

M

麻防犀角地黄汤······ 206
麻黄汤 ············· 50
麻黄细辛附子汤 ····· 56
麻黄杏仁甘草石膏
　汤 ··············· 54
麦门冬汤············ 124
脉痹汤 ············· 230
脉痹洗方··········· 250
毛发红糠疹方········ 215
美白祛斑皂·········· 278
美肤组方··········· 196
密陀僧散··········· 149
面脂 ··············· 182
灭风汤 ············· 220
摩风膏 ············· 175
摩风黄芪膏 ········· 173
牡蛎散·········· 103,169
木兰皮膏 ··········· 181

N

内托生肌散········· 235

P

培土清心方 ········· 233
皮肤淀粉样变病
　方 ··············· 231
皮黏散 ············· 256
枇杷清肺解毒饮····· 210
枇杷清肺饮 ········· 75
平胃散 ············· 126
普济消毒饮 ········· 45

Q

七白膏 ············· 194
七白散 ············· 258
七宝美髯丹 ········· 102
七虫三黄汤 ········· 218
芪桂止痛方 ········· 219
骐驎竭膏 ··········· 189
杞菊地黄丸 ········· 98
秦艽丸 ············· 118
青蛤散 ············· 161
青蒿鳖甲汤 ········· 78
青石止痒软膏 ······· 267
轻乳生肌散 ········· 162
清吹口散油膏 ······· 263
清肝饮 ············· 229
清骨散 ············· 77
清凉膏 ············· 197
清淋合剂 ··········· 211
清热凉血方 ········· 202
清热止痒洗剂 ······· 251
清暑汤 ············· 79

清暑解毒汤··········· 216
清胃散 ············· 75
清瘟败毒饮 ········· 71
清营汤 ············· 68
清燥救肺汤 ········· 122
驱疫香囊 ··········· 276
祛疤霜 ············· 271
祛斑散 ············· 262
祛毒除湿汤 ········· 213
祛湿散 ············· 257
祛湿生发汤 ········· 222
祛湿药油 ··········· 255

R

热毒炽盛证银屑病
　方 ··············· 200
人参养荣汤 ········· 97
软皮热敷散 ········· 258
润肤止痒洗剂 ······· 251
润肌膏（油）········· 151

S

三豆饮 ············· 222
三黄散 ············· 260
三妙散 ············· 154
三仁汤 ············· 130
三圣膏 ············· 185
三藤方 ············· 225
三子洗剂 ··········· 245
桑菊饮 ············· 52
砂六君子汤 ········· 90
蛇串疮方 ··········· 261
蛇床子散 ··········· 158
蛇床子汤 ··········· 144
蛇蚣败毒饮 ········· 220
参苓白术散 ········· 91
伸筋草洗液 ········· 243

神应养真丹 ······ 95
肾气丸 ······ 100
生地黄膏 ······ 170
生地凉血汤 ······ 212
生发效验方 ······ 236
生肌风雏膏 ······ 175
生肌玉红膏 ······ 176
生肌玉黄膏 ······ 264
圣愈汤 ······ 94
湿疮方 ······ 209
湿毒膏 ······ 262
湿疹方 ······ 204
湿疹糊 ······ 268
湿疹外洗方 ······ 246
十全大补汤 ······ 97
石珍散 ······ 164
疏风清热饮 ······ 120
疏肝活血汤 ······ 230
水晶膏 ······ 183
四白拔毒膏 ······ 266
四虎散 ······ 155
四君子汤 ······ 89
四妙勇安汤 ······ 44
四逆散 ······ 61
四逆汤 ······ 84
四神散 ······ 168
四物汤 ······ 93
四物消风散 ······ 218
四物消风饮 ······ 119
搜风除湿汤 ······ 220
酸枣仁汤 ······ 105

T

溻痒汤 ······ 143
桃红四物汤 ······ 110

桃仁承气汤 ······ 57
天疱散 ······ 164
天麻膏 ······ 264
天疱疮方 ······ 209
天王补心丹 ······ 106
通络止痛方 ······ 278
通窍活血汤 ······ 113
痛泻要方 ······ 62
土槿皮酊 ······ 253
托里消毒散 ······ 48
脱疽温阳汤 ······ 200
脱疽洗方 ······ 250

W

顽癣必效方 ······ 187
温经汤 ······ 112
温清饮 ······ 47
温阳化气方 ······ 217
乌蛇膏 ······ 174
乌蛇荣皮汤 ······ 227
五虎膏 ······ 265
五苓散 ······ 132
五味甘露 ······ 252
五味消毒饮 ······ 43
五香散 ······ 166
五叶汤 ······ 205

X

犀角地黄汤 ······ 69
洗风汤 ······ 146
洗头生发方 ······ 251
洗浴大黄汤 ······ 145
洗澡方 ······ 146
洗诸疮药方 ······ 145
仙方活命饮 ······ 42

香柏香波 ······ 277
逍遥散 ······ 61
消痤方 ······ 250
消毒饮 ······ 201
消风导赤散 ······ 260
消风散 ······ 117
消疣润燥汤 ······ 232
消结节方 ······ 234
消渴并发痈疽疖肿
  方 ······ 201
消炎止痛方 ······ 247
消炎止痛汤 ······ 246
消炎止痒外洗方 ······ 245
消银方 ······ 215
消银汤 ······ 230
小柴胡汤 ······ 59
小建中汤 ······ 82
泻白散 ······ 74
辛夷清肺饮 ······ 76
新冠病毒感染伴皮肤
  病方 ······ 207
新五玉膏 ······ 262
癣酒方 ······ 150
癣症熏药 ······ 272
血府逐瘀汤 ······ 112
血热证银屑病方 ······ 202
血瘀证银屑病方 ······ 225
血燥证银屑病方 ······ 215
熏蒸方 ······ 277

Y

鸦胆子液 ······ 244
烟熏剂 ······ 188
延年松叶膏 ······ 184
延年洗面药 ······ 147

颜玉饮 ······ 229
颜玉饮外用方 ······ 248
阳毒内消散 ······ 156
阳和解凝膏 ······ 190
阳和汤 ······ 46
阳和通脉汤 ······ 216
洋菝葜根蜜膏 ······ 240
养血润肤饮 ······ 95
养颜祛斑方 ······ 261
养阴清肺汤 ······ 124
药油 ······ 151
野葛膏 ······ 171
一贯煎 ······ 99
异功散 ······ 90
益肾固血汤 ······ 234
益胃汤 ······ 98
益阴丸 ······ 238
薏苡附子败酱散 ······ 49
阴毒内消散 ······ 156
阴蚀煎剂 ······ 223
茵陈蒿汤 ······ 128
银翘散 ······ 53

银花汤 ······ 216
银屑病洗方 ······ 251
莹肌如玉散 ······ 168
硬皮病方 ······ 225
硬皮病汤 ······ 226
痈疔百效丸 ······ 207
鱼鳞汤 ······ 237
玉黄膏 ······ 262
玉肌散 ······ 168
玉盘散 ······ 167
玉屏风散 ······ 90
玉容肥皂 ······ 194
玉容散 ······ 166
玉容西施散 ······ 167
御前洗面药 ······ 148
月白珍珠散 ······ 163

Z

增液汤 ······ 123
斩疣丹 ······ 257
掌跖脓疱病方 ······ 246
樟脑膏 ······ 183

珍珠散 ······ 163
真武汤 ······ 133
知柏地黄丸 ······ 98
止痛生肌散 ······ 259
止痒洗方 ······ 250
治恶疮方 ······ 155
治脱发方 ······ 237
治硬皮病方 ······ 228
治湿热疮洗汤 ······ 146
中药足浴疡汤 ······ 253
猪苓汤 ······ 132
猪蹄膏Ⅲ ······ 177
猪蹄汤Ⅰ ······ 142
猪蹄汤Ⅱ ······ 142
竹叶石膏汤 ······ 67
子油熏药 ······ 272
紫癜二号方 ······ 213
紫癜一号方 ······ 211
紫藤化瘀汤 ······ 231
紫铜水白酊 ······ 254
紫铜消白方 ······ 236
左归饮 ······ 98

附录 D 中药索引

A

阿胶[典]·············· 353
阿魏[典]·············· 366
艾叶[典]·············· 331

B

八角茴香[典]········ 321
巴豆[典]·············· 361
巴豆霜[典]··········· 361
巴戟天[典]··········· 351
菝葜·················· 309
白扁豆[典]··········· 349
白丁香·············· 372
白矾[典]·············· 370
白附子[典]··········· 338
白花蛇舌草········· 297
白桦树汁············ 368
白及[典]·············· 368
白蔹[典]·············· 297
白茅根[典]··········· 328
白芍[典]·············· 353
白石脂·············· 364
白术[典]·············· 349
白头翁[典]··········· 298
白薇[典]·············· 304
白鲜皮[典]··········· 296
白芷[典]·············· 290
百部[典]·············· 341

百草霜·············· 331
百合[典]·············· 355
柏子仁[典]··········· 344
败酱草·············· 298
斑蝥[典]·············· 361
板蓝根[典]··········· 298
半边莲[典]··········· 298
半夏[典]·············· 339
半枝莲[典]··········· 298
北豆根[典]··········· 298
北刘寄奴[典]········ 336
北沙参[典]··········· 355
荜茇[典]·············· 321
蓖麻油[典]··········· 368
蓖麻子[典]··········· 361
萹蓄[典]·············· 318
鳖甲[典]·············· 355
鳖甲胶·············· 355
槟榔[典]·············· 370
冰片[典]·············· 371
薄荷[典]·············· 292
薄荷脑[典]··········· 371
薄荷素油[典]········ 371
补骨脂[典]··········· 351

C

苍耳子[典]··········· 290
苍术[典]·············· 314
草果[典]·············· 316

草乌[典]·············· 309
侧柏炭·············· 328
侧柏叶[典]··········· 328
茶叶·················· 364
茶油[典]·············· 368
柴胡[典]·············· 292
蝉蜕[典]·············· 292
蟾酥[典]·············· 362
燀苦杏仁············ 341
炒白扁豆············ 349
炒白芍·············· 353
炒苍耳子············ 290
炒赤芍·············· 303
炒川楝子············ 323
炒谷芽·············· 326
炒槐花·············· 329
炒火麻仁············ 306
炒僵蚕·············· 346
炒芥子·············· 339
炒九香虫············ 323
炒决明子············ 295
炒苦杏仁············ 360
炒莱菔子············ 326
炒六神曲············ 327
炒蔓荆子············ 293
炒牛蒡子············ 293
炒牵牛子············ 307
炒山楂·············· 326
炒酸枣仁············ 345

炒王不留行·············335
炒栀子·············296
车前草[典]·············318
车前子[典]·············318
沉香[典]·············372
陈皮[典]·············323
赤芍[典]·············303
赤石脂[典]·············358
赤小豆[典]·············316
茺蔚子[典]·············334
虫白蜡·············368
楮实子[典]·············316
楮桃·············316
川贝母[典]·············340
川楝子[典]·············323
川木通[典]·············318
川牛膝[典]·············312
川乌[典]·············309
川芎[典]·············333
穿山龙[典]·············309
穿心莲[典]·············298
垂盆草[典]·············316
磁石[典]·············344
雌黄·············362
刺五加[典]·············349
醋柴胡·············292
醋没药·············364
醋乳香·············364
醋五灵脂·············333
醋香附·············324
醋延胡索·············333

D

大风子仁·············370
大腹皮[典]·············323

大黄[典]·············306
大黄炭·············306
大蓟[典]·············328
大蓟炭[典]·············328
大青叶[典]·············298
大蒜[典]·············370
大血藤[典]·············298
大枣[典]·············349
大皂角[典]·············338
丹参[典]·············334
胆矾·············364
淡豆豉[典]·············292
淡竹叶[典]·············295
当归[典]·············354
当归炭·············354
当归尾·············354
党参[典]·············349
灯心草[典]·············318
地肤子[典]·············311
地骨皮[典]·············304
地黄[典]·············303
地黄炭·············328
地锦草[典]·············298
地龙[典]·············346
地榆[典]·············329
地榆炭·············329
丁公藤[典]·············311
丁香[典]·············321
冬瓜皮[典]·············316
冬葵果[典]·············318
豆蔻[典]·············314
独活[典]·············310
杜仲[典]·············351
杜仲炭[典]·············351
杜仲叶[典]·············351

煅磁石[典]·············344
煅龙骨·············364
煅牡蛎·············364
煅石膏[典]·············365
煅石决明·············347
煅阳起石·············351
煅自然铜·············336

E

莪术[典]·············336
莪术油[典]·············368
儿茶[典]·············340

F

法半夏[典]·············339
番泻叶[典]·············306
矾石·············362
防风[典]·············290
防己[典]·············311
粉草薢[典]·············318
枫香脂[典]·············333
蜂房[典]·············366
蜂胶[典]·············365
蜂蜡[典]·············368
蜂蜜[典]·············368
凤尾草·············303
凤仙花·············349
佛手[典]·············323
麸炒苍术·············314
麸炒薏苡仁·············317
麸炒泽泻·············317
麸炒枳壳·············324
茯苓[典]·············316
茯苓皮[典]·············316
浮萍[典]·············292

附子[典] ················ 351

覆盆子[典] ············· 360

G

干姜[典] ··············· 321

甘草[典] ··············· 350

甘松[典] ··············· 323

橄榄油[典] ············· 368

高良姜[典] ············· 321

藁本[典] ··············· 290

葛根[典] ··············· 292

蛤蚧[典] ··············· 349

汞（水银）············· 362

钩藤[典] ··············· 346

枸杞子[典] ············· 355

谷精草[典] ············· 295

谷芽[典] ··············· 326

骨碎补[典] ············· 336

瓜蒌[典] ··············· 340

瓜蒌皮[典] ············· 340

瓜蒌子[典] ············· 340

关黄柏[典] ············· 316

广藿香[典] ············· 314

广金钱草[典] ··········· 318

龟甲[典] ··············· 355

龟甲胶[典] ············· 356

桂枝[典] ··············· 290

H

海风藤[典] ············· 311

海螵蛸[典] ············· 365

海藻[典] ··············· 340

寒水石··············· 295

诃子[典] ··············· 358

合欢皮[典] ············· 344

何首乌[典] ············· 354

荷叶[典] ··············· 299

核桃仁[典] ············· 349

鹤虱[典] ··············· 370

黑豆[典] ··············· 356

黑芝麻[典] ············· 356

红参[典] ··············· 350

红大戟[典] ············· 307

红豆蔻[典] ············· 321

红粉[典] ··············· 362

红花[典] ··············· 334

红景天[典] ············· 350

厚朴[典] ··············· 314

胡黄连[典] ············· 304

胡椒[典] ··············· 370

虎杖[典] ··············· 319

琥珀··············· 365

花椒[典] ··············· 370

滑石[典] ··············· 318

滑石粉[典] ············· 368

淮小麦··············· 329

槐花[典] ··············· 329

槐角[典] ··············· 329

槐米··············· 329

黄柏[典] ··············· 296

黄丹··············· 362

黄精[典] ··············· 356

黄连[典] ··············· 296

黄芪[典] ··············· 350

黄芩[典] ··············· 297

黄芩炭··············· 297

火麻仁[典] ············· 306

火硝··············· 362

J

鸡冠花[典] ············· 360

鸡内金[典] ············· 326

鸡血藤[典] ············· 335

积雪草[典] ············· 319

蒺藜[典] ··············· 346

姜半夏[典] ············· 339

姜厚朴··············· 314

姜黄[典] ··············· 333

姜炭··············· 331

僵蚕[典] ··············· 346

降香[典] ··············· 330

焦白术··············· 349

焦槟榔[典] ············· 326

焦六神曲··············· 327

焦山楂··············· 326

焦栀子[典] ············· 296

芥子[典] ··············· 339

金钱草[典] ············· 319

金银花[典] ············· 299

荆芥[典] ··············· 290

荆芥穗[典] ············· 290

荆芥穗炭[典] ··········· 290

荆芥炭··············· 331

精制玉米油··············· 369

九节菖蒲··············· 346

九里香[典] ············· 352

九香虫[典] ············· 323

酒白芍··············· 354

酒川芎··············· 333

酒大黄··············· 307

酒当归··············· 354

酒黄芩··············· 297

酒乌梢蛇··············· 310

桔梗[典] ··············· 340

菊花[典] ··············· 292

橘核··············· 323

橘红[典] 323

瞿麦[典] 319

决明子[典] 295

K

枯矾 365

苦参[典] 297

苦地丁[典] 299

苦丁茶 292

苦瓜干 299

苦楝皮[典] 370

苦木[典] 299

苦杏仁[典] 370

昆布[典] 340

L

莱菔子[典] 326

狼毒[典] 362

老鹳草[典] 311

雷公藤 311

藜芦 299

连翘[典] 299

连翘提取物[典] 367

莲房[典] 360

莲须[典] 360

莲子[典] 360

莲子心[典] 360

两面针[典] 334

蓼大青叶[典] 299

灵芝[典] 344

凌霄花[典] 335

零陵香 372

硫黄[典] 370

龙胆[典] 297

龙骨 344

龙眼肉[典] 354

漏芦[典] 299

芦根[典] 295

芦荟[典] 352

炉甘石[典] 369

鹿角[典] 352

鹿角胶[典] 352

鹿角霜[典] 352

路路通[典] 310

露蜂房 336

绿豆 291

绿豆衣 359

络石藤[典] 311

M

麻黄[典] 291

麻黄根[典] 358

麻油 369

马鞭草[典] 316

马勃[典] 299

马齿苋[典] 367

马钱子[典] 330

麦冬[典] 356

麦芽[典] 326

蔓荆子[典] 292

芒硝[典] 307

毛诃子[典] 299

茅香 323

没药[典] 365

玫瑰花[典] 324

密陀僧 362

蜜麻黄 291

蜜桑白皮 342

绵萆薢[典] 311

绵马贯众[典] 302

绵马贯众炭[典] 332

明党参[典] 356

墨旱莲[典] 356

母丁香[典] 303

母菊 367

牡丹皮[典] 303

牡丹皮炭 303

牡蛎[典] 346

木鳖子[典] 362

木瓜[典] 310

木兰 300

木兰皮 311

木棉花[典] 300

木通[典] 319

木香[典] 324

木贼[典] 293

N

南板蓝根[典] 300

南沙参[典] 356

南五味子[典] 359

硇砂 362

闹羊花[典] 356

牛蒡子[典] 293

牛大力 356

牛黄[典] 302

牛膝[典] 335

女贞子[典] 356

P

炮姜[典] 332

佩兰[典] 314

硼砂 367

砒石 363

枇杷叶[典] 342

蒲公英[典] ·········· 300
蒲黄[典] ·········· 330
蒲黄炭 ·········· 330

Q

千斤拔 ·········· 312
千金子[典] ·········· 308
千金子霜[典] ·········· 308
千里光[典] ·········· 300
千年健[典] ·········· 312
铅丹 ·········· 363
铅粉 ·········· 363
前胡[典] ·········· 340
芡实[典] ·········· 360
茜草[典] ·········· 330
茜草炭 ·········· 330
羌活[典] ·········· 291
秦艽[典] ·········· 311
青黛[典] ·········· 300
青风藤[典] ·········· 310
青蒿[典] ·········· 304
青龙衣 ·········· 363,369
青皮[典] ·········· 324
轻粉[典] ·········· 363
清半夏[典] ·········· 339
瞿麦[典] ·········· 319
全蝎[典] ·········· 346
拳参[典] ·········· 300

R

人参[典] ·········· 350
人参叶[典] ·········· 350
人工牛黄[典] ·········· 302
忍冬藤[典] ·········· 300
肉苁蓉[典] ·········· 352

肉豆蔻[典] ·········· 359
肉桂[典] ·········· 321
乳香[典] ·········· 365
蕤仁[典] ·········· 293

S

三白草[典] ·········· 300
三棱[典] ·········· 337
三七[典] ·········· 330
桑白皮[典] ·········· 342
桑寄生[典] ·········· 313
桑椹[典] ·········· 357
桑枝[典] ·········· 312
沙苑子[典] ·········· 352
砂仁[典] ·········· 314
山慈菇[典] ·········· 300
山豆根[典] ·········· 301
山奈[典] ·········· 321
山药[典] ·········· 350
山银花[典] ·········· 301
山楂[典] ·········· 326
山茱萸[典] ·········· 360
商陆[典] ·········· 308
蛇床子[典] ·········· 371
蛇蜕[典] ·········· 310
射干[典] ·········· 301
麝香[典] ·········· 372
伸筋草[典] ·········· 312
神曲 ·········· 327
升麻[典] ·········· 293
生姜[典] ·········· 291
石菖蒲[典] ·········· 346
石膏[典] ·········· 295
石斛[典] ·········· 357
石灰 ·········· 363

石见穿[典] ·········· 301
石决明[典] ·········· 347
石榴皮[典] ·········· 365
石上柏 ·········· 301
石韦[典] ·········· 319
首乌藤[典] ·········· 344
熟大黄 ·········· 307
熟地黄[典] ·········· 354
熟石灰 ·········· 363
水红花子[典] ·········· 301
水牛角[典] ·········· 301
水牛角浓缩粉[典] ··· 303
水蛭[典] ·········· 337
丝瓜络[典] ·········· 312
四季青 ·········· 301
松花粉[典] ·········· 369
松香 ·········· 369
苏木[典] ·········· 337
酸浆（浆水） ·········· 369
酸枣仁[典] ·········· 345
缩砂壳 ·········· 314

T

太子参[典] ·········· 350
檀香[典] ·········· 372
桃仁[典] ·········· 335
天冬[典] ·········· 357
天花粉[典] ·········· 295
天葵子[典] ·········· 301
天麻[典] ·········· 347
天南星[典] ·········· 342
天山雪莲[典] ·········· 335
天竺黄[典] ·········· 340
甜杏仁 ·········· 342
铁皮石斛[典] ·········· 357

葶苈子[典] ……………… 342
桐油 …………………… 371
铜绿 …………………… 367
透骨草 ………………… 310
土贝母[典] ……………… 367
土鳖虫[典] ……………… 337
土大黄 ………………… 301
土茯苓 ………………… 302
土瓜根 ………………… 302
土荆皮[典] ……………… 371
菟丝子[典] ……………… 352

W

瓦松[典] ………………… 329
王不留行[典] …………… 335
威灵仙[典] ……………… 310
委陵菜[典] ……………… 302
乌梅[典] ………………… 359
乌梢蛇[典] ……………… 310
乌药[典] ………………… 324
吴茱萸[典] ……………… 321
蜈蚣[典] ………………… 347
五倍子[典] ……………… 365
五加皮[典] ……………… 313
五灵脂 ………………… 334
五味子[典] ……………… 359

X

西瓜霜[典] ……………… 295
西河柳[典] ……………… 293
西红花[典] ……………… 335
西青果 ………………… 302
西洋参[典] ……………… 350
豨莶草[典] ……………… 312
细辛[典] ………………… 291

夏枯草[典] ……………… 295
仙鹤草[典] ……………… 331
仙茅[典] ………………… 352
香附[典] ………………… 324
香薷[典] ………………… 291
象皮 …………………… 365
小茴香[典] ……………… 321
小蓟[典] ………………… 329
小蓟炭 ………………… 329
薤白[典] ………………… 324
辛夷[典] ………………… 291
雄黄[典] ………………… 363
徐长卿[典] ……………… 310
续断[典] ………………… 352
玄参[典] ………………… 304
玄参炭 ………………… 304
玄明粉[典] ……………… 308
血竭[典] ………………… 365
血余炭[典] ……………… 331

Y

鸦胆子[典] ……………… 363
鸭跖草[典] ……………… 295
延胡索[典] ……………… 334
盐 ……………………… 369
盐杜仲 ………………… 351
盐菟丝子 ……………… 352
盐泽泻 ………………… 317
洋金花[典] ……………… 342
野菊花[典] ……………… 293
益母草[典] ……………… 335
益智[典] ………………… 353
薏苡仁[典] ……………… 317
茵陈[典] ………………… 319
银柴胡[典] ……………… 305

银杏 …………………… 335
银杏叶[典] ……………… 342
银朱 …………………… 363
淫羊藿[典] ……………… 353
鱼腥草[典] ……………… 302
玉竹[典] ………………… 357
郁金[典] ………………… 334
郁李仁[典] ……………… 307
远志[典] ………………… 345

Z

皂矾[典] ………………… 366
皂角刺[典] ……………… 367
泽兰[典] ………………… 336
泽泻[典] ………………… 317
樟脑[典] ………………… 371
赭石[典] ………………… 347
浙贝母[典] ……………… 340
珍珠[典] ………………… 366
珍珠母[典] ……………… 347
蒸馏酒 ………………… 336
知母[典] ………………… 296
栀子[典] ………………… 296
枳壳[典] ………………… 324
枳实[典] ………………… 325
制白附子 ……………… 338
制草乌[典] ……………… 309
制川乌[典] ……………… 309
制何首乌[典] …………… 354
制天南星[典] …………… 339
制吴茱萸 ……………… 321
炙甘草[典] ……………… 350
炙黄芪[典] ……………… 350
重楼[典] ………………… 302
朱砂[典] ………………… 363

猪胆粉[典] ·········· 367　　紫河车 ················ 353　　紫苏子[典] ·········· 342

猪苓[典] ·········· 317　　紫花地丁[典] ········· 302　　紫菀[典] ·············· 342

竹茹[典] ·········· 305　　紫苏梗[典] ········· 325　　棕榈[典] ·············· 331

紫草[典] ·········· 367　　紫苏叶[典] ·········· 291

参 考 文 献

［1］Pharmacopoela of The People's Republic of Chiolunena 2015. Volume.［S］.北京：中国医药科技出版社，2017.

［2］国家药典委员会.中华人民共和国药典 2020 年版一部［S］.北京：中国医药科技出版社，2020.

［3］谢竹藩，谢方.新编汉英中医药分类词典（Classified Dictionary of Traditional Chinese Medicine）［M］2 版.北京：外文出版社，2019.

［4］艾儒棣.中华大典·医药卫生卷·医学分典·外科总部［M］.成都：巴蜀社，2015.

［5］王玉玺.中医外科方剂大辞典［M］.北京：中国中医药出版社，1993.

［6］邓丙戌.皮肤病中医外治学［M］.北京：科学技术文献出版社，2005.

［7］邓丙戌.皮肤病中医外治方剂学［M］.北京：科学技术文献出版社，2016.

［8］陈可冀，李春生.中医美容笺谱精选［M］.北京：人民卫生出版社，2015.

［9］张作舟，张大萍.皮肤病中医外治法及外用药的配制［M］.2 版.北京：人民卫生出版社，2009.

［10］宋兆友，宋宁静.皮肤病中药外用制剂［M］.北京：中国中医药出版社，2016.

［11］杜锡贤.皮肤病中药外用治疗法［M］.北京：中国医药科技出版社，2001.

［12］艾儒棣.中医外科特色制剂［M］.北京：中国中医药出版社，2008.

［13］西安医学院附属第一、二医院皮肤科、药剂科.皮肤病方剂药物手册［M］.西安：陕西人民出版社，1977.

［14］刘丽娟，魏爱英.实用医院外用制剂手册［M］.济南：山东科学技术出版社，2000.

［15］顾伯华.实用中医外科学［M］.上海：上海科学技术出版社，1985.

［16］朱仁康.中医外科学［M］.北京：人民卫生出版社，1987.

［17］马绍尧，赵尚华.现代中医皮肤性病诊疗大全［M］.太原：山西科学技术出版社，1999：1229-1335.

［18］欧阳恒，杨志波.新编中医皮肤病学［M］.北京：人民军医出版社，2000：614-635.

［19］金起凤，周德英.中医皮肤病学［M］.北京：中国医药科技出版社，2000：460-476.

［20］张志礼.中西医结合皮肤性病学［M］.北京：人民卫生出版社，2000：512-537.

［21］陈德宇.中西医结合皮肤病学：新世纪全国高等医药院校规划教材［M］.北京：中国中医药出版社，2005：470-475.

［22］禤国维，陈达灿.中西医结合皮肤性病学：中国科学院教材建设委员会规划教材，全国高等医药院校规划教材［M］.北京：科学出版社，2008：169-186.

［23］瞿幸.中医皮肤性病学：新世纪全国高等中医药院校创新教材［M］.北京：中国中医药出版社，2009：292-304.

［24］范瑞强，邓丙戌，杨志波.中医皮肤性病学［M］.北京：科学技术文献出版社，2010：824-832.

［25］喻文球，谈煜俊.中医皮肤病性病学［M］.北京：中国中医药出版社，2000：612-625.

［26］卢传坚.常见皮肤病性病现代治疗学［M］.北京：学苑出版社，2000：745-780.

［27］徐宜厚.皮肤病中医诊疗学［M］.2 版.北京：人民卫生出版社，1997.

［28］陈可冀.中医美容笺谱精选［M］.北京：人民卫生出版社，2015.

［29］王瑞祥.中国古医籍书目提要［M］.北京：中医古籍出版社，2009.

［30］裘沛然，邓铁涛，王永炎，等审.中华医典.5 版［M］.湖南：湖南电子音像出版社，2014.

［31］范瑞强，邓丙戌，杨志波.中医皮肤性病学［M］.北京：科学技术文献出版社，2010：824-832.

［32］卢传坚.常见皮肤病性病现代治疗学［M］.北京：学苑出版社，2000：745-780.

[33] 范瑞强.实用皮肤病性病内服方精选[M].广州：广东科技出版社,2000.

[34] 程秋生,皮先明.皮肤病中医治法与方剂[M].北京：科学技术文献出版社,2000.

[35] 袁兆庄,贾力,张晓薇.皮肤病类证治疗[M].北京：人民军医出版社,2013.

[36] 董景五,主编.疾病和有关健康问题的国际统计分类:第十次修订本[S].第1、2、3卷.北京：人民卫生出版社,2008.

[37] 中华人民共和国国家卫生和计划生育委员会,中国国家标准化管理委员会发布.中华人民共和国国家标准疾病分类与代码 GB/T 14396—2016[S].北京:中国标准出版社,2016.

[38] 马振友,施辛,刘爱民,等.国际皮肤病分类与名称[M].北京:中医古籍出版社,2007.

[39] 中华人民共和国国家标准 中医临床诊疗术语部分[S].北京:中国标准出版社,1997.

[40] 国家中医药管理局.中华人民共和国中医药行业标准:中医皮肤科病证诊断疗效标准[S].南京:南京大学出版社,1994.

[41] 全国名词委中医药学名词委员会审定公布.中医药学名词.外科学、皮肤科学等[S].北京:科学出版社,2014.

[42] 国家卫生健康委员会发布.国际疾病分类第十一次修订本(ICD-11)中文版[S/DL].2018.

[43] [美]博洛格尼(Bolognia)原著;朱学骏,等,主译.皮肤病学教材版[M].第1、2、3、4卷,2版.北京:北京大学出版社,2015.

[44] 裘沛然,邓铁涛,王永炎,主审.中华医典[M].5版.长沙:湖南电子音像出版社,2014.

[45] 国家卫生健康委员会医政医管局指导,北京市卫生健康委信息中心 中华医学会编.常用临床医学名词[M].北京:人民卫生出版社,2019.

[46] 孟群,刘爱民.国际疾病分类与代码应用指导手册[M].北京:中国协和医科大学出版社,2017.

[47] 新闻出版总署科技发展司,新闻出版总署图书出版管理司,中国标准出版社.作者编辑常用标准及规范[S].3版.北京:中国标准出版社,2008.

[48] 中医药学名词审定委员会审定.中医药学名词[S].北京:科学技术出版社,2005.

[49] 李冀.方剂学[M].新世纪2版.北京:中国中医药出版社,2016.

[50] 王义祁.方剂学[M].2版.北京:人民卫生出版社,2018.

[51] 李兴广,张珊,姜昭妍.方剂学速记歌诀[M].北京:化学工业出版社,2019.

[52] 黄煌,杨大华.经方100首[M].2版.南京:江苏科学技术出版社,2013.

[53] 周祯祥,唐德才.临床中药学[M].北京:中国中医药出版社,2016.

[54] 王世民,王永吉.实用中医药手册[M].北京:科学出版社,2016.

[55] Dorland. DORLAND'S ILLUSTRATED MEDICAL DICTIONARY [M]. 32 st edition. UK:W. B. Saunders Company,2011:1654.

[56] Xu Xuegang Mahuiqun Ma Zhenyou, et. Chinese medical heritage Dermatology recerded in oracle bone inscriptions[J] Chin Med J 2014,127(10):1992-1995.

[57] 国家卫生健康委员会、国家中医药管理局.中医药临床诊疗术语 第1部分:疾病 Clinic trerminology of traditional Chinese medical diagnosis and treatment dseases —Part 1:Diseases[S].修订版.北京:国家卫生健康委员会,国家中医药管理局,2020.

[58] 国家卫生健康委员会、国家中医药管理局.中医药临床诊疗术语 第2部分:中医病证分类与代码 Classification and codes of diseases and pattenns traditional Chinese medicine [S].修订版.北京:国家卫生健康委员会,国家中医药管理局,2020.

[59] 国家卫生健康委员会、国家中医药管理局.中医药临床诊疗术语 第3部分:治法 Clinic terminology of traditional Chinese medical diagnosis and treatmen —Part 1:therapeutic methods[S].修订版.北京:国家卫生健康委员会,国家中医药管理局,2020.